W. Herr / M. Theobald / G. Ehninger /
H. Einsele / R. G. Meyer (Hrsg.)
Hämatopoetische Stammzellen

W. Herr / M. Theobald / G. Ehninger / H. Einsele /
R. G. Meyer (Hrsg.)

Hämatopoetische Stammzellen

Grundlagen und klinische Einsatzgebiete

Mit Beiträgen von P. Bader, G. Baretton, H. H. Bartsch, C. Baum, D. W. Beelen,
H. Bertz, W. A. Bethge, J. Birkmann, M. Bornhäuser, F. Breywisch, S. Buchholz,
D. Bunjes, S. Corbacioglu, K. Cornils, T. Daikeler, H.-J. Deeg, D. Dilloo,
E. Distler, P. Dreger, M. Edinger, G. Ehninger, H. Einsele, A. Engert, C. Faul,
B. Fehse, J. Finke, W. Friedrich, A. Ganser, A. Gerbitz, B. Glaß, H. Goldschmidt,
H. T. Greinix, R. Handgretinger, U. Hartwig, J. Hasenkamp, M. Heiden, W. Herr,
P. Heußner, U. Hillen, A. D. Ho, B. Höchsmann, K. Hölig, E. Holler, M. Hönig,
K. Hübel, G. Illerhaus, T. Klingebiel, G. Kögler, H.-J. Kolb, L. Kordelas, I. Kötter,
N. Kröger, T. Lange, S. Leroux, T. Longerich, H. Martin, G. Maschmeyer,
R. G. Meyer, S. Mielke, O. Moser, A. Mumm, D. Niederwieser, H. Ottinger,
J. Passweg, C. Peschel, U. Platzbecker, W. Rösler, C. Rössig, J. Rox, H. G. Sayer,
J. Schetelig, M. Schleuning, A. Schmeier-Jürchott, C. Schmid, A. Schmidt,
N. Schmitz, H. Schrezenmeier, R. Schwerdtfeger, R. Seitz, A. Spyridonidis,
M. Stelljes, M. Stern, C. Straka, K.-W. Sykora, M. Theobald, C. Thiede,
S. Thomas, L. Trümper, L. Uharek, A. J. Ullmann, E. M. Wagner, H. Wandt,
R. Waßmuth, D. Wehler, J. Weis, M. Wiesneth, M. Wilhelm, J. Winkler,
D. Wolff, P. Wuchter, G. Wulf, A. Zander, R. Zeiser, M. Ziemer

Mit 31 Abbildungen und 50 Tabellen

Deutscher Ärzte-Verlag Köln

ISBN 978-3-7691-0584-1

aerzteverlag.de

Bibliografische Information Der Deutschen Nationalbibliothek
Die Deutsche Nationalbibliothek verzeichnet diese Publikation in der Deutschen Nationalbibliografie; detaillierte bibliografische Daten sind im Internet über http://dnb.d-nb.de abrufbar. Die Wiedergabe von Gebrauchsnamen, Handelsnamen, Warenbezeichnungen usw. in diesem Werk berechtigt auch ohne besondere Kennzeichnung nicht zu der Annahme, dass solche Namen im Sinne der Warenzeichen- oder Markenschutz-Gesetzgebung als frei zu betrachten wären und daher von jedermann benutzt werden dürften.

Wichtiger Hinweis:
Die Medizin und das Gesundheitswesen unterliegen einem fortwährenden Entwicklungsprozess, sodass alle Angaben immer nur dem Wissensstand zum Zeitpunkt der Drucklegung entsprechen können.
Die angegebenen Empfehlungen wurden von Verfassern und Verlag mit größtmöglicher Sorgfalt erarbeitet und geprüft. Trotz sorgfältiger Manuskripterstellung und Korrektur des Satzes können Fehler nicht ausgeschlossen werden.
Der Benutzer ist aufgefordert, zur Auswahl sowie Dosierung von Medikamenten die Beipackzettel und Fachinformationen der Hersteller zur Kontrolle heranzuziehen und im Zweifelsfall einen Spezialisten zu konsultieren.

Der Benutzer selbst bleibt verantwortlich für jede diagnostische und therapeutische Applikation, Medikation und Dosierung.
Verfasser und Verlag übernehmen infolgedessen keine Verantwortung und keine daraus folgende oder sonstige Haftung für Schäden, die auf irgendeine Art aus der Benutzung der in dem Werk enthaltenen Informationen oder Teilen davon entstehen. Das Werk ist urheberrechtlich geschützt. Jede Verwertung in anderen als den gesetzlich zugelassenen Fällen bedarf deshalb der vorherigen schriftlichen Genehmigung des Verlages.

Copyright © 2015 by
Deutscher Ärzte-Verlag GmbH
Dieselstraße 2, 50859 Köln

Umschlagkonzeption: Hans Peter Willberg und
Ursula Steinhoff
Titelgrafik: Dr. med. Ralf Georg Meyer/Universitätsmedizin Mainz
Produktmanagement: Marie-Luise Bertram
Content Management: Alessandra Provenzano
Manuskriptbearbeitung: Adrian Loew
Satz: Plaumann, 47807 Krefeld
Druck/Bindung: Warlich-Druck, 53340 Meckenheim

5 4 3 2 1 0 / 614

Autorenverzeichnis

Herausgeber

Prof. Dr. Wolfgang Herr
III. Medizinische Klinik und Poliklinik
Universitätsmedizin der
Johannes-Gutenberg-Universität
Langenbeckstr. 1
55101 Mainz
Aktuelle Adresse:
Direktor der Klinik und Poliklinik für
Innere Medizin III
Universitätsklinikum Regensburg
Franz-Josef-Strauß-Allee 11
93053 Regensburg

Prof. Dr. Matthias Theobald
Direktor der III. Medizinischen Klinik und
Poliklinik
Universitätsmedizin der Johannes-
Gutenberg-Universität
Langenbeckstr. 1
55101 Mainz

Prof. Dr. Gerhard Ehninger
Direktor der Medizinischen Klinik und
Poliklinik I
Universitätsklinikum Carl Gustav Carus an
der TU Dresden
Fetscherstr. 74
01307 Dresden

Prof. Dr. Hermann Einsele
Direktor der Medizinischen Klinik und
Poliklinik II
Universitätsklinikum Würzburg,
Oberdürrbacher Str. 6, Haus A3
97080 Würzburg

PD Dr. Ralf Georg Meyer
III. Medizinische Klinik und Poliklinik
Universitätsmedizin der
Johannes-Gutenberg-Universität
Langenbeckstr. 1
55101 Mainz
Aktuelle Adresse:
Chefarzt der Klinik für Innere Medizin II
St. Johannes-Hospital
Johannesstr. 9–13
44137 Dortmund

Autoren

Prof. Dr. Peter Bader
Leiter Stammzelltransplantation
Zentrum für Kinder- und Jugendmedizin,
Klinik III
Universitätsklinik Frankfurt/Main
Theodor-Stern-Kai 7
60590 Frankfurt/Main

Prof. Dr. Gustavo Baretton
Direktor des Instituts für Pathologie
Universitätsklinikum Carl Gustav Carus an
der TU Dresden
Fetscherstr. 74
01307 Dresden

Prof. Dr. Hans Helge Bartsch
Direktor der Klinik für Tumorbiologie
Breisacher Str. 117
79106 Freiburg

Prof. Dr. Christopher Baum
Leiter der Abteilung Experimentelle
Hämatologie
Medizinische Hochschule Hannover/
OE 6960
Carl-Neuberg-Str. 1
30625 Hannover

Prof. Dr. Dietrich W. Beelen
Direktor der Klinik für
Knochenmarktransplantation
Universitätsklinikum Essen
Hufelandstr. 55
45122 Essen

Prof. Dr. Hartmut Bertz
Klinik für Innere Medizin I
Schwerpunkt Hämatologie, Onkologie und
Stammzelltransplantation
Department Innere Medizin
Universitätsklinikum Freiburg
Hugstetter Str. 55
79106 Freiburg

Prof. Dr. Wolfgang A. Bethge
Medizinische Universitätsklinik II,
Hämatologie/Onkologie
Klinikum der Eberhard-Karls-Universität
Otfried-Müller-Str. 10
72076 Tübingen

PD Dr. Josef Birkmann
Medizinische Klinik 5
Paracelsus Medizinische Privatuniversität
Klinikum Nürnberg
Prof.-Ernst-Nathan-Str. 1
90419 Nürnberg

Prof. Dr. Martin Bornhäuser
Direktor der Medizinischen Klinik und
Poliklinik I
Universitätsklinikum Carl Gustav Carus an
der TU Dresden
Fetscherstr. 74
01307 Dresden

Dr. Frank Breywisch
Klinik für Hämatologie und Onkologie,
Zentrum für Hämatologie, Onkologie und
Strahlenheilkunde
Klinikum Ernst von Bergmann
Charlottenstr. 72
14467 Potsdam

Dr. Stefanie Buchholz
Klinik für Hämatologie, Hämostaseologie,
Onkologie und Stammzelltransplantation
Medizinische Hochschule Hannover
Carl-Neuberg-Str. 1
30625 Hannover

Prof. Dr. Donald Bunjes
Medizinische Klinik und Poliklinik,
Abteilung Innere Medizin III
Universitätsklinikum Ulm
Kliniken am Oberen Eselsberg
Robert-Koch-Str. 8
89081 Ulm

Prof. Dr. Selim Corbacioglu
Leiter Pädiatrische Hämatologie, Onkologie
und Stammzelltransplantation
Klinik für Kinder- und Jugendmedizin
Universitätsklinikum Regensburg
Franz-Josef-Strauß-Allee 11
93053 Regensburg

Dr. Kerstin Cornils
Onkologie und Stammzelltransplantation
Uniklinikum Hamburg-Eppendorf/
Onkologisches Zentrum
Martinistr. 52
20246 Hamburg

PD Dr. Thomas Daikeler
Klinik für Rheumatologie
Kantonsspital Basel
CH-4031 Basel

Prof. Dr. Hans-Joachim Deeg
Clinical Research Division
Fred Hutchinson Cancer Research Center
1100 Fairview Avenue N., D 1-100,
P.O. Box 19024
Seattle, WA, 98109-1024, United States

Prof. Dr. Dagmar Dilloo
Zentrum für Kinderheilkunde, Pädiatrische
Hämatologie und Onkologie
Universitätsklinikum Bonn
Adenauerallee 119
53113 Bonn

Dr. rer. nat. Eva Distler
III. Medizinische Klinik und Poliklinik
Universitätsmedizin der
Johannes-Gutenberg-Universität
Langenbeckstr. 1
55101 Mainz

Prof. Dr. Peter Dreger
Abteilung Innere Medizin V
Universitätsklinikum Heidelberg
Im Neuenheimer Feld 410
69120 Heidelberg

Prof. Dr. Matthias Edinger
Klinik und Poliklinik für Innere Medizin III
Universitätsklinikum Regensburg
Franz-Josef-Strauß-Allee 11
93053 Regensburg

Prof. Dr. Gerhard Ehninger
Direktor der Medizinischen Klinik und
Poliklinik I
Universitätsklinikum Carl Gustav Carus an
der TU Dresden
Fetscherstr. 74
01307 Dresden

Prof. Dr. Hermann Einsele
Direktor der Medizinischen Klinik und
Poliklinik II
Universitätsklinikum Würzburg,
Oberdürrbacher Str. 6, Haus A3
97080 Würzburg

Prof. Dr. Andreas Engert
Klinik I für Innere Medizin
Uniklinik Köln
Kerpener Str. 62
50937 Köln

Dr. Christoph Faul
Leiter Klinische Stammzelltransplantation
Medizinische Klinik II
Universitätsklinikum Tübingen
Otfried-Müller-Str. 10
72076 Tübingen

Prof. Dr. Boris Fehse
Klinik für Stammzelltransplantation,
Leiter der Forschungsabteilung Zell- und
Gentherapie
Uniklinikum Hamburg-Eppendorf/
Onkologisches Zentrum
Martinistr. 52
20246 Hamburg

Prof. Dr. Jürgen Finke
Sektion allogene Stammzelltransplantation,
Klinik für Innere Medizin I
Schwerpunkt Hämatologie, Onkologie und
Stammzelltransplantation
Department Innere Medizin
Universitätsklinikum Freiburg
Hugstetter Str. 55
79106 Freiburg

Prof. Dr. Wilhelm Friedrich
Leiter des Bereichs
Stammzelltransplantation
Kinder- und Jugendmedizin
Universitätsklinikum Ulm
Eythstr. 24
89075 Ulm

Prof. Dr. Arnold Ganser
Direktor der Klinik für Hämatologie,
Hämostaseologie, Onkologie und
Stammzelltransplantation
Medizinische Hochschule Hannover
Carl-Neuberg-Str. 1
30625 Hannover

Prof. Dr. Armin Gerbitz
Medizinische Klinik V, Hämatologie und
Internistische Onkologie
Universitätsklinik Erlangen/Internistisches
Zentrum
Ulmenweg 18
91054 Erlangen

Prof. Dr. Bertram Glaß
Onkologisches Zentrum
Asklepios-Klinik St. Georg
Lohmühlenstr. 5
20099 Hamburg

Prof. Dr. Hartmut Goldschmidt
Leiter der Sektion Multiples Myelom
Medizinische Klinik V
Universitätsklinikum Heidelberg/Nationales
Centrum für Tumorerkrankungen (NCT)
Im Neuenheimer Feld 410
69120 Heidelberg

Prof. Dr. Hildegard T. Greinix
Klinik für Innere Medizin I/KMT
Medizinische Universität Wien
Währinger Gürtel 18–20
A-1090 Wien

Prof. Dr. Rupert Handgretinger
Ärztlicher Direktor der Abteilung
Allgemeine Pädiatrie,
Hämatologie/Onkologie (I)
Klinikum der Eberhard-Karls-Universität
Hoppe-Seyler-Str. 1
72076 Tübingen

PD Dr. Udo Hartwig
III. Medizinische Klinik und Poliklinik
Universitätsmedizin der
Johannes-Gutenberg-Universität
Langenbeckstr. 1
55101 Mainz

Dr. Justin Hasenkamp
Klinik für Hämatologie und medizinische
Onkologie mit Bereich
Stammzelltransplantation
Universitätsmedizin Göttingen
Georg-August-Universität
Robert-Koch-Str. 40
37075 Göttingen

Dr. Margarethe Heiden
Leiterin Fachgebiet Transfusionsmedizin
Paul-Ehrlich-Institut
Paul-Ehrlich-Str. 17
63225 Langen

Prof. Dr. Wolfgang Herr
III. Medizinische Klinik und Poliklinik
Universitätsmedizin der
Johannes-Gutenberg-Universität
Langenbeckstr. 1
55101 Mainz
Aktuelle Adresse:
Direktor der Klinik und Poliklinik für
Innere Medizin III
Universitätsklinikum Regensburg
Franz-Josef-Strauß-Allee 11
93053 Regensburg

Dr. Pia Heußner
Medizinische Klinik III – Psycho-Onkologie
Klinikum der Universität München-
Großhadern
Marchioninistr. 15
81377 München

PD Dr. Uwe Hillen
Klinik für Dermatologie
Universitätsklinikum Essen
Hufelandstr. 55
45147 Essen

Prof. Dr. Anthony D. Ho
Ärztlicher Direktor der Medizinischen
Klinik V
Universitätsklinikum Heidelberg
Im Neuenheimer Feld 410
69120 Heidelberg

Dr. Britta Höchsmann
Institut für Klinische Transfusionsmedizin
und Immungenetik gemeinnützige GmbH
Helmholtzstr. 10
89081 Ulm

PD Dr. Kristina Hölig
Leiterin Transfusionsmedizin
Medizinische Klinik und Poliklinik I
Universitätsklinikum Carl Gustav Carus an
der TU Dresden
Fetscherstr. 74
01307 Dresden

Prof. Dr. Ernst Holler
Leiter Allogene Transplantation
Klinik und Poliklinik für Innere Medizin III
Universitätsklinikum Regensburg
Franz-Josef-Strauß-Allee 11
93053 Regensburg

Dr. Manfred Hönig
Klinik für Kinder- und Jugendmedizin
Universitätsklinikum Ulm
Eythstr. 24
89075 Ulm

Prof. Dr. Kai Hübel
Klinik I für Innere Medizin
Universitätsklinikum Köln
Kerpener Str. 62
50937 Köln

PD Dr. Gerald Illerhaus
Klinik für Hämatologie, Onkologie und
Palliativmedizin
Stuttgart Cancer Center/Tumorzentrum
Eva Mayr-Stihl
Klinikum Stuttgart
Kriegsbergstr. 60
70174 Stuttgart

Prof. Dr. Thomas Klingebiel
Direktor der Klinik III
Zentrum für Kinder- und Jugendmedizin
Klinikum der Johann-Wolfgang-Goethe-
Universität
Theodor-Stern-Kai 7
60590 Frankfurt/Main

Prof. Dr. rer. nat. Gesine Kögler
Institut für Transplantationsdiagnostik und
Zelltherapeutika
Klinikum der Heinrich-Heine-Universität
Düsseldorf/Medizinische Fakultät,
Geb. 14.80
Moorenstr. 5
40225 Düsseldorf

Prof. Dr. Hans-Jochem Kolb
Medizinische Klinik und Poliklinik III
Klinikum rechts der Isar der TU München
Ismaninger Str. 22
81675 München

Dr. med. Dr. phil. Lambros Kordelas
Klinik für Knochenmarktransplantation
Universitätsklinikum Essen
Hufelandstr. 55
45147 Essen

Prof. Dr. Ina Kötter
Asklepios Klinik Altona
4. Medizin
Rheumatologie, Klinische Immunologie,
Nephrologie
Asklepios Rheumazentrum Altona
Paul-Ehrlich-Str. 1
22763 Hamburg

Prof. Dr. Nicolaus Kröger
Direktor der Interdisziplinären Klinik und
Poliklinik für Stammzelltransplantation
Universitätsklinikum Hamburg-Eppendorf
Martinistr. 52
20246 Hamburg

PD Dr. Thoralf Lange
Departement für Innere Medizin, Abteilung
Hämatologie, Internistische Onkologie und
Hämostaseologie
Universitätsklinikum Leipzig
Johannisallee 32 A
04103 Leipzig

Simon Leroux
Klinische Infektiologie, Medizinische Klinik
und Poliklinik II
Universitätsklinik Würzburg
Julius-Maximilians-Universität
Oberdürrbacher Str. 6
97080 Würzburg

PD Dr. Thomas Longerich
Pathologisches Institut
Universitätsklinikum Heidelberg
Im Neuenheimer Feld 224
69120 Heidelberg

PD Dr. Hans Martin
Leiter des Bereichs KM-Transplantation
Medizinische Klinik II
Klinikum der Johann-Wolfgang-Goethe-
Universität
Theodor-Stern-Kai 7
60590 Frankfurt/Main

Prof. Dr. Georg Maschmeyer
Klinik für Hämatologie und Onkologie,
Zentrum für Hämatologie, Onkologie und
Strahlenheilkunde
Klinikum Ernst von Bergmann
Charlottenstr. 72
14467 Potsdam

PD Dr. Ralf Georg Meyer
III. Medizinische Klinik und Poliklinik
Universitätsmedizin der
Johannes-Gutenberg-Universität
Langenbeckstr. 1
55101 Mainz
Aktuelle Adresse:
Chefarzt der Klinik für Innere Medizin II
St. Johannes-Hospital
Johannesstr. 9–13
44137 Dortmund

Prof Dr. Stephan Mielke
Direktor des Stammzelltransplantations-
programms
Geschäftsführender Oberarzt
Medizinische Klinik und Poliklinik II
Zentrum für Innere Medizin (ZIM)
Universitätsklinikum Würzburg
Oberdürrbacher Str. 6
97080 Würzburg

Dr. Olga Moser
Zentrum für Kinderheilkunde, Pädiatrische
Hämatologie und Onkologie
Universitätsklinikum Bonn
Adenauerallee 119
53113 Bonn

Dr. med. Dipl. Psych. Andreas Mumm
Klinik für Tumorbiologie
Breisacher Str. 117
79106 Freiburg

Prof. Dr. Dietger Niederwieser
Direktor der Medizinischen Klinik und
Poliklinik II/Hämatologie und Onkologie
Universitätsklinikum Leipzig/Zentrum für
Innere Medizin
Johannisallee 32 A
04103 Leipzig

PD Dr. Hellmut Ottinger
Klinik für Knochenmarktransplantation
Universitätsklinikum Essen
Hufelandstr. 55
45122 Essen

Prof. Dr. Jakob Passweg
Abteilung Hämatologie, Departement
Innere Medizin
Universitätsklinikum Genf
Rue Micheli du Crest 24
CH-1211 Genf 14

Prof. Dr. Christian Peschel
Direktor der III. Medizinische Klinik
(Hämatologie/Onkologie)
Klinikum rechts der Isar der TU München
Ismaninger Str. 22
81675 München

PD Dr. Uwe Platzbecker
Medizinische Klinik und Poliklinik I
Universitätsklinikum Carl Gustav Carus an
der TU Dresden
Fetscherstr. 74
01307 Dresden

Dr. Wolf Rösler
Medizinische Klinik 5 – Hämatologie und
Internistische Onkologie
Universitätsklinikum Erlangen
Ulmenweg 18
91054 Erlangen

Prof. Dr. Claudia Rössig
Klinik für Kinder- und Jugendmedizin
– Pädiatrische Hämatologie und Onkologie
Universitätsklinikum Münster
Albert-Schweitzer-Campus 1
48149 Münster

Dr. Jutta Rox
Institut für Transplantationsdiagnostik und
Zelltherapeutika
Klinikum der Heinrich-Heine-Universität
Düsseldorf/Medizinische Fakultät,
Geb. 14.80
Moorenstr. 5
40225 Düsseldorf

PD Dr. Herbert G. Sayer
Zentrum für Innere Medizin
4. Medizinische Klinik (Hämatologie und
internistische Onkologie, Hämostaseologie)
HELIOS-Klinikum Erfurt
Nordhäuserstr. 74
99089 Erfurt

PD Dr. Johannes Schetelig
Medizinische Klinik und Poliklinik I,
Bereich Stammzelltransplantation
Universitätsklinikum Carl Gustav Carus
Fetscherstr. 74
01307 Dresden

Prof. Dr. Michael Schleuning
Zentrum für Blutstammzell- und
Knochenmarktransplantation
Deutsche Klinik für Diagnostik, Haus A
Aukammallee 33
65191 Wiesbaden

Dr. Anna Schmeier-Jürchott
III. Medizinische Klinik und Poliklinik
Universitätsmedizin der Johannes-
Gutenberg-Universität
Langenbeckstr. 1
55101 Mainz

PD Dr. Christoph Schmid
II. Medizinische Klinik
Klinikum Augsburg
Stenglinstr. 2
86156 Augsburg

Dr. Dr. Alexander Schmidt
Wissenschaftlicher Direktor
DKMS Deutsche Knochenmarkspenderdatei
gemeinnützige Gesellschaft mbH
Kressbach 1
72072 Tübingen

Prof. Dr. Norbert Schmitz
Chefarzt der Abteilung Hämatologie,
Onkologie und Stammzelltransplantation
Asklepios-Klinik St. Georg
Lohmühlenstr. 5
20099 Hamburg

Prof. Dr. Hubert Schrezenmeier
Leiter des Instituts für Klinische
Transfusionsmedizin und Immungenetik
gemeinnützige GmbH
Helmholtzstr. 10
89081 Ulm

PD Dr. Rainer Schwerdtfeger
Leiter des Zentrums für Blutstammzell- und
Knochenmarktransplantation
Deutsche Klinik für Diagnostik, Haus A
Aukammallee 33
65191 Wiesbaden

Prof. Dr. Rainer Seitz
Leiter Abteilung Hämatologie/
Transfusionsmedizin
Paul-Ehrlich-Institut
Paul-Ehrlich-Str. 51–59
63225 Langen

Prof. Dr. Alexandros Spyridonidis
Head of the BMT Program
Dept of Medicine, Hematology Division
University of Patras/Patras University
Medical Center
26500 Rio
Greece

Prof. Dr. Matthias Stelljes
Medizinische Klinik A, KMT Zentrum
Universitätsklinikum Münster
Albert-Schweitzer-Campus 1
48149 Münster

Prof. Dr. Martin Stern
Behandlungszentrum
Stammzelltransplantation
Universitätsspital Basel
Petersgraben 4
CH-4031 Basel

Prof. Dr. Christian Straka
Chefarzt der Abteilung Hämatologie und
Onkologie
Schön Klinik Starnberger See
Münchener Str. 23–29
82335 Berg

Prof. Dr. Karl-Walter Sykora
Kinderklinik/Pädiatrische
Hämatologie/Onkologie
Medizinische Hochschule Hannover
Carl-Neuberg-Str. 1
30625 Hannover

Prof. Dr. Matthias Theobald
Direktor der III. Medizinischen Klinik und
Poliklinik
Universitätsmedizin der Johannes-
Gutenberg-Universität
Langenbeckstr. 1
55131 Mainz

Prof. Dr. Christian Thiede
Medizinische Klinik und Poliklinik I
Universitätsklinikum Carl Gustav Carus an
der TU Dresden
Fetscherstr. 74
01307 Dresden

Dr. Simone Thomas
Klinik und Poliklinik für Innere Medizin III
Universitätsklinikum Regensburg
Franz-Josef-Strauß-Allee 11
93053 Regensburg

Prof. Dr. Lorenz Trümper
Direktor der Klinik für Hämatologie und
medizinische Onkologie mit Bereich
Stammzelltransplantation
Universitätsmedizin Göttingen
Georg-August-Universität
Robert-Koch-Str. 40
37075 Göttingen

Prof. Dr. Lutz Uharek
Medizinische Klinik III: Hämatologie,
Onkologie und Transfusionsmedizin
Charité – Universitätsmedizin Berlin
Hindenburgdamm 30
12203 Berlin

Prof. Dr. Andrew J. Ullmann
Schwerpunktleiter Klinische Infektiologie,
Medizinische Klinik und Poliklinik II
Universitätsklinik Würzburg
Julius-Maximilians-Universität
Oberdürrbacher Str. 6
97080 Würzburg

Dr. Eva Maria Wagner
III. Medizinische Klinik und Poliklinik
Universitätsmedizin der
Johannes-Gutenberg-Universität
Langenbeckstr. 1
55101 Mainz

Prof. Dr. Hannes Wandt
Leiter der Einheit für
Knochenmarkstransplantation
Medizinische Klinik 5
Klinikum Nürnberg Nord
Prof.-Ernst-Nathan-Str. 1
90419 Nürnberg

Prof. Dr. Ralf Waßmuth
Medizinische Klinik und Poliklinik I
Universitätsklinikum Carl Gustav Carus an
der TU Dresden
Fetscherstr. 74
01307 Dresden

Dr. Daniela Wehler
III. Medizinische Klinik und Poliklinik
Universitätsmedizin der
Johannes-Gutenberg-Universität
Langenbeckstr. 1
55101 Mainz

Prof. Dr. phil. Joachim Weis
Klinik für Onkologische Rehabilitation und
Nachsorge
Klinik für Tumorbiologie der
Albert-Ludwigs-Universität
Breisacher Str. 117
79106 Freiburg

Dr. med. Markus Wiesneth
Institut für Klinische Transfusionsmedizin
und Immungenetik gemeinnützige GmbH
Helmholtzstr. 10
89081 Ulm

Prof. Dr. Martin Wilhelm
Medizinische Klinik 5
Paracelsus Medizinische Privatuniversität
Klinikum Nürnberg
Prof.-Ernst-Nathan-Str. 1
90340 Nürnberg

Dr. Julia Winkler
Medizinische Klinik V Hämatologie/
Internistische Onkologie
Universitätsklinik Erlangen (Internistisches
Zentrum)
Ulmenweg 18
91054 Erlangen

Prof. Dr. Daniel Wolff
Klinik und Poliklinik für Innere Medizin III
Hämatologie und Onkologie
Universitätsklinikum Regensburg
Franz-Josef-Strauß-Allee 11
93053 Regensburg

Dr. Patrick Wuchter
Medizinischen Klinik V (Hämatologie –
Onkologie – Rheumatologie)
Universitätsklinikum Heidelberg
Im Neuenheimer Feld 410
69129 Heidelberg

Prof. Dr. Gerald Wulf
Klinik für Hämatologie und medizinische
Onkologie mit Bereich
Stammzelltransplantation
Universitätsmedizin Göttingen
Georg-August-Universität
Robert-Koch-Str. 40
37075 Göttingen

Prof. em. Dr. Dr. h. c. Axel Zander
Ehem. Direktor der Interdisziplinären Klinik
und Poliklinik für Stammzelltransplantation
Universitätsklinikum Hamburg-Eppendorf
Martinistr. 52
20246 Hamburg

Prof. Dr. Robert Zeiser
Abteilung Innere Medizin I, Hämatologie
und Onkologie
Universitätsklinikum Freiburg
Hugstetter Str. 55
79106 Freiburg

PD Dr. Mirjana Ziemer
Klinik und Poliklinik für Dermatologie,
Venerologie und Allergologie
Universitätsklinikum Leipzig
Philipp-Rosenthal-Str. 23
04103 Leipzig

Abkürzungsverzeichnis

AA	Aplastic anemia
AAA	Acquired aplastic anemia
ABLC	Amphotericin B lipid complex
ACTH	Adrenocortikotropes Hormon
ADA	Adenosin-Deaminase
ADCC	Antibody dependent cellular cytotoxicity
AGIHO	Arbeitsgemeinschaft Infektionen in der Hämatologie und Onkologie
aGVHD	Acute Graft-versus-Host-Disease
AIDS	Acquired immunodeficiency syndrome
AIHA	Autoimmune hemolytic anemia
ALAT	Alanin-Aminotransferase
ALCL	Anaplastic large cell lymphoma
ALD	Adrenoleukodystrophie
ALG	Antilymphocyte globulin
ALK	Anaplastic Lymphoma Kinase
ALL	Acute lymphoblastic leukemia
AlloHSZT	Allogene hämatopoetische Stammzelltransplantation
AlloSZT	Allogene Stammzelltransplantation
AMG	Arzneimittelgesetz
AML	Acute myeloid leukemia
AMN	Adrenomyoloneuropathie
AMWHV	Arzneimittel- und Wirkstoffherstellungsverordnung
ANA	Antinukleärer Antikörper
AP	Alkalische Phosphatase
AP	Akzelerierte Phase
APC	Antigen-presenting cell
aPTT	Activated partial thromboplastin time
Ara-C	Arabinofuranosyl Cytidine
ASAT	Aspartat-Aminotransferase
ASBMT	American Society of Blood and Marrow Transplantation
ASTIC	Autologous Stem Cell Transplantation International Crohn's Disease
ASTIS	Autologous Stem Cell Transplantation International Scleroderma (Trial)
ASZT	Autologe Stammzelltransplantation
ATG	Antithymozytenglobulin
BAFF	B-cell activating factor
BAL	Bronchoalveolar lavage
BCL-2	B-cell lymphoma 2
BCNU	Bis-Chlorethyl-NitrosoUrea

BFM	Berlin-Frankfurt-Munster (Protocols)
βHCG	Beta human chorionic Gonadotropin
BMDW	Bone Marrow Donors Worldwide
BMI	Body-Mass-Index
BOOP	Bronchiolitis obliterans organizing pneumonia
BP	Blastenphase
BSZ	Blutstammzelle
BSZT	Blutstammzelltransplantation
BU	Busulfan
CAR	Chimeric antigen receptor
CB	Cord blood
CBU	Cord blood unit
CDC	Centers for Disease Control and Prevention
CDDP	Carboplatin
CGD	Chronic granulomatous disease
cGVHD	Chronic Graft-versus-Host-Disease
cGy	Centigray
CHS	Chédiak-Higashi syndrome
CIBMTR	Center for International Blood and Marrow Transplant Research
CLL	Chronic lymphocytic leukemia
CML	Chronic myeloid leukemia
CMML	Chronische myelomonozytäre Leukämie
CMV	Cytomegalovirus
CNI	Calcinneurininhibitor
CP	Chronische Phase
CR	Komplette Remission
CRAB	C – erhöhtes Calcium im Blut (hypercalcemia), R – Funktionsstörung der Niere (renal insufficiency), A – Blutarmut (anemia), B – Knochenbeteiligung (bone lesions)
CRP	C-reactives Protein
CsA	Cyclosporin A
CT	Computertomografie
CVID	Common variable immune deficiency
CYC	Cyclophosphamid
DAG-KBT	Deutsche Arbeitsgemeinschaft für Knochenmark- und Blutstammzelltransplantation e.V.
DAH	Diffuse alveolar hemorrhage
DBA	Diamond-Blackfan anemia
DC	Dyskeratosis congenita
DCs	Dendritic cells
dcSSc	Diffuse cutaneous systemic sclerosis
DFS	Disease-free survival
DGEM	Deutsche Gesellschaft für Ernährungsmedizin
DGHO	Deutsche Gesellschaft für Hämatologie und Onkologie
DHL	Deutsche Hochdruckliga e.V.
DIC	Disseminated intravascular coagulation

DKMS	Deutsche Knochenmarkspenderdatei
DLCO	Diffusing capacity or Transfer factor of the lung for carbon monoxide
DLI	Donor lymphocyte infusion
DMSO	Dimethylsulfoxid
DNA	Deoxyribonucleic acid
DOX	Doxorubicin
DRESS	Drug reaction with eosinophilia and systemic symptoms
DRG	Diagnosis Related Groups
DRI	Disease Risk Index
DRST	Deutsches Register für Stammzelltransplantationen
DXA/DEXA	Dual energy X-ray absorptiometry
EBMT	European Group for Blood and Marrow Transplantation
EBNA	Epstein-Barr-Virus Nukleus Antigen
EBV	Epstein-Barr-Virus
ECOG	Eastern Cooperative Oncology Group
ECP	Extracorporeal photophoresis
ED	Erstdiagnose
EE	Enterale Ernährung
EMA	European Medicines Agency
EORTC	European Organisation for Research and Treatment of Cancer
ESCMID	European Society of Clinical Microbiology and Infectious Diseases
EULAR	European League Against Rheumatism
FA	Fanconi anemia
FACIT	Functional Assessment of Chronic Illness Therapy
FANCB	Fanconi anemia, complementation group B
FBS	Fetal bovine serum
FCs	Facilitating cells
FFTF	Freedom from treatment failure
FHL	Familial hemophagocytic lymphohistiocytosis
FISH	Fluorescence in situ hybridization
FLT3	Fms-like tyrosine kinase-3
FOXP3	Forkhead box P3
FS	Fettsäure
FSH	Follicle-stimulating hormone
FSME	Frühsommer-Meningoenzephalitis
fT4	Free thyroxine 4
γGT	Gamma-Glutamyltransferase
GCP	Good clinical practice
G-CSF	Granulocyte-colony stimulating factor
GEL/TAMO	Grupo Español de Linfomas/Trasplante Autólogo de Médula Ósea
GewebeG	Gewebegesetz
GfP	Gute fachliche Praxis
GFR	Glomeruläre Filtrationsrate
GHSG	German Hodgkin Study Group
GI	Gastrointestinal
GITMO	Gruppo Italiano Trapianto di Midollo Osseo

GKB	Ganzkörperbestrahlung
GMALL	German Multicenter Study Group on Adult Acute Lymphoblastic Leukemia
GM-CSF	Granulocyte-macrophage colony-stimulating factor
GMP	Good manufacturing practice
GOT	Glutamat-Oxalacetat-Transaminase
GPT	Glutamat-Pyruvat-Transaminase
GRAALL	Group for Research on Adult Acute Lymphoblastic Leukemia
GVH	Graft-versus-Host
GVHD	Graft-versus-Host-Disease
GVI	Graft-versus-Infection
GVL	Graft-versus-leukemia
GVM	Graft-versus-Malignancy
Gy	Gray
HADS	Hospital Anxiety and Depression Scale
Hb	Hämoglobin
HB	Hepatoblastome
HBsAg	Hepatitis B surface antigen
HBV	Hepatitis-B-Virus
HC	Hemorrhagic cystitis
HCG	Humanes Choriongonadotropin
hCMV	Human cytomegalovirus
HCT-CI	Hematopoietic cell transplantation-specific comorbidity index
HCV	Hepatitis-C-Virus
HD-Cyclo	Hochdosis-Cyclophosphamid
HDT	High-dose therapy
HE	Hämatoxylin-Eosin
HGF	Hepatocyte growth factor
HHS	Hoyeraal-Hreidarsson Syndrome
HHV	Human Herpesvirus
HIT	Hirntumoren
HIV	Human immunodeficiency virus
HIZ	Hämatologische Immunzytopenie
HLA	Human leukocyte antigen
HPA	Human platelet antigen
HR	Hazard Ratio
HR	Hochrisiko
HRCT	High resolution computed tomography
HSV	Herpes-simplex-Virus
HSV-tk	Herpes-simplex-Virus-Thymidinkinase
HSZ	Hämatopoetische Stammzelle
HSZT	Hämatopoetische Stammzelltransplantation
HTLV	Humanes T-lymphotropes Virus
HZT	Hämatopoetische Zelltransplantation
ICAM1	Intercellular adhesion molecule 1
IEWP	Inborn Errors Working Party
IFN	Interferon

IFO	Ifosfamid
IgA	Immunglobulin A
IgG	Immunglobulin G
IgM	Immunglobulin M
IMWG	International Myeloma Working Group
IP	Idiopathic pneumonia
IPEX	Immune-dysregulation, polyendocrinopathy, enteropathy, X-linked
iPS	Induced pluripotent stem cells
IPSS	International Prognostic Scoring System
IPV	Inaktivierte Polio-Vakzine
IS	Immunsuppression
ITP	Idiopathic thrombocytopenic purpura
IU	International unit
i.v.	intravenös
IVIG	Intravenous immunoglobulin
JACIE	Joint Accreditation Committee-ISCT (Europe) & EBMT
JAK2	Janus kinase 2
JIA	Juvenile rheumatoid arthritis
KBE	Koloniebildende Einheit
KG	Körpergewicht
KI	Koeffizientindex
KIR	Killer cell immunoglobulin-like receptor
KM	Knochenmark
KMT	Knochenmarktransplantation
KPE	Komplexe Physikalische Entstauungstherapie
LAA	Leukemia-associated antigen
LAD	Leukocyte adhesion deficiency
L-AMB	Liposomales Amphotericin B
LDH	Lactatdehydrogenase
LMP1	Latent membrane protein 1
LQ	Life quality
MA	Myeloablative regimen
MAC	Myeloablative conditioning regimen
MB	Medulloblastome
mcg	Mikrogramm
mCi	Millicurie
MDS	Myelodysplastic syndrome
MED	Minimal Essential Data
MEL	Melphalan
MeV	Megaelektronenvolt
MGUS	Monoklonale Gammopathie unklarer Signifikanz
mHAg	Minor histocompatibility antigen
MHC	Major histocompatibility complex
MiHA	Minor histocompatibility antigen
MLD	Metachromatische Leukodystrophie
MLR	Mixed lymphocyte reaction

MM	Multiples Myelom
MMF	Mycophenolat-Mofetil
mmHg	Millimeter Quecksilber
MPA	Mycophenolic acid
MPN	Myeloproliferative neoplasm
MPS	Mukopolysaccharidose
MRD	Minimal residual disease
MRE	Multiresistenter Erreger
MRGN	Multiresistenter gramnegativer Erreger
mRNA	Messenger ribonucleic acid
MRSA	Methicillin-resistenter Staphylococcus aureus
MRSS	Modified Rodnan skin score
MRT	Magnetresonanztomografie
MS	Multiple Sklerose
MSC	Mesenchymal stem cell
mTOR	Mammalian target of Rapamycin
MTT	Medizinische Trainingstherapie
MTX	Methotrexat
MUD	Matched unrelated donor
NB	Neuroblastome
NF-AT	Nuclear factor of activated T-cells
NHL	Non-Hodgkin lymphoma
NIH	National Institute of Health
NK	Natural killer
NKR	Norddeutsches Knochenmark- und Stammzellspender-Register
NLRs	NOD-like receptors
NMA	Nonmyeloablative regimen
NMDP	National Marrow Donor Program
NOD	Nucleotide-binding oligomerization domain
NOS	Not otherwise specified
NPM	Nucleophosmin
NRM	Non-relapse mortality
NRS	Nutritional Risk Screening
NW	Nebenwirkungen
NYHA	New York Heart Association
OS	Overall survival
PAH	Pulmonal-arterielle Hypertonie
PAM	Pretransplant Assessment of Mortality
PB	Peripheres Blut
PBSZ	Periphere Blutstammzelle
PBSZT	Periphere Blutstammzelltransplantation
PCNSL	Primary central nervous system lymphoma
PCP	Pneumocystis jirovecii pneumonia
PCR	Polymerase chain reaction
PD	Programmed death
PE	Parenterale Ernährung

PEI	Paul-Ehrlich-Institut
PET	Positronenemissionstomografie
PFS	Progression-free survival
PGR	Prednison good response
Ph	Philadelphia-Chromosom
PHQ	Patient Health Questionnaire
PIC	Procarbacin
PJP	Pneumocystis-jirovecii-Pneumonie
PMF	Primary myelofibrosis
PML	Progressive multifocal leukoencephalopathy
PNF	Propriozeptive neuromuskuläre Faszilitation
PNH	Paroxysmal nocturnal hemoglobinuria
PNP	Purine nucleoside phosphorylase
p.o.	per os
PO-Bado	Basic Documentation for Psycho-Oncology
PPI	Proton pump inhibitor
PPR	Prednison poor response
PPRT	Primäre Postremissionstherapie
PR	Partielle Remission
PTLD	Post-transplant lymphoproliferative disorder
PTT	Partial thromboplastin time
QLQ	Quality of Life questionnaire
RA	Rheumatoid arthritis
RA	Refractory anemia
RAEB-T	Refractory anemia with excess blasts in transformation
RARS	Refractory anemia with ring sideroblasts
RCMD	Refractory cytopenia with multilineage dysplasia
RCUD	Refractory cytopenia
RIA	Radioimmunoassay
RIC	Reduced intensity conditioning
RIT	Radioimmunotherapy
RKI	Robert Koch-Institut
RMS	Rhabdomyosarkome
RN	Refractory neutropenia
RNA	Ribonucleic acid
RS	Revesz syndrome
RSV	Respiratory syncytial virus
RT	Radiotherapie
RT	Refractory thrombocytopenia
SAA	Severe aplastic anemia
SAKK	Schweizerische Arbeitsgemeinschaft für Klinische Krebsforschung
SAL	Studienallianz Leukämie
SBDS	Shwachman-Bodian-Diamond syndrome
SCID	Severe combined immunodeficiency
SCOT	Scleroderma Cyclophosphamide or Transplantation
SD	Selective depletion

SD	Standard deviation
SLE	Systemic lupus erythematosus
SLEDAI	Systemic Lupus Erythematosus Disease Activity Index
SLT	Shiga-like-toxin
SNP	Single nucleotide polymorphism
SOS	Sinusoidal obstruction syndrome
SPE	Serumproteinelektrophorese
SSc	Systemsklerose
STR	Short tandem repeat
SZT	Stammzelltransplantation
TAR	Thrombocytopenia-absent radius
TBI	Total body irradiation
TCR	T cell receptor
TdT	Terminal deoxynucleotidyl transferase
TFG	Transfusionsgesetz
TGF	Transforming growth factor
TK	Thrombozytenkonzentrat
TKI	Tyrosine-kinase inhibitor
TLI	Total lymphoid irradiation
TLRs	Toll-like receptors
TMA	Thrombotic microangiopathy
TNF	Tumour necrosis factor
TP	Therapieprotokoll
TPE	Totale parenterale Ernährung
TPG	Transplantationsgesetz
TPG-GewV	TPG-Gewebeverordnung
TPHA	Treponema-pallidum-Haemagglutinations-Assay
TPPA	Treponema-pallidum-Partikel-Agglutination
TRALI	Transfusion related acute lung injury
TRM	Transplant-related mortality
TSH	Thyroid stimulating hormone
TT	Thiotepa
TZ	Thrombinzeit
UDCA	Ursodeoxycholic acid
UKG	Ultraschallkardiografie
VCA	Variance Component Analysis
VCR	Vincristin
VL	Viruslast
VLCFA	Very long chain fatty acid
VNTR	Variable number of tandem repeats
VOD	Veno-occlusive disease
VRE	Vancomycin-resistente Enterokokken
VSAA	Very severe aplastic anemia
VSD	Ventrikelseptumdefekt
VZV	Varizella zoster virus
WAS	Wiskott-Aldrich-Syndrom

WBMT	Worldwide Network for Blood and Marrow Transplantation
WHO	World Health Organization
WMDA	World Marrow Donor Association
WPSS	WHO Classification-Based Prognostic Scoring System
ZKRD	Zentrales Knochenmarkspender-Register Deutschland
ZNS	Zentralnervensystem
ZVK	Zentraler Venenkatheter

Vorwort

Hämatopoetische Stammzellen sind der Ursprung des Organs Blut und der Zellen des Immunsystems. Das Grundlagenwissen um diese Zellen sowie um die Möglichkeiten ihrer therapeutischen Anwendung im Rahmen der hämatopoetischen Stammzelltransplantation hat in den letzten Jahrzehnten massiv zugenommen. Mittlerweile wurden durch spezifische Expertengremien die Indikationen und Standards für die Transplantation von autologen (patienteneigenen) und allogenen (Spender) hämatopoetischen Stammzellen bei vielen hämatologischen und einigen nicht-hämatologischen Erkrankungen definiert. Im klinischen Alltag sind diese Therapieverfahren in zahlreichen Transplantationszentren gut etabliert und in der Patientenversorgung unverzichtbar. Beispielsweise ist die allogene Stammzelltransplantation bei Chemotherapie-refraktären Leukämien bis dato das einzige potenziell heilende Therapieverfahren.

Das vorliegende Buch liefert einen kompakten Überblick über das Gebiet der hämatopoetischen Stammzelltransplantation. Der erste Abschnitt fasst wichtige wissenschaftliche Grundlagen zur hämatopoetischen Stammzelle zusammen und konzentriert sich hierbei auf Aspekte, die für die klinische Anwendung besonders wichtig sind. In den beiden folgenden Abschnitten werden die Prinzipien, Wirkmechanismen und Komplikationen der autologen und allogenen Stammzelltransplantation erklärt. Einen hohen Stellenwert nehmen hierbei neu entwickelte immunologische Verfahren zur Therapieoptimierung der allogenen Stammzelltransplantation ein. Im letzten Teil des Buchs werden dann die klinischen Einsatzgebiete der Stammzelltransplantationsverfahren für jede Erkrankung getrennt erläutert. Dabei werden aktuelle Standards und erkrankungsspezifische Besonderheiten aufgeführt. Jedes Kapitel wird durch ausgewählte Publikationen zum Thema ergänzt. Die Artikel sind einheitlich strukturiert, allgemein verständlich geschrieben und dank mehrerer Abbildungen anschaulich verfasst. Insgesamt eignet sich das Buch nicht nur für Hämatologen und Transplanteure, sondern auch für nicht hämatologisch vorgebildete Ärzte, Studierende und Wissenschaftler. Die Versorgung von Patienten vor, während und nach einer Stammzelltransplantation ist heute eine interdisziplinäre Herausforderung. Dieses Buch richtet sich daher auch ganz besonders an Ärzte aus anderen Fachgebieten, indem es das Basiswissen zu den Transplantationsverfahren und den damit behandelten Erkrankungen vermittelt.

Wir sind den vielen Experten aus zahlreichen Transplantationszentren und Instituten in Deutschland, Österreich, der Schweiz und den USA sehr dankbar, dass sie mit der engagierten Abfassung ihrer Artikel dieses ehrgeizige Buchprojekt zur hämatopoetischen Stammzelltransplantation möglich gemacht haben. Unser nachdrücklicher Dank gilt ebenfalls Frau Ingeborg Schmidt und Frau Dr. Anna Schmeier-Jürchott aus der III. Medizinischen Klinik und Poliklinik der Universitätsmedizin Mainz für ihre tatkräftige Unterstützung beim Editieren der einzelnen Buchartikel.

Die Herausgeber
Wolfgang Herr, Mainz
Matthias Theobald, Mainz
Gerhard Ehninger, Dresden
Hermann Einsele, Würzburg
Ralf G. Meyer, Mainz

Inhaltsverzeichnis

I	**Die hämatopoetische Stammzelle**	**1**
1	Mobilisierung und Charakterisierung *Patrick Wuchter, Anthony D. Ho*	3
2	Gewinnung für die therapeutische Anwendung *Gesine Kögler, Jutta M. Rox*	6
3	Anforderungen an Spender *Kristina Hölig*	10
4	Plastizität *Alexandros Spyridonidis, Robert Zeiser*	15
5	Genetische Manipulation: wissenschaftliche Grundlagen *Christopher Baum*	18
6	Genetische Manipulation: klinische Anwendung *Boris Fehse, Kerstin Cornils*	21
7	Regulatorische Aspekte	25
	7.1 Herstellung und Inverkehrbringen – 25 *Markus Wiesneth, Hubert Schrezenmeier*	
	7.2 Anwendung am Menschen – 28 *Margarethe Heiden, Rainer Seitz*	
	7.3 Qualitätskontrolle – 29 *Hellmut Ottinger*	
II	**Die autologe hämatopoetische Stammzelltransplantation**	**33**
8	Rationale, Überblick *Norbert Schmitz*	35
9	Vorbereitung des Patienten *Christian Straka*	39
10	Konditionierung *Justin Hasenkamp, Lorenz Trümper, Gerald Wulf*	42
11	Komplikationen *Georg Maschmeyer, Frank Breywisch*	45

III	**Die allogene hämatopoetische Stammzelltransplantation**	51
12	**Geschichte und Entwicklung**	55
	Gerhard Ehninger	
13	**Spenderdateien, Register**	60
	Alexander Schmidt	
14	**HLA**	63
	Ralf Waßmuth, Hellmut Ottinger	
15	**Spenderauswahl, Scores**	66
	Hellmut Ottinger, Lambros Kordelas	
16	**Vorbereitung des Spenders und des Patienten**	70
	Daniela Wehler, Ralf Georg Meyer	
17	**Konditionierung**	75
	17.1 Konventionelle Konditionierung – 75	
	Matthias Stelljes	
	17.2 Dosisreduzierte Konditionierung – 78	
	Christoph Schmid, Hans-Jochem Kolb	
	17.3 Radioimmuntherapie – 82	
	Donald Bunjes, Ralf Georg Meyer, Wolfgang Bethge	
18	**Medikamentöse Immunsuppression**	86
	Anna Schmeier-Jürchott, Rainer Schwerdtfeger, Michael Schleuning	
19	**Graft-Manipulation**	91
	19.1 Haploidente Transplantation – 91	
	Wolfgang A. Bethge, Rupert Handgretinger	
	19.2 T-Zell-Depletion – 94	
	Jürgen Finke	
	19.3 Selektive Depletion alloreaktiver T-Zellen – 98	
	Udo Hartwig, Stephan Mielke	
20	**Transplantatabstoßung**	102
	Christoph Faul	
21	**Graft-versus-Host-Disease**	105
	21.1 Akute GVHD – 105	
	Ernst Holler, Daniel Wolff	
	21.2 Chronische GVHD – 110	
	Daniel Wolff, Hildegard T. Greinix	
22	**Graft-versus-Leukemia**	118
	22.1 T-Zellen – 118	
	Eva Distler, Wolfgang Herr	
	22.2 NK-Zellen – 120	
	Lutz Uharek	

| 23 | **Graft-versus-Infection** .... | **124** |

Armin Gerbitz, Hermann Einsele

| 24 | **Adoptiver Transfer allogener Zellen** .... | **128** |

- 24.1 Donor-Lymphozyten-Infusion – 128
  Hans-Jochem Kolb
- 24.2 NK-Zellen – 134
  Martin Stern, Jakob Passweg
- 24.3 T-Zell-Subpopulationen – 137
  Simone Thomas, Ralf Georg Meyer, Wolfgang Herr
- 24.4 T-Zell-Rezeptoren – 139
  Matthias Theobald
- 24.5 Genetische Manipulation von T-Zellen – 141
  Claudia Rössig
- 24.6 Regulatorische T-Zellen – 144
  Matthias Edinger
- 24.7 Mesenchymale Stromazellen – 148
  Christian Peschel

| 25 | **Immunrekonstitution** .... | **152** |

Armin Gerbitz, Julia Winkler

| 26 | **Chimärismusanalysen** .... | **157** |

Christian Thiede, Ralf Georg Meyer, Peter Bader

| 27 | **Organspezifische Komplikationen** .... | **162** |

Herbert G. Sayer

| 28 | **Infektiologie** .... | **166** |

Simon Leroux, Andrew J. Ullmann

| 29 | **Transfusionstherapie** .... | **173** |

Hannes Wandt

| 30 | **Long-term follow-up** .... | **176** |

- 30.1 Nachsorgeuntersuchungen – 176
  Eva Maria Wagner
- 30.2 Infektionsprophylaxe – 180
  Hartmut Bertz
- 30.3 Impfungen – 182
  Hartmut Bertz
- 30.4 Endokrinologie und Stoffwechsel – 185
  Wolf Rösler
- 30.5 Ernährung und Ernährungstherapie – 187
  Hartmut Bertz
- 30.6 Sexualität – 191
  Andreas Mumm, Hans Helge Bartsch
- 30.7 Lebensqualität und Krankheitsverarbeitung – 193
  Joachim Weis

	30.8	Transplantatversagen, Krankheitsrezidiv, Zweittransplantation – 196
		Uwe Platzbecker, Hans-Joachim Deeg
	30.9	Sekundärmalignome – 200
		Eva Maria Wagner, Hans-Joachim Deeg
31	**Rehabilitation, Physiotherapie, Krankheitsbewältigung**	**207**
	Daniel Wolff, Thomas Daikeler, Pia Heußner	
32	**Pathologie der Graft-versus-Host-Disease**	**212**
	32.1	Haut – 212
		Mirjana Ziemer, Uwe Hillen, Ralf Georg Meyer
	32.2	Darm – 215
		Gustavo Baretton
	32.3	Leber – 219
		Thomas Longerich

IV Klinische Einsatzgebiete — 223

33 Akute Leukämien — 225
- 33.1 Akute myeloische Leukämie – 225
  Martin Bornhäuser
- 33.2 Akute lymphatische Leukämie – 232
  Dietrich W. Beelen, Hans Martin

34 Chronische Leukämien — 237
- 34.1 Chronische myeloische Leukämie – 237
  Thoralf Lange, Dietger Niederwieser
- 34.2 Chronische lymphatische Leukämie – 242
  Johannes Schetelig, Peter Dreger

35 Leukämien in der Pädiatrie — 248
Rupert Handgretinger, Thomas Klingebiel

36 Myeloproliferative Neoplasien — 252
Nicolaus Kröger

37 Multiples Myelom — 258
Hermann Einsele, Hartmut Goldschmidt

38 Myelodysplastische Syndrome — 265
Arnold Ganser, Stefanie Buchholz

39 Lymphome — 271
- 39.1 B-Zell-Lymphome – 271
  Bertram Glaß
- 39.2 T-Zell-Lymphome – 275
  Josef Birkmann, Martin Wilhelm
- 39.3 ZNS-Lymphome – 279
  Jürgen Finke, Gerald Illerhaus
- 39.4 Hodgkin-Lymphom – 282
  Kai Hübel, Andreas Engert

40	**Erworbene Anämien/nichtmaligne hämatologische Erkrankungen**	287
	Hubert Schrezenmeier, Britta Höchsmann, Dietrich W. Beelen	
41	**Angeborene/hereditäre Anämien**	292
	Selim Corbacioglu	
42	**Angeborene Immundefekte**	297
	Manfred Hönig, Wilhelm Friedrich	
43	**Stoffwechselkrankheiten**	301
	Karl-Walter Sykora	
44	**Solide Tumore (Erwachsene)**	305
	Dietger Niederwieser, Axel R. Zander	
45	**Solide Tumore (Kinder)**	309
	Olga Moser, Dagmar Dilloo	
46	**Autoimmunerkrankungen**	315
	Ina Kötter	

Anhang 321

Tabellen Kapitel 28 Infektiologie 323

Stichwortverzeichnis 329

I Die hämatopoetische Stammzelle

1 **Mobilisierung und Charakterisierung** 3
  Patrick Wuchter, Anthony D. Ho

2 **Gewinnung für die therapeutische Anwendung** 6
  Gesine Kögler, Jutta M. Rox

3 **Anforderungen an Spender** 10
  Kristina Hölig

4 **Plastizität** 15
  Alexandros Spyridonidis, Robert Zeiser

5 **Genetische Manipulation: wissenschaftliche Grundlagen** 18
  Christopher Baum

6 **Genetische Manipulation: klinische Anwendung** 21
  Boris Fehse, Kerstin Cornils

7 **Regulatorische Aspekte** 25
  7.1 Herstellung und Inverkehrbringen – 25
      Markus Wiesneth, Hubert Schrezenmeier
  7.2 Anwendung am Menschen – 28
      Margarethe Heiden, Rainer Seitz
  7.3 Qualitätskontrolle – 29
      Hellmut Ottinger

1 Mobilisierung und Charakterisierung

Patrick Wuchter, Anthony D. Ho

Einleitung

Stammzellen zeichnen sich durch zwei spezifische Fähigkeiten aus: Selbsterneuerung und Differenzierung. Da die zellulären Bestandteile des Blutes nur eine begrenzte Lebensdauer haben, ist eine ständige Erneuerung von täglich mehreren Milliarden reifer Blutzellen erforderlich. Diese enorme Regenerationsleistung des menschlichen Körpers wird lebenslang durch hämatopoetische Stammzellen garantiert. Inhalt dieses Kapitels ist die Charakterisierung sowie die Mobilisierung hämatopoetischer Stammzellen aus dem Knochenmark (KM) für therapeutische Zwecke.

Definition der hämatopoetischen Stammzelle

Hämatopoetische Stammzellen sind in der Lage, alle zellulären Bestandteile des Blutes zu generieren. Sie bringen unterschiedliche Progenitorzellen hervor, die dann die einzelnen myeloischen und lymphatischen Differenzierungslinien ausbilden. Etwa ab dem siebten Entwicklungsmonat ist beim Menschen vorrangig das Knochenmark der Ort der Hämatopoese. Dort finden sich in spezialisierten Arealen, sog. Stammzellnischen, optimale Bedingungen für den Erhalt der hämatopoetischen Stammzellen. Dabei ist es unerlässlich, dass der Stammzellpool durch symmetrische Zellteilung der Stammzellen lebenslang auf einem stabilen Niveau gehalten wird. Durch bedarfsweise asymmetrische Zellteilungen können zielgerichtet spezialisierte Vorläuferzellen gebildet werden, die eine ausreichende Zahl an Effektorzellen zur Verfügung stellen.

Mittels Durchflusszytometrie lassen sich die Zellen des Knochenmarks hinsichtlich ihrer Oberflächenantigene charakterisieren. Der in der Klinik wichtigste hämatopoetische Oberflächenmarker ist CD34 und wurde schon vor 30 Jahren entdeckt [Civin et al. 1984]. Ein gewisser Anteil dieser CD34-positiven Zellen besitzt Stammzelleigenschaften. Weitere Antigene (z.B. CD133, Fehlen von CD38) erlauben zwar eine genauere Eingrenzung der Stammzellpopulation, spielen aber in der Klinik in Bezug auf eine Stammzelltransplantation keine Rolle. Bis dato ist die CD34-Zellzahl das gängige Maß, um den Stammzellgehalt eines Zellprodukts zu bestimmen.

Stammzellquelle

Heutzutage werden hämatopoetische Stammzellen für die Transplantation in den meisten Fällen aus dem peripheren Blut (PB) gewonnen. Hierfür werden die Spender mit G-CSF (granulocyte-colony stimulating factor) behandelt und, wenn eine genügend hohe Anzahl an CD34$^+$-Zellen im peripheren Blut vorliegt, wird eine Leukapherese durchgeführt. Die minimale Anzahl an CD34$^+$-Zellen für ein autologes Stammzelltransplantat beträgt $2,0 \times 10^6$ CD34$^+$-Zellen pro kg Körpergewicht (KG). Für eine allogene Stammzelltransplantation wird in der Regel die doppelte Zellzahl benötigt. Die verabreichte G-CSF-Dosis beträgt nach Chemomobilisierung 5 μg/kg KG und bei Sammlung aus Ruhe (d.h. nur mit G-CSF allein) 10 μg/kg KG.

Alternativ besteht die Möglichkeit, Blutstammzellen aus dem Knochenmark zu sammeln. Die Sammlung erfolgt hierbei unter Vollnarkose durch Knochenmarkaspiration (insgesamt ca. 1000 ml) aus dem Beckenknochen. Grundsätzlich haben beide Verfahren – periphere Blutstammzellsammlung und Knochenmarkentnahme – spezifische Vor- und Nachteile, sowohl für den Spender wie auch den Empfänger.

Optimierung der Stammzellmobilisation

Bei etwa 5–15% der autologen Stammzellspender gelingt die periphere Blutstammzellsammlung mit den klassischen Methoden nicht oder nicht in ausreichendem Umfang. Insbesondere chemotherapeutische Vorbehandlungen schwächen die Knochenmarkreserve und erhöhen das Risiko einer unzureichenden Stammzellmobilisierung [Wuchter et al. 2010]. Diese Patienten (sog. *poor mobilizer*) profitieren vom Einsatz des CXCR4-Antagonisten Plerixafor (Handelsname: Mozobil), der ca. 10–14 Stunden vor der Leukapherese in einer Dosierung von 240 μg/kg KG subkutan verabreicht wird. Dies führt zu einer vermehrten Mobilisierung CD34-positiver hämatopoetischer Stammzellpopulationen aus dem Knochenmark in das periphere Blut [Taubert et al. 2011]. Die hohe Effizienz bei zugleich guter Verträglichkeit von Plerixafor wurde in zahlreichen Studien gut dokumentiert [DiPersio et al. 2009; Dugan et al. 2010; Fruehauf et al. 2009; Hundemer et al. 2014].

Aufgrund der relativ hohen Kosten des Präparates sollte ein rationaler Einsatz erfolgen. In einem Positionspapier der *European Group for Blood and Marrow Transplantation* (EBMT) wird empfohlen, die Indikation für Plerixafor zur autologen Blutstammzellsammlung bei Patienten mit Multiplem Myelom und Non-Hodgkin Lymphom anhand der Messung der CD34-Zahl im peripheren Blut (PB) mittels Durchflusszytometrie zum Zeitpunkt der maximalen Stimulation festzulegen: Bei einer CD34-Zahl von < 10/μl sollte Plerixafor direkt eingesetzt werden; bei 10–20/μl kann je nach lokalen Vorgaben zunächst eine Evaluationsleukapherese in Betracht gezogen werden; bei > 20/μl ist in der Regel der Einsatz von Plerixafor nicht erforderlich [Mohty et al. 2014]. Diese Empfehlung ist allerdings vom individuellen Sammlungsziel abhängig, denn wenn mehr als ein Stammzelltransplantat das Ziel ist, kann bereits ein früherer Einsatz von Plerixafor notwendig werden.

Sofern auch damit keine erfolgreiche periphere Blutstammzellsammlung gelingt, bleibt stets die Option einer Knochenmarkentnahme. Es sind außerdem einige neue Präparate zur Optimierung der Stammzellmobilisierung in Phase-I-Studien, hier gilt es jedoch vor einer zuverlässigen Bewertung die Studienergebnisse abzuwarten.

Zusammenfassung und Ausblick

Zur Gewinnung hämatopoetischer Stammzellen für eine autologe oder allogene Transplantation ist heute nicht mehr die klassische Knochenmarkentnahme, sondern die periphere Blutstammzellsammlung der Standard. Dazu ist eine Vorbehandlung mit dem Wachstumsfaktor G-CSF erforderlich. Im Falle einer unzureichenden Stammzellmobilisierung steht mit Plerixafor ein hocheffizientes Mobilisierungsreagenz zur Verfügung, mit dem in den meisten Fällen eine ausreichende Stammzellsammlung gelingt.

Literatur

Civin CI et al., Antigenic analysis of hematopoiesis. III. A hematopoietic progenitor cell surface antigen defined by a monoclonal antibody raised against KG-1a cells. J Immunol (1984), 133, 157–165

DiPersio JF et al., Plerixafor and G-CSF versus placebo and G-CSF to mobilize hematopoietic stem cells for autologous stem cell transplantation in patients with multiple myeloma. Blood (2009), 113, 5720–5726

Dugan MJ et al., Safety and preliminary efficacy of plerixafor (Mozobil) in combination with chemotherapy and G-CSF: an open-label, multicenter, exploratory trial in patients with multiple myeloma and non-Hodgkin's lymphoma undergoing stem cell mobilization. Bone Marrow Transplant (2010), 45, 39–47

Fruehauf S et al., A combination of granulocyte-colony-stimulating factor (G-CSF) and plerixafor mobilizes more primitive peripheral blood progenitor cells than G-CSF alone: results of a European phase II study. Cytotherapy (2009), 11, 992–1001

Hundemer M, Engelhardt M, Bruckner T et al., Rescue stem cell mobilization with plerixafor economizes leukapheresis in patients with multiple myeloma. J Clin Apher (2014 Apr 26), doi: 10.1002/jca.21323 (Epub ahead of print)

Mohty M, Hübel K, Kröger N et al., Autologous haematopoietic stem cell mobilisation in multiple myeloma and lymphoma patients: a position statement from the European Group for Blood and Marrow Transplantation Bone Marrow Transplant (2014), 49, 865–872

Taubert I, Saffrich R, Zepeda-Moreno A et al., Characterization of hematopoietic stem cell subsets from patients with multiple myeloma after mobilization with plerixafor. Cytotherapy (2011) 13(4), 459–466

Wuchter P et al., Poor mobilization of hematopoietic stem cells – definitions, incidence, risk factors, and impact on outcome of autologous transplantation. Biol Blood Marrow Transplant (2010), 16, 490–499

2 Gewinnung für die therapeutische Anwendung

Gesine Kögler, Jutta M. Rox

Einleitung

Die Möglichkeiten, hämatopoetische Stammzellen zu gewinnen, haben sich seit Anfang der 1990er Jahre erweitert. 1992 wurde erstmals in Deutschland allogenes Nabelschnurblut entnommen und kryokonserviert. 1999 wurden in Deutschland erstmals mehr allogene Transplantationen mit peripheren Blutstammzellen als mit Knochenmark durchgeführt, seit 2000 steigt der Anteil von Nabelschnurrestblut als Stammzellquelle. Für autologe Transplantationen werden nahezu ausschließlich periphere Blutstammzellen verwendet. Für allogene Transplantationen wurden 2011 nach Angaben der WMDA (World Marrow Donor Association, www.worldmarrow.org) 10 466 Transplantate aus peripherem Blut, 4093 aus Nabelschnurblut und 3743 aus Knochenmark weltweit vermittelt. Innerhalb Europas bestehen deutliche Differenzen in der Nutzung der verschiedenen Stammzellquellen für die allogene Transplantation [Passweg et al. 2012].

Gewinnung hämatopoetischer Stammzellen aus Knochenmark

Die Gewinnung von hämatopoetischen Stammzellen aus Knochenmark erfolgt durch mehrfache Punktionen der hinteren (selten auch der vorderen) Beckenkämme, wobei pro Punktion ca. 10–20 ml Blut-Knochenmark-Gemisch entnommen werden. Die maximale Entnahmemenge bei freiwilligen unverwandten Spendern sollte nach derzeitigen Richtlinien 20 ml pro kg KG des Spenders nicht überschreiten [Wissenschaftlicher Beirat der Bundesärztekammer 1994]. Die Knochenmarkentnahme erfolgt üblicherweise in Vollnarkose unter aseptischen Bedingungen. Das entnommene Knochenmark-Blut-Gemisch wird aus heparinisierten Spritzen in ein steriles Beutelsystem überführt. Als Antikoagulanzien werden i.d.R. Citrat und/oder Heparin in Elektrolytlösungen zugesetzt. Nach der Entnahme wird das Knochenmark-Blut-Gemisch zur Entfernung von Fett, Knochensplittern und Koageln gefiltert.

Für den Spender ist die Entnahme von Knochenmark i.d.R. mit transienten, selbstlimitierenden Nebenwirkungen verbunden. Der mit der Knochenmarkspende einhergehende Blutverlust bewirkt in Abhängigkeit von der Entnahmemenge eine vorübergehende Einschränkung der körperlichen Leistungsfähigkeit, Abgeschlagenheit und in Einzelfällen hypotone Kreislaufreaktionen. Die postoperativen Schmerzen sind i.d.R. nach 3 Wo. vollständig abgeklungen.

Das Auftreten schwerwiegender Nebenwirkungen ist selten. In sehr wenigen Fällen kommt es zu prolongierten Schmerzen durch Gewebe-, Knochen- oder Nervenverletzungen im Bereich der Punktionsstellen. In Einzelfällen kann die Gabe von Fremdblut notwendig sein, oder es treten narkoseassoziierte kardiovaskuläre Komplikationen auf [Halter et al. 2009].

Gewinnung hämatopoetischer Stammzellen aus peripherem Blut

Nach Mobilisation der hämatopoetischen Stammzellen aus dem Knochenmark in das periphere Blut (s. Kap. 1) werden diese durch den Einsatz von Zellseparatoren gewonnen. Das Zellseparationsverfahren beruht auf der Auftrennung der Blutkomponenten in Abhängigkeit von ihrem spezifischen Gewicht durch Zentrifugation. Der Zu- und Rückfluss zum Zellseparator ist i.d.R. über periphervenöse Zugänge möglich, bei unzureichenden peripheren Venenverhältnissen ist die Anlage eines zentralvenösen Katheters (ZVK) notwendig. Übliche Flussgeschwindigkeiten im extrakorporalen Kreislauf liegen bei 40–70 ml/min, für großvolumige (prozessiertes Blutvolumen > 20 l) sog. Large-volume-Apheresen sind höhere Geschwindigkeiten notwendig. Zur Antikoagulation wird Citrat im Verhältnis 1:8 bis 1:30 und ggf. zusätzlich Heparin verwendet [Moog et al. 2004]. Die Separationszeit liegt bei 2–4 h und sollte 5 h nicht überschreiten. Die Ausbeute einer Apheresesitzung ist abhängig von der Anzahl der Stammzellen im peripheren Blut, dem prozessierten Blutvolumen und der Sammeleffizienz des Verfahrens. Zur Gewinnung einer ausreichenden Anzahl hämatopoetischer Stammzellen werden bei allogenen Spendern i.d.R. nur eine (oder 2) Apheresen, bei autologen Spendern ggf. auch mehrtägige Entnahmezyklen benötigt.

Für den Spender stehen die Nebenwirkungen durch die G-CSF-Behandlung im Vordergrund (s. Kap. 1). Häufigste Komplikationen der Entnahme sind citratbedingte Elektrolytveränderungen. Die Hypocalcämiesymptomatik lässt sich durch Calciumsubstitution gut behandeln. Durch die Entnahme kommt es zu einem Thrombozytenverlust, wobei die Thrombozytenzahl im peripheren Blut des allogenen Spenders nach Entnahme nicht unter 80000/µl liegen sollte. Für autologe Patienten gelten niedrigere Grenzwerte [Wissenschaftlicher Beirat der Bundesärztekammer unter Mitwirkung des Paul-Ehrlich-Institutes 1997]. Seltene Komplikationen sind punktionsbedingte Nervenverletzungen, Infektionen, Hämolysen oder Luftembolien sowie eine erhöhte Blutungsgefährdung durch die Antikoagulation oder Thrombozytopenie.

Gewinnung hämatopoetischer Stammzellen aus Nabelschnurblut

Die Abnahme des Nabelschnurbluts nach Entbindung gesunder Neugeborener erfolgt nur dann [Kögler et al. 2005], wenn die Mutter vor der Geburt über die freiwillige Spende des Nabelschnurbluts aufgeklärt wurde und eine Einverständniserklärung unterschrieben hat, die folgende Punkte enthält: das Einverständnis, dass nach der Geburt und Abnabelung des Kindes ca. 60–200 ml plazentares Restblut aus dem normalerweise verworfenen Anteil der Nabelschnur und der Plazenta entnommen werden und dass sie zu einem späteren Zeitpunkt keinen Anspruch auf das Nabelschnurblut hat (für gerichtet asservierte Stammzellpräparate in Familiensituationen gilt dies natürlich nicht!). Sie ist mit der Bestimmung ihrer Gewebemerkmale (HLA-Testung, human leukocyte antigen) und der Testung auf HIV (human immunodeficiency virus), virologischen und mikrobiologischen Infektionsmarker zum Zeitpunkt der Geburt einverstanden. Sie ist mit dem für später geplanten Datenaustausch mit anderen Stammzellbanken einverstanden, wenn ihre und des Kindes Daten nur durch eine verschlüsselte (pseudonymisierte) Personenkennziffer weitergegeben werden. Ausschlusskriterien für die Abnahme des Nabelschnurbluts sind Missbildungen des Kindes sowie bekannte vererbbare Erkrankungen oder definierte akute oder chronische Erkrankungen der Mutter. Die Abnahme des Nabelschnurbluts erfolgt mit einem sterilen Entnahmebeutel, der entsprechende Antikoagulanzien (z.B. Citrat) enthält. Nach jeder Geburt (vaginale Entbindung oder Sectio caesarea) wird die Nabelschnur, nicht früher und nicht später als sonst, ca. 7–10 cm vom Kind entfernt, abgeklemmt und durchtrennt. Aus dem Stück Nabelschnur, welches noch an der Plazenta hängt, kann das Nabelschnurblut durch Punktion der desinfizierten Nabelschnurvene steril gewonnen werden. Zum einen kann die Punktion der Nabelschnurblutvene bei noch in utero liegender Plazenta erfolgen, zum anderen kann das Nabelschnurblut auch nach der Geburt der Plazenta außerhalb des Entbindungsraums gesammelt werden. Allerdings ist aufgrund des postpartalen Kollapses der Plazenta das gewonnene Volumen geringer. Die Entnahme von Nabelschnurblut verläuft für Mutter und Kind komplikationslos. Das Nabelschnurblut wird überwiegend nach Volumenreduktion mit Hydroxyethylstärke in einer Mischung aus Dextran, humanem Serumalbumin und 10%igem Dimethylsulfoxid bei −196 °C kryokonserviert [Bundesärztekammer 1999]. Allogenes unverwandtes Nabelschnurblut ist in Deutschland ein Arzneimittel. Dies bedeutet, dass die Gewinnung, Aufarbeitung einschließlich Kryokonservierung dem Arzneimittelgesetz unterliegen. Nabelschnurblutpräparate, die keine Zulassung haben, können nicht in Datenbanken weltweit eingestellt werden (Richtlinien der Bundesärztekammer). Entscheidendes Qualitätskriterium eines Nabelschnurbluttransplantats ist neben dem HLA-Typ, der Bestimmung des Anteils an hämatopoetischen Vorläuferzellen (CD34, koloniebildende Zellen) und der negativen Testung auf Infektionsmarker jedoch die Anzahl der kernhaltigen Zellen, die im Präparat enthalten sind. Derzeit gilt, dass ein Patient mindestens $3{,}7 \times 10^7$ kernhaltige Zellen/kg KG enthalten muss, um die Mortalität nach Transplantation zu senken. Dies ist der Grund, weshalb die großen Stammzellbanken weltweit nur 15% aller erhaltenen Nabelschnurblutpräparate mit einer Mindestzellzahl von $1{,}3 \times 10^9$ kryokonservieren. Daten des NMDP (National Marrow Donor Program, www.marrow.org) und NetCord (www.netcord.org) haben gezeigt, dass nur zellreiche Präparate durch die Transplantationszentren angefordert werden. Ein weiteres notwendiges Qualitätskriterium ist die NetCord/FACT-Akkreditierung, die international eine Vergleichbarkeit und Standardisierung der Produkte gewährleistet [NetCord 2010].

Ausblick

Für die Gewinnung von Blutstammzellen stehen unterschiedliche Verfahren zur Verfügung, die für den Spender unterschiedliche Belastungen bei der Gewinnung mit sich bringen. Die Wahl der Stammzellquelle aus peripherem Blut oder Knochenmark wird daher oft durch die Spender festgelegt. Allerdings können auch krankheitsspezifische Gründe beim Empfänger Präferenzen für eine dieser beiden Optionen bedingen (s. auch Kap. 40). Die Verwendung von Nabelschnurblut als alternative Stammzellquelle ist in den letzten Jahren auch in der Anwendung bei Erwachsenen etabliert worden und steht somit als Alternative zur Verfügung.

Literatur

Bundesärztekammer, Richtlinien zur Transplantation von Stammzellen aus Nabelschnurblut. Dtsch Arztebl (1999), 96, A-1297–1304

Halter J et al., Severe events in donors after allogeneic hematopoietic stem cell donation. Haematologica (2009), 94, 94–101

Kögler G et al., Die José Carreras Stammzellbank Düsseldorf im NETCORD/EUROCORD-Verbund. Gynäkologe (2005), 38, 835–846

Moog R et al., Apheresis techniques for collection of peripheral blood progenitor cells. Transfus Apher Sci (2004), 31, 207–220

NetCord, Foundation for the Accreditation of Cell Therapy (FACT). NetCord-FACT international standards for cord blood collection, processing and release for administration. 4th ed. January 2010 (cited 2012 Jul 11)

Passweg JR et al., The EBMT activity survey: 1990–2010. Bone Marrow Transplant (2012), 47, 906–923

Wissenschaftlicher Beirat der Bundesärztekammer, Richtlinien für die allogene Knochenmarktransplantation mit nichtverwandten Spendern. Dtsch Arztebl (1994), 91, A-761–766

Wissenschaftlicher Beirat der Bundesärztekammer unter Mitwirkung des Paul-Ehrlich-Institutes, Richtlinien zur Transplantation peripherer Blutstammzellen. Dtsch Arztebl (1997), 94, A-1584–1592

3 Anforderungen an Spender

Kristina Hölig

Einleitung

Die Spende hämatopoetischer Stammzellen weist im Hinblick auf die Anforderungen, die an die gesunden Spender zu stellen sind, zahlreiche Analogien zur Blutspende auf. Bei beiden Verfahren gilt zunächst der allgemeine Grundsatz, dass sowohl der Schutz der Gesundheit des Spenders gewährleistet sein muss als auch die Übertragung von Erkrankungen an den Empfänger zu vermeiden ist. Lediglich bei der Entnahme von hämatopoetischen Stammzellen aus Nabelschnurblut sind ausschließlich Aspekte des Empfängerschutzes zu beachten.

Gegenüber der „konventionellen Blutspende" sind Spender von Blutstammzellen häufig nur in sehr begrenztem Umfang verfügbar. Aus der Sicht des Empfängers kann sich damit die Konsequenz ergeben, dass bei Ablehnung eines HLA-kompatiblen Spenders und Fehlen von Alternativspendern die geplante Transplantation unmöglich wird. Unter diesem Aspekt müssen Kriterien des Empfängerschutzes besonders differenziert gewertet werden.

Jeder Arzt, der über die Tauglichkeit von Blutstammzellspendern entscheidet, bewegt sich somit in einem ethischen Spannungsfeld. Allgemein akzeptierter Grundsatz ist, dass der Schutz des gesunden freiwilligen Stammzellspenders – ob verwandt oder unverwandt – Vorrang gegenüber dem Interesse des zu transplantierenden Patienten hat. Daraus resultiert die Forderung, dass die Beurteilung der Spendertauglichkeit durch ein Ärzteteam erfolgen muss, das nicht in die Betreuung des Empfängers unmittelbar einbezogen ist.

Feststellung der Spendereignung

Grundsätzlich sollten alle Blutstammzellspender die allgemeinen Kriterien erfüllen, die in den Hämotherapie-Richtlinien für Hämapheresespender gefordert sind [Transfusionsgesetz Bundesärztekammer].

Zur Feststellung der Spendereignung hat sich folgendes Standardvorgehen etabliert:
- Ausführliche Anamnese mittels standardisierten Fragebogens
- Ruhe-EKG
- Sonografie der Organe des oberen Abdomens (bei peripherer Blutstammzellspende separate Beurteilung der Milzgröße)
- Blutentnahme für verschiedene Untersuchungen (s. Tab. 3.1)
- Allgemeininternistische klinische Untersuchung
- Bei Knochenmarkspendern Beurteilung der Narkosetauglichkeit durch Facharzt für Anästhesie

Die Laborparameter, die zur Feststellung der Eignung zur Stammzellspende empfohlen werden, sind in Tabelle 3.1 zusammengefasst.

Ausschlusskriterien

Die Parameter der Infektionsserologie dienen vorrangig dem Empfängerschutz. Neben den obligatorischen transfusionsrelevanten Erregern (HIV; Hepatitis-C-Virus, HCV; Hepatitis-B-Virus, HBV; Lues) spielt der CMV-Status (Cytomegalievirus) des Spenders eine

3 Anforderungen an Spender

Tab. 3.1: Laboruntersuchungen bei gesunden Spendern in Vorbereitung einer Blutstammzellspende

Parameter	Eignungskriterium
Hämatologie	
Blutbild inklusive Leukozytendifferenzierung	Im Normbereich
Immunhämatologie	
AB0-Blutgruppe, Rhesusformel, Kell	Deklariert
Direkter Antihumanglobulintest	Negativ
Irreguläre antierythrozytäre Antikörper	Negativ
Klinische Chemie	
Elektrolyte (Na, K, Ca)	Im Normbereich
Leberenzyme (GPT, GOT, Gamma-GT, AP)	Im Normbereich
Retentionsparameter (Kreatinin, Harnstoff)	Im Normbereich
Stoffwechselparameter (Bilirubin, Harnsäure)	Im Normbereich
Eiweiße (Gesamteiweiß, Albumin, Eiweißelektrophorese)	Im Normbereich
Gerinnung (Quick, PTT, Fibrinogen)	Im Normbereich
Hormone (TSH, bei Frauen β-HCG)	Im Normbereich, bzw. Wert für nichtschwanger
Hämoglobinelektrophorese (für Spender aus dem Mittelmeerraum und anderen Endemiegebieten für Sichelzellanämie)	Muster unauffällig, kein HbS nachweisbar
Infektionsserologie	
HBsAg	Negativ
Anti-HBc	Negativ
HBV-PCR*/**	Negativ
Anti-HCV	Negativ
HCV-PCR**	Negativ
Anti-HIV I + II	Negativ
HIV-PCR**	Negativ
Anti-HTLV I + II*	Negativ
Anti-CMV-IgG	Deklariert
Anti-CMV-IgM	Negativ
Anti-EBV (VCA-IgG, VCA-IgM, Early-IgG, EBNA)*	Deklariert
TPHA oder TPPA	Negativ
Anti-Toxoplasmose-IgG	Deklariert
Anti-Toxoplasmose-IgM	Negativ

* Nach deutschen Richtlinien fakultative Parameter
** Pool-PCR
GPT = Glutamat-Pyruvat-Transaminase, GOT = Glutamat-Oxalacetat-Transaminase, AP = alkalische Phosphatase, PTT = partial thromboplastin time, TSH = Thyroid-stimulating hormone, HCG = human chorionic gonadotropin, HBsAg = hepatitis B surface antigen, PCR = polymerase chain reaction, HTLV = humanes T-lymphotropes Virus, EBV = Epstein-Barr-Virus, EBNA = Epstein-Barr-Virus Nukleus Antigen, TPHA = Treponema-pallidum-Hamagglutinations-Assay, TPPA = Treponema-pallidum-Partikel-Agglutination

wesentliche Rolle. In der Regel wird versucht, für CMV-negative Empfänger auch CMV-negative Spender auszuwählen. Virusinfektionen mit akuter Virämie gelten je nach Erreger als dauerhafte oder passagere Kontraindikation zur Blutstammzellspende.

Der Ausschluss hämatologischer Erkrankungen bei potenziellen Stammzellspendern ist von besonderer Bedeutung für die Spender- und Empfängersicherheit. Bei Mobilisierung peripherer Blutstammzellen ist das Risiko einer Stimulierung okkulter leukämischer Zellklone grundsätzlich gegeben [Bennett et al. 2006]. Darüber hinaus kann im Rahmen der Transplantation auch eine Übertragung maligner Zellklone vom Spender auf den Empfänger erfolgen [Gandhi und Strong 2007]. Insgesamt wurde bisher über mindestens 11 Fälle der Übertragung von Hämoblastosen von erwachsenen Spendern auf Empfänger von Blutstammzelltransplantaten berichtet [Gandhi und Strong 2007]. Verwandtenspender sowie Fremdspender mit einer positiven Familienanamnese gelten als besonders prädestiniert. Die Arbeitsgruppe um Niederwieser [Al-Ali et al. 2011] fordert eine Knochenmarkanalyse bei verwandten Spendern, die älter als 55 Jahre sind. Als allgemeiner Standard gilt bisher aber ein Blutbild mit automatischer Leukozytendifferenzierung. Eine diagnostische Knochenmarkpunktion sollte auf begründete Ausnahmefälle beschränkt bleiben. Bemerkenswert ist die Rate von 11 Fällen von Spenderzellleukämien nach allogenen Transplantationen von Nabelschnurblut [Crow et al. 2010], die allerdings, soweit bekannt, nicht unmittelbar durch das Transplantat übertragen wurden.

Da auch maligne Tumoren anderer Organe durch Stammzelltransplantate übertragen werden können, gelten Malignome in der Anamnese (mit Ausnahme von In-situ-Karzinomen) als Ausschlusskriterium zur Blutstammzellspende.

Weitere Kontraindikationen zur Blutstammzellspende sind Autoimmunerkrankungen. Hier ist nach dem klinischen Schweregrad die Gefährdung von Spender und Empfänger differenziert zu berücksichtigen. Für einige Erkrankungen (z.B. rheumatoide Arthritis) ist bekannt, dass sich die Symptomatik nach Applikation von G-CSF verschlimmern kann [Lawlor et al. 2004]. Um jegliche Gefährdung des Spenders auszuschließen, werden nahezu alle systemischen Autoimmunerkrankungen, auch in Frühstadien, als Kontraindikation zur peripheren Blutstammzellspende betrachtet. Eine Knochenmarkentnahme kann erfolgen, wenn der Spender klinisch nicht wesentlich beeinträchtigt ist. Bei Autoimmunerkrankungen, die nur ein Organ betreffen (z.B. Hashimoto-Thyreoiditis) kann im „ausgebrannten" Stadium eine periphere Blutstammzellspende erwogen werden. Da sich Autoimmunreaktionen bei Transplantatempfängern manifestieren können, kann eine Stammzellspende auch unter dem Aspekt des Empfängerschutzes kontraindiziert sein.

Alle Erkrankungen, die ein erhöhtes Narkoserisiko verursachen, gelten als Ausschlusskriterien für eine Knochenmarkentnahme – dazu zählen u.a. erhebliches Übergewicht, pulmonale Erkrankungen, schwere Allergien und Erkrankungen der Wirbelsäule (z.B. Nucleus pulposus prolaps).

Generell stellen die meisten chronischen Erkrankungen, die mit einer deutlichen Einschränkung der Leistungsfähigkeit des Spenders einhergehen, ein Ausschlusskriterium zur Blutstammzellspende dar. Die Eignung von Blutstammzellspendern muss von einem Arzt beurteilt werden, der ausreichend Erfahrung (mindestens 2 Jahre) im jeweiligen Entnahmeverfahren besitzt. Bei auffälligen Aspekten in der Anamnese oder pathologischen Befunden müssen zusätzliche Untersuchungen erfolgen, ggf. muss ein fachärztliches Konsil durchgeführt werden. Bei Vorliegen relativer Kontraindikationen zur Stammzellspende wird individuell über die Spendereignung entschieden. Bei verwandten Spendern kann aufgrund des oft höheren Alters eine intensivere medizinische Überwachung während der Stammzellmobilisierung erforderlich sein. Über formale Aspekte der Empfängersicherheit, wie z.B. kürzlich erfolgte Reisen in Endemieregionen für hämatogen übertragbare Erkrankungen, kann bei Zustimmung des Transplantationsteams individuell entschieden werden, wenn keine Gefährdung des Spenders vorliegt.

Von besonderer Bedeutung für die Tauglichkeit zur peripheren Blutstammzellspende sind die peripheren Venenverhältnisse, die bei der Tauglichkeitsuntersuchung gründlich zu beurteilen sind. Sollte die Durchführbarkeit einer Apherese über periphervenöse Zugänge unsicher sein, müssen die Spender über die ggf. erforderliche Anlage eines zentralen Venenkatheters und die alternative Option der Knochenmarkentnahme aufgeklärt werden [Hölig et al. 2012]. Spender, die mit beiden Maßnahmen nicht einverstanden sind, können nicht zur Stammzellspende freigegeben werden.

Zusammenfassung und Ausblick

Wie Blutspender sollten auch allogene Blutstammzellspender möglichst frei von Erkrankungen sein, um eine Gefährdung von Spender und Empfänger auszuschließen. Alle Erkrankungen, die ein erhöhtes Spenderrisiko darstellen, sind besonders verantwortungsvoll von einem erfahrenen Ärzteteam abzuklären, das nicht in die Betreuung des Empfängers involviert ist. Kriterien des Empfängerschutzes können ggf. in individueller Abstimmung mit dem Transplantationsteam entschieden werden. Für die Zukunft könnten die ethische Beratung durch unabhängige Experten sowie der Einsatz neuer Screeninguntersuchungen (z.B. auf myeloproliferative Erkrankungen) Bedeutung bei der Einschätzung der Spendertauglichkeit erlangen. Zur Beurteilung der Tauglichkeit unverwandter Stammzellspender existieren bereits Standards nationaler Spenderregister sowie der World Marrow Donor Association [Sacchi et al.]. Ein internationales Konsenspapier bezüglich der Tauglichkeitskriterien verwandter Blutstammzellspender ist in Vorbereitung [Worel et al.].

Literatur

Al-Ali HK et al., The impact of the age of HLA-identical siblings on mobilization and collection of PBSCs for allogeneic hematopoietic cell transplantation. Bone Marrow Transplant (2011), 46(10), 1296–1302

Bennett CL et al., Haematological malignancies developing in previously healthy individuals who received haematopoietic growth factors: report from the Research on Adverse Drug Events and Reports (RADAR) project. Br J Haematol (2006), 135(5), 642–650

Crow J et al., Donor cell leukemia in umbilical cord blood transplant patients: a case study and literature review highlighting the importance of molecular engraftment analysis. J Mol Diagn (2010), 12(4), 530–537

Gandhi MJ, Strong DM, Donor derived malignancy following transplantation: a review. Cell Tissue Bank (2007), 267–286

Hölig K et al., Peripheral blood stem cell collection in allogeneic donors: impact of venous access. Transfusion (2012), 52(12), 2600–2605

Lawlor KE et al., Critical role for granulocyte colony-stimulating factor in inflammatory arthritis. Proc Natl Acad Sci U S A (2004), 101(31), 11398–11403

Richtlinien zur Gewinnung von Blut und Blutbestandteilen und zur Anwendung von Blutprodukten (Hämotherapie). Aufgestellt gemäß §§ 12a und 18 Transfusionsgesetz von der Bundesärztekammer im Einvernehmen mit dem Paul-Ehrlich-Institut. Zweite Richtlinienanpassung. Bundesanzeiger Nr. 101a. 09.07.2010

Sacchi N, Costeas P, Hartwell L, Hurley CK, Raffoux C, Rosenmayr A et al., Haematopoietic stem cell donor registries: World Marrow Donor Association recommendations for evaluation of donor health. Bone marrow transplantation. 2008 42(1), 9–14. PubMed PMID: 18362904.

Worel N et al., Allogeneic hematopoietic stem cell donation – general considerations and eligibility criteria for elderly family donors and donors with non-infectious comorbidities: A consensus statement from the Worldwide Network for Blood and Marrow Transplantation (WBMT) standing committee on Donor Issues. Bone Marrow Transplantation, submitted

4 Plastizität

Alexandros Spyridonidis, Robert Zeiser

Einleitung

Obschon die allogene hämatopoetische Stammzelltransplantation (alloHSZT) bereits seit mehr als 30 Jahren durchgeführt wird, wurde erst vor kurzem festgestellt, dass es nach der Transplantation zum Auftreten nichthämatopoetischer Zellpopulationen mit Merkmalen des Spenders kommen kann [Ferrari 1998]. In der Folge konnten in Mausmodellen verschiedene epitheliale und mesenchymale Zelltypen, z.B. Skelettmuskelzellen, Hepatozyten, Keratinozyten, Pneumozyten, Enterozyten, Nierenepithelzellen, Herzmuskelzellen, Neuronen und Endothelzellen, mit Merkmalen des Blutstammzellspenders nachgewiesen werden [Krause 2001]. Auch beim Menschen fanden sich Hinweise auf Hepatozyten, Cholangiozyten, Kolonepithelzellen und andere mit Spenderursprung nach alloHSZT [Alison 2000; Jiang 2002; Korbling et al. 2002; Spyridonidis et al. 2004]. Die großen Hoffnungen auf neue Therapieoptionen in der regenerativen Medizin konnten jedoch bisher nicht erfüllt werden [Wagers et al. 2002].

Ist der epitheliale Chimärismus nach alloHSZT ein reproduzierbares Phänomen?

Trotz der anfänglichen Skepsis und der methodischen Beschränkungen bei dem Nachweis von nichthämatopoetischen Zellen des Spenders im alloHSZT-Empfänger konnte in den letzten Jahren überzeugend gezeigt werden, dass nach alloHSZT Epithelzellen mit einem Spendergenotyp nachzuweisen sind. Anhand einer dreidimensionalen Analyse einzelner Kolonschnitte von transplantierten Frauen, die durch den Nachweis von Spendermarker und epithelialen Markern charakterisiert wurden, konnte gezeigt werden [Spyridonidis et al. 2004], dass das Auftreten von epithelialen Zellen mit Spendergenotyp ein reproduzierbares Phänomen ist. Andere konnten dieses Phänomen in einzelnen aus der Wangenschleimhaut isolierten Epithelzellen bestätigen [Tran 2003; Metaxas et al. 2005]. Basierend auf zahlreichen Untersuchungen gibt es nun ausreichend Daten, die das Konzept stützen, dass in verschiedenen Organen und Geweben des Empfängers Spenderzellen vorkommen. Ein derartiger epithelialer Chimärismus nach alloHSZT ist ein seltenes und lokal begrenztes Ereignis, das mit einer geringen Frequenz von < 1% (bzw. < 0,1%) anzutreffen ist. Obwohl der epitheliale Chimärismus in den meisten Geweben angetroffen wurde, sind wahrscheinlich Faktoren wie Gewebeverletzung, hoher Zellumsatz und andere bisher nicht bekannte Stimuli für das Ausmaß der chimären Ereignisse verantwortlich.

Wie kommt es zum epithelialen Chimärismus nach alloHSZT?

Das Ziel, Stammzellen ggf. in regenerativen Therapieansätzen zu nutzen, führte rasch zu einer Fokussierung der Forschung auf die dem epithelialen Chimärismus zugrunde liegenden Mechanismen. Mögliche Theorien sind die Transdifferenzierung von hämatopoetischen Zellen, die Generierung von epithelialen Zellen aus unbekannten epithelialen Vorläuferzellen/universalen Stammzellen oder die Fusion von hämatopoetischen Spenderzellen mit Epithelzellen des Empfängers. Da eine Transdifferenzierung bisher nur bei einigen niedrigeren Vertebraten sowie *in vitro* bei adulten Säugetierzellen beobachtet werden konnte, bleibt die Frage, ob intakte somatische Zellen in der Lage sind, sich zu transdifferenzieren, offen. Das geklonte Schaf „Dolly" sowie die vor kurzem beschriebenen induzierbaren pluripotenten Stammzellen (iPS-Zellen) [Takahashi und Yamanaka 2006] zeigen, dass die genetischen Programme von terminal differenzierten Zellen nicht fix sind, sondern reprogrammiert werden können, und dass inaktive Gene wieder aktiviert werden können.

Eine alternative Erklärung ist die Fusion von Knochenmarkstammzellen mit gewebespezifisch differenzierten Zellen. Dies konnte jedoch bislang nur im murinen Modell chronischer Lebererkrankungen (Tyrosinämie-Modell) gezeigt werden [Vassilopoulos, Wang, Russell 2003; Wang et al. 2003]. Auch der Austausch von Molekülen zwischen Zellen oder der Transfer von mRNA (messenger ribonucleic acid) kommen als Mechanismen des epithelialen Chimärismus infrage [Jang et al. 2004; Waterhouse et al. 2009].

Allogene hämatopoetische Stammzelltransplantation als regenerative Therapie?

Da der epitheliale Chimärismus ein seltenes Ereignis ist, wird weiterhin kontrovers diskutiert, inwiefern dieser Mechanismus nach alloHSZT zur funktionellen Regeneration von nichthämatopoetischen Geweben beitragen kann. In verschiedenen Mausmodellen, wie dem Tyrosinämie-Modell bzw. in Mäusen mit gestörter Pankreasfunktion, konnte eine Regeneration dieser Gewebe nach alloHSZT gezeigt werden [Lagasse 2000; Hess et al. 2003]. Die regenerativen Eigenschaften von Knochenmarkzellen werden derzeit insbesondere bei Patienten mit Herzerkrankungen klinisch geprüft [Wollert et al. 2004]. Die Möglichkeit, dass Knochenmarkzellen oder Nabelschnurblutzellen in der Zukunft für regenerative Ansätze genutzt werden könnten, bleibt hochspekulativ. Ein sehr attraktiver Ansatz ist in dem Zusammenhang die In-vitro-Reprogrammierung von iPS-Zellen [Takahashi und Yamanaka 2006] für regenerative Ansätze.

Zusammenfassung und Ausblick

Die alloHSZT führt beim Menschen zur Generierung echter biologischer Chimären. Es gibt zunehmend Hinweise darauf, dass es in diesem Kontext auch zur Generierung von einer geringen Zahl nichthämatopoetischer Zellen mit Spendergenom kommt; einem Phänomen, das initial als „Stammzellplastizität" missinterpretiert wurde. Die zugrunde liegenden Mechanismen sind unklar und die Befunde widersprüchlich. Ob der epitheliale Chimärismus nach alloHSZT ein zufälliges Ereignis ohne biologische Signifikanz ist oder ob dieses Phänomen für therapeutische Zwecke genutzt werden kann, ist zum aktuellen Zeitpunkt nicht abschließend zu beantworten.

Literatur

Alison MR et al., Hepatocytes from nonhepatic adult stem cells. Nature (2000), 406, 257

Ferrari G et al., Muscle regeneration by bone marrow-derived myogenic progenitors. Science (1998), 279, 1528–1530

Hess D et al., Bone marrow-derived stem cells initiate pancreatic regeneration. Nat Biotechnol (2003), 21, 763–770

Jang YY et al., Hematopoietic stem cells convert into liver cells within days without fusion. Nat Cell Biol (2004), 532–539

Jiang Y et al., Pluripotency of mesenchymal stem cells derived from adult marrow. Nature (2002), 418, 41–49

Korbling M et al., Hepatocytes and epithelial cells of donor origin in recipients of peripheral-blood stem cells. N Engl J Med (2002), 346, 738–746

Krause DS et al., Multi-organ, multi-lineage engraftment by a single bone marrow-derived stem cell. Cell (2001), 105, 369–377

Lagasse E et al., Purified hematopoietic stem cells can differentiate into hepatocytes in vivo. Nat Med (2000), 6, 1229–1234

Metaxas Y et al., Human hematopoietic cell transplantation results in generation of donor-derived epithelial cells. Leukemia (2005), 19, 1287–1289

Spyridonidis A et al., Epithelial tissue chimerism after human hematopoietic cell transplantation is a real phenomenon. Am J Pathol (2004), 164, 1147–1155

Takahashi K, Yamanaka S, Induction of pluripotent stem cells from mouse embryonic and adult fibroblast cultures by defined factors. Cell (2006), 126, 663–676

Tran SD et al., Differentiation of human bone marrow-derived cells into buccal epithelial cells in vivo: a molecular analytical study. Lancet (2003), 361, 1084–1088

Vassilopoulos G, Wang PR, Russell DW, Transplanted bone marrow regenerates liver by cell fusion. Nature (2003), 422, 901–904

Wagers AJ et al., Little evidence for developmental plasticity of adult hematopoietic stem cells. Science (2002), 297, 2256–2259

Wang X et al., Cell fusion is the principal source of bone-marrow-derived hepatocytes. Nature (2003), 422, 897–901

Waterhouse M et al., Horizontal DNA and mRNA transfer between donor and recipient cells after allogeneic hematopoietic cell transplantation? Front Biosci (2009), 14, 2704–2713

Wollert KC et al., Intracoronary autologous bone-marrow cell transfer after myocardial infarction: the BOOST randomised controlled clinical trial. Lancet (2004), 364, 141–148

5 Genetische Manipulation: wissenschaftliche Grundlagen

Christopher Baum

Einleitung

Die somatische Gentherapie hat das Ziel, Erkrankungen durch den Transfer von Genen in Körperzellen zu behandeln [Friedmann 1992]; Keimbahnzellen dürfen dabei nicht beeinflusst werden. Blutstammzellen sind derzeit die einzigen aus dem Körper isolierbaren Zellen, die die Regeneration eines kompletten Organsystems erlauben. Beispiele der Verwendung klonaler benigner Hämatopoese wurden beim Menschen beschrieben und sind im Kleintiermodell experimentell darstellbar. Physiologisch ist aber eine polyklonale Hämatopoese: Zu einem Zeitpunkt sind immer zahlreiche Stammzellen aktiv [Shepherd et al. 2007]. Die Größe der Blutstammzellpopulation eines Menschen wird auf < 25 000 Zellen geschätzt (entsprechend einer Masse von < 0,1 mg) [Abkowitz et al. 2002; Shepherd et al. 2007]. Die Nachkommen sind umso zahlreicher: Das blutbildende System vereinigt an die 10^{13} Zellen, mit täglichen Neubildungsraten von über 10^{11} Zellen. Der biologische Sinn der geringen Stammzellzahl liegt am wahrscheinlichsten in deren leichter Transformierbarkeit begründet, da sie eine wesentliche Eigenschaft von Tumorzellen *a priori* besitzen: die nahezu unbegrenzte Fähigkeit der Selbsterneuerung. Auf dieser Eigenschaft beruhen sowohl das Potenzial wie auch das Risiko der genetischen Modifikation von Blutstammzellen [Baum et al. 2003].

Genmodifikation von Blutstammzellen

Im Gegensatz zu Tumorzellen neigen Blutstammzellen zur spontanen Differenzierung und regeln ihre Proliferation streng über äußere Wachstumssignale, die im Wettbewerb mit inhibitorischen Faktoren stehen [Blank et al. 2008]. Die genetische Modifikation von Blutstammzellen verfolgt das Ziel, therapeutisch nutzbare biologische Funktionen zu etablieren, ohne die physiologische Regulierbarkeit dieser kritischen Population oder ihrer Nachkommenzellen zu beeinträchtigen. Prinzipiell könnte hierdurch eine risikoreiche allogene HSZT vermieden werden. Außerdem böten sich mögliche weitere Indikationen für metabolische, infektiologische, immunologische, degenerative und onkologische Erkrankungen. Von dieser Utopie ist das Feld allerdings derzeit noch deutlich entfernt. Zwar haben Optimierungen der Effizienz des Gentransfers zum „Beweis des Prinzips" für die therapeutische Eignung genmodifizierter autologer Blutstammzellen geführt (z.B. bei verschiedenen Formen monogenetischer Immundefizienzen; AIDS, acquired immunodeficiency syndrome; oder auch einer monogenetischen Stoffwechselerkrankung) [Aiuti et al. 2009; Cartier et al. 2009; Cavazzana-Calvo und Fischer 2007], doch zeigen die derzeit verwendeten Methoden noch einen Mangel an Präzision. Es konnten jedoch schon wichtige Ansatzpunkte definiert werden, mit denen man die 3 wesentlichen Ziele des Gentransfers erreichen kann: die Modifikation einer genügenden Anzahl von Blutstammzellen bzw. deren gezielte Vermehrung, die Vermeidung schädlicher Auswirkungen auf das zelluläre Genom und die Vermittlung einer möglichst kontrollierten, physiologischen Aktivität der Transgene.

Grundlegende methodische Ansätze und assoziierte Risiken

Am elegantesten wäre es sicherlich, den Gentransfer *in situ* bzw. *in vivo* durchzuführen [Adjali et al. 2005]. Dies gestaltet sich methodisch jedoch noch schwierig, sodass der etablierte Weg nach wie vor die Modifikation *ex vivo* ist: Die entnommenen Blutstammzellen werden mittels Zellsortierung angereichert und in der Zellkultur in Kontakt mit den Genvektoren gebracht. Neuartige Zytokinkombinationen versprechen, dass die Blutstammzellen während einer mehrtägigen Kultur nicht nur erhalten, sondern sogar vermehrt werden können. Die Art der Genvektoren entscheidet sodann maßgeblich über die mögliche Toxizität und Effizienz des Gentransfers. Dessen physiologischste Form besteht in der rezeptorvermittelten Aufnahme der Genvektorpartikel, gefolgt von der Zytoplasmapassage des Transgens und dem Eintritt in den Zellkern. Retrovirus-abgeleitete Vektoren [Baum et al. 2006] und neue Generationen plasmidaler Transposonvektoren [Van den Driessche et al. 2009] erzielen die höchste Effizienz der Integration, allerdings um den Preis einer ungezielten Verteilung auf das Genom. Hier weist jedes Vektorsystem in Abhängigkeit des Integrationsmechanismus typische Spektren auf. Entsprechend unterscheiden sich diese Vektoren bez. des relativen Risikos der Aktivierung oder Unterbrechung relevanter Gene, darunter auch die der wachstumsregulierenden Protoonkogene und Tumorsuppressorgene. Werden kritische Gene getroffen, kann die sog. *Insertionsmutagenese* kombiniert mit weiteren Mutationen zur Entwicklung maligner Zellklone führen [Hacein-Bey-Abina et al. 2003; Stein et al. 2010]. Wie jüngere Studien andeuten, können Änderungen des Integrationsmechanismus oder Transgenaufbaus diese Gefahr deutlich senken [Modlich et al. 2009; Montini et al. 2009].

Sofern das Transgen stabil etabliert wurde, bestimmen die Eigenschaften seiner Kontrollelemente und die Art der codierenden Sequenzen seine Funktion. Beide Ebenen (Genregulation und funktionelle Eigenschaften der codierten RNA bzw. Proteine) stehen in enger Wechselwirkung untereinander und mit dem intrinsischen Profil der Stammzellen, ihrer Nischeninteraktion und ihrer Tochterzellen. Auch geringfügige Änderungen der Kontrollelemente und codierenden Sequenzen können für den Erfolg und Misserfolg einer Gentherapie entscheidend sein. Wie auch bei der Insertionsmutagenese ist es von großer Bedeutung, mögliche Nebenwirkungen suboptimaler Transgenexpression (Stilllegung, Minder- oder Überexpression bzw. ektope Expression) in nichtklinischen Modellen präventiv zu erfassen und durch methodische Optimierung zu verhindern. Schließlich ist zu bedenken, dass beim Gentransfer oder nach der Infusion genmodifizierter Zellen eine Antwort des angeborenen oder erworbenen Immunsystems auftreten kann. Diese hängt maßgeblich von der Art der Genvektorpartikel und den Eigenschaften des codierten Gens ab.

Chimärismuskontrolle

Für den therapeutischen Erfolg ist auch entscheidend, wie hoch der Anteil der genmodifizierten Zellen im Verhältnis zu den unmodifizierten Wettbewerbern sein muss. Allogen transplantierte Patienten mit gemischtem Chimärismus können hier wichtige Anhaltspunkte geben. Nur bei wenigen Erkrankungen ist mit einem spontanen Selektionsvorteil der genmodifizierten Population zu rechnen. Durch eine zytoreduktive

Vorbehandlung (Konditionierung) oder aber auch durch den Einbau konditional selektierbarer Genfunktionen kann der Grad des Chimärismus auf das therapeutische Niveau angehoben (mittels Zytostatikaresistenz oder Modifikation der Signalübertragung) bzw. bei Komplikationen die modifizierte Zellpopulation entfernt werden (mittels sog. Suizidgene). Somit eröffnet die genetische Modifikation von Blutstammzellen auch Perspektiven, langfristig die Nebenwirkungen zytoreduktiver Konditionierungsverfahren zu umgehen [Neff, Beard, Kiem 2006].

Zusammenfassung und Ausblick

Zunächst wird die klinische Anwendung der Gentherapie auf alternativlose Indikationen beschränkt bleiben. Mit wachsender Erkenntnis über die Vorhersagbarkeit der Effizienz und des klonalen Wettbewerbs der genmodifizierten Blutstammzellen in der Langzeitbeobachtung ist zu erwarten, dass dieser neue Ansatz zunehmend die allogene Blutstammzelltransplantation verdrängen wird, sofern Letztere nicht gerade über die Spender-gegen-Wirt-Reaktion ihre therapeutische Wirkung entfaltet. Schließlich ist bereits experimentelle Evidenz vorhanden, dass mittels genetischer Modifikation neue Blutstammzellen aus differenzierten Körperzellen geschaffen werden können. Umsichtige Entwicklung der biologischen und technischen Grundlagen und sorgfältig geplante klinische Studien vorausgesetzt, könnte somit über den somatischen Gentransfer ultimativ die Basis für eine kontrollierte Stammzelltherapie geschaffen werden.

Literatur

Abkowitz JL et al., Evidence that the number of hematopoietic stem cells per animal is conserved in mammals. Blood (2002), 100, 2665–2667

Adjali O et al., In vivo correction of zap-70 immunodeficiency by intrathymic gene transfer. J Clin Invest (2005), 115, 2287–2295

Aiuti A et al., Gene therapy for immunodeficiency due to adenosine deaminase deficiency. N Engl J Med (2009), 360, 447–458

Baum C et al., Side effects of retroviral gene transfer into hematopoietic stem cells. Blood (2003), 101, 2099–2114

Baum C et al., Retrovirus vectors: Toward the plentivirus? Mol Ther (2006), 13, 1050–1063

Blank U et al., Signalling pathways governing stem-cell fate. Blood (2008), 111, 492–503

Cartier N et al., Hematopoietic stem cell gene therapy with a lentiviral vector in x-linked adrenoleukodystrophy. Science (2009), 326, 818–823

Cavazzana-Calvo M, Fischer A, Gene therapy for severe combined immunodeficiency: Are we there yet? J Clin Invest (2007), 117, 1456–1465

Friedmann T, A brief history of gene therapy. Nat Genet (1992), 2, 93–98

Hacein-Bey-Abina S et al., Lmo2-associated clonal t cell proliferation in two patients after gene therapy for scid-x1. Science (2003), 302, 415–419

Modlich U et al., Insertional transformation of hematopoietic cells by self-inactivating lentiviral and gammaretroviral vectors. Mol Ther (2009), 17, 1919–1928

Montini E et al., The genotoxic potential of retroviral vectors is strongly modulated by vector design and integration site selection in a mouse model of hsc gene therapy. J Clin Invest (2009), 119, 964–975

Neff T, Beard BC, Kiem HP, Survival of the fittest: In vivo selection and stem cell gene therapy. Blood (2006), 107, 1751–1760

Shepherd BE et al., Hematopoietic stem-cell behavior in nonhuman primates. Blood (2007), 110, 1806–1813

Stein S et al., Genomic instability and myelodysplasia with monosomy 7 consequent to evi1 activation after gene therapy for chronic granulomatous disease. Nat Med (2010), 16, 198–204

Van den Driessche T et al., Emerging potential of transposons for gene therapy and generation of induced pluripotent stem cells. Blood (2009), 114, 1461–1468

6 Genetische Manipulation: klinische Anwendung

Boris Fehse, Kerstin Cornils

Einleitung

Von Beginn an galten monogene Erkrankungen des hämatopoetischen Systems als aussichtsreiche Kandidaten für eine erfolgreiche Gentherapie [Übersicht: Fehse et al. 2011]. Dafür sprachen im Wesentlichen 3 Gründe:

- Aufgrund des hierarchischen Aufbaus der Blutbildung (Stammzellsystem) dürfte die Korrektur nur weniger (Stamm-)Zellen ausreichen, um einen therapeutischen Effekt zu erreichen.
- Blut(stamm)zellen (HSZ) sind relativ einfach zu identifizieren bzw. isolieren und können außerhalb des Körpers kultiviert und genetisch modifiziert werden.
- Die Erfolge der allogenen Stammzelltransplantation zur Behandlung monogener Erbkrankheiten, z.B. schwerer kombinierter Immundefekte (SCID, severe combined immunodeficiency), hatten bereits den Nachweis eines therapeutischen Nutzens der Transplantation genetisch intakter Zellen erbracht. Zugleich ist die Transplantation allogener Zellen mit potenziell schwersten Nebenwirkungen für den Empfänger verbunden (s. Kap. III). Die Transplantation autologer Blutstammzellen ist dagegen wesentlich besser verträglich (s. Kap. II). Somit liegt der Gedanke nahe, den der Krankheit zugrunde liegenden Effekt in den autologen Zellen genetisch zu korrigieren und dem Patienten seine eigenen, nun geheilten Zellen zurückzugeben (s. Abb. 6.1). Da es bis heute keine Methoden gibt, die eine tatsächliche Genkorrektur im klinischen Maßstab ermöglichen, beruhen alle Ansätze zur Behandlung monogener Erbleiden auf dem Einbringen einer zusätzlichen, funktionellen Genkopie.

Gentransfer mittels retroviraler Vektoren

Für die stabile Integration der funktionellen Genkopie in die Patientenzellen eignen sich insbesondere Gentransfervektoren, die von Retroviren abgeleitet wurden (s. Kap. 5).

Folgerichtig wurde die allererste genehmigte Gentherapiestudie (1990) bei ADA-SCID (SCID infolge Adenosin-Deaminase-Mangels) (s. Kap. 42) mit einem retroviralen Vektor durchgeführt. Letzterer wurde benutzt, um den Gendefekt *ex vivo* durch Einschleusen einer funktionellen ADA-Kopie zu korrigieren, bevor die genmodifizierten Zellen den Patienten zurückgegeben wurden [Culver, Anderson, Blaese 1991]. Das Ziel dieses Ansatzes, ausreichend funktionelle T-Zellen zu generieren, um das defekte Immunsystem zu rekonstituieren, wurde nicht erreicht, wofür es eine Reihe von Gründen gab (u.a. geringe Gentransfereffizienz, schlechtes Anwachsen *ex vivo* kultivierter Zellen, fehlender Selektionsvorteil korrigierter Zellen infolge ADA-Substitution). Auch in einer folgenden Studie in Mailand, bei der Blutstammzellen genetisch modifiziert wurden [Bordignon et al. 1995], wurde kein therapeutischer Nutzen erzielt. Der Durchbruch hin zur therapeutischen Effizienz der Therapie mit genmodifizierten HSZ wurde schließlich Ende des 20. Jahrhunderts erreicht. Die erste Studie mit einem deutlichen klinischen

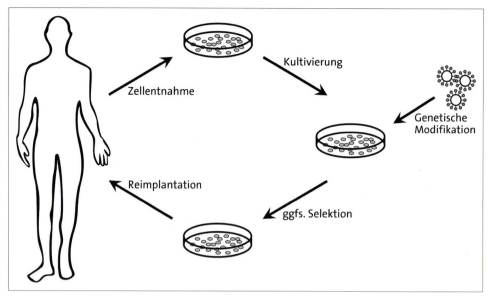

Abb. 6.1: Prinzip der *Ex-vivo*-Gentherapie. Bei der (*ex vivo*) Gentherapie werden dem Patienten (oder Spender) die zu modifizierenden Zellen entnommen, ggf. aufgereinigt und unter für die genetische Modifikation optimalen Bedingungen kultiviert. Das genetische Material wird derzeit i.d.R. unter Zuhilfenahme viraler Vektoren eingebracht. Bei Bedarf können die korrigierten Zellen vor der (Re-)Infusion in den Patienten *ex vivo* expandiert und/oder selektioniert werden.

Nutzen für die Patienten wurde in Paris bei einer anderen SCID-Variante, SCID-X1, durchgeführt. Bei diesen Patienten wurde die fehlende gemeinsame γ-Kette des Interleukin-2- und anderer Rezeptoren ebenfalls mithilfe retroviraler Vektoren in die HSC eingebracht [Cavazzana-Calvo et al. 2000]. Entscheidend für den klinischen Erfolg waren offensichtlich die wesentlich verbesserten Gentransferprotokolle zusammen mit dem deutlichen *in vivo* Selektionsvorteil der genetisch korrigierten Zellen. Für ADA-SCID, bei der der *in vivo* Vorteil wesentlich schwächer ausgeprägt ist, brachte schließlich die Einführung einer (nonmyeloablativen) Konditionierung (s. Kap. 17.2) vor der Infusion der korrigierten HSZ, verbunden mit einem Verzicht auf die ADA-Substitution den klinischen Durchbruch [Aiuti et al. 2002]. Für beide Krankheiten gibt es inzwischen Patienten, die vor mehr als 10 Jahren behandelt wurden und eine stabile Korrektur ihres Erbdefektes aufweisen, mithin als geheilt betrachtet werden können [Aiuti et al. 2009; Hacein-Bey-Abina et al. 2010]. Auch bei anderen Immundefekten wurden bedeutende Behandlungseffekte erzielt, u.a. durch deutsche Wissenschaftler [Ott et al. 2006; Boztug et al. 2010].

Limitationen der Gentherapie

Die erste, zunächst erfolgreiche Studie bei SCID-X1 zeigte relativ schnell Limitationen der Gentherapie auf. So lässt sich die Integration der bis dato benutzten retroviralen Vektoren (s. auch Kap. 5) nicht steuern, sondern erfolgt vor allem in Promotorregionen von Genen. Somit kann es passieren, dass der Vektor in der Nähe eines Gens integriert, welches eine wichtige Rolle z.B. bei der Regulation der Zellteilung spielt. Da zur Erzielung eines therapeutischen Effekts eine Vielzahl genetisch modifizierter Zellen benötigt wird, wäre auch bei einer statistisch zufälligen Verteilung der Insertionen zu erwarten, dass in einigen Zellen wichtige Regulatorgene „getroffen" werden. Aufgrund der zunächst benutzten starken viralen Promotoren bestand ein hohes Risiko, dass die Insertionen die Expression des betroffenen Gens verändern (Insertionsmutagenese) – dies kann z.B. zu einer dauerhaften Aktivierung des Gens und im ungünstigsten Fall zu einer malignen Transformation der entsprechenden Zelle führen [Baum et al. 2003]. Tatsächlich haben in den 2 in Europa laufenden Gentherapiestudien bei SCID-X1 insgesamt 5 der 20 behandelten Patienten infolge einer Insertionsmutagenese Leukämien entwickelt. Bei 4 Patienten sprachen diese sehr gut auf eine Chemotherapie an, während 1 Patient allogen transplantiert werden musste und an den Folgen der HSZT verstarb [Hacein-Bey-Abina et al. 2010]. Analoge Nebenwirkungen wurden auch bei anderen Indikationen [WAS, CGD] beobachtet [Stein et al. 2010; Braun et al. 2014]; interessanterweise aber nicht bei ADA-SCID – trotz vergleichbarer Patientenzahlen, Beobachtungszeiträume und Behandlungsprotokolle [Aiuti et al. 2009]. Dies legt nahe, dass krankheitsspezifische Faktoren eine wichtige Rolle für das Risiko der Leukämie-Entstehung gespielt haben.

Zusammenfassung und Ausblick

Es lässt sich konstatieren, dass bei kritischer Kosten-Nutzen-Abwägung schon mit der derzeit benutzten Technologie die Transplantation genetisch korrigierter autologer HSZ selbst im Fall von SCID-X1 einer allogenen HSZT i.d.R. vorzuziehen sein dürfte [Fehse et al. 2011]. Zugleich verdeutlichen die beobachteten schweren Nebenwirkungen, dass eine Verbesserung der Gentransfertechnologien dringend geboten ist. Solange der ideale Ansatz (die Korrektur des defekten Genlokus durch „genetische Chirurgie") technisch nicht realisierbar ist, wird es notwendig sein, die Mutagenität der Gentransfervektoren ohne Effizienzverlust drastisch zu verringern. Daran wird derzeit weltweit mit Hochdruck gearbeitet. Erste Ergebnisse aus klinischen Studien deuten an, dass das Risiko der Insertionsmutagenese („Genotoxizität") schon in der nahen Zukunft wesentlich geringer sein wird (s. Kap. 5). Die Entwicklung minimal genotoxischer Vektoren wird die Möglichkeit eröffnen, gentherapeutische Strategien im Kontext der autologen HSZT auch für Krankheiten einzusetzen, deren Prognose weniger ungünstig ist. Ein Beispiel dafür könnte der Schutz von T-Helferzellen vor der Infektion mit HIV bei AIDS-Patienten durch autologe Transplantation genetisch modifizierter HSZ sein, wie dies im Rahmen einer Phase-I/II-Studie in unserer Klinik getestet wurde [Zander 2008].

Literatur

Aiuti A et al., Correction of ADA-SCID by stem cell gene therapy combined with non-myeloablative conditioning. Science (2002), 5577, 2410–2413

Aiuti A et al., Gene therapy for immunodeficiency due to adenosine deaminase deficiency. N Engl J Med (2009), 5, 447–458

Baum C et al., Side effects of retroviral gene transfer into hematopoietic stem cells. Blood (2003), 6, 2099–2114

Bordignon C et al., Gene therapy in peripheral blood lymphocytes and bone marrow for ADA-immunodeficient patients. Science (1995), 270, 470–475

Boztug K et al., Stem-cell gene therapy for the Wiskott-Aldrich syndrome. N Engl J Med (2010), 363, 1918–1927

Braun CJ et al., Gene therapy for Wiskott-Aldrich syndrome – long-term efficacy and genotoxicity. Sci Transl Med. (2014), 6, 227ra33.

Cavazzana-Calvo M et al., Gene therapy of human severe combined immunodeficiency (SCID)-X1 disease. Science (2000), 5466, 669–672

Culver KW, Anderson WF, Blaese RM, Lymphocyte Gene Therapy. Human Gene Therapy (1991), 2, 107–109

Hacein-Bey-Abina S et al., Efficacy of gene therapy for X-linked severe combined immunodeficiency. N Engl J Med (2010), 363, 355–364

Fehse B et al., Stand wissenschaftlicher und medizinischer Entwicklungen. In: Fehse B, Domasch S (Hrsg.) Gentherapie in Deutschland. Forum W (2011), Dornburg, 41–126

Ott MG et al., Correction of X-linked chronic granulomatous disease by gene therapy, augmented by insertional activation of MDS1-EVI1, PRDM16 or SETBP1. Nat Med (2006), 4, 401–409

Zander AR, High-Dose Chemotherapy With Transplantation of Gene-Modified Stem Cells for High-Risk AIDS-Related Lymphoma. www.clinicaltrials.gov/ct2/show/NCT00858793 (Stand: 06.06.2014)

Stein S et al., Genomic instability and myelodysplasia with monosomy 7 consequent to EVI1 activation after gene therapy for chronic granulomatous disease. Nat Med. (2010), 16, 198–204

7 Regulatorische Aspekte

7.1 Herstellung und Inverkehrbringen

Markus Wiesneth, Hubert Schrezenmeier

Gesetzliche Vorgaben

Die Herstellung autologer und allogener hämatopoetischer Stammzellzubereitungen (HSZ) zur Anwendung beim Menschen unterliegt dem Arzneimittelgesetz (AMG) [1]. Nach § 4 Abs. 14 AMG ist „Herstellen das Gewinnen, Anfertigen, Zubereiten, Be- oder Verarbeiten, Umfüllen einschließlich Abfüllen, Abpacken, Kennzeichnen und die Freigabe". Vor Aufnahme dieser Tätigkeiten hat gemäß § 67 AMG eine Anzeige bei der zuständigen Behörde (Regierungspräsidium) zu erfolgen, falls keine entsprechende Erlaubnis vorliegt. Für das Inverkehrbringen, d.h. die Abgabe an andere, ist gemäß § 21 bzw. § 21a AMG eine Zulassung bzw. Genehmigung durch die zuständige Bundesoberbehörde (Paul-Ehrlich-Institut) erforderlich. Klinische Prüfungen sind gemäß §§ 40–42 AMG ebenfalls von der zuständigen Bundesoberbehörde zu genehmigen und für HSZ, die nach der EG-Verordnung Nr. 1394/2007 [2] Arzneimittel für neuartige Therapien darstellen, gelten zudem die Sondervorschriften nach § 4b AMG.

Einrichtungen, die Stammzellpräparate herstellen, haben gemäß § 3 Arzneimittel- und Wirkstoffherstellungsverordnung (AMWHV) [3] ein funktionierendes Qualitätsmanagementsystem entsprechend Art und Umfang der durchgeführten Tätigkeiten zu betreiben und unterliegen gemäß § 64 AMG der Überwachung durch die zuständige Behörde.

Die Herstellung von HSZ aus Blut und Knochenmark ist derzeit rechtlich unterschiedlich geregelt, da die aus peripherem Blut oder Nabelschnurblut (Plazentarestblut) gewonnenen HSZ nach § 4 Abs. 2 AMG Blutzubereitungen sind und die aus Knochenmark hergestellten HSZ nach § 4 Abs. 30 AMG rechtlich als Gewebezubereitungen gelten.

Herstellungserlaubnis

Wer gewerbs- oder berufsmäßig HSZ aus peripherem Blut oder Nabelschnurblut herstellt, bedarf einer Erlaubnis der zuständigen Behörde nach § 13 AMG, wenn die Herstellung nicht unter der unmittelbaren fachlichen Verantwortung eines Arztes zum Zweck der persönlichen Anwendung bei einem bestimmten Patienten erfolgt (Ausnahme von der Erlaubnispflicht nach § 13 Abs. 2b AMG). Die Vorbehandlung zur Mobilisation von peripheren Blutstammzellen hat gemäß § 9 Transfusionsgesetz (TFG) [4] zu erfolgen, wobei im Falle der allogenen Spende § 8 Abs. 2–4 TFG entsprechend gilt. Die gesetzlichen Vorgaben zur Mobilisationsbehandlung und deren Dokumentation sind in „Transfusion Medicine and Hemotherapy" [5] detailliert beschrieben.

Wer HSZ aus Knochenmark herstellt, bedarf hingegen einer Erlaubnis nach § 20b AMG zur Gewinnung und Laboruntersuchung sowie nach § 20c AMG zur Be- oder Verarbeitung, Konservierung, Prüfung, Lagerung oder für das Inverkehrbringen. Nach § 20d AMG gilt eine Ausnahme von der Erlaubnispflicht für Ärzte, die die in den §§ 20b und 20c AMG genannten Tätigkeiten ohne das Inverkehrbringen und nicht zur klinischen Prüfung ausüben und das Knochenmark persönlich bei ihren Patienten anwenden.

Für die Herstellung von HSZ aus Blut sind die Vorschriften des TFG, die Gute Herstellungspraxis (GMP, Good Manufacturing Practice) [6] und der Abschnitt 3 „Blutprodukte" der AMWHV zu beachten. Für die Herstellung von HSZ aus Knochenmark als Gewebezubereitung gelten das Transplantationsgesetz (TPG) [7], das Gewebegesetz (Gewebe-G) [8], die TPG-Gewebeverordnung (TPG-GewV) [9] und die Gute fachliche Praxis (GfP), die im Abschnitt 5a „Sondervorschriften für Entnahme- und Gewebeeinrichtungen" der AMWHV näher beschrieben ist.

Der allgemein anerkannte Stand der Erkenntnisse der medizinischen Wissenschaft und Technik zur Herstellung und Anwendung von HSZ kann von der Bundesärztekammer nach den §§ 12a und 18 TFG für HSZ aus Blut und nach § 16b TPG für HSZ aus Knochenmark im Einvernehmen mit der zuständigen Bundesoberbehörde und nach Anhörung von Sachverständigen unter Berücksichtigung der europäischen Vorgaben in Richtlinien festgelegt werden [10].

Für die Herstellung von HSZ sind arzneimittelrechtlich verantwortliche Personen zu benennen, denen auch die Dokumentations- und Meldepflichten obliegen:

Im Rahmen der Herstellungserlaubnis nach § 13 AMG sind gemäß § 4 TFG eine leitende ärztliche Person und gemäß §§ 2 und 12 AMWHV eine voneinander unabhängige Leitung der Herstellung und Leitung der Qualitätskontrolle sowie nach § 14 AMG eine sachkundige Person mit einem Sachkundenachweis nach § 15 AMG erforderlich. Für HSZ aus Blut sind ein Herstellungsprotokoll gemäß § 13 AMWHV, ein Prüfprotokoll gemäß § 14 AMWHV und für die Freigabe nach § 16 AMWHV ein fortlaufendes Register gemäß § 17 Abs. 5 AMWHV zu erstellen.

Für die Erlaubnis nach § 20b AMG zur Gewinnung von HSZ aus Knochenmark hat die Einrichtung gemäß § 8d TPG einen Arzt, der die erforderliche Sachkunde besitzt, zu bestellen und eine „angemessen ausgebildete Person mit der erforderlichen Berufserfahrung" zu benennen (§ 20b AMG und § 34 AMWHV). Nach § 20c AMG ist die „verantwortliche Person" für die ordnungsgemäße Herstellung, Prüfung und Freigabe zum Inverkehrbringen sowie für die Einhaltung der geltenden Rechtsvorschriften und der Sondervorschriften für Gewebezubereitungen gemäß §§ 32–41 des Abschnitts 5a AMWHV zuständig. Für HSZ aus Knochenmark sind gemäß GfP nach den §§ 33–38 AMWHV Spender-Prüfprotokolle, Entnahmeberichte, Bearbeitungsprotokolle und Freigabe-Aufzeichnungen anzufertigen.

Genehmigung und Zulassung zum Inverkehrbringen

Für die Abgabe an andere bzw. für das Inverkehrbringen von HSZ sowohl aus Blut als auch aus Knochenmark ist eine Genehmigung nach § 21a AMG der zuständigen Bundesoberbehörde (Paul-Ehrlich-Institut) erforderlich, wenn die HSZ zur autologen oder gerichteten, für eine bestimmte Person vorgesehenen, Anwendung bestimmt sind. Eine Zulassung nach § 21 AMG ist einzuholen, wenn es sich um nicht gerichtete, auf Vorrat hergestellte Fertigarzneimittel, wie z.B. allogene Präparate der Nabelschnurblutbanken, handelt. Die Genehmigung und die Zulassung umfassen die Verfahren für die Spenderauswahl, Gewinnung, Verarbeitung, Prüfung und die Dokumentation für jeden Verfahrensschritt sowie die quantitativen und qualitativen Spezifikationen der HSZ.

Der pharmazeutische Unternehmer hat als Inhaber der Genehmigung bzw. der Zulassung gemäß § 63a AMG einen Stufenplanbeauftragten und nach § 74a AMG einen Informationsbeauftragten zu bestellen. Ein Pharmakovigilanz-System gemäß § 63b AMG ist lediglich vom Inhaber einer Zulassung einzurichten, für den auch die Dokumentations- und Meldepflichten gemäß §§ 63c und 63d AMG gelten. Für Genehmigungen nach § 21a AMG sind diesbezüglich die Vorgaben des § 63i AMG sowie des § 31 AMWHV zu beachten.

Zusammenfassung und Ausblick

Die Herstellung von HSZ aus Blut und Knochenmark ist derzeit rechtlich unterschiedlich geregelt, obwohl sie medizinisch in gleicher Weise zur hämatopoetischen und immunologischen Rekonstitution angewendet werden können. Die Bundesärztekammer hat deshalb im Einvernehmen mit der zuständigen Bundesoberbehörde, dem Paul-Ehrlich-Institut, in der überarbeiteten „Richtlinie zur Herstellung und Anwendung von hämatopoetischen Stammzellen" [10] diesem Umstand unabhängig von der rechtlichen Einordnung als Gewebe- oder Blutzubereitung Rechnung getragen und einheitliche Standards für die Gewinnung, Herstellung und Prüfung und somit auch für die Qualität und Sicherheit der HSZ aus Knochenmark, peripherem Blut und Nabelschnurblut festgelegt.

Literatur

1. Gesetz über den Verkehr mit Arzneimitteln (Arzneimittelgesetz – AMG) in der Fassung der Bekanntmachung vom 12. Dezember 2005 (BGBl. I S. 3394), zuletzt geändert durch Gesetz vom 10. Oktober 2013 (BGBl. I S. 3813)
2. Verordnung (EG) Nr. 1394/2007 des Europäischen Parlaments und des Rates vom 13. November 2007 über Arzneimittel für neuartige Therapien und zur Änderung der Richtlinie 2001/83/EG und der Verordnung (EG) Nr. 726/2004 (Amtsblatt der Europäischen Union L 324 vom 10.12.2007)
3. Verordnung über die Anwendung der Guten Herstellungspraxis bei der Herstellung von Arzneimitteln und Wirkstoffen und über die Anwendung der Guten fachlichen Praxis bei der Herstellung von Produkten menschlicher Herkunft (Arzneimittel- und Wirkstoffherstellungsverordnung – AMWHV) vom 3. November 2006 (BGBl. I S. 2523), zuletzt geändert durch Verordnung vom 11. Februar 2013 (BGBl. I S. 188)
4. Gesetz zur Regelung des Transfusionswesens (Transfusionsgesetz – TFG) in der Fassung der Bekanntmachung vom 28. August 2007 (BGBl. I S. 2169), zuletzt geändert durch Gesetz vom 17. Juli 2009 (BGBl. I S. 1990)
5. Wiesneth M, Pannenbecker A, Gesetzliche Vorgaben, Verordnungen und Richtlinien für die Gewinnung und Herstellung von peripheren Blutstammzellen. Transfus Med Hemother 2013;40:369–373
6. EU-GMP-Leitlinien der Guten Herstellungspraxis – Humanarzneimittel und Tierarzneimittel: EudraLex, Vol. 4, Kapitel 1 Pharmazeutisches Qualitätssystem, zuletzt geändert am 31.01.2013, Ref. Ares (2012) 778531-28/06/2012
7. Gesetz über die Spende, Entnahme und Übertragung von Organen und Geweben (Transplantationsgesetz – TPG) in der Fassung der Bekanntmachung vom 4. September 2007 (BGBl. I S. 2206), zuletzt geändert durch Gesetz vom 15. Juli 2013 (BGBl. I S. 2423)
8. Gesetz über Qualität und Sicherheit von menschlichen Geweben und Zellen (Gewebegesetz – GewebeG) vom 20. Juli 2007 (BGBl. I S. 1574)
9. Verordnung über die Anforderungen an Qualität und Sicherheit der Entnahme von Geweben und deren Übertragung nach dem Transplantationsgesetz (TPG-Gewebeverordnung – TPG-GewV) vom 26. März 2008 (BGBl. I S. 512), zuletzt geändert durch Verordnung vom 11. Februar 2013 (BGBl. I S. 188)

10 Richtlinie zur Herstellung und Anwendung von hämatopoetischen Stammzellen (erarbeitet vom Wissenschaftlichen Beirat der Bundesärztekammer unter Mitwirkung des Paul-Ehrlich-Instituts; Bekanntmachung voraussichtlich in 2014)

Der Beitrag gibt allein die Rechtsauffassung der Autoren wieder und erhebt keinen Anspruch auf Vollständigkeit.

7.2 Anwendung am Menschen

Margarethe Heiden, Rainer Seitz

Einleitung

Stammzellzubereitungen aus Nabelschnurblut, die nicht für einen bestimmten Patienten (nicht gerichtet) gewonnen, aufbereitet und gelagert werden, benötigen nach AMG eine Zulassung. Das Paul-Ehrlich-Institut (PEI) hat hierzu entsprechende Vorgaben für die Qualität und Sicherheit veröffentlicht [www.pei.de]. Während für die Zulassung chemisch definierter Arzneimittel i.d.R. ein Wirksamkeitsnachweis in Form von statistisch aussagekräftigen kontrollierten Studien gefordert wird, sind klinische Prüfungen bei komplexen biologischen und individualisiert angewendeten Arzneimitteln, wie hämatopoetischen Stammzellen, nicht in vergleichbarer Weise durchführbar. Insbesondere ist die erfolgreiche Anwendung von allogenen Stammzellpräparaten nicht allein von der Aufbereitung abhängig, sondern auch vom Grad der HLA-Kompatibilität und dem Transplantationsregime. Da ein öffentliches Interesse an der Verfügbarkeit alternativer Stammzellquellen besteht, wurden beim Nabelschnurblut als Beleg der Wirksamkeit zunächst Literaturdaten akzeptiert, die Zulassung wurde allerdings mit der Auflage verbunden, die klinischen Daten, wie Therapie-Erfolg und unerwünschte Wirkungen, detailliert zu dokumentieren und auszuwerten. Die dem PEI bisher vorliegenden Unterlagen zeigen, dass Engraftment und Nebenwirkungsprofil vergleichbar der Transplantation mit Stammzellen aus peripherem Blut oder Knochenmark sind.

Nabelschnurblutpräparate

Aus den Meldungen an das PEI nach § 21 TFG geht hervor, dass zunehmend Nabelschnurblutpräparate zur nicht gerichteten allogenen Anwendung hergestellt werden (3306 Präparate im Jahr 2009) [Henseler et al. 2007]. Dem stehen 27 Anwendungen im selben Jahr gegenüber. Ursache dürfte neben der in Deutschland relativ hohen Zahl typisierter Spender auch die wegen des relativ geringen Volumens und damit begrenzten Gehalts an hämatopoetischen Zellen eingeschränkte Anwendbarkeit von Nabelschnurblutpräparaten sein. Inzwischen werden weltweit Transplantationen mit Nabelschnurblutpräparaten aus mehr als einer Spende durchgeführt, deren Effektivität allerdings wegen der noch geringen Fallzahl und v.a. fehlender klinischer Studien noch nicht endgültig zu bewerten ist. In steigender Zahl werden autologe Nabelschnurpräparate für einen potenziellen Einsatz zur Transplantation oder Herstellung von neuartigen Zelltherapieprodukten eingelagert; im Jahr 2009 wurden mehr als 9500 Präparate hergestellt, aber keines angewendet.

Periphere Blutstammzellen

Dagegen werden durch Apherese nach Mobilisierung gewonnene periphere Stammzellen sowohl autolog als auch allogen häufig angewendet. Im Jahr 2009 wurden über 7000 autologe Präparate hergestellt und in mehr als 3000 Transplantationen angewendet. Mehr als 5000 Präparate wurden 2007 für über

2000 allogene Transplantationen genutzt. Dagegen wurden 2009 nur 4 von 19 autologen und 251 von 940 allogenen Knochenmarkpräparaten transplantiert.

Stammzellpräparationen aus peripherem Blut, Knochenmark und Nabelschnurblut zur autologen oder gerichteten Verwendung bedürfen nach § 21a AMG einer Genehmigung durch das PEI. Zu den Voraussetzungen nach § 21a Abs. 1 gehört, dass die Wirkungen und Nebenwirkungen aus wissenschaftlichem Erkenntnismaterial ersichtlich sind. Daher kann sich die Genehmigung nur auf den erprobten und wissenschaftlich beschriebenen Einsatz zur Regeneration der Blutbildung und Immunkompetenz, z.B. nach Hochdosistherapie von Malignomen, beziehen. Eine Genehmigung nach § 21a AMG kann demnach nicht erteilt werden für den Einsatz der Stammzellen in neuartigen Indikationen oder als Ausgangsstoff für somatische Zelltherapeutika oder biotechnologisch bearbeitete Gewebeprodukte, die durch die EG-Verordnung 1394/2007 [Verordnung (EG) Nr. 1394/2007] über Arzneimittel für neuartige Therapien geregelt werden.

Zusammenfassung und Ausblick

Auch hinsichtlich der Anwendung von Stammzellen aus peripherem Blut oder Knochenmark gilt es, zahlreiche Detailfragen zu klären und klinische Studien zur Therapieoptimierung durchzuführen. Bei der klinischen Prüfung von Arzneimitteln (also auch hämatopoetischer Stammzellen) ist die Einhaltung der Guten klinischen Praxis (GCP, Good clinical practice) im AMG vorgeschrieben. Neben einem positiven Votum der zuständigen Ethikkommission ist eine Genehmigung durch das PEI erforderlich; Einzelheiten regelt eine Rechtsverordnung [GCP-Verordnung]. Diese neuen Anforderungen haben den Aufwand für klinische Studien sicher wesentlich erhöht; die Erwartung ist aber, dass durch Einhaltung der Guten klinischen Praxis, d.h. des international anerkannten ethischen und wissenschaftlichen Standards, die Qualität der klinischen Forschung nachhaltig verbessert und gesichert werden kann.

Literatur

Empfehlungen zur Zulassung. www.pei.de/blutkomponenten-pu
Henseler O et al., Bericht zur Meldung nach § 21 TFG für das Jahr 2007. Bundesgesundheitsbl Gesundheitsforsch Gesundheitsschutz (2009), 52, 715–731
Verordnung (EG) Nr. 1394/2007 des Europäischen Parlaments und des Rates vom 13. November 2007 über Arzneimittel für neuartige Therapien und zur Änderung der Richtlinie 2001/83/EG und der Verordnung (EG) Nr. 726/2004
Verordnung über die Anwendung der Guten Klinischen Praxis bei der Durchführung von klinischen Prüfungen mit Arzneimitteln zur Anwendung am Menschen (GCP-Verordnung) vom 9. August 2004 (BGBl. I S. 2081)
Bundesanzeiger Nr. 166 vom 04.09.2006

7.3 Qualitätskontrolle

Hellmut Ottinger

Das ist das Schöne an einem Fehler:
Man muss ihn nicht zweimal machen.
(Thomas Alva Edison)

Einleitung

In Deutschland befassen sich zahlreiche Organisationen mit der Sicherung, Kontrolle und Entwicklung von Qualität im Gesundheitswesen, mit unterschiedlichem Erfolg. Nach Einschätzung unabhängiger Beobachter, von der Bundesärztekammer angefangen bis hin zu der DHL (Deutsche Hochdruckliga e.V.), der Dachorganisation der Patientenselbsthilfegruppen, wird das im Bereich der Transplantation von hämatopoetischen Stammzellen etablierte Qualitätssicherungssystem als „gelungen" angesehen.

Die Blutstammzelltransplantation (BSZT) bietet ideale Voraussetzungen für Qualitätssicherungsmaßnahmen

Hierfür sind 4 Gründe anzuführen:

Die betroffene Patientenzahl ist überschaubar. Wir reden hier von 2306 allogen und 2547 autolog transplantierten Patienten im Jahr 2008 [Quelle: Deutsches Register für Stammzelltransplantationen, DRST] und nicht über „Volksseuchen", wie Diabetes oder Arthrose.

Ausnahmslos wurden diese 4853 Patienten wegen akuter oder mittelfristig lebensbedrohlicher Erkrankungen behandelt.

Zumeist gibt es für die betroffenen Patienten keine alternative Therapieoption mit der Chance auf Heilung oder nachhaltige Lebensverlängerung.

Die BSZT ist eine sehr kostenintensive Behandlung: Gemäß DRG-System (Diagnosis Related Groups, diagnosebezogene Fallgruppen) beliefen sich die Kosten der BSZ (Blutstammzellen) allein für die Primärtherapie im Jahr 2008 auf über 200 Mio. €.

Die Qualitätssicherung der BSZT ruht auf 2 Säulen: dem DRST und der Vor-Ort-Inspektion durch Experten

Die Deutsche Arbeitsgemeinschaft für Knochenmark- und Blutstammzelltransplantation (DAG-KBT) e.V. hatte bereits Mitte der 1990er Jahre die Notwendigkeit erkannt, die Qualitätssicherung für BSZ in eigener Regie voranzutreiben und hierfür 2 effektive Instrumente ins Leben gerufen.

Das Deutsche Register für Stammzelltransplantationen

Das DRST ist ein gemeinnütziger Verein, der im Jahre 1998 von Transplantationsärzten, Informatikern und Wirtschaftswissenschaftlern mit dem Ziel gegründet wurde, ab dem 01.01.1998 klinische Daten von allen in der Bundesrepublik Deutschland durchgeführten BSZT zu erfassen, auszuwerten und autorisierten wissenschaftlichen und nichtwissenschaftlichen Nutzern zur Verfügung zu stellen.

Seit seiner Gründung melden alle Einheiten, die in Deutschland BSZT durchführen, d.h. flächendeckend, dem DRST sog. Survey-Daten und MED-A-Daten (Minimal Essential Data). Bei den Survey-Daten handelt es sich um die jährliche Abfrage der Transplantationsaktivitäten der Zentren unter Nutzung eines Fragebogens, den Alois Gratwohl (Basel) entwickelt hat. Hier geht es in erster Linie um Fallzahlen, Diagnosen, Krankheitsstadien, Spendertypen und Stammzellquellen. Die Abfrage von Daten im sog. MED-A-Format der europäischen Gruppe EBMT (European Group for Blood and Marrow Transplantation) zielt hingegen nicht nur auf Basisdaten vor Transplantation, sondern auch auf Eckdaten zum klinischen Verlauf der Transplantation, wie z.B. allgemeines Überleben, Transplantatabstoßung, Transplantat-gegen-Wirt-Erkrankung und Krankheitsrückfall.

Die DRST-Datenbank (Bestand Ende 2008: > 16 000 allogene und > 30 000 autologe SZT, Stammzelltransplantationen) erleichtert die Durchführung nationaler klinischer Forschungsprojekte sowie die Beantwortung zahlreicher Fragen von Behörden oder Patienten und hat sich auch im gesundheitspolitischen Tagesgeschäft als sehr hilfreich erwiesen.

Vor-Ort-Inspektion durch Experten

Die Idee der DAG-KBT Mitte der 1990er Jahre war bestechend einfach. Ausgewiesene Experten stellen Standards auf, was ihrer Überzeugung nach ein BSZT-Zentrum leisten muss, um die Durchführung von BSZT auf qualitativ hohem Niveau zu garantieren. Zentren, die sich in der Lage sehen, die gesetzten Qualitätsstandards zu erfüllen, stellen den Antrag auf Akkreditierung. Diese wird aber erst vollzogen, wenn eine unabhängige Expertenkommission sich vor Ort überzeugt hat, dass alle gesetzten Standards auch tatsächlich erfüllt werden. Im Jahre 2007 wurde das erfolgreiche nationale Akkreditierungssystem der DAG-KBT durch das auf europäischer Ebene neu aufgebaute Qualitätssicherungssystem JACIE (Joint Accreditation Committee-ISCT [Europe] & EBMT) ersetzt. Zweifelsfrei ist, dass die JACIE-Qualitätsstandards qualitativ sehr anspruchsvoll sind, da sie alle Module der BSZT (Klinik, Transplantatherstellung und Transplantatmanipulation) kompetent abdecken.

Zusammenfassung und Ausblick

Frankreich und die Niederlande haben das JACIE-System im nationalen Recht verankert, und die Schweiz sowie Großbritannien stehen kurz davor. Ob Deutschland letztendlich ebenfalls diesen europäischen Weg einschlagen wird oder doch an den nationalen Zuständigkeiten (Paul-Ehrlich-Institut und Bezirksregierungen) zur Überwachung der Transplantatherstellung festhalten möchte, bleibt abzuwarten. Dies hängt auch von der Rechtsentwicklung auf europäischer Ebene ab.

Literatur

Deutsches Register für Stammzelltransplantation, www.drst.de
joint. accreditation. committee. isct. ebmt., www.jacie.org

II Die autologe hämatopoetische Stammzelltransplantation

8 **Rationale, Überblick** 35
  Norbert Schmitz

9 **Vorbereitung des Patienten** 39
  Christian Straka

10 **Konditionierung** 42
   Justin Hasenkamp, Lorenz Trümper, Gerald Wulf

11 **Komplikationen** 45
   Georg Maschmeyer, Frank Breywisch

8 Rationale, Überblick

Norbert Schmitz

Einleitung

Der Begriff „autologe hämatopoetische Stammzelltransplantation" für ein mittlerweile weitverbreitetes Therapieverfahren zur Behandlung von Patienten mit malignen, im Wesentlichen hämatologischen Systemerkrankungen ist irreführend. Das eigentliche Therapieprinzip besteht in einer der autologen HSZT Stunden bis Tage vorausgehenden Hochdosistherapie (HDT), die i.d.R. aus einer Kombination geeigneter Zytostatika oder einer Kombination aus hoch dosierter Chemotherapie und Ganzkörperbestrahlung besteht. Die namensgebende Übertragung blutbildender Stammzellen aus Knochenmark oder peripherem Blut dient lediglich der Verhinderung einer anhaltenden, das Leben des Patienten gefährdenden Knochenmarkaplasie.

Historische Entwicklung und Rationale

Erste Berichte über die Verwendung von Knochenmark zur Behandlung von Krebspatienten stammen noch aus dem 19. Jahrhundert. Es dauerte jedoch bis in die Zeit nach dem Zweiten Weltkrieg, als verschiedene Wissenschaftler unter dem Eindruck der Atombombenabwürfe über Hiroshima und Nagasaki versuchten, durch Infusion allogener Knochenmarkzellen der tödlichen Wirkung der Strahlung entgegenzuwirken, bis die Übertragung blutbildender Stammzellen klinische Bedeutung bekam. Sowohl im Hundemodell [Mannick et al. 1960] als auch am Menschen konnten verschiedene Autoren zeigen, dass die zerstörende Wirkung einer letalen Bestrahlung auf die Hämatopoese durch intravenöse Gabe von eigenem Knochenmark(blut) aufgehoben werden konnte [Kurnick 1961]. Für erste Therapieversuche am Menschen wurde häufig allogenes Knochenmark verwendet, da die Techniken der Gewinnung größerer Mengen peripherer Stammzellen und v.a. der Kryokonservierung nicht bekannt waren. Erst mit Lösung dieser technischen Probleme [Cavins et al. 1962] konnte HDT/autologe HSZT klinisch regelhaft eingesetzt werden.

Ausgangspunkt für den Einsatz der HDT/autologen HSZT, so wie es heute klinische Praxis darstellt, waren Beobachtungen, dass eine Reihe zytostatischer Medikamente eine deutliche Dosis-Wirkungs-Beziehung aufweisen [Skipper, Schabel, Wilcox 1964] und eine irreversible Schädigung der Knochenmarkfunktion für eine Reihe von Zytostatika dosislimitierend ist. Gelingt es, den durch die HDT verursachten Knochenmarkschaden mithilfe der Rückübertragung zuvor entnommener körpereigener hämatopoetischer Zellen rückgängig zu machen, kann die Dosis der verwendeten Zytostatika so weit gesteigert werden, bis andere, organbezogene Toxizitäten, z.B. im Bereich des Darmes oder der Leber, auftreten und eine weitere Dosiseskalation unmöglich machen.

Da der Gewinnung und Herstellung von Stammzelltransplantaten (s. Kap. 2) inkl. der regulatorischen Aspekte (s. Kap. 7) sowie der Vorbereitung (s. Kap. 9) und Konditionierung (s. Kap. 10) des Patienten eigene Kapitel gewidmet sind, folgen an dieser Stelle einige grundsätzliche Bemerkungen zur Herkunft autologer hämatopoetischer Stammzellen, ihrer Manipulation und klinischen Anwendung.

Herkunft und Manipulation autologer hämatopoetischer Stammzellen

Als Quelle hämatopoetischer Stammzellen stand zunächst nur Knochenmark(blut) zur Verfügung [Clifford, Clift, Duff 1961; Appelbaum et al. 1978]. Obwohl auch die Übertragung von frischem, nicht gefrorenem KM möglich ist, wurden wegen des bei dieser Methode zu beachtenden, engen therapeutischen Zeitfensters von Beginn an überwiegend kryokonservierte und vor Anwendung wieder aufgetaute Transplantate verwendet. Bereits 1962 berichteten Goodman und Hodgson, dass hämatopoetische Stammzellen auch im peripheren Blut zirkulieren. Erst mit der Entdeckung, dass G-CSF zu einer massiven Anreicherung hämatopoetischer Stammzellen im Blut führt [Dührsen et al. 1988], fand die Anwendung G-CSF-mobilisierter Stammzellen Einzug in die Klinik [Sheridan et al. 1992]. Im Vergleich zu KM führen autologe periphere Blutstammzellen zu einer schnelleren hämatopoetischen Regeneration, die Patienten benötigen weniger Thrombozytentransfusionen und können schneller entlassen werden [Schmitz et al. 1996]. Wegen dieser Vorteile werden mittlerweile über 98% aller autologen Transplantationen mit mobilisierten Blutstammzellen durchgeführt [Gratwohl et al. 2013].

Autologe Stammzelltransplantate sind potenziell mit Tumorzellen kontaminiert [Gribben et al. 1991]. Deshalb wurde immer wieder versucht, das Transplantat von Tumorzellen zu reinigen. Mannigfache Versuche eines *in vitro* purging waren klinisch letztendlich erfolglos [Schouten et al. 2003], sodass diese Methode weitestgehend verlassen wurde. Erfolgversprechender ist offenbar das *in vivo* purging, wie es in den letzten Jahren insbesondere bei Patienten mit CD20-positiven Lymphomen mittels des CD-20-Antikörpers Rituximab durchgeführt wurde [Magni et al. 2000].

Indikationen für die Hochdosistherapie und autologe Stammzelltransplantation

Entsprechend dem der HDT zugrunde liegenden Therapieprinzip ist ihr Einsatz bei allen Erkrankungen möglich, bei denen experimentell und klinisch eine Dosis-Wirkungs-Beziehung wirksamer Zytostatika und/oder einer Bestrahlung auf den Tumor nachgewiesen werden konnte. Leider fehlt ein derartiger Wirksamkeitsnachweis bei fast allen soliden Tumoren, sodass von Ausnahmen, wie den Hodentumoren, abgesehen, eine erfolgreiche Anwendung der HDT/autologe HSZT bei den im Erwachsenenalter dominierenden Krebserkrankungen, wie Lungen-, Darm- oder Brustkrebs, nicht zu erwarten war. Klinische Studien haben dies leider weitestgehend bestätigt [Zander et al. 2008]. Domäne der HDT/autologe HSZT sind hämatologische Erkrankungen, wie Lymphome (s. Kap. 39), das multiple Myelom (s. Kap. 37), Leukämien und einige pädiatrische Erkrankungen (s. Kap. 35). Einen aktuellen Überblick über die Entwicklung der autologen Blutstammzelltransplantation in Europa gibt der aktuelle Jahresbericht der EBMT auf der Homepage www.ebmt.org. Auf dieser Homepage ist auch die jeweils aktuelle Version des Handbuchs zur Blutstammzelltransplantation der ESH (European School of Hematology) und der EBMT (European Society for Bone Marrow Transplantation) hinterlegt. Die DAG-KBT (Deutsche Arbeitsgemeinschaft für Knochenmark- und Blutstammzelltransplantation e.V.) hinterlegt auf Ihrer Homepage (www.dag-kbt.de) zudem eine aktuelle Indikationsliste zur Blutstammzelltransplantation.

Die zahlenmäßige Entwicklung der autologen und allogenen Transplantation in Deutschland und Europa kann unter www.drst.de und www.ebmt.org eingesehen werden.

Zusammenfassung und Ausblick

Die Hochdosistherapie, gefolgt von der Übertragung autologer Blutstammzellen, stellt ein etabliertes Verfahren zur Behandlung maligner Erkrankungen dar. Im Jahre 2013 wurden in Europa ca. 20 000 autologe Blutstammzelltransplantationen durchgeführt. Hauptindikationen waren das multiple Myelom, Non-Hodgkin-Lymphome und Morbus Hodgkin, Leukämien und pädiatrische Tumoren (Neuroblastom, Ewing-Sarkom). Fortschritte in der medikamentösen Therapie lassen für die Zukunft sinkende Fallzahlen, insbesondere bei Patienten mit Myelom und Non-Hodgkin-Lymphomen erwarten.

Literatur

Appelbaum FR et al., Successful engraftment of cryopreserved autologous bone marrow in patients with malignant lymphoma. Blood (1978), 52, 85–95

Cavins JA et al., Recovery of lethally irradiated dogs following infusion of autologous marrow stored at low temperature in dimethylsulphoxide. Blood (1962), 20, 730–734

Clifford P, Clift RA, Duff JK, Nitrogen-mustard therapy combined with autologous marrow infusion. Lancet (1961), 1, 687–690

Dührsen U et al., Effects of recombinant human granulocyte colony-stimulating factor on hematopoietic progenitor cells in cancer patients. Blood (1988), 72, 2074–2081

Goodman JW, Hodgson GS, Evidence for stem cells in the peripheral blood of mice. Blood (1962), 19, 702–714

Gratwohl A, Baldomero H, Passweg J, Hematopoietic stem cell transplantation activity in Europe. Curr Opin Hematol (2013), 20(6), 485–493

Gribben JG et al., Immunologic purging of marrow assessed by PCR before autologous bone marrow transplantation for B-cell lymphoma. N Engl J Med (1991), 325, 1525–1533

Kurnick NB (1961) Autologous Bone Marrow in the Treatment of Severe Iatrogenic Myelo-Suppression. In: World Health Organization, Diagnosis and Treatment of Acute Radiation Injury, 309–327. WHO, Geneva

Ljungman P et al., Allogeneic and autologous transplantation for haematological diseases, solid tumours and immune disorders: current practice in Europe 2009. Bone Marrow Transplant (2009), 45, 219–234

Magni M et al., Successful in vivo purging of CD34-containing peripheral blood harvests in mantle cell and indolent lymphoma: evidence for a role of both chemotherapy and rituximab infusion. Blood (2000), 96, 864–869

Mannick JA et al., Autografts of bone marrow in dogs after lethal total-body radiation. Blood (1960), 15, 255–266

Schmitz N et al., Randomised trial of filgrastim-mobilised peripheral blood progenitor cell transplantation versus autologous bone-marrow transplantation in lymphoma patients. Lancet (1996), 347, 353–357

Schouten HC et al., High-dose therapy improves progression-free survival and survival in relapsed follicular non-Hodgkin's lymphoma: results from the randomized European CUP trial. J Clin Oncol (2003), 21, 3918–3927

Sheridan WP et al., Effect of peripheral-blood progenitor cells mobilised by filgrastim (G-CSF) on platelet recovery after high-dose chemotherapy. Lancet (1992), 339, 640–644

Skipper HE, Schabel FM Jr, Wilcox WS, Experimental evaluation of potential anticancer agents. XIII. On the criteria and kinetics associated with „curability" of experimental leukemia. Cancer Chemother Rep (1964), 35, 1–111

Zander AR et al., Randomized trial of high-dose adjuvant chemotherapy with autologous hematopoietic stem-cell support versus standard-dose chemotherapy in breast cancer patients with 10 or more positive lymph nodes: overall survival after 6 years of follow-up. Ann Oncol (2008), 19, 1082–1089

9 Vorbereitung des Patienten

Christian Straka

Einleitung

Die Konditionierungstherapie vor autologer hämatopoetischer Stammzelltransplantation mittels hoch dosierter Chemo- und/oder Strahlentherapie ist mit einer bedeutsamen Morbidität und Mortalität (< 5%) verbunden (s. Kap. 10). Daher müssen die Patienten vor autologer SZT sorgfältig auf das Vorliegen von Kontraindikationen und bestehenden Organschäden geprüft werden. Dabei können neben irreversiblen Schäden durchaus auch Gefahrenquellen identifiziert werden, die interventionsfähig und damit reversibel sind (z.B. koronare Herzerkrankung). Durch geeignete Vorkehrungen und Maßnahmen kann dann das Transplantationsrisiko erheblich gesenkt werden. Im Folgenden werden Vorschläge für eine standardisierte Vorbereitung des Patienten vor autologer SZT gemacht.

Vorbereitende Maßnahmen

Die Untersuchungen des Patienten vor autologer SZT sollen Aufschluss über die grundsätzliche Unbedenklichkeit der geplanten Therapie liefern. Zusätzlich sollte auch die Richtigkeit der Indikation nochmals überprüft werden. Ein besonderes Augenmerk liegt auf dem Vorhandensein bzw. Ausschluss von Infektionen. Hier ist zum einen eine gezielte Fokussuche (Zahnarzt, HNO-Arzt und ggf. weitere) im Vorfeld erforderlich, aber auch eine Gesamtbetrachtung der körperlichen Untersuchungsergebnisse und Laborbefunde bei stationärer Aufnahme. Fieber aktuell oder kurzfristig vor stationärer Aufnahme verhindert die Durchführung einer Hochdosistherapie. Des Weiteren werden wesentliche Organfunktionen im Vorfeld oder bei Aufnahme überprüft, um Kontraindikationen für die intensive Therapie ausschließen zu können. Von zentralem Interesse sind die Funktionen von Herz, Lunge, Niere und Leber. Mit der großen Laborroutine werden weitere wichtige Organfunktionen überprüft (z.B. Schilddrüsenfunktion, Elektrolythaushalt u.a.). Die Blutgruppenbestimmung muss ebenfalls vorliegen, am besten mit aktuellem Antikörpersuchtest. Entscheidend ist auch die abschließende Prüfung der Verfügbarkeit eines ausreichenden Stammzellpräparates für die autologe SZT (i.d.R. > 2×10^6 CD34$^+$-Stammzellen/kg KG sowie Backuppräparat). Daneben muss die Lieferung des Transplantats auf die Station gewährleistet sein, bevor die Hochdosistherapie beginnt. Schließlich wird zu fordern sein, dass vor Start der Therapie ein ZVK angelegt wird und der Patient hiermit einverstanden ist.

Tabelle 9.1 fasst die wichtigsten Untersuchungen vor Transplantation im Einzelnen zusammen.

Des Weiteren sollte im Rahmen einer Checkliste das Fehlen relevanter Ausschlusskriterien überprüft werden (s. Tab. 9.2).

Staging-Untersuchungen

Vor der stationären Aufnahme zur autologen SZT muss eine Bestandsaufnahme hinsichtlich der erzielten Remission der Grunder-

Tab. 9.1: Zusammenfassung der wichtigsten Untersuchungen vor Transplantation im Einzelnen

- Körperliche Untersuchung* (aktuell)
- Elektrokardiogramm (aktuell)
- Herzechokardiogramm (< 6 Wo.)
- Lungenfunktionstest (< 6 Wo.)
- Röntgen/Computertomografie Thorax (aktuell), ggf. nach Anlage des ZVK
- HNO-Konsil inklusive Röntgen/CT der Nasennebenhöhlen (aktuell)
- Zahnärztliches Konsil inklusive Röntgen-Panorama-Aufnahme (aktuell)
- Große Laborroutine (aktuell)
  Inklusive TSH, Gerinnung, Kreatinin-Clearance, CRP, Glukose, Harnsäure, Urinbefund, Blutgruppe mit Antikörpersuchtest, Hepatitis- und HIV-Serologie

* Suche nach Infektionszeichen, insbesondere Sinusitis, Harnwegsinfekt, Bronchitis, Pneumonie, Soor, Panaritium, Hautinfektion, genitale Infektion

Tab. 9.2: Checkliste zur Überprüfung des Fehlens relevanter Ausschlusskriterien

	Ja	Nein
Fehlende Einverständniserklärung	☐	☐
ZVK	☐	☐
Gabe von Blutprodukten	☐	☐
Autologe Stammzelltransplantation	☐	☐
ECOG-Performance-Status > 2	☐	☐
Myokardinfarkt vor < 6 Monaten	☐	☐
Herzrhythmusstörungen Lown IVb	☐	☐
Klinisch manifeste Herzinsuffizienz (> NYHA II), in der Echokardiografie linksventrikuläre Auswurffraktion < 50%	☐	☐
Schwere restriktive oder obstruktive Lungenerkrankung (bei Auffälligkeiten in der Spirometrie: Bodyplethysmografie mit Diffusionskapazität, Ausschluss bei < 50% der Norm)	☐	☐
Lebererkrankungen mit Erhöhung der Transaminasen und des Bilirubins über das Dreifache der Norm	☐	☐
Schwerwiegende Infektionen (HIV, Hepatitis B/C, Lues etc.)	☐	☐
Schwerwiegende psychiatrische Erkrankung	☐	☐
Nicht kurativ behandeltes anderes Malignom innerhalb der letzten 5 Jahre	☐	☐

Anmerkung: Eine Niereninsuffizienz ist kein absolutes Ausschlusskriterium für eine Hochdosistherapie mit Melphalan. Erforderlich ist eine Beurteilung des Verlaufs und ggf. eine Dosisreduktion des Melphalan.
ECOG = Eastern Cooperative Oncology Group (Index), NYHA = New York Heart Association (Klassifikation)

krankung gemacht werden (z.B. bildgebende und technische Untersuchungen; Blutbild, LDH, Lactatdehydrogenase; Gesamteiweiß im Serum; Immunglobuline; M-Gradient, ggf. weitere tumorassoziierte Werte), da das Fehlen einer Remission eine relative Kontraindikation für die Transplantation darstellen kann. Daher sollte bei Aufnahme überprüft werden, ob ein ausreichendes Staging durchgeführt wurde, um ggf. noch notwendige Ergänzungen kurzfristig nachholen zu können. Ziel ist die Identifizierung individuell geeigneter Messparameter der Tumorlast sowie der hierzu erforderlichen Untersuchungsmethoden, damit der Effekt der Hochdosistherapie im Verlauf nach Transplantation überprüft werden kann.

Aufklärung des Patienten

Für die Aufklärung und Besprechung des Ablaufs der Hochdosistherapie und autologen SZT mit dem Patienten muss ausreichend Zeit eingeplant werden. Idealerweise erfolgt dies im gebührenden zeitlichen Abstand vor der stationären Aufnahme und in Anwesenheit eines Angehörigen. Es sollten auch Informationen über das aktuelle soziale Umfeld und die familiäre Situation abgefragt werden, um hier hilfreiche Hintergrundinformationen zu haben, z.B. hinsichtlich Ansprechpartner und Besuchsfrequenzen. Die erforderlichen Einverständniserklärungen müssen vom Patienten unterschrieben werden, nachdem seine Fragen hinreichend beantwortet sind. Aktuell und ausführlich sollten die Bereiche Mundpflege, weitere hygienische Maßnahmen, die Durchführung der Umkehrisolation, die während der Zytopenie zu erwartenden Probleme, wie Infektionen, Mukositis, Appetitlosigkeit, und die relevanten Aspekte keimarmer Ernährung besprochen und erläutert werden.

Zusammenfassung

Die autologe Blutstammzelltransplantation ist heute mit einer niedrigen therapieassoziierten Mortalität versehen, wenn dem individuellen Risiko jedes Patienten in einer gründlichen Transplantationsevalutation Rechnung getragen wird. Darüber hinaus bedarf es neben ausführlichen Gesprächen über Chancen und Risiken der Transplantation auch der Instruktion für das Verhalten während und nach der Blutstammzelltransplantation, um unnötige Risiken zu vermeiden.

Literatur

Hamadani M et al., How we approach patient evaluation for hematopietic stem cell transplantation. Bone Marrow Transplantation (2010), 45(8), 1259–1268

Logue M, Savani BN, Understanding basic steps to hematopoietic stem cell transplantation evaluation. Am J Blood Res (2013), 2, 102–106

10 Konditionierung

Justin Hasenkamp, Lorenz Trümper, Gerald Wulf

Einleitung

Für eine Reihe maligner Erkrankungen mit annähernd linearer Dosis-Wirkungs-Beziehung der zytostatischen Therapie kann eine effiziente Erkrankungskontrolle durch eine Dosissteigerung des zytostatischen Prinzips erreicht werden, die allerdings als Nebenwirkung zu einer Myeloablation führt. Eine Regeneration der Hämatopoese kann dann mittels Transplantation hämatopoetischer Stammzellen gewährleistet werden. In Analogie zur vorbereitenden Therapie (Konditionierung) für die Transplantation allogener hämatopoetischer Stammzellen wird daher auch bei der autologen Blutstammzelltransplantation der Begriff Konditionierung für die myeloablative Therapie gebraucht. Die Hochdosistherapie mit autologer Stammzelltransplantation wird bei den hämatologischen Neoplasien zur Konsolidierung, d.h. einmalig als Abschluss einer (immuno-)chemotherapeutischen Therapie, eingesetzt. In der Rezidivtherapie der nichtseminomatösen Keimzelltumoren des Mannes hingegen wird die Hochdosistherapie, jeweils gefolgt von der autologen Stammzelltransplantation, nach Gewinnung der Stammzellen auch in repetitiver Form zur Induktion der Remission eingesetzt.

Geschichtliche Aspekte

Die Ursprünge der autologen hämatopoetischen Stammzelltransplantation gehen auf die Erkenntnis zurück, dass mit ionisierender Strahlung in myeloablativer Dosierung die Remission leukämischer Erkrankungen erreicht werden [Thomas et al. 1959] und durch die Infusion von zuvor entnommenem Knochenmark die zerstörte Blutbildung wiederhergestellt werden konnte [Mannick et al. 1960]. In der Folgezeit wurden die Techniken entwickelt und verbessert, mithilfe derer Stammzellen aus dem Knochenmark tiefgefroren und aufbewahrt werden können. Mit der Entwicklung von Methoden zur Mobilisation und Entnahme von Blutstammzellen aus dem peripheren Blut wurden die Indikation und Durchführbarkeit der Hochdosistherapie und autologen Blutstammzelltransplantation in den 1980er und 1990er Jahren erheblich erweitert.

Konditionierungsregime und krankheitsbezogene Aspekte

Die heute zur Verfügung stehenden Behandlungsprotokolle für die Hochdosistherapie sind überwiegend in klinischen Prüfungen der Phase II als durchführbar, sicher und effektiv belegt worden. Die Indikation zur Hochdosistherapie ist jeweils entitätsbezogen aus klinischen Prüfungen der Phase III hergeleitet, in der die Hochdosistherapie im Experimentalarm mit einer konventionell dosierten Chemotherapie verglichen wurde.

Im Folgenden werden die am häufigsten verwendeten Konditionierungsprotokolle und die jeweiligen Indikationen dargestellt.

TBI/Cyclophosphamid

Die Ganzkörperbestrahlung (TBI, total body irradiation) wird in spezialisierten Zentren mit Strahlentherapie durchgeführt. Sie hat den Vorteil, bösartige Zellen auch in Lokalisationen zu erreichen, die über den Blutstrom nicht oder nur schlecht von zytostatischen Medikamenten erreicht werden können (z.B. zentrales Nervensystem, Hoden). Weiterhin werden nach vorangegangener Chemotherapie strahlensensible Tumoren durch die TBI mit einem zweiten zytostatischen Prinzip getroffen. Die Ganzkörperbestrahlung wird fraktioniert in mehreren Dosen über 3 Tage mit einer Gesamtdosis von 800–1320 cGy appliziert. Dosislimitierend sind die Toxizitäten an Magen-Darm-Trakt, Leber und Lunge. Nachteilig sind die relativ hohe Toxizität des Verfahrens und Spätkomplikationen einschließlich Zweitneoplasien. In den meisten Protokollen wird die TBI mit einer Chemotherapie kombiniert, i.e. Cyclophosphamid 100–200 mg/kg KG verteilt auf 2 Tage oder einmalig Etoposid 60 mg/kg KG. Auch Protokolle der einmaligen Bestrahlung mit 500 cGy, ergänzt durch Chemotherapie mit 60 mg/kg KG Etoposid und 140 mg/m^2 Melphalan, wurden als effizient beschrieben [Mollee et al. 2004]. Einsatzgebiete finden diese Konditionierungsregime in der Behandlung strahlensensibler Erkrankungen, wie insbesondere zur Rezidivtherapie der indolenten und aggressiven Lymphome, des multiplen Myeloms sowie der akuten Leukämien.

Hochdosis-Melphalan

Die Therapie mit hoch dosiertem Melphalan, i.e. 200 mg/m^2 verteilt auf 2 Tage, ist die am häufigsten eingesetzte Konditionierung zur autologen Stammzelltransplantation in der Behandlung des multiplen Myeloms und ist dort der Therapie mit niedrig dosiertem Melphalan ohne Stammzelltransplantation signifikant überlegen [Attal et al. 2007]. Basierend auf der guten antileukämischen Effektivität von Melphalan kann es auch in einer Dosierung von 140 mg/m^2 mit 4 × 4 mg/kg KG p.o. Busulfan in der Hochdosistherapie mit autologer Stammzelltransplantation bei Patienten mit akuter myeloischer oder akuter lymphatischer Leukämie eingesetzt werden. Weiterhin ist Melphalan essenzieller Teil mehrerer hoch dosierter Kombinationschemotherapien zum Einsatz gegen Lymphome (s.u.).

BEAM, BEAC, CBV

Die Kombinationen aus BCNU (Bis-Chlorethyl-NitrosoUrea), Etoposid, Ara-C (Arabinofuranosyl Cytidine) und Melphalan (BEAM) oder Cyclophosphamid (BEAC) bzw. die Kombination von BCNU, Cyclophosphamid und Etoposid (CBV), jeweils gefolgt von autologer Stammzelltransplantation, werden v.a. zur Behandlung von rezidivierten Lymphomen in kurativer Intention eingesetzt [Gaspard et al. 1988; Schmitz et al. 2002]. Während beim Morbus Hodgkin mit diesen Schemata ca. die Hälfte der Patienten mit einem Erkrankungsrückfall kurativ behandelt werden kann, müssen bei den Non-Hodgkin-Lymphomen die Dynamik des Erkrankungsrezidivs, die Art der Vortherapie mit oder ohne Einsatz von Antikörpern sowie der histologische Typ (indolent, aggressiv) bei der Bewertung der Behandlungsaussichten berücksichtigt werden. Unter günstigen Umständen können lang anhaltende Erkrankungskontrollen erreicht werden. In Situationen mit höherem Risiko erscheint es gerechtfertigt, eine weitere Verbesserung in der Effektivität der Hochdosistherapie zu verfolgen. Ein Beispiel dafür ist die Ergänzung der zytostatischen Therapie durch ein strahlentherapeutisches Element, wie die optimale Implementierung der Radioimmuntherapie in Hochdosischemotherapie-Protokolle durch z.B. ^{90}Yttrium-Ibritumomab-Tiuxetan plus BEAM [Glass et al. 2004]. Zur Behandlung zerebraler Lymphome werden darüber hinaus Cyclophosphamid und Busulfan mit dem in besonderem Maße liquorgängigen Thiotepa kombiniert [Soussain et al. 2008].

Keimzelltumore

Über die hämatologischen Neoplasien hinaus wurde von den Karzinomen, insbesondere für die nichtseminomatösen Keimzelltumoren des Mannes, die Wirksamkeit der Hochdosistherapie im Rezidiv belegt [Kollmannsberger, Beyer, Bokemeyer 2009]. Diese Protokolle basieren auf Cis- bzw. Carboplatin und Etoposid, z.T. ergänzt um Cyclophosphamid oder Ifosfamid [Kollmannsberger, Beyer, Bokemeyer 2009].

Zusammenfassung und Ausblick

Die Verwendung peripherer Blutstammzellen in der autologen Blutstammzelltransplantation hat zu einem weit verbreiteten Einsatz von Hochdosischemotherapien geführt. Somit kann die Dosis-Wirkungs-Beziehung von Chemotherapie über die Grenzen der hämatopoetischen Toxizität hinaus genutzt werden. Bei einigen Verbesserungen der Heilungsraten und Krankheitskontrollen bleibt es Aufgabe, durch ständige Verbesserungen den Patienten noch besser zu helfen. Wege zur Weiterentwicklung der Konditionierungsregime sind neben der Identifikation der Patienten mit dem größten Nutzen und der Verbesserung der Supportivtherapie v.a. der Einsatz von zielgerichteten Therapien zur Intensivierung der Konditionierung und damit Verbesserung der Effektivität ohne Erhöhung der Nebenwirkungen.

Literatur

Attal M et al., Stem cell transplantation in multiple myeloma. Hematology (Am Soc Hematol Educ Program) (2007), 311–316

Gaspard MH et al., Intensive chemotherapy with high doses of BCNU, etoposide, cytarabine, and melphalan (BEAM) followed by autologous bone marrow transplantation: toxicity and antitumor activity in 26 patients with poor-risk malignancies. Cancer Chemother Pharmacol (1988), 22, 256–262

Glass B et al., Offene, multizentrische, nichtrandomisierte Phase II Studie: Dosiseskalation von Zevalin und zeitnahe Applikation der Hochdosischemotherapie BEAM gefolgt von autologer Stammzelltransplantation zur Behandlung von refraktären und rezidivierten aggressiven Non-Hodgkin-Lymphomen. Protokoll der Studie DSHNHL 2004-R4

Kollmannsberger C, Beyer J, Bokemeyer C, High-dose chemotherapy in non-seminomatous germ cell cancer. BJU Int (2009), 104, 1398–1403

Mannick JA et al., Autografts of bone marrow in dogs after lethal total-body radiation. Blood (1960), 15, 255–266

Mollee P et al., Long-term outcome after intensive therapy with etoposide, melphalan, total body irradiation and autotransplant for acute myeloid leukemia. Bone Marrow Transplant (2004), 33, 1201–1208

Schmitz N et al., Aggressive conventional chemotherapy compared with high-dose chemotherapy with autologous haemopoietic stem-cell transplantation for relapsed chemosensitive Hodgkin's disease: a randomised trial. Lancet (2002), 359, 2065–2071

Soussain C et al., Intensive Chemotherapy Followed by Hematopoietic Stem-Cell Rescue for Refractory and Recurrent Primary CNS and Intraocular Lymphoma: Société Française de Greffe de Moëlle Osseuse-Thérapie Cellulaire. J Clin Oncol (2008), 26, 2512–2518

Thomas ED et al., Supralethal whole body irradiation and isologous marrow transplantation in man. J Clin Invest (1959), 38, 1709–1716

11 Komplikationen

Georg Maschmeyer, Frank Breywisch

Epidemiologie und Spätfolgen

Während die meisten Patienten nach Hochdosistherapie und autologer hämatopoetischer Stammzelltransplantation unter den Folgen der Akuttoxizität der Konditionierung leiden (die auch der Fokus dieses Abschnitts sind), wurden Spätkomplikationen bisher weniger präzise dokumentiert. Unter 1482 erwachsenen Patienten nach autologer SZT im Zeitraum 1990–2003 wurde bei 4,6% nach einer medianen Latenzzeit von 27 Monaten eine nicht durch Rezidive bedingte Sterblichkeit beobachtet [Jantunen et al. 2006]. Mit bzw. ohne Ganzkörperbestrahlung lag dieses Risiko bei 6,7% vs. 4,3%. Häufigste Todesursache sind Zweitmalignome, gefolgt von letalen Infektionen.

Letale Spätfolgen nach autologer SZT treten bei älteren Patienten in der gleichen Häufigkeit wie bei jüngeren Patienten auf [Villela et al. 2003; Reece et al. 2003], während früh nach HDT/SZT auftretende letale Komplikationen bei Patienten jenseits des 60. Lebensjahres häufiger als bei jüngeren Patienten sind [Jantunen 2006].

Retransfusionsassoziierte Reaktionen

Unmittelbar mit der Retransfusion autologer Stammzellen auftretende Komplikationen sind typischerweise mit der Verwendung von Dimethylsulfoxid (DMSO) assoziiert. In einer retrospektiven Analyse aus Mailand wurden Einzelfälle von transienter kardialer Arrhythmie und vagovasal bedingten zentralnervösen Komplikationen berichtet, während relativ häufig (ca. 25%) milde gastrointestinale Nebeneffekte beobachtet wurden [Ferrucci et al. 2000]. Das Auftreten intestinaler Beschwerden, vorwiegend Übelkeit und Brechreiz, war korreliert mit der Menge der retransfundierten Einheiten und der Geschwindigkeit der Transfusion.

In einer multinationalen Datenanalyse der EBMT wurde eine DMSO-assoziierte Toxizität in einer Frequenz von 1 : 70 Retransfusionen beschrieben [Windrum et al. 2005]. Die Reduktion der DMSO-Konzentration bzw. Waschung des Transplantats führt zu einer Abnahme der Toxizität [Akkök et al. 2008]. Die Mehrzahl der infusionsassoziierten Komplikationen war kardiovaskulärer und respiratorischer Natur, weshalb Patienten mit entsprechender Vorbelastung (z.B. AL-Amyloidose) ein erhöhtes Risiko besitzen. In seltenen Einzelfällen wurden zentralnervöse Störungen bis hin zu einer transienten globalen Amnesie beschrieben [Otrock et al. 2008]. Trotz DMSO-Depletion auftretende Komplikationen sind überwiegend allergischer Natur oder gastrointestinale und respiratorische Ereignisse, die ihre Ursache in dem Gehalt neutrophiler Granulozyten sowie in Zellverklumpungen im Transplantat haben [Cordoba et al. 2007].

Infektionen in der Frühphase nach autologer Transplantation

Die Inzidenz von Fieber und Infektionen nach HDT und autologer SZT liegt bei 60–65% [Reich et al. 2001]. Individuelle Faktoren, wie eine Ganzkörperbestrahlung, gravierende Infektionen in der Vorgeschichte oder ein spärliches Transplantat mit der Folge einer protrahierten hämatopoetischen Rekonstitution, können dieses Risiko erhöhen (s. Tab. 11.1).

Die Mehrzahl der Infektionen sind Fieber unklarer Genese und dementsprechend durch empirische antimikrobielle Therapie zu behandeln. Etwas mehr als ein Drittel sind dokumentierte Infektionen [Reich et al. 2005], v.a. durch koagulase-negative Staphylokokken, Streptokokken und Enterokokken. Infektionen durch Pseudomonas species oder andere gramnegative Keime sind selten. Als wesentliche Eintrittspforten gelten die durch die Konditionierungstherapie geschädigten Schleimhäute von Oropharynx und Magen-Darm-Trakt sowie der Zentralvenenkatheter. Die Mehrzahl infektiöser Komplikationen zeigt bei rascher adäquater Therapie einen unkomplizierten Verlauf, und die infektionsassoziierte Mortalität liegt bei deutlich unter 5%. Die häufigsten viralen Infektionen sind Herpes-simplex-Infektionen und Varizella-Zoster-Reaktivierungen. CMV-Infektionen sind insgesamt sehr selten, werden aber nach CD34-Selektion mit einer Inzidenz bis zu 20% beobachtet [Holmberg et al. 1999]. Retrospektiv analysiert beträgt das Risiko für eine Hepatitis-B-Reaktivierung bei HBsAg-positiven Patienten nach autologer SZT 66% nach 2 Jahren; für die Hepatitis C wird das Risiko mit 16% im ersten Jahr angegeben [Locasciulli et al. 2003].

Invasive Mykosen nach HDT und autologer SZT sind selten, insbesondere werden invasive Schimmelpilzinfektionen kaum beobachtet. Häufiger ist der Nachweis von Candida species bei Oberflächeninfektionen; allerdings stellt dies i.d.R. eine Kolonisation dar.

Details zur Diagnostik, Therapie und Prophylaxe von Infektionen nach HDT und autologer SZT finden sich in der Leitlinie der Arbeitsgemeinschaft Infektionen in der Hämatologie und Onkologie (AGIHO) der Deutschen Gesellschaft für Hämatologie und Onkologie (DGHO) unter www.dgho-infektionen.de [Bertz et al. 2003].

Späte Infektionen als Spätfolge nach HDT und autologer SZT

Spät nach HDT und SZT auftretende Infektionen sind selten, stellen jedoch bei systematischer Aufarbeitung von Langzeitverläu-

Tab. 11.1: Risikofaktoren für infektiöse Komplikationen nach HDT und autologer SZT

- Alter > 60 Jahre
- Komorbidität: Lungenerkrankung, Diabetes mellitus, Herzklappenerkrankung
- Hämatologische Neoplasie
- Intensität der Vorbehandlung
- Invasive Pilzinfektion in der Anamnese
- Humoraler Immundefekt bei B-Zell-Neoplasie
- Zahl der vorausgegangenen Neutropeniephasen
- Konditionierung mit hohem Mukositisrisiko
- CD34-Selektion
- Vorbehandlung mit Purinanaloga oder Alemtuzumab
- Venenkatheter
- Hautläsionen

fen die häufigste Spätkomplikation dar. Unter 439 Patienten mit Non-Hodgkin-Lymphomen entwickelten 13 innerhalb von 3 Jahren nach HDT/SZT eine Infektion [Ruiz-Soto et al. 2005]. Hierbei besitzen pulmonale Infektionen, z.B. durch Pneumocystis jirovecii, eine dominante Rolle. Eine Ganzkörperbestrahlung zur Konditionierung wurde hier nicht als signifikanter Risikofaktor identifiziert.

Mukositis/Stomatitis

Unter den heute sehr häufig verwendeten Chemotherapieregimen zur HDT, also BEAM (Carmustin, Etoposid, Cytarabin und Melphalan) und Hochdosis-Melphalan, tritt dosisabhängig eine schwere orale Mukositis mit einer Frequenz von 42% bzw. 46% auf [Blijlevens et al. 2008] (s. auch Tab. 11.2). Regime mit Ganzkörperbestrahlung sind ebenfalls dosisabhängig mit schwerer Mukositis assoziiert. Die Mukositis kann zu erheblichen subjektiven Beeinträchtigungen, insbesondere der vorübergehenden Unfähigkeit oraler Nahrungsaufnahme und morphinbedürftigen Schmerzen, sowie zu systemischer inflammatorischer Reaktion führen [van der Velden et al. 2009]. Mundhygiene, Zahnstatus und lokale Reinigungs- und Pflegemaßnahmen wirken sich protektiv aus [Saadeh 2005]. Die Zulassung eines rekombinanten humanen Keratinozytenwachstumsfaktors (Palifermin) zur Prophylaxe schwerer Mukositis nach myeloablativer Konditionierung und autologer SZT hat die Option einer Reduzierung dieser Komplikation mit sich gebracht [Spielberger et al. 2004; Stiff et al. 2006]. Es wird an 3 konsekutiven Tagen vor und nach der Chemotherapiekonditionierung in einer Dosis von 60 µg/kg täglich verabreicht, wobei ein Abstand von mindestens 24 h Pause vor Beginn der Chemotherapie eingehalten werden muss und die erste Gabe nach der Chemotherapie am Tag der SZT nach Gabe der Stammzellen erfolgen sollte (s. Fachinformation). Die Tagestherapiekosten für dieses Verfahren liegen bei ca. 1000 €.

Tab. 11.2: Beispiel für Supportivstandard zur Vorbeugung und Behandlung der oralen Mukositis

Vorbeugung
• Zahnpflege mit Chlorhexidin-haltigem Gel (z.B. Dentosmin)
• Mundspülung mit Wasserstoff 3%
• Mundspülung mit Cidegol (Chlorhexidin, Ethanol, Minzöl, Polysorbat u.a.), 40 Trpf. auf 1 Becher Wasser
• Mundspülung mit Amphotericin-B- oder Nystatin-Suspension Behandlung
Fertig zubereitete Mukositislösung aus:
• Dexpanthenol
• Propylenglykol
• Tetracain
• Glukokortikoid
• Salbei
• Arnika
• Myrrhe
• Ethanol 70%

Diarrhö

Die Inzidenz von Diarrhöen bei Patienten mit Lymphomen oder Myelomen nach HDT und autologer SZT liegt bei ca. 65% [Arango et al. 2006]. Zur Behandlung der chemotherapiebedingten Diarrhö werden neben diätetischen Maßnahmen das Opioid Loperamid und/oder in schweren Fällen das Somatostatin-Analogon Octreotid (Sandostatin) eingesetzt. Clostridium-difficile-Toxine sind die Ursache bei 15% der Patienten, insbesondere nach Vorbehandlung mit Paclitaxel oder antibiotischer Therapie mit Cephalosporinen oder mit Vancomycin. Die Diagnostik verlangt den Nachweis der C.-difficile-Enterotoxine, die Therapie sollte in leichteren Fällen aus Metronidazol, in schweren oder refraktären Fällen aus oralem Vancomycin bestehen. Eine seltene, teils vital bedrohliche Komplikation ist eine neutropenische Enterokolitis, deren Pathogenese multifaktoriell ist. Stuhluntersuchungen mit fehlendem Nachweis von C. difficile (bzw. Enterotoxin) und eine ausgeprägte ödematöse Schwellung der Darmwände in der Sonografie oder Computertomografie (CT) sind wesentliche diagnostische Elemente. Breit wirksame antibiotische und antimykotische Therapie, Nahrungskarenz und komplette parenterale Ernährung können unter Vermeidung chirurgischer Eingriffe in den meisten Fällen zur Überwindung dieser Komplikation beitragen [Picardi et al. 2007].

Thrombotische Mikroangiopathie

Eine thrombotische Mikroangiopathie, klinisch vergleichbar mit einer thrombotisch-thrombozytopenischen Purpura, tritt im Vergleich zu Patienten nach allogener SZT nach autologer SZT nur extrem selten (ca. 1:400) auf [Elliott et al. 2003]. Ein erniedrigter Spiegel des Von-Willebrand-Antigens wird hier nicht beobachtet, ebenso wenig wie eine Verminderung der Von-Willebrand-Cleavage-Protease. Vincristin und Rituximab sind hier als effektive Therapie-Elemente beschrieben worden, während ein Plasma-Austausch unwirksam zu sein scheint (s. auch Kap. 27).

Hämorrhagische Zystitis

Eine hämorrhagische Zystitis als typische Folge hoher Dosen von Cyclophosphamid oder Ifosfamid tritt heute nur noch sehr selten auf. Der fachgerechte Einsatz des Uroprotektors Mesna (Uromitexan) hat zu einer Minimierung dieser Komplikation geführt. Bei Vorliegen einer schweren hämorrhagischen Zystitis haben sich im Einzelfall ausgiebige Spülmaßnahmen, zystoskopisch-invasive Eingriffe, der Einsatz von rekombinantem Faktor VIIa oder Gefäßembolisierungen als erfolgreich erwiesen. Antifibrinolytika, wie Aminocapronsäure, werden wegen Gerinnselbildung in der Harnblase primär nicht empfohlen.

Späte Herzinsuffizienz

Langzeitanalysen zeigen ein bedeutsames Risiko einer linksventrikulären Myokardinsuffizienz bei Patienten nach HDT/SZT [Armenian et al. 2008]. Die mediane Latenzzeit bis zur Diagnose einer dilatativen Linksherzinsuffizienz beträgt 3 Jahre. Frauen sind hierbei stärker als Männer betroffen. In einer multivariaten Analyse potenzieller Risikofaktoren sind a) die Zahl der Chemotherapien vor SZT, b) eine Anthrazyklin-Dosis von > 250 mg/m² Körperoberfläche und insbesondere c) das Ausmaß der Komorbidität von entscheidender Bedeutung. Die Konditionierung vor SZT (Hochdosischemotherapie bzw. Ganzkörperbestrahlung) ist hier kein eigenständiger Risikofaktor. Eine regelmäßige transthorakale Echokardiografie sollte deshalb zum Nachsorgeprogramm nach autologer SZT gehören.

Literatur

Akkök CA et al., Autologous peripheral blood progenitor cells cryopreserved with 5 and 10 percent dimethyl sulfoxide alone give comparable hematopoietic reconstitution after transplantation. Transfusion (2008), 48, 877–883

Arango JI et al., Incidence of Clostridium difficile-associated diarrhea before and after autologous peripheral blood stem cell transplantation for lymphoma and multiple myeloma. Bone Marrow Transplant (2006), 37, 517–521

Armenian SH et al., Late congestive heart failure after hematopoietic cell transplantation. J Clin Oncol (2008), 26 5537–5543

Bertz H et al., Antimicrobial therapy of febrile complications after high-dose chemo-/radiotherapy and autologous hematopoietic stem cell transplantation – guidelines of the Infectious Diseases Working Party (AGIHO) of the German Society of Hematology and Oncology (DGHO). Ann Hematol (2003), 82, Suppl 2, S167–174

Blijlevens N et al., Prospective oral mucositis audit: oral mucositis in patients receiving high-dose melphalan or BEAM conditioning chemotherapy – European Blood and Marrow Transplantation Mucositis Advisory Group. J Clin Oncol (2008), 26, 1519–1525

Cordoba R et al., The occurrence of adverse events during the infusion of autologous peripheral blood stem cells is related to the number of granulocytes in the leukapheresis product. Bone Marrow Transplant (2007), 40, 1063–1067

Elliott MA et al., Posttransplantation thrombotic thrombocytopenic purpura: a single-center experience and a contemporary review. Mayo Clin Proc (2003), 78, 421–430

Ferrucci PF et al., Evaluation of acute toxicities associated with autologous peripheral blood progenitor cell reinfusion in patients undergoing high-dose chemotherapy. Bone Marrow Transplant (2000), 25, 173–177

Holmberg LA et al., Increased incidence of cytomegalovirus disease after autologous CD34-selected peripheral blood stem cell transplantation. Blood (1999), 94, 4029–4035

Jantunen E, Autologous stem cell transplantation beyond 60 years of age. Bone Marrow Transplant (2006), 38, 715–720

Jantunen E et al., Late non-relapse mortality among adult autologous stem cell transplant recipients: a nation-wide analysis of 1,482 patients transplanted in 1990–2003. Eur J Haematol (2006), 77, 114–119

Locasciulli A et al., Hepatitis reactivation and liver failure in haemopoietic stem cell transplants for hepatitis B virus (HBV)/hepatitis C virus (HCV) positive recipients: a retrospective study by the Italian group for blood and marrow transplantation. Bone Marrow Transplant (2003), 31, 295–300

Otrock ZK et al., Transient global amnesia associated with the infusion of DMSO-cryopreserved autologous peripheral blood stem cells. Haematologica (2008), 93, e36–37

Picardi M et al., Improved management of neutropenic enterocolitis using early ultrasound scan and vigorous medical treatment. Clin Infect Dis (2007), 45, 403–404

Reece DE et al., Autologous stem cell transplantation in multiple myeloma patients < 60 vs >/= 60 years of age. Bone Marrow Transplant (2003), 32, 1135–1143

Reich G et al., Infectious complications after high-dose chemotherapy and autologous stem cell transplantation: comparison between patients with lymphoma or multiple myeloma and patients with solid tumors. Bone Marrow Transplant (2001), 7, 525–529

Reich G et al., Empirical antimicrobial monotherapy in patients after high-dose chemotherapy and autologous stem cell transplantation: a randomised, multicentre trial. Br J Haematol (2005), 30, 265–270

Ruiz-Soto R et al., Estimating late adverse events using competing risks after autologous stem-cell transplantation in aggressive non-Hodgkin lymphoma patients. Cancer (2005), 104, 2735–2742

Saadeh CE, Chemotherapy- and radiotherapy-induced oral mucositis: review of preventive strategies and treatment. Pharmacotherapy (2005), 25, 540–554

Spielberger R et al., Palifermin for oral mucositis after intensive therapy for hematologic cancers. N Engl J Med (2004), 351, 2590–2598

Stiff PJ et al., Palifermin reduces patient-reported mouth and throat soreness and improves patient functioning in the hematopoietic stem-cell transplantation setting. J Clin Oncol (2006), 24, 5186–5193

Van der Velden WJ et al., Febrile mucositis in haematopoietic SCT recipients. Bone Marrow Transplant (2009), 43, 55–60

Villela L et al., Low transplant related mortality in older patients with hematologic malignancies undergoing autologous stem cell transplantation. Haematologica (2003), 88, 300–305

Windrum P et al., Variation in dimethyl sulfoxide use in stem cell transplantation: a survey of EBMT centres. Bone Marrow Transplant (2005), 36, 601–603

III   Die allogene hämatopoetische Stammzelltransplantation

12 Geschichte und Entwicklung 55
Gerhard Ehninger

13 Spenderdateien, Register 60
Alexander Schmidt

14 HLA 63
Ralf Waßmuth, Hellmut Ottinger

15 Spenderauswahl, Scores 66
Hellmut Ottinger, Lambros Kordelas

16 Vorbereitung des Spenders und des Patienten 70
Daniela Wehler, Ralf Georg Meyer

17 Konditionierung 75
    17.1   Konventionelle Konditionierung – 75
           Matthias Stelljes
    17.2   Dosisreduzierte Konditionierung – 78
           Christoph Schmid, Hans-Jochem Kolb
    17.3   Radioimmuntherapie – 82
           Donald Bunjes, Ralf Georg Meyer, Wolfgang Bethge

18 Medikamentöse Immunsuppression 86
Anna Schmeier-Jürchott, Rainer Schwerdtfeger, Michael Schleuning

19 Graft-Manipulation 91
    19.1   Haploidente Transplantation – 91
           Wolfgang A. Bethge, Rupert Handgretinger
    19.2   T-Zell-Depletion – 94
           Jürgen Finke
    19.3   Selektive Depletion alloreaktiver T-Zellen – 98
           Udo Hartwig, Stephan Mielke

20 Transplantatabstoßung 102
Christoph Faul

21 Graft-versus-Host-Disease 105
    21.1   Akute GVHD – 105
           Ernst Holler, Daniel Wolff
    21.2   Chronische GVHD – 110
           Daniel Wolff, Hildegard T. Greinix

22	**Graft-versus-Leukemia**	**118**
	22.1 T-Zellen — 118	
	Eva Distler, Wolfgang Herr	
	22.2 NK-Zellen — 120	
	Lutz Uharek	
23	**Graft-versus-Infection**	**124**
	Armin Gerbitz, Hermann Einsele	
24	**Adoptiver Transfer allogener Zellen**	**128**
	24.1 Donor-Lymphozyten-Infusion — 128	
	Hans-Jochem Kolb	
	24.2 NK-Zellen — 134	
	Martin Stern, Jakob Passweg	
	24.3 T-Zell-Subpopulationen — 137	
	Simone Thomas, Ralf Georg Meyer, Wolfgang Herr	
	24.4 T-Zell-Rezeptoren — 139	
	Matthias Theobald	
	24.5 Genetische Manipulation von T-Zellen — 141	
	Claudia Rössig	
	24.6 Regulatorische T-Zellen — 144	
	Matthias Edinger	
	24.7 Mesenchymale Stromazellen — 148	
	Christian Peschel	
25	**Immunrekonstitution**	**152**
	Armin Gerbitz, Julia Winkler	
26	**Chimärismusanalysen**	**157**
	Christian Thiede, Ralf Georg Meyer, Peter Bader	
27	**Organspezifische Komplikationen**	**162**
	Herbert G. Sayer	
28	**Infektiologie**	**166**
	Simon Leroux, Andrew J. Ullmann	
29	**Transfusionstherapie**	**173**
	Hannes Wandt	
30	**Long-term follow-up**	**176**
	30.1 Nachsorgeuntersuchungen — 176	
	Eva Maria Wagner	
	30.2 Infektionsprophylaxe — 180	
	Hartmut Bertz	
	30.3 Impfungen — 182	
	Hartmut Bertz	
	30.4 Endokrinologie und Stoffwechsel — 185	
	Wolf Rösler	

	30.5	Ernährung und Ernährungstherapie — 187
		Hartmut Bertz
	30.6	Sexualität — 191
		Andreas Mumm, Hans Helge Bartsch
	30.7	Lebensqualität und Krankheitsverarbeitung — 193
		Joachim Weis
	30.8	Transplantatversagen, Krankheitsrezidiv, Zweittransplantation — 196
		Uwe Platzbecker, Hans-Joachim Deeg
	30.9	Sekundärmalignome — 200
		Eva Maria Wagner, Hans-Joachim Deeg
31	**Rehabilitation, Physiotherapie, Krankheitsbewältigung**	**207**
	Daniel Wolff, Thomas Daikeler, Pia Heußner	
32	**Pathologie der Graft-versus-Host-Disease**	**212**
	32.1	Haut — 212
		Mirjana Ziemer, Uwe Hillen, Ralf Georg Meyer
	32.2	Darm — 215
		Gustavo Baretton
	32.3	Leber — 219
		Thomas Longerich

12 Geschichte und Entwicklung

Gerhard Ehninger

Meilensteine der Entwicklung

Die Entwicklung der Blutstammzelltransplantation wurde nach dem Zweiten Weltkrieg vom Gedanken stimuliert, eine wirksame Behandlung gegen Strahlenbelastungen nach Atombombenabwürfen oder Unfällen in Kernreaktoren und die damit verbundene Schädigung der Blutbildung zu entwickeln. 1956 wurde erstmals von Barnes et al. im Mausmodell die erfolgreiche Übertragung von Knochenmark nach supraletaler Bestrahlung berichtet [Barnes et al. 1956]. Thomas et al. beschrieben 1957 die ersten Ergebnisse der Knochenmarkübertragung beim Menschen nach Ganzkörperbestrahlung [Thomas et al. 1957]. Unglücklicherweise wurden erfolgreiche Übertragungen nur bei Patienten beobachtet, die ein Transplantat von einem eineiigen Zwilling erhalten hatten [Thomas et al. 1959].

In den folgenden Jahren wurde erkannt, dass Immunzellen im Knochenmark eine Reaktion im Empfängergewebe hervorriefen, die als Wasting-Syndrom beschrieben wurde [Billingham und Brent 1957]. Diese Erkrankung wurde später als Graft-versus-Host-Erkrankung bezeichnet [Thomas et al. 1979]. Eine, wenn nicht die wichtigste, Erkenntnis war der Nachweis, dass genetische Faktoren für diese Reaktion in dem von Dausset und van Rood beschriebenen Humanleukozytenantigensystem liegen [Dausset 1958; van Rood, Eernisse, Van 1958]. Dies war ein wichtiger Ansatz, die frühen katastrophalen Ergebnisse der Transplantation in den 1950er und 1960er Jahren zu verbessern.

In den frühen 1970er Jahren wurden serologische Testverfahren für die HLA-Typisierung eingeführt und an klinischen Beispielen gezeigt, dass Patienten mit sonst fatalen Erkrankungen durch eine Knochenmarkübertragung langfristig krankheitsfrei wurden. 1968 und 1969 wurden 3 Kinder mit Immundefekten erfolgreich transplantiert [Bach et al. 1968; De et al. 1969; Gatti et al. 1968]. Das Seattler Transplantationsteam konnte 1972 von erfolgreichen Transplantationen bei Patienten mit schwerer aplastischer Anämie berichten [Thomas et al. 1972].

Die Periode von 1976–1985 war charakterisiert durch eine rasche Zunahme der Transplantationen in sich bald etablierenden Transplantationszentren und eine Verbesserung der supportiven Therapien nach Knochenmarktransplantation. Das Verfahren wurde bei einer Vielzahl weiterer maligner und nichtmaligner Erkrankungen angewendet. Das bessere Management hat auch dazu geführt, dass Patienten in früheren Krankheitsphasen behandelt wurden. 1979 wurde der erste Bericht über Transplantationen bei Patienten mit akuter myeloischer Leukämie in erster Remission vorgelegt [Thomas et al. 1979].

Seit den 1980er Jahren ist die Blutstammzelltransplantation ein akzeptiertes Verfahren für die Behandlung vieler maligner und genetischer Erkrankungen. Multiple Daten über verschiedene Aspekte der Transplantation führten zu einer Verbesserung des Behandlungsverfahrens. E. D. Thomas, der Nobelpreisträger von 1990, hebt in einer Übersichtsarbeit [Thomas 2000] über historische Schritte in der Entwicklung der Blutstammzelltransplantation besonders die Bedeutung der Einführung von antiviralen CMV-Strategien, die Vermeidung der Bestrahlung durch Einführung medikamentöser Konditionierungsverfahren, die Verwendung von Spenderlymphozyten zur erfolgreichen Behandlung von Leukämierezidiven, die Gewinnung und Verabreichung von peripheren Blutstammzellen oder Nabelschnurrestblut, Fortschritte in der Immungenetik mit Entwicklung von molekularen Typisierungsstrategien und letztendlich den Aufbau eines weltweiten Systems von freiwilligen unverwandten Blutstammzellspendern hervor. Die wichtigen Meilensteine in der Entwicklung der Blutstammzelltransplantation wurden auch in einem Review von F. Appelbaum dargestellt [Appelbaum 2007]. Weltweit werden heute jährlich über 50 000 Patienten mit einer Blutstammzelltransplantation behandelt. Die Indikationen zur Blutstammzelltransplantation in Deutschland finden sich auf der Internetseite der DAG-KBT unter www.dag-kbt.de/inkat/Indikationskatalog, die Behandlungsergebnisse werden in jährlichen Berichten des DRST (www.drst.de) veröffentlicht.

Voruntersuchungen von Blutstammzellspendern

Die Anforderungen an Spender, um sowohl Spender- als auch Empfängersicherheit so weit als möglich zu gewährleisten, wurden in einschlägigen Richtlinien der Bundesärztekammer für die periphere Blutstammzellspende, Nabelschnurrestblut und die unverwandte Spende bereits vor 15 Jahren beschrieben. 2014 ist mit der Vorlage einer Überarbeitung zu rechnen. Verschiedene EU-Direktiven wurden am 01.08.2007 durch die Novellierung des AMG, Änderungen im Transplantationsgesetz (Gewebegesetz) und Transfusionsgesetz in deutsches Recht umgesetzt. Auf dem Verordnungsweg wurden weitere Regeln durch die Gewebeverordnung (Entwurf TPG-Gewebeverordnung) und in der Änderung der Arzneimittel- und Wirkstoffherstellungsverordnung vorgegeben.

Stammzellquellen

Hämatopoetische Blutstammzellen zur Transplantation können aus Knochenmark, peripherem Blut nach Stimulation mit Wachstumsfaktoren oder aus Nabelschnurrestblut gewonnen werden.

Knochenmarkentnahme

Knochenmark wird durch multiple Punktionen vom hinteren Beckenkamm entnommen. Zusätzlich kann nach Maßgabe des entnehmenden Arztes der vordere Beckenkamm verwendet werden. Die Entnahme wird in Allgemeinanästhesie durchgeführt. Das Ziel ist, bis zu 10–20 ml Knochenmark-Blut-Gemisch pro Kilogramm Spendergewicht (bzw. $2-4 \times 10^8$ kernhaltige Zellen pro Kilogramm Patientengewicht) zu entnehmen. Das Knochenmark-Blut-Gemisch wird über grobmaschige Filter von größeren Knochenmarkpartikeln und Fett getrennt und nach entsprechenden Untersuchungen dem Patienten direkt übertragen.

Periphere Blutstammzellgewinnung

Periphere Blutstammzellspender werden mit G-CSF nach Dosierungsempfehlungen des Herstellers durch subkutane Injektion des Medikaments vorbehandelt. Am vierten oder fünften Tag der Behandlung mit G-CSF wird eine periphere Blutstammzellsammlung durch eine Zytapherese durchgeführt [Hölig et al. 2009]. Das Aphereseprodukt kann bei $4 + 2\,°C$ für maximal 72 h aufbewahrt werden. Wird das üblicherweise angestrebte Ergebnis von 5×10^6 CD34+-Zellen pro Kilogramm Patientenkörpergewicht nicht erreicht und bestehen keine Kontraindikationen hinsichtlich der Spendertauglichkeit, wird die G-CSF-Applikation fortgesetzt und eine zweite Apherese am Folgetag durchgeführt. Der venöse Zugang sollte i.d.R. über periphere Venen erfolgen, ggf. kann die Anlage eines zentralvenösen Katheters erforderlich sein. Die Antikoagulation erfolgt mit Acid-Citrate-Dextrose, zusätzlich kann Heparin appliziert werden.

Nabelschnurrestblut

Die Aufbereitung und die Kryokonservierung von Nabelschnurrestblut (CBU, cord blood unit) sind kritische Schritte, um ausreichend Blutstammzellen für eine Transplantation zu erhalten [Stevens et al. 2002]. Unterschiedliche Verfahren der Volumenreduktion oder zusätzlichen Zelldepletion wurden entwickelt. Bei der Wahl der verwendeten Methode ist auf eine geringe Verlustrate von CD34+-Vorläuferzellen zu achten.

Als Kryokonservierung hat sich eine Präparation mit 10% DMSO und 3%igem humanen Albumin oder Eigenplasma bei hoher Zellkonzentration bewährt. Die Kryopräservation wird mit einem computerkontrollierten Gefriervorgang mit einer Rate von 1 °C/min durchgeführt. Die Entfernung von DMSO nach dem Auftauvorgang unmittelbar vor Übertragung scheint nicht zwingend erforderlich zu sein und führt zu einem deutlichen Verlust von Blutvorläuferzellen [Laroche et al. 2005]. Die unveränderte Viabilität der kryokonservierten Produkte wurde auch nach einer Lagerzeit von 15 Jahren berichtet [Broxmeyer et al. 2003].

Die Transplantation von CBU wird auch bei Erwachsenen als sicheres Therapieverfahren angesehen. Es wurden vergleichbare Ergebnisse wie nach der Übertragung von Knochenmark oder peripheren Blutstammzellen eines unverwandten Spenders berichtet [Laughlin et al. 2004; Rocha et al. 2004]. Günstig für den Verlauf scheint die Wahl einer CBU mit mehr als 1×10^7/kg nukleären Zellen pro Kilogramm Empfänger zu sein. Die Graft-versus-Host-Reaktionen sind auch bei geringerer Übereinstimmung in den HLA-Merkmalen weniger ausgeprägt als bei einer entsprechenden Mismatch-Situation mit erwachsenen unverwandten Spendern. Infektiöse Komplikationen und ein komplettes oder inkomplettes Engraftment stehen bei der transplantationsassoziierten Mortalität im Vordergrund. Die Behandlungsergebnisse können möglicherweise weiter verbessert werden, wenn die Anzahl der übertragenen nukleären Zellen durch Verabreichung von 2 oder mehreren CBU erhöht oder eine dosisreduzierte Konditionierung eingesetzt wird, die bei einem Non-Engraftment eine autologe Regeneration ermöglicht.

Transplantatmanipulation

Zur Vermeidung oder Reduktion der Graft-versus-Host-Erkrankung wurden verschiedene Verfahren zur Reduktion oder Elimination von T-Zellen im Transplantat (In-vitro-Depletion) oder durch Verabreichung von monoklonalen Antikörpern nach Gabe eines unveränderten Transplantates (In-vivo-Depletion) untersucht. Neben einer Positivselektion von CD34-Stammzellen wurden antikörpervermittelte Depletionsverfahren verschiedener T-Zell-Subpopulationen durchgeführt [Bethge et al. 2008; Lang et al. 2004].

Insgesamt konnte mit diesen Verfahren eine Verminderung der Graft-versus-Host-Erkrankung erreicht werden. Das Gesamtüberleben wurde aber nicht signifikant beeinflusst, da nach T-Zell-Depletionsverfahren eine verlängerte Immunkompetenz mit Häufung von Infektionen und teilweise auch ein erhöhtes Risiko von Transplantatversagen oder Rezidiven der Grunderkrankung beobachtet wurden.

Eine effektive In-vivo- oder Ex-vivo-T-Zell-Depletion ist für die erfolgreiche Transplantation von Zellen mit einem Mismatch in mehreren HLA-Loci bis hin zu einer Identität in nur einem Haplotypen (haploidente Transplantation) zwingend erforderlich. Die haploidente Blutstammzelltransplantation wurde in den 1990er Jahren v.a. unter Verwendung von CD34$^+$-selektionierten Blutstammzellen entwickelt. Die dabei beobachteten Komplikationen während der langen Immunsuppression können eventuell durch selektivere Depletionsverfahren (z.B. anti-CD3, anti-CD19) mit Erhalt der natürlichen Killerzellpopulation reduziert oder vermieden werden [Bethge et al. 2008]. Eine Elimination reaktiver T-Zell-Klone durch eine hoch dosierte Cyclophosphamid-Gabe in den ersten Tagen nach Übertragung der Blutstammzellen könnte eine interessante Alternative werden [Luznik et al. 2012].

Gewebetypisierung als wichtige Komponente der Spenderauswahl

Der zweite deutsche Konsensus zur immungenetischen Spenderauswahl bei allogener Blutstammzelltransplantation wurde 2001 publiziert [Ottinger et al. 2001]. Darin werden die Suchstrategien, die erforderlichen Kompatibilitätstestungen, die zu untersuchenden Loci und akzeptable HLA-Mismatch-Konstellationen in Zusammenhang mit der zugrunde liegenden Erkrankung, Spendertyp und Konditionierungsregimen beschrieben.

Grundsätzlich sollte bei nicht bösartigen Erkrankungen eine möglichst hohe Übereinstimmung aufgrund molekularer Testuntersuchung zwischen Spender und Empfänger angestrebt werden. Neben den Klasse-I-Merkmalen HLA-A, -B, -C ist das Klasse-II-Merkmal DR hochauflösend zu untersuchen. Der zusätzliche Gewinn einer DP- und DQ-Typisierung wird überwiegend als marginal angesehen. Bei mehreren vorhandenen Spendern sollte diese Untersuchung aber zusätzlich durchgeführt werden. Bei malignen Erkrankungen oder fortgeschrittenen Erkrankungsstadien ist der Grad der Übereinstimmung weniger bedeutsam, da durch Verstärkung des Graft-versus-Leukämie-Effektes die zusätzlichen Risiken einer stärkeren GVH-Reaktion ausbalanciert werden können.

Bei Nabelschnurbluttransplantationen werden bessere Ergebnisse bei einer höhergradigen HLA-Übereinstimmung erzielt, in Abhängigkeit vom Alter des Patienten und der zugrunde liegenden Erkrankung sind auch Mismatch-Konstellationen verantwortbar.

Eine Differenz in der Hälfte der HLA-Merkmale wird bei der haploidenten Transplantation konzeptionell akzeptiert. Die massiv erhöhte GVH-Rate muss aber durch eine effektive In-vitro- oder In-vivo-T-Zell-Depletion wirksam vermieden werden.

Die Bedeutung von Nicht-HLA-Antigenen für die Spenderauswahl wird aktuell in wissenschaftlichen Projekten untersucht. Eine Untersuchung dieser Genloci wird aber noch nicht routinemäßig in der klinischen Spenderauswahl eingesetzt.

Literatur

Appelbaum FR, Hematopoietic-cell transplantation at 50. N Engl J Med (2007), 357, 1472–1475

Bach FH et al., Bone-marrow transplantation in a patient with the Wiskott-Aldrich syndrome. Lancet (1968), 2, 1364–1366

Barnes DW et al., Treatment of murine leukaemia with X rays and homologous bone marrow; preliminary communication. Br Med J (1956), 2, 626–627

Bethge WA et al., Haploidentical allogeneic hematopoietic cell transplantation in adults using CD3/CD19 depletion and reduced intensity conditioning: an update. Blood Cells Mol Dis (2008), 40, 13–19

Billingham RE, Brent L, Acquired tolerance in newborn mice. Ann NYAcad Sci (1957), 69, 678–680

Broxmeyer HE et al., High-efficiency recovery of functional hematopoietic progenitor and stem cells from human cord blood cryopreserved for 15 years. Proc Natl Acad Sci USA (2003), 100, 645–650

Dausset J, Iso-leuko-antibodies. Acta Haematol (1958), 20, 156–166

De KJ et al., Transplantation of bone-marrow cells and fetal thymus in an infant with lymphopenic immunological deficiency. Lancet (1969), 1, 1223–1227

Gatti RA et al., Immunological reconstitution of sex-linked lymphopenic immunological deficiency. Lancet (1968), 2, 1366–1369

Hölig K et al., Safety and efficacy of hematopoietic stem cell collection from mobilized peripheral blood in unrelated volunteers: 12 years of single-center experience in 3928 donors. Blood (2009), 114, 3757–3763

Lang P et al., Transplantation of highly purified peripheral-blood CD34+ progenitor cells from related and unrelated donors in children with nonmalignant diseases. Bone Marrow Transplant (2004), 33, 25–32

Laroche V et al., Cell loss and recovery in umbilical cord blood processing: a comparison of postthaw and postwash samples. Transfusion (2005), 45, 1909–1916

Laughlin MJ et al., Outcomes after transplantation of cord blood or bone marrow from unrelated donors in adults with leukemia. N Engl J Med (2004), 351, 2265–2275

Luznik L, O'Donnell PV, Fuchs EJ, Post-transplantation cyclophosphamide for tolerance induction in HLA-haploidentical bone marrow transplantation. Semin Oncol (2012), 39, 683–693

Ottinger HD et al., Second German consensus on immunogenetic donor search for allotransplantation of hematopoietic stem cells. Ann Hematol (2001), 80, 706–714

Rocha V et al., Transplants of umbilical-cord blood or bone marrow from unrelated donors in adults with acute leukemia. N Engl J Med (2004), 351, 2276–2285

Stevens CE et al., Placental/umbilical cord blood for unrelated-donor bone marrow reconstitution: relevance of nucleated red blood cells. Blood (2002), 100, 2662–2664

Thomas ED et al., Intravenous infusion of bone marrow in patients receiving radiation and chemotherapy. N Engl J Med (1957), 257, 491–496

Thomas ED et al., Supralethal whole body irradiation and isologous marrow transplantation in man. J Clin Invest (1959), 38, 1709–1716

Thomas ED et al., Aplastic anaemia treated by marrow transplantation. Lancet (1972), 6, 284–289

Thomas ED et al., Marrow transplantation for acute nonlymphoblastic leukemia in first remission. N Engl J Med (1979), 301, 597–599

Thomas ED, Landmarks in the development of hematopoietic cell transplantation. World J Surg (2000), 24, 815–818

Van Rood JJ, Eernisse JG, Van LA, Leucocyte antibodies in sera from pregnant women. Nature (1958), 181, 1735–1736

13 Spenderdateien, Register

Alexander Schmidt

Einleitung

Die hämatopoetische Stammzelltransplantation führt zu den besten Ergebnissen, wenn Spender und Empfänger bez. ihrer HLA-Merkmale identisch sind. Diese Erkenntnis und die enorme Variabilität des HLA-Systems haben zum Aufbau großer Spenderdateien und -register geführt, um auch Patienten ohne geeigneten Familienspender eine realistische Chance auf eine HLA-identische Spende zu eröffnen.

Spenderdateien und -register wären nicht denkbar ohne die altruistische Haltung zahlreicher freiwilliger Spender, die bereit sind, sich einem operativen Eingriff zur Knochenmarkspende oder einer Apherese nach vorangehender Stammzellmobilisierung zu unterziehen, um ihnen nicht bekannten Patienten zu helfen.

Spenderdateien

Die wesentlichen Aufgaben der Spenderdateien bestehen in der Information der Öffentlichkeit, der Spenderneugewinnung mit zugehöriger HLA-Typisierung, der Veranlassung von weiterführenden HLA-Typisierungen und der Bereitstellung von Blutproben im Rahmen der Spendersuche, der Beratung registrierter Spender, der Vorabklärung der medizinischen Eignung der Spender und der Organisation der Stammzellentnahme samt vorangehender Spendervoruntersuchung. Obwohl beide Spendeverfahren als sicher gelten [Horowitz und Confer 2005], erfolgt eine Nachkontrolle der Spender, die ebenfalls zu den Aufgaben der Spenderdateien zählt.

In Deutschland gibt es 30 Spenderdateien mit insgesamt 5 504 995 Spendern (Stichtag: 01.08.2014). Die größten deutschen Spenderdateien sind die Deutsche Knochenmarkspenderdatei, die Stefan-Morsch-Stiftung und das Norddeutsche Knochenmark- und Stammzellspender-Register mit insgesamt 4 543 294 Spendern.

Nationale Register

Die Spenderdateien übermitteln die für die Spendersuche relevanten Informationen, also insbesondere HLA-Phänotyp, Alter und Geschlecht der Spender, anonymisiert an nationale Register. Diese Register stellen die suchrelevanten Informationen weltweit für Spendersuchen zur Verfügung und organisieren diese. Das deutsche Register ist das Zentrale Knochenmarkspender-Register (ZKRD).

Spenderdateien und -register verfügen, allein schon durch das Wachstum über mehrere Jahre oder Jahrzehnte, i.d.R. über Spender mit HLA-Befunden, die sich bez. Vollständigkeit und Auflösung teilweise deutlich unterscheiden. Diese Heterogenität erschwert die Identifikation des optimalen Spenders. Wünschenswert ist es, wenn der mit der Spendersuche betraute Suchkoordinator auf der Grundlage der jeweils vorhandenen HLA-Befunde unmittelbar erkennen kann, welche Spender mit der höchsten Wahrscheinlichkeit vollständig HLA-identisch mit dem jeweiligen Patienten sind. Moderne Suchalgorithmen, wie OptiMatch

(ZKRD) oder HapLogic (NMDP in den USA), leisten dies und tragen so zur Effizienzsteigerung der Spendersuche bei.

banken und Entnahme-Einheiten erarbeitet wurden, orientieren sich ebenfalls an den Standards der WMDA.

Internationale Zusammenarbeit

Im weltweiten Register von BMDW (Bone Marrow Donors Worldwide) sind aktuell (Stichtag: 01.08.2014) die Daten von 23 754 869 Stammzellspendern aus 63 Registern in 44 Ländern (einige Länder verfügen über mehrere Register) gemeldet. Hinzu kommen 611 178 Nabelschnurblutpräparate, die in öffentlichen Nabelschnurblutbanken eingelagert sind und für allogene Transplantationen zur Verfügung stehen.

Die Länder mit den meisten Stammzellspendern sind die USA (8 042 183), Deutschland (5 504 995) und Großbritannien (1 007 825). In Deutschland sind also, bezogen auf die Bevölkerungszahl, weit überdurchschnittlich viele Spender registriert.

Der internationale Austausch von Stammzellspendern trägt entscheidend dazu bei, die Chancen von Patienten auf einen HLA-identischen unverwandten Spender zu erhöhen. So haben nur 772 (27,7%) der 2788 Stammzellspender der DKMS, die im Jahr 2008 erstmals Stammzellen gespendet haben, für Patienten in Deutschland gespendet.

Die Überwindung der Hindernisse bei Transplantationen über nationale Grenzen hinweg, z.B. durch unterschiedliche Gesetzgebungen in den Ländern von Spender und Empfänger, ist eine zentrale Aufgabe der WMDA. Außerdem setzt die WMDA Standards für nationale Register, die die Grundlage eines Akkreditierungsprozesses bilden. Derzeit sind 17 Register, die zusammen 83,5% der weltweit registrierten Spender repräsentieren, bei der WMDA akkreditiert. Die Deutschen Standards für die nicht verwandte Blutstammzellspende [ZKRD 01.09.2013], die gemeinsam von ZKRD, Spenderdateien, Sucheinheiten, Nabelschnurblut-

Herausforderungen

Nur rund 40–50% der kaukasischen Patienten finden einen vollständig HLA-identischen Spender [Tiercy et al. 2007]. Daraus resultiert ein Bedarf für weitere Spenderneugewinnung [Müller, Ehninger, Goldmann 2003]. Die weitere Gewinnung von Spendern ist überdies wegen des Alterns der registrierten Spender geboten: zum einen, um Spender, die die Altersgrenze von 61 Jahren erreicht haben, zu ersetzen; zum anderen, weil sich die Alterung der Spender auch unterhalb der Altersgrenze nachteilig auf den Nutzen einer Spenderdatei auswirkt [Schmidt et al. 2008]. Dieser Effekt ist darin begründet, dass Transplantationen mit jüngeren Spendern tendenziell zu besseren Ergebnissen führen [Kollman et al. 2001].

Möglichst vollständige und hoch aufgelöste HLA-Befunde erleichtern und verkürzen die oft zeitkritische Spendersuche und sind daher anzustreben. Daraus resultiert ein potenzieller Konflikt zwischen quantitativem und qualitativem Dateiwachstum bei limitierten Ressourcen. Die Entscheidung für eine bestimmte Gewichtung dieser beiden Optionen kann nicht generell getroffen werden, sondern hängt von dateispezifischen Parametern, wie Dateigröße, Altersverteilung der Spender oder Kostenstruktur, ab.

Da zwischen Registrierung und Spende mehrere Jahre liegen können, ist es wichtig, die Motivation zur Spende zu erhalten oder ggf. registrierte Spender, die nicht mehr zur Spende bereit sind, zu identifizieren und aus der Spenderdatei zu entfernen. Hierzu ist gemäß der Deutschen Standards [ZKRD 2013] eine jährliche Kontaktaufnahme mit den registrierten Spendern empfohlen und eine Kontaktaufnahme alle 3 Jahre verpflichtend.

Es ist wünschenswert, dass die Zugehörigkeit zu einer bestimmten ethnischen Gruppierung keine Auswirkungen auf die Wahrscheinlichkeit, einen passenden Spender zu finden, hat. In Deutschland bilden die rund 2,5 Mio. Menschen türkischer Abstammung die größte ethnische Minderheit. Da es zudem in der Türkei nur rund 38 000 registrierte Spender gibt, sind besondere Anstrengungen zur Gewinnung türkischstämmiger Spender angeraten. Ein entsprechendes Projekt der DKMS hat bislang zur Registrierung von über 50 000 türkischstämmigen Spendern geführt [Schmidt et al. 2009].

Zusammenfassung und Ausblick

Der Aufbau großer Spenderdateien und -register und deren internationale Zusammenarbeit bilden eine Erfolgsgeschichte, durch die – zusammen mit klinischen Fortschritten und verbesserten Laborverfahren, die hoch aufgelöste HLA-Massentypisierungen ermöglichen – die unverwandte Spendertransplantation zunehmend an Bedeutung gewonnen hat. So hat sich der Anteil der unverwandten an allen allogenen Stammzelltransplantationen in Deutschland zwischen 1998 und 2008 von 40 % auf 69 % erhöht [DRST 2009].

Für die Zukunft sollte besonderes Augenmerk auf weiteres quantitatives und qualitatives Dateiwachstum unter besonderer Berücksichtigung von Spendern aus ethnischen Minderheiten und die Optimierung internationaler Spendersuchen gerichtet werden.

Literatur

DRST. Deutsches Register für Stammzelltransplantationen. Jahresbericht 2008. www.drst.de/download/jb2008.pdf (31.10.2009)

Horowitz MM, Confer DL, Evaluation of hematopoietic stem cell donors. Hematology Am Soc Hematol Educ Program (2005), 469–475

Kollman C et al., Donor characteristics as risk factors in recipients after transplantation of bone marrow from unrelated donors: the effect of donor age. Blood (2001), 98, 2043–2051

Müller CR, Ehninger G, Goldmann SF, Gene and haplotype frequencies for the loci HLA-A, HLA-B, and HLA-DR based on over 13,000 German blood donors. Hum Immunol (2003), 64, 137–151

Schmidt AH et al., Aging of registered stem cell donors: implications for donor recruitment. Bone Marrow Transplant (2008), 41, 605–612

Schmidt AH et al., Criteria for initiation and evaluation of minority donor programs and application to the example of donors of Turkish descent in Germany. Bone Marrow Transplant (2009), 44, 405–412

Tiercy JM et al., The probability of identifying a 10/10 HLA allele-matched donor is highly predictable. Bone Marrow Transplant (2007), 40, 515–522

ZKRD. Deutsche Standards für die nicht verwandte Blutstammzellspende (Version 2013). www.zkrd.de/de/_pdf/ZKRD_Standards-V9_deutsch.pdf (01.09.2013)

14 HLA

Ralf Waßmuth, Hellmut Ottinger

Einleitung

Die Übereinstimmung von Patient und Spender bez. ihrer humanen Leukozyten-Antigene (HLA-Merkmale) stellt eine wesentliche Voraussetzung für den erfolgreichen klinischen Ausgang der allogenen hämatopoetischen Blutstammzelltransplantation dar.

Grundlagen des HLA-Systems

Das HLA-System wird dabei von einer Gruppe von hochgradig polymorphen Genen codiert, die im MHC (major histocompatibility complex) auf dem kurzen Arm von Chromosom 6 zu finden sind. Derzeit sind mehr als 4100 allelische Varianten für die 6 klassischen oberflächenexprimierten HLA-Klasse-I-Gene HLA-A, -B, -C und HLA-Klasse-II-Gene HLA-DR, -DQ und -DP bekannt (www.ebi.ac.uk/imgt/hla). Die Vererbung der HLA-Merkmale erfolgt kodominant, sodass bei jedem Menschen sowohl die von der Mutter als auch die vom Vater ererbten Merkmale ausgeprägt sind. Dabei wird die Kombination von HLA-Merkmalen auf demselben Chromosomensegment als Haplotyp bezeichnet. Somit liegen bei jedem Individuum ein väterlicher und ein mütterlicher Haplotyp vor. Geschwister können bez. der ererbten HLA-Merkmale 2 (HLA-identisch), einen (HLA-haploidentisch) oder keinen HLA-Haplotyp (HLA-nichtidentisch) gemeinsam haben. Weitere Übereinstimmungen können sich durch sog. phänotypische Übereinstimmungen ergeben, die durch zufällige, aber nicht direkt vererbte Übereinstimmung der Eltern hinsichtlich einzelner HLA-Merkmale oder ganzer Haplotypen bedingt sind. Ein besonderes Merkmal des HLA-Komplexes ist es, dass zwischen einzelnen Genorten des HLA-Komplexes ein Kopplungsungleichgewicht besteht, sodass bei der Spenderauswahl sowohl Kompatibilitäten als auch Inkompatibilitäten an einem Genort oftmals gleichsinnig an anderen Genorten des HLA-Komplexes auftreten können [Waßmuth 2005].

Gewebetypisierung und Histokompatibilität

Goldstandard für die Gewebetypisierung ist die molekulargenetische Analyse der HLA-Genorte durch Polymerase-Ketten-Reaktion-abhängige Verfahren (PCR, polymerase chain reaction), die die Nukleotidsequenzinformation in den funktionell und transplantationsrelevant polymorphen Genabschnitten (Antigenbindungsregion) ermitteln. Operationell sind verschiedene Grade der Auflösung der Gewebetypisierung definiert: Die niedrige Auflösung (low resolution), auch generische oder *2-digit*-Typisierung genannt, umfasst die Identifikation von Allelgruppen, korrespondierend zur Auflösung der serologischen Gewebetypisierung. Bei der Hochauflösung (*high resolution*, *4-digit typing*) wird die vollständige Sequenzbestimmung innerhalb der Exone 2 und 3 (HLA-Klasse I) bzw. Exon 2 (HLA-Klasse II) verlangt. Für die Gewebetypisierung des Patienten und potenzieller Spender wird i.d.R. stufenweise, sowohl hinsichtlich des Umfangs der untersuchten Genorte als auch des Auflösungsgrades, vorgegangen. In der Beurteilung des Grads der Übereinstimmung zur Auswahl eines Spenders wird auf die Anzahl der untersuchten Haplotypen und die dabei gefundenen Übereinstimmungen Bezug genommen: Goldstandard ist die Analyse von HLA-A, -B, -C, -DRB1 und -DQB1, also insgesamt 10 Merkmalen dieser 5 Genorte, sodass, falls Spender und Empfänger in allen Genorten übereinstimmen, von einem 10/10-Match gesprochen wird. Sofern noch zusätzlich HLA-DPB1 berücksichtigt wird, kann maximal ein 12/12-Match erzielt werden. Obligat ist eine Wiederholungsuntersuchung (confirmatory typing) mit einer neuen Blutprobe vor einer Transplantation bei Spender und Empfänger zur Identitätssicherung und Kontrolle der Typisierung.

Über die Gewebetypisierung hinaus wird bei Vorliegen von HLA-Disparitäten zwischen Spender und Empfänger eine serologische lymphozytäre Kreuzprobe und ggf. eine Differenzierung transplantationsrelevanter Anti-HLA-Antikörper durchgeführt, da ein positives Kreuzprobenergebnis mit einer erhöhten Transplantatsabstoßungsrate assoziiert ist.

Spenderauswahl für die hämatopoetische Stammzelltransplantation

Derzeitiger Stand der Wissenschaft ist, dass die HLA-Genorte A, B, C und DRB1 für den Ausgang der allogenen Blutstammzelltransplantation relevant sind. Die Bedeutung der Genorte HLA-DQB1 und HLA-DPB1 wird kontrovers diskutiert.

Als idealer Spender gilt nach wie vor der genotypisch HLA-identische Geschwisterspender (leiblicher Bruder oder leibliche Schwester), der vom Vater bzw. der Mutter dieselben HLA-Haplotypen geerbt hat wie der Patient. Das Problem in Deutschland und den meisten anderen Industriestaaten ist, dass für über 70% der Patienten kein HLA-identischer Geschwisterspender zur Verfügung steht. Bei den jüngeren Patienten liegt dies hauptsächlich am Rückgang der Geburtenrate, sodass der Patient entweder gar keine Geschwister hat oder lediglich einen Bruder oder eine Schwester. Die Wahrscheinlichkeit, dass dieses eine Geschwister HLA-identisch mit dem Patienten ist, beträgt nach den Mendelschen Regeln nur 25%. Bei älteren Patienten ist die Lage nicht viel besser. Sie stammen zwar häufiger aus kinderreichen Familien, was die Chance, einen HLA-identischen Geschwisterspender zu identifizieren, steigert. Parallel hierzu steigt jedoch die Gefahr, dass identifizierte HLA-identische Geschwisterspender aus Gesundheitsgründen nicht zur Spende herangezogen werden können. Geschwister haben im Regelfall ein ähnliches Lebensalter wie der Patient, und im Alter nehmen die Krankheiten bekanntlich zu.

Ist kein HLA-identischer Geschwisterspender verfügbar, können alternative Spender herangezogen werden. Es wird dann eine Spendersuche in der nicht verwandten Bevölkerung gestartet mit dem Ziel, einen Registerspender zu finden, der mit dem Patienten bez. beider HLA-A-, -B-, -C-, -DRB-1- (und -DQB1-)Merkmale phänotypisch übereinstimmt. Aufgrund der hohen Zahl der registrierten Spender (> 13,5 Mio. im September 2009, vgl. Kap. 13) liegt die Chance, für einen deutschstämmigen Patienten einen voll identischen (HLA-A-, -B-, -C-, -DRB1- (und -DQB1-)kompatiblen) Fremdspender zu finden, bei über 80%. Erfreulich ist, dass heutzutage die Transplantationserfolge mit unverwandten Spendern sehr gut sind und sich das „Allgemeine Überleben nach Transplantation" mit Geschwister- oder Fremdspendern nicht mehr signifikant unterscheidet. Sofern kein vollständig passender Spender verfügbar ist, kann auch ein Fremdspender mit einer völligen Nichtübereinstimmung (sog. Antigendifferenz) entweder am HLA-A-

oder am HLA-B- oder HLA-C-Genort herangezogen werden. Bei klinischer Dringlichkeit können eine oder sogar mehrere zusätzliche geringfügige Nichtübereinstimmungen (sog. Alleldifferenzen) an (anderen) Genorten gestattet werden (sog. akzeptable Mismatche), sofern kein besserer Spender kurz- bis mittelfristig in Aussicht steht [Petersdorf 2008].

Ausblick

Eine Alternative zu einem Fremdspender mit Differenzen an 2 oder mehr HLA-Genorten stellen Familienspender dar (Eltern, Kinder etc.), die lediglich einen HLA-Haplotypen mit dem Patienten gemeinsam haben, während der andere Haplotyp gänzlich oder zumindest teilweise differente HLA-Merkmale aufweist (vgl. Kap. 19.1). Diese haploidenten Transplantationen sollten nur im Rahmen klinischer Studien durchgeführt werden. Eine andere Alternative stellt außerdem die Transplantation von Nabelschnurvenenblut dar (vgl. Kap. 2).

Literatur

Petersdorf EW, Optimal HLA matching in hematopoietic cell transplantation. Curr Opin Immunol (2008), 20, 88–93

Waßmuth R (2005) Einführung in das HLA-System, 2. aktualisierte Aufl. ecomed, Landsberg

15 Spenderauswahl, Scores

Hellmut Ottinger, Lambros Kordelas

Einleitung

Die Spenderauswahl leistet einen entscheidenden Beitrag für den klinischen Erfolg der allogenen hämatopoetischen Stammzelltransplantation. Die Auswahl des „besten" Spenders hängt von mehreren Faktoren ab, die der für die Transplantation verantwortliche Arzt kennen und berücksichtigen muss. Des Weiteren wurden in den letzten Jahren Scores entwickelt und validiert, die das Risiko des individuellen Patienten für die transplantationsassoziierte Morbidität und Mortalität abschätzen helfen. Diese Scores sind bei der Indikationsstellung zur Transplantation und bei der Beratung des Patienten vor Transplantation sehr hilfreich.

Spenderauswahl

Bei der Spenderauswahl spielt die über das HLA definierte Gewebeverträglichkeit von Spender und Empfänger eine zentrale Rolle. Aber auch andere Parameter sind für die Spenderauswahl von Bedeutung, wie z.B. der Verwandtschaftsgrad zwischen Spender und Empfänger sowie das Lebensalter und Geschlecht, der CMV-Serostatus und – mit Einschränkung – auch die AB0-Blutgruppe des Spenders. Für die Praxis der Spenderauswahl haben darüber hinaus auch Faktoren wie z.B. die Bereitschaft/Zuverlässigkeit eines Spenderkandidaten, seine zeitnahe Verfügbarkeit und v.a. sein Gesundheitszustand einen hohen Stellenwert. Hierbei ist zu bedenken, dass die beiden zur Gewinnung von Blutstammzellen verfügbaren Methoden für den Spender ein unterschiedliches Risikoprofil haben. Die klassische Knochenmarkentnahme wird im Regelfall unter Vollnarkose durchgeführt und kann mit einem größeren Blutverlust verbunden sein. Die Spende von Blutstammzellen aus dem venösen Blut mittels Apherese (sog. periphere Blutstammzellspende) wird hingegen üblicherweise ohne Narkose ambulant durchgeführt, erfordert aber im Vorfeld eine Mobilisierungstherapie mit dem Wachstumsfaktor G-CSF, die u.a. die Fließeigenschaften des Blutes nachteilig beeinflussen kann.

Folgendes Vorgehen bei der Spenderauswahl hat sich in der Praxis bewährt:

Um Konfliktsituationen zu vermeiden, sollte die Spenderauswahl von einem Arzt durchgeführt werden, der nicht gleichzeitig auch den Empfänger (Patienten) klinisch betreut.

Bezüglich der Gewebeverträglichkeit gilt:
- HLA-identische Geschwisterspender gelten weiterhin als „goldener Standard".
- Ein verwandter oder unverwandter Spenderkandidat ist als „ausreichend gewebeverträglich" mit dem Patienten einzustufen, wenn er an allen 10 transplantationsrelevanten HLA-Genorten (jeweils an den beiden HLA-A-, -B-, -C-, -DRB1- und -DQB1-Genorten) übereinstimmt oder lediglich an einem der 10 genannten Genorte eine HLA-Allel- oder eine HLA-Antigendifferenz mit dem Empfänger aufweist [Petersdorf et al. 2004; Flomenberg et al. 2004]. In Ausnahmefällen können aber auch Spender mit mehr als einer HLA-Differenz herangezogen werden (Stichwort: HLA-haploidentische Spender).

- Ob das KIR-Gen-System (KIR = killer cell immunoglobulin-like receptors) in Zukunft neben dem HLA-System für die Spenderauswahl eine Rolle spielen wird, ist derzeit auch für die führenden Grundlagenforscher noch nicht absehbar.

Sofern mehrere, bez. ihrer Gewebeverträglichkeit ebenbürtige Spenderkandidaten verfügbar sind, gelten im Regelfall folgende Präferenzen:
- Männlicher vor weiblichem Spender (höheres Körpergewicht, fehlende Immunisierung durch vorausgegangene Schwangerschaften).
- Jugendlicher vor betagtem Spender [Alousi et al. 2013].
- CMV-seronegativer Spender für CMV-seronegative Patienten, CMV-seropositiver Spender für CMV-seropositive Patienten [Schmidt-Hieber et al. 2013].
- AB0-Blutgruppen-identischer vor AB0-Blutgruppen-inkompatiblem Spender. Aber selbst eine AB0-Majorinkompatibilität ist sogar im Fall der Knochenmarkspende tolerierbar, falls kein besser geeigneter Spender verfügbar ist.

Im Fall einer klinisch dringlichen Transplantation ist ein sofort verfügbarer, „geeigneter" Spender immer die bessere Wahl gegenüber der Fortsetzung der Suche nach einem optimal geeigneten Spender mit unsicherem Ausgang. Bestehen in der verwandten Spender-Empfänger-Situation Hinweise dafür, dass ein erwachsener Spender von seinen Angehörigen zur Spende genötigt wird oder ein minderjähriger Spender bez. eigener Interessen von seinen Eltern übervorteilt wird, ist der mit der Spenderauswahl beauftragte Arzt in der Pflicht, die Spenderinteressen zu schützen.

Scores

Die allogene SZT ist ein Therapieverfahren, das mit einem nicht unerheblichen Risiko für nichtrückfallbedingte Mortalität (non-relapse mortality, NRM) assoziiert ist. Umso wichtiger ist es, Scores zu entwickeln, die das unterschiedliche NRM-Risiko in Abhängigkeit von z.B. Patientencharakteristika und Transplantationsverfahren abzuschätzen helfen. Derartige Scores sind ein wichtiges Instrument bei der Indikationsstellung zur allogenen SZT, bei der Auswahl der Konditionierungsintensität und bei der Beratung der Patienten.

Die EBMT hat 1998 ein Scoring-Modell publiziert [Gratwohl et al. 1998], das die folgenden transplantationsassoziierten Risikofaktoren berücksichtigt: Histokompatibilität, Krankheitsstadium zum Zeitpunkt der allogenen SZT, Alter und Geschlecht von Spender und Empfänger und die Zeitspanne von Diagnosestellung zur Transplantation. Die 5 Risikofaktoren erlauben eine prädiktive Aussage bez. leukämiefreiem Überleben, Gesamtüberleben und transplantationsbezogener Mortalität.

Der HCT-CI (hematopoietic cell transplantation-specific comorbidity index, nach dem Erstautor auch Sorror-Score genannt) fokussiert hingegen auf die Begleiterkrankungen der Patienten vor allogener SZT [Sorror et al. 2005]. Der Sorror-Score vergibt – je nach Schweregrad – 1–3 Punkte für insgesamt 17 Komorbiditäten, wie z.B. kardiale, pulmonale oder renale Begleiterkrankungen, die anhand funktionaler oder laborchemischer Parameter objektiviert werden. Durch die Berücksichtigung des individuellen Risikoprofils der Komorbiditäten soll der Score etwa bei der Auswahl einer myelo- oder nichtmyeloablativen Konditionierungstherapie eine Hilfestellung bieten.

Beide – sowohl der EBMT- als auch der Sorror-Score – haben den Krankheitsstatus außer Betracht gelassen. Armand et al. haben daher einen Disease Risk Index (DRI) entwickelt, der in Abhängigkeit vom Rückfallrisiko ein unterschiedliches Gesamt- und progressionsfreies Überleben prognostizieren kann [Armand et al. 2012]. Das individuelle Rückfallrisiko unterscheidet sich erheblich je nach Krankheitsentität und der aktuellen Krankheitskontrolle. Anhand der Auswertung retrospektiver Daten kommt der DRI zu 3 Entitätengruppen mit niedrigem, intermediärem und hohem Risiko für einen Krankheitsrückfall und zu 2 Risikogruppen anhand der unterschiedlichen Krankheitsstadien (z.B. chronische vs. akzelerierte chronische myeloische Leukämie (CML) bzw. CML-Blastenkrise). In diesem Modell werden – sofern verfügbar – auch zytogenetische Risikofaktoren berücksichtigt, sodass sich z.B. für eine akute myeloische Leukämie (AML) insgesamt 6 Kombinationsmöglichkeiten ergeben. Durch multivariate Analysen kristallisieren sich schließlich 4 Gruppen mit signifikant unterschiedlichem Gesamt- und progressionsfreiem Überleben heraus.

Der Score mit dem umfassendsten Ansatz ist der PAM-Score (Pretransplant Assessment of Mortality Score), der auf Daten von über 2800 in Seattle/USA transplantierten Patienten beruht [Parimon et al. 2006]. Der PAM-Score bietet auf einer Website (cdsweb.fhcrc.org/pam) die Möglichkeit, Daten zu Alter, Spendersituation, Krankheitsstadium (low/intermediate/high risk), Konditionierungstherapie und die wesentlichen Parameter zur renalen, hepatischen und pulmonalen Verfassung des Patienten einzugeben, und berechnet auf Basis des historischen Datensatzes das Mortalitätsrisiko. Der PAM-Score vereint somit patienten-, krankheits- und behandlungsspezifische Faktoren. Die Prognosen beruhen allerdings auf Daten aus den Jahren 1990–2002. Zudem gibt es weitere Aspekte, die einen Einfluss auf den Ausgang nach allogenen SZT haben können, aber bisher unberücksichtigt sind. Dazu zählen etwa eine schwere Infektionsanamnese, die CMV-Konstellation, histologische oder insbesondere molekulargenetische Subtypen einzelner Entitäten. Zytogenetische und/oder molekulargenetische Marker werden v.a. bei der AML und beim myelodysplastischen Syndrom in jüngster Zeit immer besser dechiffriert. Es mag also durchaus sein, dass die Herausforderung, einen umfassenden Prognosescore zu entwickeln, allenfalls spezifisch für einzelne Entitäten möglich sein wird.

Zusammenfassung und Ausblick

Durch die Entwicklung und Validierung von Kriterien der Spenderauswahl gelingt es immer besser, bei Verfügbarkeit mehrerer potenzieller Stammzellspender den „optimalen" Spender für den individuellen SZT-Patienten zu identifizieren. Des Weiteren werden patienten-, krankheits- und behandlungsspezifische Faktoren in sog. Scores zusammengefasst, die das Risiko des individuellen Patienten für die SZT-assoziierte Morbidität und Mortalität abschätzen helfen. Scoring-Systeme und Spenderkriterien unterliegen einer ständigen Überprüfung und Weiterentwicklung, da hierüber die klinischen Ergebnisse der allogenen SZT verbessert werden können.

Literatur

Alousi AM et al., Who is the better donor for older hematopoietic transplant recipients: an older-aged sibling or a young, matched unrelated volunteer? Blood (2013), 121(13), 2567–2573

Armand P et al., A disease risk index for patients undergoing allogeneic stem cell transplantation. Blood (2012), 20(4), 905–913

Flomenberg N et al., Impact of HLA class I and class II high-resolution matching on outcomes of unrelated donor bone marrow transplantation: HLA-C mismatching is associated with a strong adverse effect on transplantation outcome. Blood (2004), 104, 1923–1930

Gratwohl A et al., Risk assessment for patients with chronic myeloid leukaemia before allogeneic blood or marrow transplantation. Lancet (1998), 352, 1087–1092

Parimon T et al., A risk score for mortality after allogeneic hematopoietic cell transplantation. Ann Intern Med (2006), 144(6), 407–414

Petersdorf EW et al., Limits of HLA mismatching in unrelated hematopoietic cell transplantation. Blood (2004), 104, 2976–2980

Schmidt-Hieber M et al., CMV serostatus has still an important prognostic impact in de novo acute leukemia patients after allogeneic stem cell transplantation: a report from the acute leukemia working party of EBMT. Blood (2013), 122(19), 3359–3364

Sorror ML et al., Hematopoietic cell transplantation (HCT)-specific comorbidity index: a new tool for risk assessment before allogeneic HCT. Blood (2005), 106(8), 2912–2919

16 Vorbereitung des Spenders und des Patienten

Daniela Wehler, Ralf Georg Meyer

Einleitung

Sobald das Transplantationszentrum einen geeigneten allogenen Spender für die Blutstammzelltransplantation eines Patienten ausgewählt und die Dringlichkeit der Durchführung der Transplantation festgelegt hat, wird der allogene Fremdspender über ein formalisiertes Verfahren entweder direkt bei der Spenderdatei oder indirekt über das ZKRD angefordert. Bei Familienspendern entfällt dieser Schritt, da diese in aller Regel durch das Transplantationszentrum direkt betreut werden. Spender und Patient werden nun nach einem festgelegten Prozess auf die Spende bzw. Transplantation der allogenen Blutstammzellen vorbereitet.

Die Vorbereitung des Familien- oder Fremdspenders auf die Blutstammzellspende wird als Spender-Work-up bezeichnet.

Festlegung und Standardisierung der einzelnen Schritte eines Work-up gewährleisten eine größtmögliche Sicherheit für Spender, Patient und die an der Koordination beteiligten Stellen.

Vorbereitung eines allogenen Fremdspenders

Der Ablauf und die Bestandteile eines Work-up für einen allogenen Fremdspender werden innerhalb der Bundesrepublik Deutschland in den Deutschen Standards für die nicht verwandte Blutstammzellspende des ZKRD [www.zkrd.de] dargelegt. Internationale Organisationen, wie JACIE [www.jacie.org] und WMDA, haben zu dieser Thematik ebenfalls Richtlinien verfasst, die in diesem Rahmen jedoch nicht erörtert werden können.

Ein Work-up setzt sich aus folgenden Komponenten zusammen:
▲ Aufklärung
▲ Anamnese/körperliche Untersuchung
▲ Laboruntersuchungen
▲ Apparative Untersuchungen
▲ Einverständniserklärung Spenderfreigabe
▲ Spenderfreigabe
▲ Applikation von G-CSF

Zu jedem Zeitpunkt hat der Spender das Recht, seine Einwilligung ohne Nennung von Gründen zu entziehen. Weiterhin können gesundheitliche Aspekte auf Seiten des Spenders oder Empfängers zu einem Abbruch des Work-up führen. Hieraus folgernd kann nicht genug betont werden, dass die zeitliche Verzahnung der Vorbereitungen von Spender und Empfänger eine enge und frequente Kommunikation zwischen Entnahme-Einheit und Transplantationszentrum (direkt oder indirekt über das ZKRD) unerlässlich macht.

Aufklärung

Vor Beginn der Untersuchungen muss der Spender von einer geschulten Person mindestens über die in den ZKRD-Standards genannten Punkte aufgeklärt werden (Auszug):
▲ Ausschlusskriterien
▲ Zweck der Transplantation
▲ Ggf. Verwendung der Zellen im Rahmen einer klinischen Studie

- Methoden der Spende: periphere Blutstammzellen (ggf. über ZVK) und Knochenmark, bevorzugte Methode des Transplantationszentrums
- Erklärung der Untersuchungen
- Beschreibung des Ablaufs
- Abnahme von Blutproben vor und am Tag der Entnahme
- Zeitaufwand
- Anonymität und Datenschutz
- Unentgeltlichkeit der Spende
- Spenderversicherung
- Möglichkeit der Konsultation eines Spenderbeistands
- Verhalten während der G-CSF-Behandlung, Erreichbarkeit der diensthabenden Ärzte
- Ggf. Notwendigkeit einer KM-Entnahme
- Aufklärung über primär geplante (Behandlungsprotokoll) oder ungeplante Wiederholung der Spende von Blutstammzellen oder Spenderlymphozyten (Rezidiv, Abstoßung)
- Jederzeitiges Rücktrittsrecht (Konsequenzen nach Beginn der Konditionierung)
- Risiken und Nebenwirkungen der angewandten Verfahren bei Untersuchungen, Applikation von G-CSF, Apherese, Narkose und Knochenmarkentnahme

Die Aufklärung über Ablauf, Risiken und Nebenwirkungen der Blutstammzellspende selbst wird durch einen Arzt der Entnahme-Einheit durchgeführt; eine bei Knochenmarkentnahme notwendige Narkose sollte nur durch einen Facharzt für Anästhesie erfolgen.

Der Spender erhält neben einer mündlichen auch eine schriftliche Aufklärung über sämtliche in den Standards genannten Punkte.

Anamnese/körperliche Untersuchung

Anamnese und körperliche Untersuchung werden von einem Arzt der Entnahme-Einheit durchgeführt. Dieser darf niemals dem Team angehören, das auch den Patienten betreut, um die Anonymität des Spenders gegenüber Patient und Transplantationseinheit sicherzustellen.

Neben den üblichen Fragen für die Abschätzung des individuellen Risikos des Spenders für die Blutstammzellentnahme (Herz-, Kreislauf-, Lungen- und Atemwegs- und Bluterkrankungen, Allergien, Rauchen, Alkohol, Schwangerschaft etc.) ist durch eine erweiterte Anamnese zu klären, ob Risikofaktoren für die Übertragung einer Erkrankung auf den Empfänger vorliegen. Hierzu gehören die Impf- und Reiseanamnese, Fragen nach Transfusionen, hämatologischen, immunologischen Erkrankungen, Erbkrankheiten und ansteckenden Erkrankungen.

Laboruntersuchungen

- Allgemeines Labor (nicht älter als 6 Monate):
  Blutgruppe (AB0- und Rhesus D), irreguläre Antikörper, großes Blutbild, CRP, Gerinnungstest (Quick, PTT, TZ, Fibrinogen), Elektrolyte, Ferritin, Retentionsparameter, ALAT, ASAT, AP, γGT, Bilirubin, LDH, TSH, Blutzucker, Gesamteiweiß, Elektrophorese, βHCG (bei Spenderinnen)
- Infektionsparameter (nicht älter als 30 Tage):
  Lues, HbsAg, Anti-HBc, Anti-HCV, Anti-HIV 1 und 2, HIV-PCR, HCV-PCR, CMV IgG und IgM, Anti-HTLV 1 und 2, EBV IgG und IgM, Toxoplasmose IgG und IgM (empfohlen)

Apparative Untersuchungen

- Ruhe-EKG, ggf. weiterführende Untersuchungen (Belastungs-EKG; UKG, Ultraschallkardiografie)
- Abdomensonografie (Fragestellung: Milzgröße, weitere Beurteilung ist empfohlen, nicht verlangt)
- Röntgen-Thorax (empfohlen)
- Lungenfunktion (empfohlen)

Einverständniserklärung

Nach Abschluss aller Untersuchungen und Evaluation individueller Risiken bei der Entnahme bestätigt der Spender mit seiner Unterschrift, dass er Vorbereitung und Ablauf einer Blutstammzellentnahme sowie ihre Risiken vollständig verstanden hat. Insbesondere das Verständnis folgender Punkte sollte schriftlich festgehalten sein:
- Konsequenzen für den Empfänger, falls der Spender nach Beginn der Konditionierung sein Einverständnis zurückzieht
- Notwendigkeit einer Knochenmarkentnahme bei mangelnder Sammlung peripherer Blutstammzellen
- Notwendigkeit einer Kryokonservierung aller oder eines Teils der Blutstammzellen, ggf. Vernichtung dieser Präparate
- Nach der Entnahme eventuell erneute Anfrage des Transplantationszentrums für Blutstammzellen oder Spenderlymphozyten
- Anonymität der Spende, ggf. kein Einverständnis des Empfängers für die Aufhebung der Anonymität nach Ablauf einer Sperrfrist

Der Spender muss ausreichend Gelegenheit für Fragen gehabt haben, und diese sollten vollständig beantwortet worden sein.

Spenderfreigabe

Nach Vorliegen aller Ergebnisse der körperlichen, Labor- und apparativen Untersuchungen sowie der unterschriebenen Einverständniserklärung des Spenders kann der Spender von einem befugten Arzt des Entnahmezentrums für die Entnahme freigegeben werden. Es ist empfehlenswert, die Dokumente, die der Spenderfreigabe zugrunde liegen, von einer unabhängigen zweiten Person überprüfen zu lassen. Jedes Entnahmezentrum muss Kriterien definieren, die zum Ausschluss von der Stammzellspende führen (absolute und relative Kontraindikationen).

Ohne die schriftliche Spenderfreigabe darf die Konditionierung des Patienten unter keinen Umständen beginnen.

Applikation von G-CSF

Die Applikation von G-CSF darf erst starten, nachdem der Entnahmetermin durch das Transplantationszentrum schriftlich bestätigt wurde. Für den Spender muss während dieser Zeit kontinuierlich ein medizinischer Ansprechpartner erreichbar sein.

Vorbereitung eines allogenen Familienspenders

Obwohl die Standards des ZKRD ausschließlich für allogene Fremdspender gelten, beziehen sich doch viele der im Kapitel „Vorbereitung eines allogenen Fremdspenders" genannten Richtlinien auch auf Familienspender. Aus diesem Grund sollte sich das Work-up für Familienspender bez. des Ablaufs nicht von dem für allogene Fremdspender unterscheiden.

Dennoch bestehen einige Unterschiede, die in der Übersichtsarbeit von van Walraven et al. [van Walraven et al. 2010] einleuchtend dargelegt werden:

16 Vorbereitung des Spenders und des Patienten

- Es besteht eventuell ein Interessenskonflikt des Spenders. Der Spender fühlt sich möglicherweise genötigt und gerät unter Druck.
- Es ist keine Anonymität gegeben.
- Familienspender sind oft älter als Fremdspender, und es besteht häufiger Komorbidität.

Um den Spender möglichst zu entlasten, sind folgende Aspekte beim Work-up eines Familienspenders zu bedenken:
- Die Betreuung sollte durch einen unabhängigen Arzt, der nicht in die Behandlung des Empfängers involviert ist, erfolgen.
- **Vor** der Typisierung sollte ein Gespräch zwischen unabhängigem Arzt und potenziellem Spender, bzw. bei Minderjährigen oder Behinderten dessen gesetzlichem Vertreter, erfolgen, um eine generelle Abneigung gegenüber der Spende oder medizinische Kontraindikationen zu erkennen.
- Dem Spender sollte ein unabhängiger Beistand zur Verfügung stehen, der ihn emotional unterstützen kann.
- Es sollten die gleichen Kriterien für den Ausschluss eines Familienspenders von der Blutstammzellspende gelten wie für allogene Fremdspender.
- Bestehende Komorbidität muss hinsichtlich ihrer Risiken für die Blutstammzellentnahme genauestens, ggf. mithilfe weiterer apparativer und Laboruntersuchungen sowie entsprechender konsiliarischer Betreuung, evaluiert werden.
- Die Transplantationsindikationen dürfen sich nicht verändern, nur weil ein Familienspender zur Verfügung steht.

Vorbereitung des Patienten

Bezüglich der Vorbereitung des Patienten zur allogenen Transplantation existieren keine formalen Richtlinien.

Gespräche und Diagnostik sollen einerseits dem Zweck dienen, den Patienten umfassend und verständlich über Ablauf und Komplikationen der allogenen Transplantation aufzuklären. Andererseits kann das Transplantationsteam Komorbidität und individuelle Risiken des Patienten besser einschätzen und ggf. prophylaktische Maßnahmen ergreifen.

Hamadani et al. [Hamadani et al. 2010] empfehlen in ihrer Übersichtsarbeit folgende Untersuchungen zur Vorbereitung eines Patienten (hier ergänzt durch diagnostische Routinen in unserer eigenen Klinik):
- Anamnese/Untersuchung
- Remissionsstatus (individuell: CT; MRT, Magnetresonanztomografie; Knochenmarkpunktion; Lumbalpunktion)
- Karnofsky-Index
- Blutgruppe, Isoagglutinine, Antikörpersuchtest, Thrombozytenantikörper
- HLA-Retypisierung Klasse I und II
- Blutbild mit Differenzialblutbild
- Gerinnung (aPTT, Quick, Antithrombin, Faktor VIII)
- Klinische Chemie (Elektrolyte, Leberwerte, Nierenwerte, Kreatinin-Clearance, LDH, Lipase, α-Amylase, LDH, Gesamteiweiß, Albumin, Elektrophorese, Immunfixation, quant. Immunglobuline)
- Eisen, Ferritin
- Schilddrüsenwerte
- Infektionsparameter (Serologie): Hepatitis A, B, und C, Cytomegalievirus, Varizella-Zoster-Virus, Herpes-simplex-Virus, Epstein-Barr-Virus, Toxoplasmose, Lues, HIV-Screening
- Schwangerschaftstest (weibliche Patienten)
- UKG
- EKG

- Röntgen-Thorax, ggf. HRCT-Thorax
- CT Nasennebenhöhle
- Lungenfunktionstest mit CO-Diffusionskapazität
- Zahnstatus

Für die Abschätzung des individuellen Transplantationsrisikos durch Komorbidität sind verschiedene Scoring-Systeme veröffentlicht worden, unter denen der sog. HCT-CI von Sorror [Sorror 2013] am meisten Verbreitung gefunden hat.

Zusammenfassung

Die Vorbereitung zur allogenen Blutstammzelltransplantation erfordert die Prüfung der Indikation, der individuellen Risiken des Patienten, die Prüfung des Spenders bzw. bei Fremdspendern der Unterlagen des Entnahmezentrums sowie eigene Kontrolluntersuchungen des Spendermaterials. Einen besonderen Stellenwert haben auch die Aufklärungsgespräche, die dem Patienten und seinem Umfeld Verhaltensregeln für die Zeit des stationären Aufenthalts und in der Zeit danach an die Hand geben. Da eine Vielzahl von Informationen über den Patienten und den Spender zur Transplantationsfreigabe vorhanden sein muss, verwenden viele Zentren Checklisten, die auf einem einheitlichen Standard beruhen, aber individuell an die Erfordernisse jedes Patienten angepasst werden müssen.

Literatur

Deutsche Standards für die nicht verwandte Blutstammzellspende (02.06.2012) des ZKRD. www.zkrd.de

Hamadani et al., How we approach patient evaluation for hematopietic stem cell transplantation. Bone Marrow Transplantation (2010), 45, 1259–1268

JACIE. www.jacie.org

Sorror ML, How I assess comorbidities before hematopoietic cell transplantation. Blood (2013), 121, 15, 2854–2863

Van Walraven SM et al., Family donor care management: principles and recommendations on behalf of the WMDA Ethics and Clinical working groups. Bone Marrow Transplantation (2010), 45, 1269–1273

17 Konditionierung

17.1 Konventionelle Konditionierung

Matthias Stelljes

Einleitung

Das folgende Kapitel wird sich mit der „konventionell" oder auch „volltoxisch" genannten Konditionierungstherapie vor allogener Stammzelltransplantation befassen. Die empirisch abgeleitete und arbiträr gewählte Unterscheidung zwischen konventioneller und dosisreduzierter Konditionierung eignet sich klinisch nur bedingt, um Indikations- oder Patientengruppen anhand von Aggressivität der Grunderkrankung, Krankheitsstadium, Patientenalter oder Komorbiditäten einer Konditionierungsart zuzuordnen. Zur konventionellen Konditionierungstherapie zählen Kombinationen aus Hochdosis-Cyclophosphamid (i.d.R. 2 × 60 mg/kg KG) und Ganzkörperbestrahlung (≥ 8 Gy) oder Hochdosis-Cyclophosphamid und Busulfan (16 mg/kg Gesamtdosis für die orale Applikation oder entsprechende Dosis für die i.v. Applikation); beide Varianten mit oder ohne weitere Chemotherapeutika (z.B. Etoposid) und mit oder ohne T-Zell-depletierende Antikörper (z.B. Antithymozytenglobulin). Die Einführung der dosisreduzierten Konditionierungstherapien hat die Transplantation von älteren und/oder komorbiden Patienten ermöglicht. In Relation zur konventionellen Konditionierungstherapie sind sie in ihrer Dosisintensität deutlich gemindert und bestehen aus Fludarabin-basierten Therapieprotokollen, die zusätzlich zum Fludarabin ein oder 2 alkylierende Chemotherapeutika oder eine Ganzkörperbestrahlung (2–4 Gy), jeweils ebenfalls mit oder ohne T-Zell-depletierende Antikörper, vorsehen.

Die Unterscheidung von konventionellen und dosisreduzierten Konditionierungstherapien im intermediären Dosisbereich ist weiterhin unscharf. Die Einführung einer zusätzlichen Kategorie der intermediär dosierten Regime, z.B. als „dosisadaptierte Konditionierungstherapie", ermöglicht die Abgrenzung von den klassischen Konditionierungstherapien einerseits und von den deutlich dosisreduzierten- oder gar „Mini-" Konditionierungsprotokollen andererseits.

Ganzkörperbestrahlungs- vs. chemotherapiebasierte Konditionierungstherapie

Wie erwähnt, besteht die klassische Konditionierungstherapie bei malignen hämatologischen Erkrankungen aus hoch dosiertem Cyclophosphamid in Kombination mit fraktionierter Ganzkörperbestrahlung oder hoch dosiertem Busulfan. Prospektive vergleichende Studien hierzu (insgesamt 4 Studien) berücksichtigen Patienten, die in den 1980er/1990er Jahren mit akuten oder chronischen myeloischen Leukämien (AML und CML) transplantiert wurden. Die von Socié et al. durchgeführte Metaanalyse legt nahe, dass die Rezidivwahrscheinlichkeit nach einer auf Ganzkörperbestrahlung basierenden Konditionierungsbehandlung bei AML-Patienten etwas geringer ist als nach Einsatz von Busulfan [Socié et al. 2001]. Katarakte als

Spätfolgen treten häufiger nach Ganzkörperbestrahlung auf, die Inzidenz persistierender Alopezie ist bei Kombination von Cyclophosphamid mit Busulfan höher. Das Risiko für eine Lebervenenverschlusskrankheit (VOD, veno-occlusive disease) als Akutkomplikation nach Konditionierung mit der Busulfan-Kombination ist etwa um das 2,5fache höher als bei Patienten nach Ganzkörperbestrahlung. Einschränkend muss jedoch erwähnt werden, dass sich diese vergleichenden Daten in erster Linie auf oral appliziertes Busulfan beziehen und die signifikant geringeren Toxizitäten nach intravenöser Applikation unberücksichtigt lassen [Kashyap et al. 2002].

Ähnlich wie bei den myeloischen Leukämien sieht es mit der Datenlage zur Konditionierungstherapie bei der akuten lymphatischen Leukämie (ALL, acute lymphoblastic leukemia) aus. Eine retrospektive Registeranalyse von Davies et al. berücksichtigt Patienten, die zwischen 1988 und 1995 transplantiert wurden, und lässt hinsichtlich des Gesamtüberlebens und der Toxizität eine Überlegenheit für die Konditionierungstherapie mit hoch dosiertem Cyclophosphamid in Kombination mit fraktionierter Ganzkörperbestrahlung im Vergleich zu hoch dosiertem Busulfan und Cyclophosphamid vermuten [Davies et al. 2000]. Neuere retrospektive Analysen, wie die von Marks et al., unterstreichen die Wertigkeit bestrahlungsbasierter Konditionierungsregime [Marks et al. 2010].

Entsprechend den Empfehlungen der Studiengruppe GMALL (Group for Research on Adult Acute Lymphoblastic Leukemia) besteht die Standardkonditionierungstherapie bei Patienten mit ALL bis zu einem Alter von 55 Jahren aus einer Ganzkörperbestrahlung mit 12 Gy in Kombination mit hoch dosiertem Cyclophosphamid oder Etoposid (beide Varianten sind in ihrer Wirksamkeit und Toxizität wahrscheinlich vergleichbar). Alternative Konditionierungsregime können im Rahmen prospektiver Studienfragestellungen oder bei vorliegenden Kontraindikationen Anwendung finden.

Dosiseskalation

In den frühen 1990er Jahren publizierte randomisierte Studien belegen, dass eine Dosisintensivierung, zumindest der Bestrahlungsdosis (12 Gy vs. 15,75 Gy Ganzkörperbestrahlung), das Rezidivrisiko bei Patienten mit AML und CML signifikant reduzieren kann [Clift et al. 1991]. Diese Dosisintensivierung war jedoch gleichzeitig mit einer deutlichen Steigerung der Rate therapieassoziierter Todesfälle assoziiert. Das rezidivfreie Überleben unterschied sich somit in beiden Prüfarmen nicht.

Eine Addition weiterer Chemotherapeutika, wie Etoposid (25–60 mg/kg), Busulfan (7 mg/kg) oder Cytarabin (6–36 g/m^2), zu der Kombination Ganzkörperbestrahlung (5–13,2 Gy) und Hochdosis-Cyclophosphamid (50–120 mg/kg) wurde in verschiedenen Phase-II-Studien geprüft. Obwohl die Ergebnisse dieser Studien teils vielversprechend sind, sollten dosiseskalierte Konditionierungsregime bei Patienten, die in kompletter Remission transplantiert werden, nur im Rahmen prospektiver Studien Anwendung finden.

Dosisdeeskalation/dosisadaptierte Konditionierungstherapien

Eine Phase-II-Studie zur Konditionierungstherapie mit 8 Gy fraktionierter Ganzkörperbestrahlung in Kombination mit Fludarabin (120 mg/m^2) und eine nachfolgende multizentrische, randomisierte Phase-III-Studie, die diese dosisadaptierte Konditionierungstherapie mit der klassischen Konditionierungstherapie (12 Gy fraktionierter Ganzkörperbestrahlung + 120 mg/kg Cyclophosphamid) prospektiv verglich, konnte für Patienten mit AML in erster kompletter Remission zeigen, dass inzwischen eine Rate nicht rezidivbedingter Todesfälle von < 10% möglich ist [Stelljes et al. 2005; Bornhäuser et al. 2012]. Von dieser Dosisreduktion profitieren insbesondere Patienten im Alter > 40 Jahre, ohne dass dabei das Rezidivrisiko nach allogener Stammzelltransplantation steigt. Weitere aktuellere randomisierte Studien, die unterschiedliche Dosisintensitäten im Rahmen der Konditionierungstherapie vergleichen, fehlen. Zukünftige Studien zum Stellenwert rein chemotherapiebasierter Konditionierungstherapien (z.B. Treosulfan- oder Busulfan-basierte Konditionierungen) im Vergleich zur TBI-basierten Konditionierungstherapie, insbesondere in Hinblick auf Rezidivraten und Langzeittoxizitäten, wären wünschenswert.

Siehe auch Tabelle 17.1

Zusammenfassung

Die konventionelle Konditionierung ist im Vergleich zu dosisreduzierten und nichtmyeloablativen Protokollen weniger diversifiziert. Allerdings führten auch hier in den vergangenen Jahren Anpassungen der Strahlendosis bei der Ganzkörperbestrahlung, die Hinzunahme weiterer Chemotherapeutika (z.B. Treosulfan) und ggf. auch T-zelldepletierender Antikörper zu einer größeren Individualisierung in der Therapie.

Literatur

Bornhäuser M et al., Reduced-intensity conditioning versus standard conditioning before allogeneic haemopoietic cell transplantation in patients with acute myeloid leukaemia in first complete remission: a prospective, open-label randomised phase 3 trial. Lancet Oncol (2012), 13, 1035–1044

Champlin RE et al., Bone marrow transplantation for severe aplastic anemia: a randomized controlled study of conditioning regimens. Blood (2007), 109, 4582–4585

Clift R A et al., Allogeneic marrow transplantation in patients with chronic myeloid leukemia in the chronic phase: a randomized trial of two irradiation regimens. Blood (1991), 77, 1660–1665

Davies SM et al., Comparison of preparative regimens in transplants for children with acute lymphoblastic leukemia. J Clin Oncol (2000), 18, 340–347

Fefer A et al., Bone-marrow transplantation for hematologic neoplasia in 16 patients with

Tab. 17.1: Beispiele „klassischer"/volltoxischer Konditionierungstherapien

Ganzkörperbestrahlung 12–14,4 Gy (fraktioniert), Cyclophosphamid 120 mg/kg, ± ATG	[Fefer et al. 1974; Petersen et al. 1992a]
Ganzkörperbestrahlung 12–13,2 Gy (fraktioniert), Cyclophosphamid 120 mg/kg, Etoposid 30–60 mg/kg, ± ATG	[Petersen et al. 1992b; Spitzer et al. 1994]
Busulfan 16 mg/kg p.o. bzw. 12,8 mg/kg i.v. Cyclophosphamid 120–200 mg/kg, ± ATG	[Santos et al. 1983; Kashyap et al. 2002]
Busulfan 16 mg/kg p.o. bzw. 12,8 mg/kg i.v. Cyclophosphamid 120 mg/kg, Etoposid 30–60 mg/kg, ± ATG	[Zander et al. 1997]
Cyclophosphamid 200 mg/kg, ATG	[Champlin et al. 2007]
Beispiel dosisadaptierter Konditionierungstherapie	
Ganzkörperbestrahlung 8 Gy (fraktioniert, z.B. 4 × 2 Gy), Fludarabin 120 mg/m², ± ATG	[Stelljes et al. 2005; Bornhäuser et al. 2012]

ATG = Antithymozytenglobulin

identical twins. N Engl J Med (1974), 290, 1389–1393

Kashyap AJ et al., Intravenous versus oral busulfan as part of a busulfan/cyclophosphamide preparative regimen for allogeneic hematopoietic stem cell transplantation: decreased incidence of hepatic venoocclusive disease (HVOD), HVOD-related mortality, and overall 100-day mortality. Biol Blood Marrow Transplant (2002), 8, 493–500

Marks DI et al., The outcome of full intensity and reduced intensity conditioning matched sibling or unrelated donor (URD) transplantation in adults with Philadelphia chromosome negative acute lymphoblastic leukemia (PH- ALL) in first and second complete remission (CR1 and CR2). Blood (2010), 116, 366–374

Petersen FB et al., Marrow transplantation following escalating doses of fractionated total body irradiation and cyclophosphamide – a phase I trial. Int J Radiat Oncol Biol Phys (1992a), 23, 1027–1032

Petersen FB et al., Etoposide, cyclophosphamide and fractionated total body irradiation as a preparative regimen for marrow transplantation in patients with advanced hematological malignancies: a phase I study. Bone Marrow Transplant (1992b), 10, 83–88

Santos GW et al., Marrow transplantation for acute nonlymphocytic leukemia after treatment with busulfan and cyclophosphamide. N Engl J Med (1983), 309, 1347–1353

Socié G et al., Busulfan plus cyclophosphamide compared with total-body irradiation plus cyclophosphamide before marrow transplantation for myeloid leukemia: long-term follow-up of 4 randomized studies. Blood (2001), 98, 3569–3574

Spitzer TR et al., Etoposide in combination with cyclophosphamide and total body irradiation or busulfan as conditioning for marrow transplantation in adults and children. Int J Radiat Oncol Biol Phys (1994), 29, 39–44

Stelljes M et al., Conditioning with 8-Gy total body irradiation and fludarabine for allogeneic hematopoietic stem cell transplantation in acute myeloid leukemia. Blood (2005), 106, 3314–3321

Zander AR et al., High dose chemotherapy with busulfan, cyclophosphamide, and etoposide as conditioning regimen for allogeneic bone marrow transplantation for patients with acute myeloid leukemia in first complete remission. Clin Cancer Res (1997), 3, 2671–2675

17.2 Dosisreduzierte Konditionierung

Christoph Schmid, Hans-Jochem Kolb

Einleitung

Die ausgeprägte Akuttoxizität klassischer Konditionierungsprotokolle begrenzte den Einsatz der allogenen Stammzelltransplantation auf jüngere Patienten ohne Begleiterkrankungen. Angesichts des medianen Erkrankungsalters der Patienten mit hämatologischen Neoplasien von > 60 Jahren war daher der überwiegende Teil der Patienten von dieser Therapieform ausgeschlossen. Diese Problematik veranlasste ab 1995 die Entwicklung von weniger intensiven, v.a. immunsuppressiven Konditionierungsprotokollen (*reduced intensity conditioning*, RIC), bei denen Bestrahlung und Chemotherapie deutlich niedriger dosiert werden. Im Hundemodell wurde gezeigt, dass für ein Anwachsen des Transplantats keine Eradikation der gesamten Hämatopoese, sondern lediglich eine ausreichende Immunsuppression erforderlich ist. So erwies sich eine Ganzkörperbestrahlung (TBI) von 2 Gy, gefolgt von medikamentöser Immunsuppression bereits als ausreichend [Storb et al. 1997]. Auf dieser Grundlage wurden zahlreiche reduzierte Regime entwickelt. Vor allem ältere und komorbide Patienten werden diesen Protokollen zugeführt. Je stärker die Dosis von Radio- und Chemotherapie reduziert wird, desto mehr basiert die therapeutische Aktivität der RIC-SZT dabei auf der allogenen Immunreaktion (*Graft-versus-Malignancy effect*, GvM).

Einteilung der Konditionierungsregime

Angesichts der Vielzahl und Heterogenität der – gegenüber den Standardprotokollen mehr oder weniger stark – dosisreduzierten Regime wurde 2009 eine Arbeitsdefinition zur Einteilung der Konditionierungsprotokolle vorgeschlagen [Bacigalupo et al. 2009]. Auf der Basis der induzierten Zytopeniedauer und der Erfordernis einer Stammzellgabe zur Rekonstitution der Hämatopoese wurden 3 Gruppen von Konditionierungen definiert:

- *Myeloablative Regime* (MA) erzeugen eine irreversible Panzytopenie und erfordern zwingend den Einsatz von Stammzellen zur Wiederherstellung der Knochenmarkfunktion.
- *Nichtmyeloablative Regime* (NMA) sind sehr stark reduziert und erzeugen nur eine minimale Zytopenie. Ohne Stammzellübertragung käme es zur autologen Regeneration. Nach SZT und Anwachsen des Transplantats bestehen zunächst beide blutbildenden Systeme parallel (gemischter Chimärismus). Langfristig kommt es dann zum kompletten Ersatz der Hämatopoese des Patienten durch die des Spenders.
- Als *reduced intensity conditioning* werden alle übrigen Regime bezeichnet, die keine der beiden Definitionen erfüllen. Trotz Dosisreduktion wird ein Transplantat zur Rekonstitution der Hämatopoese benötigt. Nach dem Engraftment ist meist früh ein weitgehend kompletter Spenderchimärismus zu beobachten, eine Abstoßung führt zur lang anhaltenden Aplasie.

Eigenschaften reduzierter Konditionierungsregime

Akuttoxizität: Der überragende Vorteil von RIC liegt in der verminderten Akuttoxizität. Insbesondere die ausgeprägte Schleimhauttoxizität der Standardprotokolle sowie die häufig letal verlaufende *veno-occlusive disease* der Leber treten praktisch nicht auf. Auch die Häufigkeit früher Bakteriämien ist infolge der erhaltenen Schleimhautintegrität und der verkürzten Neutropenie stark verringert, während die Inzidenz von Pilz- und Viruserkrankungen annähernd gleich bleibt. Insgesamt werden trotz des höheren medianen Patientenalters nach RIC deutlich reduzierte Raten an transplantationsassoziierter Mortalität (*transplant-related mortality*, TRM) berichtet.

Transplantatabstoßung: Diese erwies sich anfangs als ein häufiges Problem, insbesondere nach alleiniger Konditionierung mit 2 Gy TBI. Durch Hinzunahme von Fludarabin sowie weiterer potenter Immunsuppressiva konnte die Rate jedoch deutlich gesenkt werden.

Rezidiv: Der bedeutendste Nachteil der RIC liegt in der im Vergleich zur Standardkonditionierung erhöhten Rezidivrate. Bei aggressiven Erkrankungen wurden klare Dosiseffekte der in der Konditionierung applizierten Radio-/Chemotherapie für die Wirkung der SZT gegen die maligne Grunderkrankung gezeigt. Infolge der limitierten zytotoxischen Kapazität vieler RIC-Regime ist daher ihre Anwendung insbesondere dann problematisch, wenn keine komplette Remission der Grunderkrankung vorliegt. Da die Entwicklung eines potenten GvM-Effektes Zeit benötigt, scheint die Dynamik schnell proliferierender Erkrankungen die allogene Immunreaktion schlicht zu überrollen. Darüber hinaus spielt die Immunogenität der malignen Zellen eine Rolle. Beispiel hierfür sind die ALL und aggressive Lymphome, bei denen sich eine hohe Proliferationsrate mit einer niedrigen Immunogenität verbindet.

Graft-versus-Host-Erkrankung

Infolge der geringeren Schädigung des Darmepithels sowie einer reduzierten Freisetzung inflammatorischer Zytokine, tritt die aGVHD (*acute Graft-versus-Host-Disease*) nach RIC häufig verzögert auf. Nachdem typische Symptome der aGVHD auch weit nach Tag +100 beobachtet werden, wurde die klassische Definition der aGVHD um die Begriffe der *späten aGVHD* und des *overlap syndrome* ergänzt [Filipovich, Weisdorf, Pavletic 2005]. Unter Berücksichtigung dieser Definition ergibt sich für die Gesamtinzidenz der aGVHD kein wesentlicher Unterschied zwischen RIC und Standardprotokollen. Höhergradige aGVHD ist auch nach RIC mit einer höheren TRM, chronische cGVHD (chronic Graft-versus-Host-Disease) mit einem geringeren Rezidivrisiko assoziiert.

Vergleich von RIC mit Standardregimen

Retrospektive Studien
Bislang wurden vorwiegend retrospektive Registerstudien publiziert. Aufgrund der Heterogenität der eingesetzten Regime, des höheren Alters, schwererer Begleiterkrankungen und kürzerer Nachbeobachtungszeiten in den RIC-Gruppen sind diese Vergleiche allerdings mit Vorsicht zu bewerten. Zusammenfassend lässt sich festhalten, dass bei niedrigerer TRM, aber höherer Rezidivrate bislang keine Studie einen eindeutigen Überlebensvorteil nach RIC zeigen konnte. Aufgrund des beschriebenen Dosiseffekts konnten RIC-Transplantationen bei rasch proliferierenden Erkrankungen v.a. im Stadium der kontrollierten Erkrankung mit den intensiveren Regimen vergleichbare Ergebnisse erzielen. Bei aktiver Erkrankung waren die Resultate nach RIC i.d.R. schlechter. Bei den weniger aggressiv verlaufenden Erkrankungen (chronische lymphatische Leukämie, CLL; CML; indolente Lymphome) ist die Rolle der Dosisintensität noch nicht geklärt.

Prospektive Studien
Bislang wurden kaum prospektive Vergleiche zwischen RIC und Standardprotokollen publiziert. Eine aktuelle Studie verglich bei der AML in erster Remission ein Standardregime (12 Gy TBI/Endoxan) mit einem reduzierten Regime (8 Gy TBI/Fludarabin) [Bornhäuser et al. 2012]. Hierbei zeigten sich bei insgesamt niedrigerer Akuttoxizität des RIC-Regimes keine Unterschiede bez. TRM, Rezidivrate und Gesamtüberleben.

Neue Therapiekonzepte im Kontext von RIC-Protokollen

Totale Lymphknotenbestrahlung
Aufgrund tierexperimenteller Daten wurde die selektive, fraktionierte Bestrahlung aller lymphatischen Organe unter Aussparung des übrigen Körpers (total lymphoid irradiation, TLI) als eine Variante der RIC eingeführt. In Kombination mit ATG wurde ein stabiles Engraftment bei reduzierter aGVHD-Inzidenz beobachtet. Die TRM nach einem Jahr lag unter 4%, eine Antitumorwirkung bei lymphatischen Erkrankungen konnte gezeigt werden [Lowsky et al. 2005].

Alternative Spender
Da gerade ältere Patienten häufig über keinen passenden Familienspender verfügen, ergab sich die Notwendigkeit, Protokolle für die RIC-SZT von alternativen Spendern zu entwickeln. Für HLA-gematchte unverwandte Spender kommen weitgehend die gleichen Regime zum Einsatz wie bei Geschwistertransplantationen. Aufgrund der immunsuppressiven Potenz der RIC gelang es darüber hinaus, Transplantationsstrategien auch für haploidentische Spender und Nabelschnurtransplantationen (bei denen ebenfalls häufig HLA-*Mismatches* vorliegen) zu entwickeln. Hierbei werden RIC-Regime mit besonderen Formen der Immunsuppression kombiniert. Die kombinierte Depletion

von B- und T-Zellen (CD3/CD19-Depletion) und insbesondere die Kombination mit der Gabe von hoch dosiertem Endoxan an Tag 3 und 4 nach der Transplantation sind hier zu nennen [Brunstein et al. 2011].

Sequentielle Therapie
Eine häufig angewandte Strategie zur Umgehung des Problems der verminderten Anti-Tumor-Effektivität der RIC stellen sog. sequentielle Protokolle dar. Dabei wird zunächst eine intensive zytoreduktive Chemotherapie verabreicht, um vor der im definierten Intervall durchgeführten RIC-SZT eine stabile Remission oder zumindest eine Verringerung der Tumorlast zu erreichen.

Beim multiplen Myelom hat sich die Sequenz aus einer autologen, gefolgt von einer allogenen RIC-SZT im Abstand von 2–3 Monaten durchgesetzt. Bei ausreichend langer Nachbeobachtungszeit konnte in einigen Studien ein Überlebensvorteil für die Auto-allo-Strategie vs. eine doppelte autologe SZT gezeigt werden. Daneben wurden Auto-allo-Konzepte bei Lymphomen und der AML geprüft.

Eine ähnliche Strategie verfolgt in deutlich engerer zeitlicher Abfolge das sog. FLAMSA-RIC-Protokoll für Patienten mit Hochrisiko-AML und MDS (myelodysplastischem Syndrom). Hierbei wird zunächst ein viertägiger konventioneller Chemotherapieblock appliziert. Nach 3 Tagen Pause folgt eine RIC zur allogenen SZT. Insbesondere bei refraktärer Erkrankung wurden ermutigende Ergebnisse erzielt [Schmid et al. 2006]. In dieselbe Richtung zielt ein Dresdener Ansatz, der (ebenfalls bei Hochrisiko-AML) eine RIC-SZT direkt aus der Aplasie der Induktionschemotherapie vorsieht. Auch mit dieser Strategie wurden gute Resultate berichtet [Platzbecker et al. 2006].

Erhaltungstherapie
Ein weiterer Ansatz zur Verbesserung der therapeutischen Effektivität nach RIC-SZT liegt in der Einführung einer Erhaltungstherapie. Hier ist zum einen die Transfusion von Spenderlymphozyten bei minimaler Resterkrankung, gemischtem Chimärismus oder allein auf der Grundlage des krankheitsbedingten Risikos zu nennen. Zum anderen werden spezifische, nicht den klassischen Zytostatika zuzurechnende Medikamente (Bortezomib, Tyrosinkinaseinhibitoren) getestet.

Zusammenfassung und Ausblick

Die Einführung von RIC-Regimen hat die allogene SZT revolutioniert, da sie einem beträchtlichen Teil der Patienten den Zugang zur allogenen SZT überhaupt erst ermöglichen. Nach heutigem Kenntnisstand profitieren Patienten mit eher indolent verlaufenden Erkrankungen und Sensitivität gegenüber der GvM-Reaktion am meisten von RIC, während bei hochproliferativen Erkrankungen der Aspekt des erhöhten Rezidivrisikos aufgrund der geringeren Sofortwirkung gegen die Grunderkrankung eine größere Rolle spielt. Auch innerhalb der einzelnen Erkrankungen bestehen zwischen verschiedenen biologischen Subentitäten und Krankheitsstadien große Unterschiede bzgl. des Rezidivrisikos und somit der Möglichkeit zum Einsatz von RIC. Die Entscheidung zwischen Dosisintensität, akzeptabler Toxizität und effektiver Krankheitskontrolle muss daher auf Basis der Balance zwischen Rezidiv- und TRM-Risiko individuell getroffen werden. Über die unmittelbaren Effekte der Konditionierung ubd Transplantation hinaus bietet die RIC-SZT zudem eine breite Plattform für die Entwicklung unterschiedlicher, an die jeweilige Grunderkrankung und das individuelle Risiko angepasster Behandlungsstrategien.

Literatur

Bacigalupo A et al., Defining the intensity of conditioning regimens: working definitions. Biol Blood Marrow Transplant (2009), 15, 1628–1633

Bornhäuser M et al., Reduced-intensity conditioning versus standard conditioning before allogeneic haemopoietic cell transplantation in patients with acute myeloid leukaemia in first complete remission: a prospective, open-label randomised phase 3 trial. Lancet Oncol (2012), 13, 1035–1044

Brunstein C et al., Alternative donor transplantation after reduced intensity conditioning: results of parallel phase 2 trials using partially HLA-mismatched related bone marrow or unrelated double umbilical cord blood grafts. Blood (2011), 118, 282–288

Filipovich A, Weisdorf D, Pavletic Z, National Institutes of Health Consensus Development. Project on Criteria for Clinical Trials in Chronic Graft-versus-Host Disease: I. Diagnosis and Staging Working Group Report. Biology of Blood and Marrow Transplantation (2005), 11, 945–955

Lowsky R et al., Protective conditioning for acute graft-versus-host disease. NEJM (2005), 353, 1321–1331

Platzbecker U et al., Reduced intensity conditioning allows for up-front allogeneic hematopoietic stem cell transplantation after cytoteductive induction therapy in newly-diagnosed acute myeloid leukemia. Leukemia (2006), 20, 707–714

Schmid C et al., Long term survival in refractory acute myeloid leukemia after sequential treatment with chemotherapy and reduced intensity conditioning for allogeneic stem cell transplantation. Blood (2006), 108, 1092–1099

Storb R et al., Stable mixed hematopoietic chimerism in DLA-identical littermate dogs given sublethal total body irradiation before and pharmacological immunosuppression after marrow transplantation. Blood (1997), 89, 3048–3054

17.3 Radioimmuntherapie

Donald Bunjes, Ralf Georg Meyer, Wolfgang Bethge

Einleitung

Leukämien und Lymphome sind äußerst strahlensensible Erkrankungen. Daher ist die Ganzkörperbestrahlung (TBI) ein wichtiger Bestandteil vieler Konditionierungsprotokolle. Eine Erhöhung der TBI-Dosis kann die Rezidivrate senken, ist aber mit einer erhöhten Organtoxizität assoziiert. Die Radioimmuntherapie (RIT) verwendet radionukleidmarkierte monoklonale Antikörper zur spezifischen Applikation der vom Radioimmunkonjugat emittierten Strahlung an die maligne Zellpopulation unter Schonung des umgebenden, nicht vom monoklonalen Antikörper markierten Gewebes (Übersicht in [Jurcic 2013]). Ein besonderer Vorteil der RIT von Leukämien ist die gute Zugänglichkeit der leukämischen Stammzellen im Knochenmark. Die in der Radioimmuntherapie am häufigsten eingesetzten Nuklide sind β-emittierende Substanzen mit einer mittleren Partikelreichweite im Bereich von 0,4–4 mm. Sie übertragen ihre Energie über mehrere Zelllagen hinweg im Zielgebiet. Das bedeutet, dass Zellen im Umfeld des Target-Antigens ebenfalls bestrahlt werden („Crossfire"-Effekt). Die Vor- und Nachteile der verwendeten Zielantigene bzw. der therapeutischen Nuklide sind in Tabelle 17.2 und 17.3 zusammengefasst. α-emittierende Isotope haben eine deutlich kleinere Reichweite von unter 10 μm und eignen sich daher zu einer noch zielgerichteten, hochenergetischen Bestrahlung. Die Auswahl der Antigene spielt hier eine wichtige Rolle. Für α-Strahler eignen sich besonders Antigene, die nach Bindung des markierten Antikörpers in die Zelle internalisiert werden. Die kurze Reichweite der α- und β-Strahler verringert die „Off-target"-Toxizität.

Tab. 17.2: Zielantigene für Radioimmuntherapie Leukämien/Lymphome

Antigen	Expression auf Tumorzellen	Hämopoesespezifisch	Expressionsdichte	Modulation/Internalisation
CD20	+	Ja	2×10^5/Zelle	Nein
CD33	+	Ja	$5 \times 10^3 - 1 \times 10^4$/Zelle	Ja
CD45	+	Ja	2×10^5/Zelle	Nein
CD66	–	Nein	2×10^5/Zelle	Nein

Tab. 17.3: Therapeutische Nuklide für die Radioimmuntherapie

Nuklid	Art der Strahlung	Halbwertszeit	Mittlere Energie	Mittlere Reichweite	Radiochemie
^{131}I	β, γ	8 d	0,6 MeV	0,7 mm	Einfach
^{188}Re	β, γ	17 h	2,1 MeV	4,0 mm	Einfach
^{90}Y	β	64 h	2,2 MeV	5,0 mm	Komplex

MeV = Megaelektronenvolt

Die RIT ist in den letzten Jahren in mehreren Zentren im Kontext der Konditionierung vor allogener Stammzelltransplantation eingesetzt worden [Kotzerke, Bunjes, Scheinberg 2005]. Dabei wurden im Wesentlichen 2 Konzepte verfolgt:
- RIT zur Intensivierung der Konditionierung
- RIT als Ersatz für TBI im Kontext einer dosisreduzierten Konditionierung

Radiokonjugate mit Anti-CD33-Antikörpern
Die ersten Arbeiten mit ^{131}I-markiertem CD33 zeigten noch eine begrenzte Stabilität und Biodistribution des Konjugats *in vivo*. In späteren Arbeiten aus New York konnten unter Verwendung des Antikörpers HuM195 Langzeitremissionen bei Leukämien mit hohem Rezidivrisiko induziert werden [Appelbaum et al. 1992; Jurcic et al. 1995]. Da CD33 ein auf myeloischen Leukämiezellen exprimiertes Antigen ist, das nach Bindung internalisiert wird, wird es derzeit in Studien in Kombination mit α-Emittern (^{213}Bi oder ^{225}Ac) geprüft.

Radiokonjugate mit Anti-CD45-Antikörpern
Vielversprechendere Ergebnisse wurden mit Anti-CD45-Antikörpern gewonnen. Auch hier wurden die ersten Studien mit ^{131}J bei Patienten mit refraktären akuten Leukämien im Kontext einer Standardkonditionierung mit Ganzkörperbestrahlung und Cyclophosphamid durchgeführt. Die applizierte Dosis für das Knochenmark wurde ohne wesentliche Toxizität deutlich erhöht. Zudem erreichten 29% der zuvor refraktären Leukämien anhaltende Remissionen. Weitere Studien, in denen die RIT mit Busulfan und Cyclophosphamid kombiniert wurde, bestätigten die Ergebnisse. Eine Weiterentwicklung war die Verwendung des Generatornuklids Yttrium-90 (^{90}Y). Die Kombination mit dem Anti-CD45-Antikörper YMAL563 mit ^{90}Y wurde in Ulm getestet und zeigte ähnliche klinische Resultate. Hauptvorteile waren die exzellente Akutverträglichkeit des Konjugats und die vereinfachten Strahlenschutzmaßnahmen bei ^{90}Y im Vergleich zu ^{131}I.

Anti-CD45-gekoppelte Antikörper wurden auch als Ergänzung zur dosisreduzierten Konditionierung verwendet. Dies ermöglichte insbesondere älteren Patienten mit Hochrisikoerkrankungen eine erhöhte Knochenmarkdosis von 24 Gy bei wenig zusätzlicher Toxizität.

Radiokonjugate mit Anti-CD66-Antikörpern
Insbesondere in den deutschen Zentren wurde nach Vorarbeiten der Gruppe in Ulm der mit ^{188}Re- bzw. ^{90}Y-markierte Anti-CD66-Antikörper BW-250/183 verwendet [Bunjes 2002; Koenecke et al. 2008; Zenz et al. 2006]. Dieser Antikörper, der auch zur Knochenmarkszintigrafie verwendet wird, ist als kommerzielles Kit erhältlich. Die ersten Studien zur Intensivierung der Standardkonditionierung mit ^{188}Re-anti-CD66 wiesen die Besonderheit auf, dass zusätzlich eine T-Zell-Depletion durchgeführt wurde. Trotz T-Zell-Depletion überlebte fast die Hälfte der Patienten langfristig rezidivfrei. Dosislimitierend war die Nephrotoxizität. Die Verwendung von ^{90}Y ermöglichte eine Steigerung der Knochenmarkdosis, und die Leber war das Organ mit der höchsten Strahlenexposition. Auch hier überlebte nahezu die Hälfte der Patienten mit Hochrisikoleukämien krankheitsfrei.

Durch die Kombination von ^{188}Re-gekoppeltem Anti-CD66 mit einer dosisreduzierten Konditionierung und T-Zell-Depletion konnte die transplantationsassoziierte Mortalität bei Patienten mit höherem therapieassoziierten Risiko deutlich gesenkt werden [Ringhoffer et al. 2005]. Dies motivierte Folgestudien mit ^{90}Y-markiertem Anti-CD66, die diese Ergebnisse bei deutlich höherer Knochenmarkdosis bestätigen konnten.

RIT mit Anti-CD20-Antikörpern
Mehrere Anti-CD20-Antikörper sind für die Behandlung von B-Zell-Lymphomen zugelassen. Die Steigerung deren Effektivität durch Kopplung mit Radionukliden lag daher nahe. Zwei Konjugate mit ^{90}Y (Zevalin) oder ^{131}J (Bexxar) sind derzeit kommerziell erhältlich. Die bisher größte Serie von Patienten wurde im Rahmen einer deutschen Multicenterstudie behandelt [Bethge et al. 2010; Bethge et al. 2012]. In Arm A wurde bei Patienten mit refraktären oder rezidivierten indolenten Lymphomen Zevalin in Standarddosis eingesetzt, um das „Seattle Protokoll" (TBI 2 Gy, 90 mg/m² Fludarabin) zu intensivieren. In diesem Arm fiel eine hohe therapieassoziierte Mortalität von 40% bei intensiv vorbehandelten Patienten auf. Die erreichten Ergebnisse hinsichtlich des rezidivfreien Überlebens waren mit 57% für Patienten mit follikulärem Lymphom, 36% für CLL und 37% für Mantelzelllymphom angesichts der Hochrisikopopulation vielversprechend. In Arm B erfolgte die Behandlung von refraktären oder rezidivierten aggressiven Lymphomen in einer Kombination aus Zevalin in eskalierter Dosis (0,6 bzw. 0,8 mCi/kg) und Fludarabin/Melphalan/Alemtuzumab. Neben einer guten Verträglichkeit der RIT wurde in Arm B eine deutlich reduzierte Rate an akuter GVHD festgestellt. Das rezidivfreie Überleben dieser Höchstrisikopatienten lag bei 20%.

Zusammenfassung

Die Radioimmuntherapie ist eine Ergänzung des immuntherapeutischen Konzepts der allogenen Blutstammzelltransplantation. Durch räumlich umschriebene Erhöhung der Strahlendosis kann bei Erkrankungen mit hohem Rezidivrisiko ein zusätzlicher krankheitsspezifischer Effekt und damit möglicherweise eine tiefere Remission induziert werden. Allerdings fehlen bis heute die Ergebnisse kontrollierter Studien.

Literatur

Appelbaum F et al., The use of radiolabelled anti-CD33 antibody to augment marrow irradiation prior to marrow transplantation for acute myelogenous leukemia. Transplantation (1992), 54, 629–633

Bethge WA et al., Radioimmunotherapy with yttrium-90-ibritumomab tiuxetan as part of a reduced-intensity conditioning regimen for allogeneic hematopoietic cell transplantation in patients with advanced non-Hodgkin lymphoma: results of a phase 2 study. Blood (2010), 116(10), 1795–1802

Bethge WA et al., Dose-escalated radioimmunotherapy as part of reduced intensity conditioning for allogeneic transplantation in patients with advanced high-grade non-Hodgkin lymphoma. Bone Marrow Transplant (2012), 47(11), 1397–1402

Bunjes D, 188 Re-labelled anti-CD66 monoclonal antibody in stem cell transplantation for patients with high-risk myeloid leukemia. Leukemia and Lymphoma (2002), 43, 2127–2133

Jurcic J et al., Radiolabeled anti-CD33 monoclonal antibody M195 for myeloid leukemias. Cancer Res (Suppl) (1995), 55, 5908a–5910a

Jurcic JG, Radioimmunotherapy for hematopoietic cell transplantation. Immunotherapy (2013), 5(4), 383–394

Koenecke C et al., Radioimmunotherapy with [188Re]-labelled anti-CD66 antibody in the conditioning for allogeneic stem cell transplantation for high-risk acute myeloid leukemia. Int J Hematol (2008), 87, 414–421

Kotzerke J, Bunjes D, Scheinberg D, Radiomunoconjugates in acute leukemia treatment – the future is radiant. Bone Marrow Transplant (2005), 36, 1021–1026

Ringhoffer M et al., Re-188 or Y-90 labeled anti-CD66 antibody as part of a dose-reduced conditioning regimen for patients acute leukaemia or myelodysplastic syndrome over the age of 55: results of a phae I-II study. Br J Haematol (2005), 130, 604–613

Zenz T et al., Targeted marrow irradiation with radioactively labeled anti-CD66 monoclonal antibody prior to allogeneic stem cell transplantation for patients with leukemia: results of a phase I-II study. Haematologica (2006), 91, 285–286

18 Medikamentöse Immunsuppression

Anna Schmeier-Jürchott, Rainer Schwerdtfeger, Michael Schleuning

Einleitung

Immunsuppressiva spielen in der allogenen hämatopoetischen Zelltransplantation eine zentrale Rolle. Dem Empfänger (Patienten) vor der Transplantation gegeben, dienen sie als essenzieller Bestandteil der Konditionierung der Ausschaltung des Immunsystems, verhindern die Abstoßung der Spenderzellen und ermöglichen dadurch deren Anwachsen (Engraftment). Nach der allogenen HZT (hämatopoetische Zelltransplantation) gegeben, dienen sie der Verhinderung des Auftretens einer akuten (und chronischen) Graft-versus-Host-Disease, d.h. einer Immun- oder Abstoßungsreaktion immunkompetenter T-Zellen aus dem Transplantat gegenüber Körperzellen und Gewebe des Empfängers (s. Kap. 22.1 und 22.2) und/oder der Therapie der GVHD. Die Dauer der Immunsuppression wird von dem Auftreten einer GVHD und von der HLA-Übereinstimmung zwischen Empfänger und Spender, d.h. dem Risiko für eine GVHD, bestimmt: Tritt innerhalb der ersten ca. 60–100 Tage nach Transplantation keine GVHD auf und besteht eine hohe HLA-Kompatibilität, kann die prophylaktische Immunsuppression schrittweise abgesetzt werden. Tritt eine GVHD auf, muss die prophylaktische Immunsuppression in eine – meist länger dauernde – immunsuppressive Therapie überführt werden.

Generelle Immunsuppression (Pharmakologie/Tox/klinischer Einsatz)

Als Beispiele für eine unspezifische, „generelle" Immunsuppression sind mit Bezug auf die allogene HZT die Zytostatika Cyclophosphamid, Fludarabin und Methotrexat zu nennen. Das Alkylanz Cyclophosphamid, das seit langem in der Therapie von Autoimmunerkrankungen, wie der rheumatoiden Arthritis, der Wegener-Granulomatose und dem systemischen Lupus erythematodes, Anwendung findet, ist Bestandteil zahlreicher Konditionierungsregime. Dabei wird es in hoher Dosierung verabreicht. Da Cyclophosphamid auf hämatopoetische Stammzellen nicht toxisch und – wenn kurz nach Antigenexposition gegeben – durch seine hemmende Wirkung auf aktivierte T-Zellen Toleranz induzierend wirkt, wird es neuerdings auch zur GVHD-Prophylaxe speziell bei der haploidentischen HZT eingesetzt [Luznik et al. 2008]. Die Gabe hoch dosierten Cyclophosphamids erfolgt dabei wenige Tage nach der Transplantation.

Fludarabin, das ebenfalls Teil zahlreicher Konditionierungsprotokolle ist, gehört zur Gruppe der Purinanaloga. Es hat – wie Cyclophosphamid – sowohl eine zytostatische als auch eine immunsuppressive Komponente. Die immunmodulatorische Komponente beruht hauptsächlich auf der supprimierenden Wirkung von Fludarabin auf CD4-positive T-Zellen [Robak et al. 2006].

Ebenfalls zu den Purinanaloga gehört Pentostatin, das in der Therapie der GVHD eingesetzt wird.

Der stammzelltoxische Folsäureantagonist Methotrexat dient – niedrig dosiert immunsuppressiv wirkend – der Prophylaxe sowie der Therapie der akuten und chronischen GVHD.

Die Steroide Prednison, Prednisolon und Methylprednisolon gehören zu den wichtigsten Immunsuppressiva in der allogenen HZT. Ihre immunsuppressive Wirkung ist seit langem bekannt. Es handelt sich hierbei nicht um eine gezielte Wirkung auf einzelne Leukozytenpopulationen, sondern um einen deutlich breiteren und unspezifischen Mechanismus. Steroidhormone binden an einen intrazellulär gelegenen Rezeptor, was zu dessen Aktivierung und zur Transkription diverser Enzyme führt. Wichtig für die immunmodulatorische Wirkung ist u.a. die Bindung des Glukokortikoidrezeptors an Transkriptionsfaktoren, wie NF-κB [Barnes 2006]. Steroide dienen der Behandlung der akuten und chronischen GVHD. Aufgrund der dabei meist erforderlichen hohen Dosierung und langen Therapiedauer treten häufig die bekannten, gravierenden Nebenwirkungen, wie Diabetes, Osteoporose, Steroidhaut, Cushing, Wundheilungsstörungen, Katarakt etc., auf.

Spezifische Suppression der T-Zellen

Calcineurininhibitoren (CNI)

Cyclosporin wird seit 1978 beim Menschen angewandt und erwies sich in der Folge als Meilenstein für den Erfolg der Transplantationsmedizin. Seit Ende der 1980er Jahre wird auch das *in vitro* 100-mal stärkere Tacrolimus eingesetzt.

CNI hemmen spezifisch die Aktivierung von T-Zellen. Intrazellulär bindet Cyclosporin an Cyclophilin und Tacrolimus an das FK binding protein 12 (FKBP12). Beide Komplexe binden an Calcineurin, wodurch die Translokation von NF-AT (nuclear factor of activated T-cells) in den Zellkern verhindert wird und die Transkription von wichtigen Zytokingenen unterbleibt.

Das Nebenwirkungsprofil beider CNI ist überlappend. Hervorzuheben ist eine ausgeprägte dosisabhängige Nephrotoxizität. Daneben werden häufig Hypomagnesiämie und Hyperkaliämie beobachtet. Nicht selten kommt es auch zu einer Hyperbilirubinämie. Weitere Nebenwirkungen sind arterielle Hypertonie, Hyperglykämie, Kopfschmerzen und Hirsutismus. Gelegentlich kommt es zu zerebralen Krampfanfällen. Selten tritt eine transplantationsassoziierte Mikroangiopathie auf, die ein Umsetzen der Immunsuppression erforderlich machen kann.

CNI werden meistens zur GVHD-Prophylaxe eingesetzt. Beide Substanzen sind sowohl oral als auch parenteral verfügbar. Eine enge therapeutische Breite, variable Metabolisierung, multiple Medikamenteninteraktionen und variable Resorption bei den oralen Zubereitungen machen ein engmaschiges Monitoring der Blutspiegel unerlässlich. Bei Cyclosporin werden Bluttalspiegel von etwa 200–250 ng/ml (RIA, monoklonal) und bei Tacrolimus von 8–15 ng/ml angestrebt. Ein eindeutiger Vorteil für eine der beiden Substanzen bei der GVHD-Prophylaxe hat sich bislang nicht beweisen lassen [Carnevale-Schianca et al. 2009].

Inhibitoren des mammalian Target of Rapamycin (mTOR-I)

Die beiden mTOR-I Sirolimus und Everolimus unterscheiden sich nur durch eine zusätzliche Hydroxyäthylkette bei Everolimus.

Im Gegensatz zu CNI ist die Wirkung von mTOR-I nicht auf T-Zellen beschränkt, sondern betrifft u.a. auch B-Zellen, Fibroblasten und Tumorzellen. Der mTOR-I-FKBP-Komplex interferiert mit dem als mTOR bezeichneten Protein. Die Hemmung von mTOR führt zu einer Blockade von mehreren distalen Reaktionswegen und resultiert schlussendlich in einer Proliferationshemmung und Zellzyklusarrest in G1.

Im Gegensatz zu CNI sind mTOR-I per se nicht nephrotoxisch, können aber die Nephrotoxizität von CNI verstärken. Dosisabhängig können mTOR-I zu hämatologischer Toxizität, wie Thrombozytopenie, führen. Häufig beobachtet man erhöhte Blutfettwerte. Vorsicht ist bei Patienten mit ulzerösen Läsionen geboten, da mTOR-I Wundheilungsstörungen verursachen können. In Kombination mit CNI wird gehäuft über das Auftreten von transplantationsassoziierter Mikroangiopathie berichtet. Bei der Kombination mit Steroiden wird häufig eine verkürzte Prothrombinzeit beobachtet, was auf eine gewisse Hyperkoagulopathie hinweist.

Sirolimus und Everolimus sind nur als orale Medikamente verfügbar. Ihr Einsatz als GVHD-Prophylaxe ist daher auf Patienten beschränkt, die nach der Konditionierung keine oder nur geringe mukositische Beschwerden entwickeln. Bei dosisreduzierten Konditionierungsprotokollen konnte jedoch Sirolimus erfolgreich zur GVHD-Prophylaxe eingesetzt werden [Schleuning et al. 2009]. Häufiger aber werden mTOR-I zur Therapie der akuten und chronischen GVHD eingesetzt. Wie bei CNI ist eine engmaschige Blutspiegelkontrolle erforderlich. Die angestrebten Blutspiegel liegen bei 5–10 ng/ml.

Mycophenolsäure (MPA)

Als Medikamente stehen uns 2 Varianten zur Verfügung. Als Na-Mycophenolat gibt es nur eine orale Darreichungsform, während Mycophenolat-Mofetil sowohl oral als auch parenteral angewendet werden kann. Im Wirkungs- und Nebenwirkungsprofil sind beide Substanzen vergleichbar.

MPA hemmt die Inosinmonophosphat-Dehydrogenase, ein Schlüsselenzym der De-novo-Purinsynthese, und damit die Proliferation von Lymphozyten. Die relativ spezifische Wirkung auf aktivierte Lymphozyten von MPA beruht darauf, dass in aktivierten Lymphozyten zu wenig präformierte Purinbasen verfügbar sind, um einen effektiven Wiederverwertungsstoffwechsel (salvage pathway) zu gewährleisten.

Unter Therapie mit MPA treten häufig gastrointestinale Nebenwirkungen, wie z.T. schwere Diarrhöen, auf, was zu differenzialdiagnostischen Problemen führen und eine Dosisreduktion oder gar ein Absetzen der Medikation erforderlich machen kann. Daneben treten v.a. hämatologische Toxizitäten, wie Anämie und Leukopenie, auf.

MPA wird sowohl zur GVHD-Prophylaxe als auch in der Therapie der GVHD eingesetzt. Es kann sowohl oral als auch parenteral appliziert werden. Im Bereich der hämatopoetischen Zelltransplantation wird ein Medikamentenspiegel-Monitoring nicht routinemäßig durchgeführt. Die Standarddosierungen betragen für Mycophenolat-Mofetil 2 × 1 g/d und für Na-Mycophenolat 2 × 720 mg/d.

Polyvalente Antilymphozytenantikörper (ALG/ATG)

Am häufigsten werden in Deutschland ATG-Fresenius und Thymoglobulin der Fa. Genzyme eingesetzt. Bei ATG-Fresenius erfolgt eine Immunisierung von Kaninchen mit einer humanen Zelllinie und bei Thymoglobulin mit humanen Thymuszellen. Aus den Seren der immunisierten Tiere wird die Immunglobulinfraktion präzipitiert und aufgereinigt.

ALG (Antilymphozytenglobulin)/ATG enthalten eine Vielzahl verschiedener Antikörper, die gegen Leukozytenantigene gerichtet sind. Die Produkte und auch einzelne Chargen sind in ihren detaillierten Effekten nicht immer austauschbar. Hauptsächlich bewirken ALG/ATG eine komplementabhängige Zytolyse der Zielzellen.

Nahezu regelhaft kommt es bei der Infusion von ALG/ATG zu hypersensitiven Reaktionen mit Fieber und Kreislaufreaktionen. Auch verzögerte Reaktionen vom Typ der Serumkrankheit können auftreten. Auch schwere Thrombozytopenien werden beobachtet. Als Spätfolge der intensiven Immunsuppression kommt es gehäuft zu lymphoproliferativen Erkrankungen.

ALG/ATG werden als Teil der Konditionierungstherapie als zusätzliche GVHD-Prophylaxe eingesetzt. In einer randomisierten Phase-III-Studie konnte die Effektivität dieser zusätzlichen GVHD-Prophylaxe bei Transplantationen vom nicht verwandten Spender nachgewiesen werden [Finke et al. 2009]. Darüber hinaus wird ALG/ATG bei der Behandlung der steroidrefraktären akuten GVHD eingesetzt.

Monoklonale Lymphozytenantikörper

Bei der hämatopoetischen Zelltransplantation werden auch die monoklonalen Lymphozytenantikörper Alemtuzumab und Muromonab CD3 (OKT3) eingesetzt. Alemtuzumab ist ein gentechnologisch hergestellter, humanisierter monoklonaler Antikörper, der spezifisch an das Glykoprotein CD52 auf der Zelloberfläche von Lymphozyten bindet, und OKT3 ist ein muriner Antikörper, der sich an das CD3-Molekül von T-Zellen bindet, wodurch bei beiden Antikörpern eine komplementabhängige Zytolyse hervorgerufen wird.

Bei Alemtuzumab können akute Infusionsreaktionen, wie Fieber, Schüttelfrost, Übelkeit und Kreislaufreaktionen, auftreten. Meist sind diese Reaktionen nur leicht bis mittelgradig. Bei der Anwendung von OKT3 kommt es häufig zu einem Zytokinfreisetzungssyndrom mit Fieber, Myalgien, Übelkeit, Erbrechen, Durchfall und selten zu schwerwiegenden kardiorespiratorischen oder neuropsychiatrischen Reaktionen. Bei beiden Medikamenten besteht in der Folge ein erhöhtes Risiko für insbesondere virale Infektionen und für lymphoproliferative Erkrankungen.

Alemtuzumab wird als Teil der Konditionierungstherapie zur erweiterten GVHD-Prophylaxe eingesetzt. Es kann aber auch dem Transplantat als Ex-vivo-T-Zell-Depletion zugesetzt werden [Chakrabarti et al. 2003]. OKT3 wird meist bei steroidrefraktärer GVHD benutzt [Knop et al. 2007].

Zytokinmodulation

Von aktivierten Lymphozyten sezernierte Zytokine spielen eine wichtige Rolle in der Pathogenese der GVHD. Deswegen erscheint der Einsatz von monoklonalen Antikörpern, die die Zytokinkaskade modulieren, reizvoll. Zur Anwendung kommen Interleukin-2-Rezeptorantagonisten, wie Daclizumab und Basiliximab oder Antikörper, die mit dem Tumornekrosefaktor alpha (TNF)-Signal interferieren: Infliximab ist ein chimärer, human-muriner, monoklonaler Antikörper, der mit hoher Affinität sowohl an lösliche als auch an transmembrane Formen von TNF bindet. Etanercept ist ein löslicher TNF-Rezeptor, der als kompetitiver Inhibitor von TNF fungiert. Die Toxizität dieser Antikörper ist gering, Hypersensitivitätsreaktionen können vorkommen. Als Spätfolge ist eine erhöhte Infektionsgefahr hervorzuheben. Die klinischen Erfahrungen im Rahmen der hämatopoetischen Zelltransplantation sind begrenzt. Hauptsächlich werden diese Antikörper im Sinne einer Salvage-Therapie bei der Behandlung der steroidrefraktären akuten GVHD eingesetzt [Alousi et al. 2009].

Immunmodulatorische Substanzen

Nur am Rande zu erwähnen ist hier eine Reihe von Substanzen, die v.a. bei der Behandlung der schweren chronischen GVHD Anwendung finden und deren Wirkungsprinzip bei der GVH-Erkrankung bisher nur unzureichend charakterisiert wurde. Hierzu gehören Thalidomid, Clofazimine, Hydroxychloroquin und neuerdings auch Rituximab und Imatinib.

Zusammenfassung

Durch die Vielzahl der zur Verfügung stehenden Substanzen hat sich die medikamentöse Immunsuppression im Rahmen der allogenen Blutstammzelltransplantation zu einem sehr speziellen Teilaspekt entwickelt.

Die Wahl des „richtigen" Medikaments muss sich daher immer nach der Indikation richten (akute vs. chronische GVHD, haploidente vs. HLA-idente Transplantation).

Literatur

Alousi AM et al., Etanercept, mycophenolate, denileukin, or pentostatin plus corticosteroids for acute graft-versus-host disease: a randomized phase 2 trial from the Blood and Marrow Transplant Clinical Trials Network. Blood (2009), 114, 511–517

Barnes PJ, Corticosteroids: the drugs to beat. Eur J Pharmacol (2006), 533, 1–3

Carnevale-Schianca F et al., Longitudinal assessment of morbidity and acute graft-versus-host disease after allogeneic hematopoietic cell transplantation: retrospective analysis of a multicenter phase III study. Biol Blood Marrow Transplant (2009), 15, 749–756

Chakrabarti S et al., T-cell depletion with Campath-1H „in the bag" for matched related allogeneic peripheral blood stem cell transplantation is associated with reduced graft-versus-host disease, rapid immune constitution and improved survival. Br J Haematol (2003), 121, 109–118

Finke J et al., Standard graft-versus-host disease prophylaxis with or without anti-T-cell globulin in haematopoietic cell transplantation from matched unrelated donors: a randomised, open-label, multicentre phase 3 trial. Lancet Oncol (2009), 10, 855–864

Knop S et al., Treatment of steroid-resistant acute GVHD with OKT3 and high-dose steroids results in better disease control and lower incidence of infectious complications when compared to high-dose steroids alone: a randomized multicenter trial by the EBMT Chronic Leukemia Working Party. Leukemia (2007), 21, 1830–1833

Luznik L et al., HLA-Haploidentical Bone Marrow Transplantation for Hematologic Malignancies using Nonmyeloablative Conditioning and High-Dose Posttransplantation cyclophosphamide. Biol Blood Marrow Transplant (2008), 14, 641–650

Robak T et al., Purine nucleoside analogs as immuosuppressive and antineoplastic agents: mechanism of action and clinical activity. Curr Med Chem (2006), 13, 3165–3189

Schleuning M et al., Calcineurin inhibitor-free GVHD prophylaxis with sirolimus, mycophenolate mofetil and ATG in Allo-SCT for leukemia patients with high relapse risk: an observational cohort study. Bone Marrow Transplant (2009), 43, 717–723

19 Graft-Manipulation

19.1 Haploidente Transplantation

Wolfgang A. Bethge, Rupert Handgretinger

Einleitung

Mit modernen Suchstrategien steht derzeit für etwa 25% der Patienten mit einer Indikation zur allogenen hämatopoetischen Stammzelltransplantation ein passender HLA-identer Familienspender und für bis zu 70% ein HLA-identer Fremdspender zur Verfügung. Bei ethnischen Minderheiten gestaltet sich die Fremdspendersuche weit schwieriger, und die Chance auf einen HLA-identen Spender kann bis auf 20–30% fallen. Eine Fremdspendersuche benötigt zudem Zeit, die im Fall einer Hochrisikokonstellation oder eines Rezidivs der Erkrankung nicht immer zur Verfügung steht. Fast jeder Patient besitzt jedoch einen potenziellen haploidenten Spender unter den Kindern, Eltern, Geschwistern oder in der näheren Verwandtschaft. Haploident bedeutet hierbei, dass die Hälfte der HLA-Merkmale zwischen Spender und Patient übereinstimmt. Eine erfolgreiche Strategie zur Durchführung einer haploidenten HSZT löst das Problem eines fehlenden oder nicht rasch verfügbaren allogenen Stammzellspenders.

Aktuelle Strategien

Die ersten Versuche zur Durchführung einer haploidenten HSZT waren, bedingt durch den bis zu 50% HLA-Unterschied, kompliziert durch eine hohe Inzidenz an GVHD, Transplantatabstoßung und infektiösen Komplikationen, die zu einer inakzeptabel hohen Rate an therapieassoziierter Morbidität und Mortalität führten [Anasetti et al. 1990]. Sowohl Transplantatabstoßung als auch GVHD werden primär von Empfänger- und Spender-T-Zellen vermittelt. Strategien, diese HLA-Barrieren zu überwinden, haben sich deshalb zunächst auf effektive Verfahren zur Empfänger- und Spender-T-Zell-Depletion konzentriert. Hierzu werden heute hocheffektive immunomagnetische Selektions- oder Depletionsverfahren verschiedener im Transplantat enthaltener Zellpopulationen eingesetzt (s. Abb. 19.1).

Später kamen auch neue pharmakologische Methoden zur Immunsuppression sowie Techniken zur In-vivo-T-Zell-Depletion im Empfänger des Transplantats hinzu. Den Weg zu einer erfolgreichen haploidenten HSZT ebnete insbesondere die Arbeitsgruppe von Aversa et al. in Perugia/Italien. Aversa et al. konnten zeigen, dass die Abstoßung eines haploidenten, in vitro ausgeprägt T-Zell-depletierten Transplantates durch eine massive Erhöhung der Stammzelldosis auf eine „Megadosis" von CD34-positiven Zellen (d.h. > 10×10^6 CD34+-Zellen/kg) verhindert werden kann. Dieses Verfahren setzt eine intensive Konditionierung mit einer Ganzkörperbestrahlung, kombiniert mit einer Chemotherapie mit Cyclosphosphamid, Thiothepa und Fludarabin, sowie die Gabe von Antithymozytenglobulin zur T-Zell-Depletion ein. Das Verfahren erlaubt eine erfolgreiche haploidente HSZT mit einer niedrigen GVHD-Rate von 5–17% und einem erfolgsverspre-

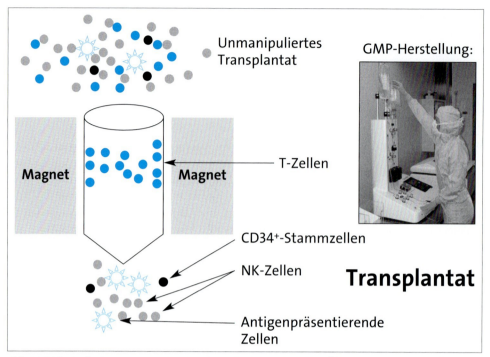

Abb. 19.1: Prinzip der immunomagnetischen Transplantatmanipulation. Über immunomagnetische Beads werden spezifische Zielantigene auf T-Zellen (CD3, TCRab), auf B-Zellen (CD19) oder auf hämatopoetischen Stammzellen (CD34) markiert und das Transplantat dann für die jeweilige Zellart über eine immunomagnetische Säulenaufreinigung unter Reinraumbedingungen (GMP-konform) selektioniert bzw. depletiert.

chenden Gesamtüberleben von 25–50% [Aversa, Reisner, Martelli 2008]. Die bei diesem Verfahren verwendete intensive Konditionierungstherapie schließt allerdings ältere, komorbide und stark vorbehandelte Patienten von dieser Therapie aus. Außerdem war, bedingt durch die langsame Erholung der Immunabwehr durch die über eine CD34-Selektion bedingte T-Zell-Depletion, die nichtrückfallassoziierte Mortalität (NRM), z.B. durch Infektionen auch bei jüngeren Patienten (medianes Alter 29 Jahre), mit 41% sehr hoch. Weiterhin ist eine Megadosis CD34$^+$-Stammzellen bei Erwachsenen oft schwer zu erreichen. Werden Stammzelldosen unter 10×10^6 CD34$^+$-Zellen/kg verwendet, steigt die Rate an Transplantatabstoßungen, und das Angehen des Transplantats und die Immunrekonstitution ist stark verzögert.

Für eine erfolgreiche Transplantation bei stark vorbehandelten, komorbiden oder älteren Patienten sowie ohne eine Megadosis von CD34$^+$-Stammzellen wurden in den letzten Jahren neue Strategien entwickelt. Wie bei der HSZT bei HLA-identen Spendern wird hier insbesondere der Einsatz einer dosisreduzierten Konditionierung (RIC) erprobt. Unter anderem wurde hierzu eine neue Form der Transplantataufarbeitung, die immunomagnetische Depletion von CD3/CD19$^+$- beziehungsweise auch von TCRαβ/CD19$^+$-Zellen, evaluiert. Ein solches selektiv T- und B-Zell-depletiertes Transplantat enthält in großer Zahl NK-Zellen (natürliche Killerzellen), Granulozyten, Monozyten, CD34-negative Stammzellen und antigenpräsentierende Zellen. Diese Zellpopulationen verbessern als sog. „facilitating cells" das Anwachsen des Transplantats und die Immunrekonstitution. Die T- und B-Zell-Depletion ist zur Verhinderung einer schweren GVHD und von EBV-assoziierten lymphoproliferativen Erkrankungen notwendig. Durch das verbesserte Engraftment eines solchen Transplantats wird der Einsatz einer dosisreduzierten Konditionierung mit Fludarabin, Thiotepa und Melphalan sowie OKT3 oder ATG auch ohne Megadosis von CD34-positiven Stammzellen möglich. In verschiedenen Phase-II-Studien bei Kindern wie auch Erwachsenen mit sehr fortgeschrittenen hämatologischen Erkrankungen wurde diese Strategie zur haploidenten HSZT eingesetzt [Federmann et al. 2012; Lang und Handgretinger 2008]. Bei Erwachsenen betrug die NRM nach 3 Jahren knapp 40%, bei Kindern 10%. Die Inzidenz einer akuten GVHD Grad II–IV lag zwischen 30–40% und die einer chronischen GVHD bei 10–15%. Das Gesamtüberleben der Patienten dieser Studien lag abhängig vom Erkrankungsrisiko und Remissionsstatus bei Erwachsenen bei etwa 30–40% und bei Kindern bei bis 70%. Die Immunrekonstitution erschien schneller als bei Patienten mit CD34-selektionierten Transplantaten. Auffallend war die rasche, überschießende Regeneration der NK-Zellen, ausgelöst durch die hohe Anzahl an NK-Zellen im Transplantat. Derzeit wird die weitere Verbesserung dieses Verfahrens durch eine weitere Einschränkung der depletierten T-Zell-Population auf TCRαβ-positive T-Zellen und adoptiven Transfer von spezifischen T-Zell-Populationen erprobt.

Von verschiedenen Arbeitsgruppen werden zurzeit außerdem im Rahmen klinischer Studien Strategien der dosisreduzierten Konditionierung zur haploidenten HSZT ohne In-vitro-T-Zell-Depletion verfolgt. Durch die Verwendung einer Kombination von Immunsuppressiva, verschiedenen Stammzellquellen inklusive Knochenmark sowie neuer Strategien zur In-vivo-Depletion alloreaktiver T-Zellen nach erfolgter Transplantation scheinen damit haploidente HSZT auch ohne In-vitro-T-Zell-Depletion möglich [Fuchs 2012]. Die erreichten Ergebnisse entsprechen wie schon bei den oben erwähnten Protokollen mit In-vitro-Aufbereitung den Resultaten mit einer konventionellen HLA-identen Transplantation mit ähnlicher Hochrisikokonstellation.

Zusammenfassung und Ausblick

Die Ergebnisse nach haploidenter HSZT mit den genannten Therapieprotokollen sind durchaus mit denen einer konventionellen allogenen HLA-identen Stammzelltransplantation vergleichbar. Erst durch die haploidente Transplantation steht vielen Patienten ohne HLA-kompatiblen Spender eine kurative Therapieoption zur Verfügung. Somit kann heute zusammen mit den Möglichkeiten der Nabelschnurblut- und Mismatch-Spender-Transplantation nahezu jedem Patienten mit der Indikation zu einer allogenen HSZT diese auch angeboten werden. Laufende Therapieoptimierungsstudien untersuchen neue Strategien mit dem Ziel, die Ergebnisse der haploidenten Transplantation weiter zu verbessern.

Literatur

Anasetti C et al., Effect of HLA incompatibility on graft-versus-host disease, relapse, and survival after marrow transplantation for patients with leukemia or lymphoma. Hum Immunol (1990), 29, 79–91

Aversa F, Reisner Y, Martelli MF, The haploidentical option for high-risk haematological malignancies. Blood Cells Mol Dis (2008), 40, 8–12

Federmann B et al., Haploidentical allogeneic hematopoietic cell transplantation in adults using CD3/CD19 depletion and reduced intensity conditioning: a phase II study. Haematologica (2012), 97, 1523–1531

Fuchs EJ, Haploidentical transplantation for hematologic malignancies: where do we stand? Hematology (Am Soc Hematol Educ Program) (2012), 230–236

Lang P, Handgretinger R, Haploidentical SCT in children: an update and future perspectives. Bone Marrow Transplant (2008), 42, Suppl 2, S54–S59

19.2 T-Zell-Depletion

Jürgen Finke

Einleitung

Die T-Zellen des Spenders sind die Haupteffektorzellen bei der Entstehung der Graft-versus-Host Disease. Bei einer T-Zell-Depletion werden die Spender-T-Zellen entweder entfernt oder inaktiviert, um die GVHD zu vermeiden (GVHD-Prophylaxe). Neben der medikamentösen Immunsuppression wurden hierzu verschiedene In-vitro- und In-vivo-Verfahren entwickelt, die im Folgenden besprochen werden. Die Kehrseiten der T-Zell-Depletionsverfahren sind ein erhöhtes Infektionsrisiko und ein höheres Rezidivrisiko bei reduziertem GVL-Effekt (Graft-versus-Leukämie-Effekt). Oft muss darüber hinaus die Konditionierung vor Transplantation intensiviert werden, um trotz Reduktion von graft facilitating cells (FCs) das Engraftment zu ermöglichen.

In-vitro-CD34+-Selektion

Hierbei kommen monoklonale Antikörper, die gegen das Oberflächenmolekül CD34 auf Blutstammzellen gerichtet sind, zum Einsatz. Durch immunmagnetische CD34-Separation über Affinitätssäulen können die Spenderblutstammzellen angereichert werden. Die immunologischen Effektorzellen, wie T- und B-Lymphozyten, NK-Zellen, sowie dendritische Zellen (DCs), Monozyten und Granulozyten, werden hierbei um ca. 3–5 logarithmische Stufen reduziert. Diese können jedoch kryokonserviert und z.B. für den Spenderlymphozytentransfer post transplantationem eingesetzt werden. Mit diesem Verfahren ist ein sicheres Engraftment möglich. Das verbleibende GVHD-Risiko hängt von der Effektivität der T-Zell-Depletion ab [Finke et al. 1996; Bensinger et al. 1996; Cornelissen et al. 2003; Jakubowski et al. 2007]. Gleichzeitig besteht ein höheres Risiko für das Auftreten von Infekten, gemischtem Chimärismus und Rezidiven [Fernandez-Aviles et al. 2003; Elmaagacli et al. 2003; Meyer et al. 2010].

In-vitro-anti-CD3, -anti-CD4 und -anti-CD8 monoklonale Antikörper

Verschiedene Studien testen den Einsatz von Antikörpern gegen die Oberflächenmoleküle CD3, CD4 oder CD8 zur Entfernung spezifischer Lymphozytensubpopulationen. Teilweise wurde weniger akute GVHD beobachtet [Wagner et al. 2005], bei anderen Studien stehen die Ergebnisse im Vergleich zur konventionellen medikamentösen Immunsuppression noch aus.

In-vitro-anti-CD52 monoklonaler Antikörper

Umfangreiche Erfahrungen liegen mit einem weiteren T-Zell-depletierenden Antikörper in vitro vor: „Campath in the bag". Der mittlerweile zur Therapie der chronischen lymphatischen Leukämie zugelassene monoklonale humanisierte Antikörper Campath 1H (Alemtuzumab) ist gegen das CD52-Molekül gerichtet, welches sich auf praktisch allen reifen Zellen des lymphohämatopoetischen Systems befindet (außer Plasmazellen und hämatopoetischen Stammzellen) [Chakrabarti, Hale, Waldmann 2004]. Die Gabe von 10 mg Campath in das Stammzellpräparat führt zu einer effektiven T-Zell-Depletion und wahrscheinlich auch Reduktion von antigenpräsentierenden Zellen [Novitzky, Thomas, du Toit 2008; Hale et al. 2001; Chalandon et al. 2006]. Eine medikamentöse GVHD-Prophylaxe nach Transplantation erübrigt sich bei diesem Verfahren, das Risiko von CMV-Reaktivierungen oder Rezidiven ist erhöht.

In-vivo-T-Zell-Depletion

In-vivo-anti-CD52 monoklonaler Antikörper
Weit verbreitet ist der Einsatz von Alemtuzumab *in vivo* [Chakrabarti, Hale, Waldmann 2004]. Ursprünglich wurde eine Gesamtdosis von 100 mg 1–2 Wo. vor Transplantation über mehrere Tage verteilt appliziert, zunehmend seit Ende der 1990er Jahre auch nach dosisreduzierter Konditionierung. Dadurch konnte einerseits eine effektive Reduktion des GVHD-Risikos erreicht werden, allerdings zeigten mehrere nicht randomisierte Studien ein beträchtliches Risiko von opportunistischen Infektionen und – insbesondere bei Patienten mit akuten Leukämien oder Lymphomen, die vor Transplantation nicht in Remission waren – ein beträchtliches Rezidivrisiko.

In neueren Ansätzen konnte eine GVHD-Reduktion ebenfalls nach Transplantation von nicht verwandten Spendern auch nach erheblicher Reduktion der Campath-Dosis erreicht werden, wobei neben der Campath-Dosis auch der Zeitpunkt der Gabe eine Rolle zu spielen scheint [Chakraverty et al. 2010; Bertz et al. 2009].

Randomisierte Studien im Vergleich zur medikamentösen Standard-GVHD-Prophylaxe existieren für die Substanz Campath bis dato nicht. Allerdings zeigen Kohortenvergleiche bei Reduktion von akuter und chronischer GVHD ein zu Cyclosporin und MTX vergleichbares Überleben [Perez-Simon et al. 2002]. Berichte der letzten Jahre aus Asien legen nahe, dass in der Transplantation vom HLA-Allel-differenten Spender Campath effektiv das Risiko einer GVHD reduzieren kann [Kanda et al. 2005]. Die Übertragbarkeit der Ergebnisse auf genetisch weniger homogene Populationen ist offen.

Das Rezidivrisiko nach GVHD-Prophylaxe mit Campath, insbesondere im Kontext der „Reduced intensity conditioning"-Regime, scheint u.a. auch im deutlich häufiger beobachteten gemischten T-Zell-Chimärismus begründet zu sein, welcher die Gabe von DLI nach sich zieht [van Burik et al. 2009; Meyer et al. 2010], und korreliert mit hohen Cyclosporin-Spiegeln in den ersten Wochen nach Transplantation [Craddock et al. 2010].

Anti-T-Lymphozyten-Globuline
Unter diesem Begriff werden verschiedene polyklonale gegen Lymphozyten gerichtete Antikörper zusammengefasst. Der Terminus ATG stand ursprünglich für Antithymozytenglobulin, da die ersten Seren durch Immunisierung von Pferden, später Kaninchen, mit humanen Thymozyten gewonnen wurden. Die handelsüblichen Präparate sind ATGAM (Pferd) in den USA und Thymoglobulin (Kaninchen) in Europa. Davon, aufgrund eines anderen Wirkspektrums, zu unterscheiden ist das Anti-T-Lymphozyten Globulin ATG-Fresenius, welches durch Immunisierung von Kaninchen mit leukämischen T-Lymphoblasten der Zelllinie Jurkat hergestellt wird.

Alle genannten Produkte unterscheiden sich in ihrer Wirkungsweise und Qualität und führen neben einer mehr oder weniger breiten Depletion von T-Lymphozyten auch durch unspezifische Bindung an andere Zellen des hämatopoetischen Systems, wie Granulozyten, Thrombozyten, NK-Zellen, B-Zellen und DCs, zur Inaktivierung bzw. Depletion der genannten Zellen. Thymoglobulin wurde in 2 kleineren randomisierten Studien im Vergleich zu Cyclosporin A/Methotrexat getestet und zeigte im niedrig dosierten Bereich keinen Unterschied bez. Inzidenz einer akuten GVHD, wobei im höher dosierten Bereich schwergradige akute und chronische GVHD deutlich reduziert werden konnten, um den Preis einer erhöhten Rate lebensbedrohlicher letaler Infektionen [Bacigalupo et al. 2001; Bacigalupo et al. 2002; Bacigalupo et al. 2006]. Thymoglobulin wurde in einer Dosis von 15 mg/kg Gesamtdosis vor Transplantation gegeben.

Eine multizentrische europäische Studie konnte im randomisierten Vergleich die Effektivität von ATG-Fresenius (ATG-F) im Vergleich zur alleinigen Cyclosporin/Methotrexat-Gabe bez. Auftreten schwergradiger akuter und extensiver chronischer GVHD zeigen, ohne dass die therapieassoziierte Mortalität oder die Rezidivraten im Studienarm erhöht waren [Finke et al. 2009]. ATG-Fresenius wurde in einer Dosis von 20 mg/kg/d an Tag –3 bis –1 gegeben. Durch die Gabe von ATG-F konnte das Risiko einer akuten GVHD Grad III–IV nach Transplantation vom HLA-identischen, nicht verwandten Spender von 24 auf 12% gesenkt werden und das Risiko einer extensiven chronischen GVHD von 42 auf 12%.

Eine laufende Studie testet den Stellenwert von ATG-Fresenius in einer Dosis von 3 × 10 mg/kg in der Situation des HLA-identen Familienspenders für Patienten mit akuten Leukämien in kompletter Remission bez. Auftreten und Schweregrad einer chronischen GVHD.

In-vivo-Anti-T-Zell-Globuline ebenso wie Campath beeinflussen je nach Präparat, Dosis und Zeitpunkt der Gabe vor Transplantation die Immunrekonstitution nach Transplantation und dürften damit unterschiedlich das Risiko von Infekten und Rezidiven beeinflussen [Penack et al. 2008].

Zusammenfassung und Ausblick

Auch ohne randomisierte Studien belegt die klinische Erfahrung den hohen Stellenwert des Einsatzes der In-vitro- und/oder In-vivo-T-Zell-Depletion bei Patienten mit hohem GVHD-Risiko (HLA-differenter Spender, Haplo-Transplantation, älterer Patient nach Blutstammzelltransplantation). Für die HLA-kompatible Situation legen die Erfahrungen von Phase-II-Studien sowie mindestens eine randomisierte Phase-III-Studie aus jüngerer Zeit nahe, dass in der Situation eines erhöhten GVHD-Risikos, wie es nach HLA-identer Transplantation vom nicht verwandten Spender und bei Verwendung von peripheren Blutstammzellapheresaten im Vergleich zu Knochenmark regelhaft beobachtet wird, der Einsatz von ATG-Fresenius das Risiko schwergradiger akuter und extensiver chronischer GVHD verringern kann, ohne das Infekt- oder Rezidivrisiko zu erhöhen [Finke et al. 2009].

Unbenommen der verschiedenen oben genannten Ansätze sind sorgfältige Nachkontrollen bei Patienten und ein extensives Monitoring für opportunistische Erreger, wie PJP (Pneumocystis-jirovecii-Pneumonie), CMV, Adenovirus, EBV, HHV-6, VZV (Varicella zoster virus) etc., Voraussetzung für die sichere Anwendung dieser Ansätze. Die Anwendung der antiköperbasierenden In-vitro- oder In-vivo-Depletionsverfahren resultiert in einer initial ausgeprägteren immunologischen Inkompetenz im Vergleich zu rein medikamentösen Prophylaxen, erlaubt aber bereits mittelfristig eine zügige Reduktion der medikamentösen Immunsuppression und ggf. die Anwendung von Spenderlymphozytentransfusionen.

Literatur

Bacigalupo A et al., Thymoglobulin prevents chronic graft-versus-host disease, chronic lung dysfunction, and late transplant-related mortality: long-term follow-up of a randomized trial in patients undergoing unrelated donor transplantation. Biol Blood Marrow Transplant (2006), 12, 560–565

Bacigalupo A et al., Antithymocyte globulin for graft-versus-host disease prophylaxis in transplants from unrelated donors: 2 randomized studies from Gruppo Italiano Trapianti Midollo Osseo (GITMO). Blood (2001), 98, 2942–2947

Bacigalupo A et al., Prophylactic antithymocyte globulin reduces the risk of chronic graft-versus-host disease in alternative-donor bone marrow transplants. Biol Blood Marrow Transplant (2002), 8, 656–661

Bensinger WI et al., Transplantation of allogeneic CD34+ peripheral blood stem cells in patients with advanced hematologic malignancy. Blood (1996), 88, 4132–4138

Bertz H et al., A novel GVHD-prophylaxis with low-dose alemtuzumab in allogeneic sibling or unrelated donor hematopoetic cell transplantation: the feasibility of deescalation. Biol Blood Marrow Transplant (2009), 15, 1563–1570

Chakrabarti S, Hale G, Waldmann H, Alemtuzumab (Campath-1H) in allogeneic stem cell transplantation: where do we go from here? Transplant Proc (2004), 36, 1225–1227

Chakraverty R et al., Impact of in vivo alemtuzumab dose before reduced intensity conditioning and HLA-identical sibling stem cell transplantation: pharmacokinetics, GVHD and immune reconstitution. Blood (2010), 116, 3080–3088

Chalandon Y et al., Can only partial T-cell depletion of the graft before hematopoietic stem cell transplantation mitigate graft-versus-host disease while preserving a graft-versus-leukemia reaction? A prospective phase II study. Biol Blood Marrow Transplant (2006), 12, 102–110

Chaleff S et al., A large-scale method for the selective depletion of alphabeta T lymphocytes from PBSC for allogeneic transplantation. Cytotherapy (2007), 9, 746–754

Cornelissen JJ et al., A randomized multicenter comparison of CD34(+)-selected progenitor cells from blood vs from bone marrow in recipients of HLA-identical allogeneic transplants for hematological malignancies. Exp Hematol (2003), 31, 855–864

Craddock C et al., Factors predicting long-term survival after T-cell depleted reduced intensity allogeneic stem cell transplantation for acute myeloid leukemia. Haematologica (2010), 95, 989–995

Dykes JH et al., Rapid and effective CD3 T-cell depletion with a magnetic cell sorting program to produce peripheral blood progenitor cell products for haploidentical transplantation in children and adults. Transfusion (2007), 47, 2134–2142

Elmaagacli AH et al., Outcome of transplantation of highly purified peripheral blood CD34+ cells with T-cell add-back compared with unmanipulated bone marrow or peripheral blood stem cells from HLA-identical sibling donors in patients with first chronic phase chronic myeloid leukemia. Blood (2003), 101, 446–453

Fernandez-Aviles F et al., Serial quantification of lymphoid and myeloid mixed chimerism using multiplex PCR amplification of short tandem repeat-markers predicts graft rejection and relapse, respectively, after allogeneic transplantation of CD34+ selected cells from peripheral blood. Leukemia (2003), 17, 613–620

Finke J et al., Standard graft-versus-host disease prophylaxis with or without anti-T-cell globulin in haematopoietic cell transplantation from matched unrelated donors: a randomised, open-label, multicentre phase 3 trial. Lancet Oncol (2009), 10, 855–864

Finke J et al., Allogeneic transplantation of positively selected peripheral blood CD34+ progenitor cells from matched related donors. Bone Marrow Transplant (1996), 18, 1081–1086

Godder KT et al., Long term disease-free survival in acute leukemia patients recovering with increased gammadelta T cells after partially mismatched related donor bone marrow transplantation. Bone Marrow Transplant (2007), 39, 751–757

Hale G et al., CAMPATH-1 antibodies in stem-cell transplantation. Cytotherapy (2001), 3, 145–164

Jakubowski AA et al., T cell depleted stem-cell transplantation for adults with hematologic malignancies: sustained engraftment of HLA-matched related donor grafts without the use of antithymocyte globulin. Blood (2007), 110, 4552–4559

Kanda Y et al., In vivo alemtuzumab enables haploidentical human leukocyte antigen-mismatched hematopoietic stem-cell transplantation without ex vivo graft manipulation. Transplantation (2005), 79, 1351–1357

Lang P et al., Retransplantation with stem cells from mismatched related donors after graft rejection in pediatric patients. Blood Cells Mol Dis (2008), 40, 33–39

Meyer RG et al., Donor CD4 T cells convert mixed to full donor T-cell chimerism and replenish the CD52-positive T-cell pool after alemtuzumab-based T-cell-depleted allo-transplantation. Bone Marrow Transplant (2010), 45, 668–674

Novitzky N, Thomas V, du Toit C, Prevention of graft vs. host disease with alemtuzumab ‚in the bag' decreases early toxicity of stem cell transplantation and in multiple myeloma is associated with improved long-term outcome. Cytotherapy (2008), 10, 45–53

Penack O et al., Serotherapy with thymoglobulin and alemtuzumab differentially influences frequency and function of natural killer cells after allogeneic stem cell transplantation. Bone Marrow Transplant (2008), 41, 377–383

Perez-Simon JA et al., Nonmyeloablative transplantation with or without alemtuzumab: comparison between 2 prospective studies in patients with lymphoproliferative disorders. Blood (2002), 100, 3121–3127

Van Burik K et al., Patterns and kinetics of T-cell chimerism after allo transplant with alemtuzumab-based conditioning: mixed chimerism protects from GVHD, but does not portend disease recurrence. Leuk Lymphoma (2009), 50, 1809–1817

Wagner JE et al., Effect of graft-versus-host disease prophylaxis on 3-year disease-free survival in recipients of unrelated donor bone marrow (T-cell Depletion Trial): a multi-centre, randomised phase II-III trial. Lancet (2005), 366, 733–741

19.3 Selektive Depletion alloreaktiver T-Zellen

Udo Hartwig, Stephan Mielke

Einleitung

Das kurative Potenzial der allogenen Blutstammzelltransplantation basiert maßgeblich auf dem durch Spenderlymphozyten vermittelten GVL-Effekt. Auf dem Weg zur immer sicherer werdenden Standardtherapie konnte die transplantationsassoziierte Mortalität (TRM) des Verfahrens deutlich gesenkt werden. Verbleibende Herausforderungen stellen ein Rezidiv der malignen Grunderkrankung, schwere Fälle von gegen den Empfänger gerichtete Transplantat-gegen-Wirt-Reaktionen, v.a. durch Viren und Pilze verursachte opportunistische Infektionen sowie die Transplantation über die Grenzen der HLA-Verträglichkeit hinaus dar. Die diesen Problemen zugrunde liegenden Ursachen werden durch verschiedene T-Lymphozyten-Populationen im Transplantat des Spenders vermittelt, was durch experimentelle Untersuchungen vielfach belegt werden konnte. Daraus ergibt sich eine prinzipielle Trennbarkeit von durch Spenderlymphozyten vermittelten GVL-, GVI- (Graft-versus-Infection) und GVH-Effekten, was wiederum die Grundlage der selektiven Allodepletion (SD, „selective depletion") bildet [Michalek et al. 2003]. Im Gegensatz zur unselektiven T-Zell-Depletion sollen hier nur die GVH-vermittelnden T-Lymphozyten depletiert werden, während immuntherapeutisch erwünschte GVI- und GVL-reaktive Spenderlymphozyten erhalten bleiben. Dies könnte eine Transplantation mit weniger GVH-Potenzial ermöglichen. Weiterhin wären auch partiell HLA-disparate (z.B. haploidentische) Transplantationen unter Konservierung gewünschter Immuneffekte möglich, was den hohen TRM- und Rückfallraten dieser Verfahren entgegenwirken würde.

Prinzip der selektiven Allodepletion

Das Grundprinzip der SD ist in Abbildung 19.2 illustriert. Als Allodepletionsstrategien können mit Toxinen oder Metallkugeln (sog. Immunotoxine oder Immunobeads) beladene Antikörper, die sich gegen Aktivierungsmarker auf den T-Lymphozyten des Spenders richten (CD25, CD69, CD95, CD137), eingesetzt werden [Hartwig et al. 2006; Wehler et al. 2007; Nonn et al. 2008]. Darüber hinaus lassen sich aktivierte T-Zellen, z.B. durch Einsatz der phototoxischen Substanz 4,5-Dibromorhodamine 123 (TH9402), in Apoptose bringen [Mielke et al. 2008]. Dabei wird TH-9402 von allen Lymphozyten aufgenommen, allerdings schleusen aktivierte T-Zellen die Substanz aufgrund inaktivierter zellmembranständiger Pumpen langsamer aus, sodass bevorzugt diese nach Lichtexposition depletiert werden. Während zahlreiche Depletionsstrategien auf experimenteller Basis etabliert wurden, konnten bisher nur wenige Strategien in die klinische Praxis überführt werden.

Klinische Erfahrungen

André-Schmutz und Kollegen transfundierten erstmals zwischen 1×10^5 und 8×10^5 pro kg KG Spenderlymphozyten, die mittels eines CD25-Immunotoxins allodepletiert wurden, in 15 pädiatrische Patienten nach erfolgter T-Zell-depletierter haploidentischer Transplantation. Bis zu diesem Zeitpunkt musste davon ausgegangen werden, dass solche T-Zell-Dosen mit einer letalen GVHD einhergehen. Bemerkenswerterweise konnten in dieser Pionierarbeit dann tatsächlich nur eine niedriggradige GVHD und sogar positive Effekte auf die T-Zell-vermittelte Immunrekonstitution beobachtet werden [André-Schmutz et al. 2002].

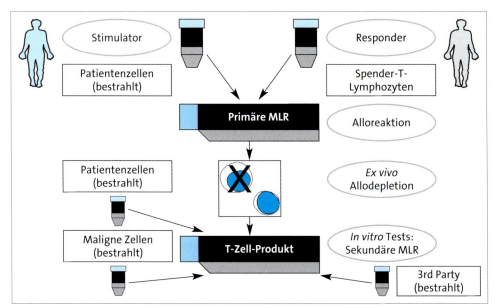

Abb. 19.2: Prinzip der selektiven Allodepletion. Bestrahlte Patientenzellen als Stimulator und nicht bestrahlte Spenderlymphozyten als Responder werden in einer primären gemischten Lymphozytenreaktion (MLR, mixed lymphocyte reaction) koinkubiert. Anschließend erfolgt die Ex-vivo-Allodepletion. Das modifizierte T-Zell-Produkt kann dann in sekundärer MLR auf residuelle Reaktivität gegenüber Patientenzellen, malignen Zellen und anderen Stimulatoren (3rd party: z.B. virale Antigene, bestrahlte HLA-disparate Lymphozyten, polyklonale Immunstimulatoren etc.) getestet werden (Abbildung mit Genehmigung des Verlags aus [Mielke et al., Cytotherapy 2005] übernommen).

Solomon, Mielke und Kollegen testeten dieses Verfahren später bei älteren Patienten mit einem HLA-passenden Familienspender. Ziel war es hier, der hohen Rückfallquote der malignen Grunderkrankung entgegenzuwirken und nur mit Einfachimmunsuppression zu transplantieren. Bei deutlich höherer Zellzahl (im Schnitt 1×10^8/kg KG) wurden allerdings auch Fälle von Grad III/IV akuter GVHD beobachtet (12 ± 7%), was vermuten lässt, dass alloreaktive T-Zellen dem Allodepletionsprozess entgangen waren. Dennoch war mit dieser Studie erstmals die SD in einer HLA-verträglichen Situation mit dem Ziel einer optimierten Kontrolle der Leukämie getestet worden [Solomon et al. 2005].

Als Folgestudie initiierten Mielke und Kollegen eine Studie bei Patienten mit passendem Familienspender, bei der die TH9402-basierte Photodepletion zum Einsatz kam. Das Verfahren versprach eine im Vergleich zum CD25-Immunotoxin effektivere Allodepletion [Mielke et al. 2008]. In bis zu 3 geplanten Studienkohorten mit jeweils 17 Patienten, die sich in der Dauer der Monoimmunsuppression mit Cyclosporin A unterschieden (90, 45 und 3 Tage post allo und dann Reduktion), entschied der Grad an höhergradiger GVHD über die Initiierung einer weiteren Kohorte oder den Studienabbruch. Insgesamt wurden 24 Patienten eingeschlossen. Während sich in der ersten Kohorte keine akute GVHD Grad III/IV (0 ± 0%) entwickelte, wurde in der zweiten Kohorte eine erhöhte Inzidenz höhergradiger GVHD beobachtet (43 ± 19%), sodass die Studie mit einer Gesamtrate von 13 ± 7% an akuter GVHD Grad III/IV beendet wurde. Trotz vermehrter Infektkomplikationen in beiden Kohorten war ein bemerkenswertes Ergebnis dieser Studie die sehr niedrige Rückfallquote mit 27 ± 10% in allen Patienten [Mielke et al. 2011].

Das gleiche Verfahren setzten Roy und Kollegen bei 19 Patienten ein, die einmalig eine photodepletierte Donorlymphozyteninfusion nach haploidentischer Allotransplantation erhielten. Nach Transfusion von 1×10^4 und 5×10^6 Lymphozyten/kg KG wurde keine höhergradige akute GVHD beobachtet. Patienten, die eine Lymphozytengabe oberhalb von $1,3 \times 10^5$ Lymphozyten/kg KG erhielten, hatten eine bemerkenswert niedrige TRM von knapp unter 20% im Gegensatz zu über 60% bei Patienten, die eine niedrigere Dosis erhalten hatten [Roy et al. 2009].

Ausblick in die Zukunft

Die erfolgreiche Translation in die Klinik hat die prinzipielle Realisierbarkeit der Allodepletion bereits unterstrichen. Es bleibt zu klären, ob diese komplexen Verfahren einen Platz in der klinischen Routine der allogenen Blutstammzelltransplantation haben werden. Hier muss letztlich der nicht unerhebliche logistische und finanzielle Aufwand in Relation zum klinischen Nutzen stehen; in Hinblick auf die hohen TRM-Raten scheint er am ehesten bei der haploidentischen Transplantation gerechtfertigt zu sein.

Literatur

André-Schmutz I et al., Immune reconstitution without graft-versus-host disease after hemopoietic stem-cell transplantation: a Phase 1/2 study. Lancet (2002), 360, 130–137

Hartwig UF et al., Depletion of alloreactive T cells via CD69: implications on antiviral, antileukemic and immunoregulatory T lymphocytes. Bone Marrow Transplant (2006), 37, 297–305

Michalek J et al., Definitive separation of graft-versus-leukemia- and graft-versus-host-specific CD4+ T cells by virtue of their receptor beta loci sequences. Proc Natl Acad Sci USA (2003), 100, 1180–1184

Mielke S, Solomon SR, Barrett AJ, Selective depletion strategies in allogeneic stem cell transplantation. Cytotherapy (2005), 7, 109–115

Mielke S et al., A clinical-scale selective allodepletion approach for the treatment of HLA-mismatched and matched donor-recipient pairs using expanded T lymphocytes as antigen-presenting cells and a TH9402-based photodepletion technique. Blood (2008), 111, 4392–4402

Mielke S et al., Selectively T cell-depleted allografts from HLA-matched sibling donors followed by low-dose posttransplantation immunosuppression to improve transplantation outcome in patients with hematologic malignancies. Biol Blood Marrow Transplant (2011), 17, 1855–1861

Nonn M et al., Selective depletion of alloreactive T lymphocytes using patient-derived nonhematopoietic stimulator cells in allograft engineering. Transplantation (2008), 86, 1427–1435

Roy DC et al., Haploidentical Stem Cell Transplantation: High Doses of Alloreactive-T Cell Depleted Donor Lymphocytes Administered Post-Transplant Decrease Infections and Improve Survival without Causing Severe GVHD. Blood (ASH Annual Meeting Abstracts) (2009), 114, 512

Solomon SR et al., Selective Depletion of donor lymphocytes: a novel method to reduce the severity of graft-versus-host disease in older patients undergoing matched sibling donor stem cell transplantation. Blood (2005), 106, 1123–1129

Wehler TC et al., Targeting the activation-induced antigen CD137 can selectively deplete alloreactive T cells from antileukemic and antitumor donor T-cell lines. Blood (2007), 109, 365–373

20 Transplantatabstoßung

Christoph Faul

Einleitung

Natürlicherweise werden Zellen eines anderen Menschen vom Immunsystem des Empfängers abgestoßen. Um dies zu vermeiden, muss dessen Immunsystem zunächst unterdrückt werden. Die Konditionierung und die zur Prophylaxe der GVHD gegebenen Immunsuppressiva reichen i.d.R. aus, um allogene hämatopoetische Stammzellen anwachsen zu lassen. In seltenen Fällen kann das Transplantat aber auch durch T-Zellen des Empfängers abgestoßen werden. Während bei einer primären Abstoßung erst gar keine Regeneration der Blutbildung eintritt, ist bei einer sekundären Abstoßung zumindest ein vorübergehender Anstieg von Spenderzellen nachweisbar. Gelegentlich geht die Transplantatabstoßung mit Fieber und anderen Allgemeinsymptomen einher. Typischerweise sind bei einer Abstoßung T-Zellen des Empfängers, aber keine Zellen des Spenders nachweisbar. Andere Ursachen für ein Transplantatversagen sind Virusinfektionen, insbesondere durch Zytomegalievirus, humanes Herpesvirus Typ 6 (HHV-6) und Parvovirus sowie Medikamententoxizitäten, Septikämien und die GVHD. Im Gegensatz zur Abstoßung sind hierbei weiterhin Spenderzellen im Blut und Knochenmark nachweisbar.

Risikofaktoren für die Transplantatabstoßung

Die Diagnose des Patienten, die vorausgegangenen Behandlungen, die Intensität der Konditionierung, Unterschiede der HLA-Antigene („Gewebetyp") sowie die Quelle und die Zusammensetzung des Transplantats beeinflussen das Risiko für eine Abstoßung.

Das geringste Risiko von unter 2% haben Leukämiepatienten nach myeloablativer Konditionierung und Transplantation von HLA-genotypisch identischen Geschwisterspendern. Bei unverwandten Spendern oder Familienspendern mit HLA-Antigendifferenzen steigt das Risiko, da fremde HLA-Antigene die T-Zellen des Empfängers stärker stimulieren und dadurch eine Abstoßung begünstigen.

Patienten mit nichtmalignen Erkrankungen, wie der schweren aplastischen Anämie oder der Thalassämia major, haben ein explizit hohes Abstoßungsrisiko von bis zu 60% in früheren Beobachtungen. Gründe hierfür sind Sensibilisierungen durch zahlreiche Bluttransfusionen und weniger immunsuppressive Konditionierungsprotokolle. Durch Vermeidung von Transfusionen oder durch regelmäßige Verwendung von leukozytendepletierten Blutprodukten sowie durch Modifikationen der Protokolle lässt sich das Abstoßungsrisiko senken.

Bei Nabelschnurtransplantaten werden wegen des geringeren GVHD-Risikos häufig bis zu 2 HLA-Antigendifferenzen toleriert. Zudem ist die Stammzellmenge einer Nabelschnur relativ gering. Dies führt zu einem generell verzögerten Anwachsen und zu einem höheren Risiko für ein Transplantatversagen.

Dosisreduzierte Konditionierungen (RIC) sind im Vergleich zu myeloablativen Konditionierungen zwar weniger toxisch, aber auch weniger immunsuppressiv. Das hierdurch erhöhte Risiko für eine Transplantat-

20 Transplantatabstoßung

abstoßung kann durch Verwendung besonders immunsuppressiver, aber kaum toxischer Zytostatika (z.B. Fludarabin oder Thiotepa), durch Anti-T-Zell-Antikörper oder durch Immunsuppressiva, die auch nach der Transplantation gegeben werden, gesenkt werden.

Die Entfernung von T-Zellen aus dem Stammzelltransplantat (T-Zell-Depletion) senkt das Risiko für die GVHD. Da aber offensichtlich auch Spender-T-Zellen zur Immunsuppression des Empfängers beitragen, steigert die T-Zell-Depletion das Risiko einer Transplantatabstoßung.

HLA-haploidentische Transplantate

Haploidentische (hälftig HLA-identische) Spender sind fast immer kurzfristig verfügbar. Zur Vermeidung einer schweren GVHD wird meist eine radikale T-Zell-Depletion durchgeführt. Das durch HLA-Differenzen und die T-Zell-Depletion erhöhte Abstoßungsrisiko wurde durch die Verwendung von sog. Megadosen an Stammzellen kompensiert. Kürzlich konnte gezeigt werden, dass auch Transplantate ohne Megadosis geeignet sind, falls eine immunsuppressiv ausgerichtete Konditionierung und T-Zell-depletierte Transplantate mit großer Anzahl NK-Zellen verwendet werden [Bethge et al. 2006]. Es wird vermutet, dass in dieser Situation NK-Zellen immunkompetente Zellen des Empfängers eliminieren und so die Abstoßung verhindern.

Vorbeugung und Behandlung der Transplantatabstoßung

Für Patienten mit einem erhöhten Abstoßungsrisiko können intensivere Konditionierungen verwendet werden. Regime mit Nukleosidanaloga (z.B. Fludarabin), total lymphatischer Bestrahlung oder Anti-T-Zell-Antikörpern verbessern die immunsuppressive Wirkung ohne relevante Steigerung der Toxizität. G-CSF-mobilisierte periphere Blutstammzelltransplantate enthalten 10–100fach höhere T- und NK-Zellmengen und 2fach höhere Stammzellmengen als Knochenmarktransplantate. Sie sind deshalb die bevorzugte Stammzellquelle für Transplantationen mit dosisreduzierter Konditionierung.

Ansteigende T-Zellen des Empfängers deuten auf eine drohende Abstoßung hin. Die regelmäßige Überwachung der T-Zellen durch hochempfindliche Chimärismusanalysen ermöglicht frühzeitige Interventionen, z.B. durch Spenderlymphozyteninfusionen (DLI, donor lymphocyte infusion).

Patienten mit dauerhaft schlechter Transplantatfunktion profitieren von einer erneuten Stammzellgabe, sofern keine Abstoßung ursächlich ist. Bei vollständigem Spenderchimärismus ist keine neuerliche Konditionierung notwendig. Eine GVHD kann durch T-Zell-Depletion vermieden werden.

Bei definitiver Transplantatabstoßung ist zwingend eine Zweittransplantation anzustreben, sofern keine autologe Regeneration eintritt. Es ist bislang unklar, ob der Wechsel auf einen anderen Spender von Vorteil ist. In seltenen Fällen sind auch kryokonservierte autologe Stammzelltransplantate verfügbar. Die neuerliche Konditionierung sollte möglichst untoxisch, dafür aber stark immunsuppressiv ausgerichtet sein. Kombinationen aus Fludarabin und T-Zell-Antikörpern, evtl. ergänzt durch total lymphatische oder Ganzkörperbestrahlung, sind hierfür geeignet. Insgesamt sind die Langzeiterfolge einer Zweittransplantation nicht sonderlich gut. In einer Auswertung des CIBMTR (Center for International Blood and Marrow Transplant Research) lebten nach einem Jahr nur noch 11 von 112 Patienten [Schriber et al. 2008]. Publikationen von Einzelzentren zeigen allerdings auch bessere Ergebnisse.

Zusammenfassung und Ausblick

Die Transplantatabstoßung ist eine seltene, aber schwerwiegende Komplikation der allogenen Stammzelltransplantation. Sie wird im Wesentlichen durch immunaktive T-Zellen vermittelt, wobei möglicherweise auch NK-Zellen und Antikörper von Bedeutung sind. Wegen der zunehmenden Verwendung von HLA-differenten Transplantaten und dosisreduzierten Konditionierungen wird die Transplantatabstoßung zukünftig eher eine noch größere Bedeutung haben. Eine regelmäßige Überwachung des T-Zell-Chimärismus ermöglicht frühzeitige Interventionen, wie z.B. Spenderlymphozytentransfusionen. Bei fulminanter Abstoßung muss schnellstmöglich eine Zweittransplantation erfolgen.

Literatur

Bethge WA et al., Haploidentical allogeneic hematopoietic cell transplantation in adults with reduced-intensity conditioning and CD3/CD19 depletion: fast engraftment and low toxicity. Exp Hematol (2006), 34, 1746–1752

Mattsson J, Ringden O, Storb R, Graft Failure after Allogeneic Hematopoietic Cell Transplantation. Biol Blood Marrow Transplant (2008), 14, 165–170

Schriber JR et al., Second Unrelated Donor (URD) Transplant as a Rescue Strategy for 122 Patients with Primary Non Engraftment: Results from the CIBMTR. Blood (ASH Annual Meeting Abstracts) (2008), 112, 794

21 Graft-versus-Host-Disease

21.1 Akute GVHD

Ernst Holler, Daniel Wolff

Einleitung

Die akute GVHD ist eine Hauptkomplikation der allogenen hämatopoetischen Stammzelltransplantation. Im Folgenden fassen wir die wichtigsten Erkenntnisse zur Pathophysiologie, Diagnose, Prophylaxe und Therapie der akuten GVHD zusammen.

Pathophysiologie der akuten GVHD

Die Konzepte zur Pathophysiologie der akuten GVHD unterliegen einer ständigen Entwicklung: Ausgehend vom zentralen histologischen Befund der epithelialen Apoptose in den Zielorganen Haut, Darm und Leber wurde zunächst die Aktivierung zytotoxischer Spenderzellen in den Vordergrund gestellt. Die zunehmenden Erkenntnisse über die komplexe Regulation der Immunantwort führten zu dem erstmals von Ferrara und Kollegen vorgestellten 3-Phasen-Modell der akuten GVHD, in dem in einer ersten Phase die konditionierungsbedingte Entzündung zur Aktivierung antigenpräsentierender Zellen (APC, antigen-presenting cells) des Empfängers führt; diese APCs werden in der zweiten Phase durch die Spender-T-Zellen erkannt und aktivieren in einer komplexen Kaskade die multiplen an der dritten Effektorphase beteiligten Entzündungszellen, die schließlich zum apoptotischen Zelltod der Zielgewebe führen [Ferrara et al. 2009]. Neue Erkenntnisse über die Interaktion zwischen Zellen der angeborenen und der erworbenen Immunität und die zentrale Rolle regulatorischer Zellen erfordern heute eine weitere Modifikation des Konzepts, das im Folgenden erläutert wird.

Aktivierungsphase

Bei klassischer Konditionierung setzt die hoch dosierte zytotoxische Strahlentherapie einen Gewebsschaden, der an sich schon zur Aktivierung proinflammatorischer Zytokine, wie TNF-α, und zur Induktion von Adhäsionsmolekülen, wie ICAM1 (intercellular adhesion molecule 1), sowie zur vermehrten Expression von HLA-Molekülen führt. An den epithelialen Grenzflächen der GVHD-Hauptorgane Darm und Haut erfolgt die komplexe Auseinandersetzung des Epithels mit Bakterien und anderen Erregern: Bei konditionierungsbedingtem Epithelschaden kommt es zum Eindringen bakterieller Toxine, die zusätzlich zur Aktivierung der APCs in den Zielorganen der GVHD führen. Während früher Lipopolysaccharid als einziges bakterielles Toxin im Vordergrund stand, ist heute bekannt, dass Bakterien und Viren über viele Pathogenerkennungsrezeptoren das Immunsystem aktivieren und regulieren können. Die wichtigste Gruppe sind hier einerseits die Toll-like-Rezeptoren (TLRs); daneben existiert eine noch größere Zahl intrazytoplasmatischer NOD-like-Rezeptoren (NLRs), die ebenfalls spezifische Liganden erkennen. Letztlich resultiert die Aktivierung dieser Rezeptoren in der Aktivierung eines Entzündungskomplexes, des Inflammasoms, in Epithelien und APCs, der dann die Freisetzung von Interleukin 1 und wiederum die Induktion von HLA- und Adhäsionsmolekülen folgen. Neben bakteriellen und viralen Liganden können auch endogene Gefahrensignale, die bei Zellzerstörung entstehen, so z.B. die Harnsäure, zur Inflammasomaktivierung beitragen [Jankovic et al. 2013]. Gerade am Darm wird dabei zunehmend die Komplexität der Signale, die das Mikrobiom an Epithelzellen und Immunzellen überträgt, erkannt: Die Konditionierung kann hier als massiver Eingriff in die Homöostase, die die immunologische Toleranz gegenüber dem Mikrobiom aufrechterhält, verstanden werden [Jenq et al. 2012].

Aktivierung von Spender-T-Zellen

Zentral für die Immunreaktion ist die Spender-T-Zell-Aktivierung durch APCs über HLA-Differenzen zwischen Spender und Empfänger im Fall der Transplantation von HLA-differenten Spenderzellen. Als wesentliche Antigene der GVHD-Reaktion in der HLA-identischen Geschwistersituation wurden die Minorhistokompatibilitätsantigene (mHAg, minor histocompatibility antigen) identifiziert. Am bekanntesten sind hier die Y-Chromosom-assoziierten mHAg, die zunächst eine gezielte T-Zell-Reaktion induzieren, die in der Phase der chronischen GVHD dann auch von einer spezifischen Antikörperbildung gefolgt wird und die erhöhte Inzidenz von akuter GVHD bei Transplantation von Stammzellen eines weiblichen Spenders auf einen männlichen Empfänger erklärt [Spierings und Goulmy 2012]. Die wichtigsten APCs sind die in allen Zielgeweben der GVHD nachgewiesenen dendritischen Zellen. Neben dendritischen Zellen werden aber auch B-Zellen und v.a. auch Endothelzellen als mögliche APCs angesehen. In den letzten Jahren wurde darüber hinaus deutlich, dass die Aktivierung von Spender-T-Zellen durch APCs stark von im peripheren Blut nur in geringem Anteil, im Gewebe z.T. in höherem Prozentsatz nachweisbaren T-Zellen kontrolliert wird, den regulatorischen T-Zellen [Edinger, Powrie, Chakraverty 2009]. Wie experimentelle und erste klinische Daten belegen, entscheiden diese Zellen essenziell, ob es zur Aktivierung und nachfolgenden Expansion von Effektor-T-Zellen der GVHD-Reaktion kommt. Es ist zudem wahrscheinlich, dass daneben noch eine Reihe anderer regulatorischer Zellpopulationen (regulatorische B-Zellen, NK-T-Zellen, innate lymphoide Zellen) vorliegt, deren Rolle aber noch charakterisiert werden muss.

Effektorphase

Die Apoptose der epithelialen Zielzelle gilt als zentraler Mechanismus der Gewebsschädigung im Rahmen der akuten GVHD. Während zunächst nur die Apoptoseinduktion durch Effektormoleküle der zytotoxischen T-Zellen (Perforin und Granzym) bekannt war, sind heute zusätzliche Mechanismen, wie Zytokine aus der TNF-α-Familie und der Fas/Fas-Liganden (CD95/CD95L) Pathway, bekannt. In der Akutphase der GVHD wird die T-Zell-Aktivierung von einer massiven Zytokininduktion, dem sog. Zytokinsturm, begleitet, bei dem wieder TNF-α und Interleukin 1 führend sind. Die Reaktion wird durch die zytokinvermittelte Aktivierung von Makrophagen und NK-Zellen amplifiziert, die Aktivierung dieser Zellen wird wie in der initialen Phase durch die multiplen Liganden von Bakterien und Viren verstärkt. Die eigentlichen Zielzellen der GVHD-Reaktion sind wahrscheinlich die epithelialen Stammzellen und Panethzellen, deren Zerstörung die lang anhaltenden Gewebsschäden und die häufig fehlende Regeneration der Schleimhaut v.a am Darm erklärt. Auch Endothelzellen werden zunehmend als Zielzellen der GVHD-Reaktion erkannt; deren Schaden kann v.a. zur Resistenz der GVHD auf die initiale immunsuppressive Therapie beitragen [Luft et al. 2011].

Klinik, Gradierung und Diagnose der akuten GVHD

Hauptzielorgane der akuten GVHD sind Haut, Darm und Leber. Das Ausmaß reicht dabei von der leichten Entzündungsreaktion mit Haut- und Schleimhauterythem und fleckigem Exanthem bis zur kompletten Epithelzerstörung und Ablösung, die sich an der Haut als Lyell-Syndrom, am Darm als komplette Schleimhautdenudation mit konsekutiven Blutungen und Ileussymptomatik und an der Leber als vollständiger Gallengangsuntergang mit schwerer Hyperbilirubinämie äußern kann. Während die schwere Haut- und Leber-GVHD klinisch heute seltener geworden sind [Gooley et al. 2010], steht die schwere intestinale GVHD heute im Vordergrund. Ebenso ist unter dem Einsatz reduzierter Konditionierung und von Blutstammzellen eine veränderte Kinetik zu beobachten: Während früher die schweren Manifestationen meist unmittelbar nach dem Engraftment auftraten, sind sie heute häufiger in der Phase nach Reduktion oder Absetzen der Immunsuppression und auch noch Jahre nach Transplantation nach erneuter Gabe von Spenderzellen im Rahmen einer Spenderlymphozyteninfusion (DLI) oder von Rezidivbehandlungen mit erneuter Spenderstammzellgabe zu sehen. Diesen Bedingungen hat die NIH-Klassifikation (National Institute of Health) Rechnung getragen und den Begriff der verzögerten akuten GVHD für ihre Manifestationen nach Tag 100 nach SZT eingeführt (delayed acute GvHD).

Das Ausmaß der einzelnen Organschäden wird für die Beurteilung der Organstadien an Haut, Darm und Leber herangezogen, aus den einzelnen Organstadien wird dann der Gesamtgrad der akuten GVHD ermittelt [Deeg und Antin 2006]. Diese klassische Glucksberg-Gradierung wurde zuletzt 1994 modifiziert [Przepiorka et al. 1995], eine Einteilung in die Stadien A–D durch die US-amerikanischen Kollegen hat sich in Europa nicht durchgesetzt. Beide Klassifizierungen haben erhebliche Schwächen in der Verlaufsbeurteilung, da die Erholung der GVHD sich selten im Rückgang der befallenen Fläche, sondern in der generellen Abnahme der Intensität äußert, die schlecht gradiert werden kann.

Der Goldstandard in der Diagnostik der akuten GVHD ist die Biopsie. Ob die derzeit entwickelten Biomarker, z.B. bei der Darm-GVHD, diese ersetzen können, muss erst in prospektiven Studien untersucht werden. Bildgebende Verfahren (Kontrastmittelultraschall und -CT; PET, Positronenemissionstomografie) können v.a. am Darm ergänzend sein. Gerade an Darm und Leber ist die Abgrenzung der GVHD von viralen oder anderen infektiösen Veränderungen entscheidend, da sich gegensätzliche Behandlungskonsequenzen ergeben. Wichtig ist für die endgültige GVHD-Diagnose der Dialog zwischen beurteilendem Pathologen und Kliniker; hier werden derzeit gemeinsame Konsensusdokumente erstellt.

Prophylaxe der akuten GVHD

Eine Strategie zur Prophylaxe der akuten GVHD ist unbedingt erforderlich, da der Verzicht auf eine Prophylaxe mit einem extrem hohen Risiko für eine schwere akute GVHD assoziiert ist [Sullivan et al. 1986]. Prinzipiell kommen als Prophylaxestrategien eine Manipulation der Transplantatzusammensetzung bei der SZT oder/und eine medikamentöse Prophylaxe nach SZT infrage.

Die am häufigsten eingesetzte Prophylaxe ist die Kombination eines Calcineurininhibitors (Cyclosporin oder Tacrolimus) mit Methotrexat (MTX), welche seit den 1980er Jahren eingesetzt wird [Storb et al. 1992]. In den letzten 10 Jahren wurde Mycophenolat-Mofetil (MMF) insbesondere nach toxizitätsreduzierten Konditionierungen an

Stelle von MTX eingesetzt. MMF ist im Vergleich zu MTX mit einer geringeren Schleimhauttoxizität und Hämatotoxizität assoziiert, ist jedoch bez. der Effektivität in der Prophylaxe der schweren akuten GVHD insbesondere nach Transplantation von nicht verwandten Spendern MTX unterlegen. Neben den Calcineurininhibitoren wurden auch mTOR-Inhibitoren (Sirolimus und Everolimus) in der akuten GVHD-Prophylaxe eingesetzt, wobei erste Ergebnisse auf eine ähnliche Wirksamkeit hinweisen, jedoch das Risiko für eine transplantationsassoziierte Mikroangiopathie insbesondere nach Konditionierung mit Busulfan sowie in Kombination mit Calcineurininhibitoren erhöht ist.

Eine neue medikamentöse Prophylaxestrategie, welche in den letzten 5 Jahren entwickelt wurde, besteht in der Gabe von Hochdosis-Cyclophosphamid (HD-Cyclo) an Tag 3 und 4 nach SZT. Während hier bei Geschwistern keine zusätzliche Immunsuppression notwendig zu sein scheint, erfolgte bei HLA-differenter Transplantation eine anschließende Immunsuppression mit Tacrolimus und MMF [Luznik et al. 2010].

Eine häufig bei der unverwandten Transplantation eingesetzte GVHD-Prophylaxe besteht in der Kombination einer Standardprophylaxe mit einer *In-vivo*-Depletion von immunologisch aktiven Spenderzellen durch polyklonale ATG. So konnte in einer randomisierten Studie gezeigt werden, dass der prophylaktische Einsatz von ATG-Fresenius in der Konditionierung zu einer Reduktion der Häufigkeit einer schweren akuten GVHD und der chronischen GVHD führt [Finke et al. 2009]. Ähnliche Ergebnisse wurden nach dem Einsatz von Thymoglobulin berichtet, wobei keine randomisierten Daten vorliegen. Neben ATG wird alternativ Alemtuzumab (ein humanisierter Antikörper, welcher sich gegen CD52 richtet) zur *In-vivo*-Depletion von immunologisch aktiven Spenderzellen eingesetzt.

Eine weitere Strategie zur Prophylaxe der akuten GVHD besteht in der Manipulation der Transplantatzusammensetzung. So konnte gezeigt werden, dass eine vollständige Depletion von immunologisch aktiven Spenderzellen im Transplant eine akute GVHD vollständig verhindert, jedoch gehäuft infektiöse Komplikationen und Rezidive bei maligner Grunderkrankung auftreten (s. Kap. 19.2).

Therapie der akuten GVHD

Bei der Therapie der akuten GVHD sind einige Besonderheiten zu bedenken. Zunächst ist keines der derzeit benutzten Medikamente explizit für diese Situation zugelassen. Als gesicherter Standard kann derzeit nur der primäre Einsatz von Kortikosteroiden gelten. Kommt es zum Versagen der initialen Steroidtherapie, so ist unabhängig vom dann eingesetzten Verfahren die Prognose der Patienten schlecht; langfristig überleben nur etwa 30 bis maximal 50% der Patienten mit steroidrefraktärer GVHD. Zunehmend werden Therapie-Empfehlungen von Konsensusgruppen der Fachgesellschaften [Martin et al. 2012; Wolff et al. 2013] erstellt und stellen Expertenmeinungen auf Basis der derzeitigen Datenlage dar; die Therapie-Entscheidung muss maßgeblich nach dem patientenspezifischen Toxizitätsprofil gesteuert werden.

Primärtherapie

Die Standardtherapie der akuten GVHD besteht in dem Einsatz von Kortikosteroiden in einer Dosis von 1–3 mg/kg Prednisolon oder Methylprednisolon, wobei eine Therapieindikation spätestens ab einem klinischen Grad II (entweder Befall der Haut > 50% der Körperoberfläche oder Beteiligung von Darm oder Leber) besteht. Die optimale Dosierung von Kortikosteroiden ist bisher nicht sicher etabliert. Eine retrospektive Analyse belegte, dass eine Dosis von 1 mg/kg/d für Patienten mit akuter GVHD Grad II keine schlechteren Ergebnisse erzielt als höhere Dosen [Mielcarek et al. 2009]. Dagegen konnte gezeigt werden, dass eine initial höhere Kortikosteroiddosis > 3 mg/kg zwar zu einer geringfügig höheren Ansprechrate führt, jedoch mit einer deutlich erhöhten Infektionsmorbidität und -mortalität assoziiert ist [van Lint et al. 1998].

Eine wichtige therapeutische Option in der Erstlinientherapie der akuten GVHD ist der Einsatz von nicht resorbierbaren Kortikosteroiden bei der Therapie gastrointestinaler Manifestationen. So konnte in einer randomisierten Studie bei der Primärtherapie der akuten GVHD gezeigt werden, dass die Kombination von Prednisolon und Beclomethason neben einem verbesserten Ansprechen mit einer reduzierten Mortalität assoziiert ist [Hockenbery et al. 2007]. Eine ebenfalls untersuchte Therapieoption in der Erstlinientherapie der schweren akuten GVHD ist der Einsatz von Etanercept, welches das Zytokin TNF-α bindet. Dabei führte der Einsatz von Etanercept zu einer höheren Ansprechrate im Vergleich zu Steroiden allein, insbesondere bei gastrointestinalen und kutanen Manifestationen der akuten GVHD; allerdings gibt es hierzu auch widersprechende Studien. Eine bisher nur im Rahmen von klinischen Studien untersuchte Therapieoption in der Erstlinientherapie ist der Einsatz der extrakorporalen Photopherese (ECP, extracorporeal photophoresis) [Greinix et al. 2006].

Sekundärtherapie

Kommt es innerhalb von 3 Tagen unter Kortikosteroidtherapie zu einem Progress der Symptome der akuten GVHD oder wird nach einer Woche Therapie keine Verbesserung der Symptome erzielt, ist von einem Versagen der Erstlinientherapie auszugehen. Gleiches gilt für eine Progression der akuten GVHD nach initialem Ansprechen der Erstlinientherapie, wenn eine Progression nach Dosisreduktion der Steroide bereits über einer Dosis von 1 mg/kg/d auftritt. Bis heute gibt es keine in der Zweitlinientherapie der akuten GVHD zugelassene Therapieoption, und die Evidenz der einzelnen Substanzen beschränkt sich ausschließlich auf Phase-II-Studien und retrospektive Analysen. Therapieoptionen sind der Einsatz von zytotoxischen Antikörpern (ATG oder Alemtuzumab), zytokinblockierende Substanzen (Etanercept, Basiliximab), immunsuppressive Antimetabolite (MMF und Pentostatin), mTOR-Inhibitoren (Sirolimus und Everolimus) sowie die ECP unter Fortführung der Steroidtherapie [Martin et al. 2012; Wolff et al. 2013]. Eine in den letzten Jahren im Rahmen von klinischen Studien zunehmend evaluierte Therapieoption ist der adoptive Transfer von immunmodulatorischen Zellpopulationen (mesenchymale Stammzellen, s. Kap. 24.7) sowie von regulatorischen T-Zellen (s. Kap. 24.6). Da bisher keine vergleichenden Daten zur Verfügung stehen, hängt die Wahl der Therapieoption von den Erfahrungen des jeweiligen Transplantationszentrums sowie vom Nebenwirkungsprofil ab. Die am häufigsten eingesetzten Medikamente sind MMF und ECP, gefolgt von Etanercept und Basiliximab. Aufgrund der weiterhin hohen Morbidität und Mortalität (ca. 50–70%) der steroidrefraktären akuten GVHD besteht ein hoher Bedarf an klinischen Studien.

Zusammenfassung

Die GVHD bleibt eine der größten Herausforderungen für den Transplanteur, da sie eine allein durch die therapeutische Maßnahme verursachte lebensbedrohliche und/oder dauerhaft Lebensqualität mindernde Komplikation darstellt. Neue Substanzen und ein höheres Maß an standardisierter Dokumentation der GVHD verbessern die Behandlung. Darüber hinaus ruhen die Hoffnungen auf neuen Transplantationsstrategien, die die Inzidenz der GVHD weiter verringern können.

Literatur

Deeg HJ, Antin JH, The clinical spectrum of acute graft-versus-host disease. Semin Hematol (2006), 43, 24–31

Edinger M, Powrie F, Chakraverty R, Regulatory mechanisms in graft-versus-host responses. Biol Blood Marrow Transplant (2009), 15(1), (Suppl), 2–6

Ferrara JL et al., Graft-versus-host disease. Lancet (2009), 373, 1550–1561

Finke J et al., Standard graft-versus-host disease prophylaxis with or without anti-T-cell globulin in haematopoietic cell transplantation from matched unrelated donors: a randomised, open-label, multicentre phase 3 trial. Lancet. Oncol (2009), 10, 855–864

Gooley TA et al., Reduced mortality after allogeneic hematopoietic-cell transplantation. N Engl J Med (2010), 363, 2091–2101

Greinix HT et al., The effect of intensified extracorporeal photochemotherapy on long-term survival in patients with severe acute graft-versus-host disease. Haematologica (2006), 91, 405–408

Hockenbery DM et al., A randomized, placebo-controlled trial of oral beclomethasone dipropionate as a prednisone-sparing therapy for gastrointestinal graft-versus-host disease. Blood (2007), 109, 4557–4563

Jankovic D et al., The Nlrp3 inflammasome regulates acute graft-versus-host disease. J Exp Med (2013), 210, 1899–1910

Jenq RR al., Regulation of intestinal inflammation by microbiota following allogeneic bone marrow transplantation. J Exp Med (2012), 209, 903–911

Luft T et al., Steroid-refractory GVHD: T-cell attack within a vulnerable endothelial system. Blood (2011), 118, 1685–1692

Luznik L et al., High-dose cyclophosphamide as single-agent, short-course prophylaxis of graft-versus-host disease. Blood (2010), 115, 3224–3230

Martin PJ et al., First- and second-line systemic treatment of acute graft-versus-host disease: recommendations of the American Society of Blood and Marrow Transplantation. Biol Blood Marrow Transplant (2012), 18, 1150–1163

Mielcarek M et al., Initial therapy of acute graft-versus-host disease with low-dose prednisone does not compromise patient outcomes. Blood (2009), 113, 2888–2894

Przepiorka D et al., 1994 Consensus Conference on Acute GVHD Grading. Bone Marrow Transplant (1995), 15, 825–828

Spierings E, Goulmy E, Minor histocompatibility antigen typing by DNA sequencing for clinical practice in hematopoietic stem-cell transplantation. Methods Mol Biol (2012), 882, 509–530

Storb R et al., Long-term follow-up of a controlled trial comparing a combination of methotrexate plus cyclosporine with cyclosporine alone for prophylaxis of graft-versus-host disease in patients administered HLA-identical marrow grafts for leukemia. Blood (1992), 80, 560–561

Sullivan KM et al., Hyperacute graft-v-host disease in patients not given immunosuppression after allogeneic marrow transplantation. Blood (1986), 67, 1172–1175

Van Lint MT et al., Early treatment of acute graft-versus-host disease with high- or low-dose 6-methylprednisolone: a multicenter randomized trial from the Italian Group for Bone Marrow Transplantation. Blood (1998), 92, 2288–2293

Wolff D et al., Current practice in diagnosis and treatment of acute graft-versus-host disease: results from a survey among German-Austrian-Swiss hematopoietic stem cell transplant centers. Biol Blood Marrow Transplant (2013), 19, 767–776

21.2 Chronische GVHD

Daniel Wolff, Hildegard T. Greinix

Einleitung

Die chronische Graft-versus-Host-Erkrankung (cGVHD) ist die häufigste Ursache der späten Morbidität und Mortalität (ca. 25%) nach allogener hämatopoetischer Stammzelltransplantation [Kuzmina et al. 2012; Lee et al. 2002]. Die Inzidenz liegt bei ca. 50% aller Patienten nach alloHSZT, wobei in den letzten Jahren aufgrund des Anstiegs des Patientenalters, der zunehmenden Verwendung von nicht verwandten Spendern, des Einsatzes dosisreduzierter Konditionierungen und der Verwendung von Blutstammzellen eine steigende Inzidenz zu beobachten war [Lee, Vogelsang, Flowers 2003]. Während Kinder nach alloHSZT seltener eine cGVHD entwickeln (20–30%), steigt die Inzidenz mit zunehmendem Patientenalter bis auf 60%.

Pathophysiologie

Während die aGVHD durch alloreaktive T-Zellen aus dem Transplantat ausgelöst wird, welche Antigene der Haut, des Darmes und der Leber als fremd erkennen und attackieren, steht bei der cGVHD eine Beeinträchtigung zentraler (Thymus) und peripherer Toleranzmechanismen (u.a. Funktionsdefekt der regulatorischen T-Zellen) im Vordergrund, wobei sowohl autoreaktive als auch alloreaktive T- und B-Lymphozyten beteiligt sein können [Ferrara et al. 2009]. Hinzu kommen Mechanismen der chronischen Entzündung mit konsekutiver Fibrose. Ein weiterer wichtiger Risikofaktor der cGVHD ist eine anamnestische aGVHD, wobei die Inzidenz der akuten GVHD bei 30–60% nach alloHSZT liegt. Die cGVHD kann ohne vorherige aGVHD (de novo) nach erfolgreicher Therapie einer aGVHD (quiescent) und im direkten Übergang aus einer aGVHD (progressive) auftreten. Letztere Verlaufsform ist mit einer erhöhten Mortalität assoziiert. Ein weiterer Risikofaktor für die GVHD-assoziierte Mortalität ist der Nachweis einer Thrombozytopenie unter $100 \times 10^9/l$ bei Diagnosestellung [Kuzmina et al. 2012]. Neben der schädigenden Wirkung der cGVHD hat diese einen protektiven Effekt, da bei Patienten mit cGVHD seltener ein Rezidiv der malignen Grunderkrankung auftritt. Deshalb ist das Gesamtüberleben von Patienten mit milder cGVHD besser als das von Patienten ohne cGVHD. Selbst das Gesamtüberleben von Patienten mit moderater cGVHD unterscheidet sich nicht von dem von Patienten ohne cGVHD, da die leicht erhöhte cGVHD-assoziierte Letalität durch eine verringerte krankheitsassoziierte Letalität ausgeglichen wird [Lee et al. 2002]. Dagegen ist die schwere cGVHD, welche nicht auf Steroide anspricht, mit einer langfristigen Letalität von 50% assoziiert. Trotz der großen klinischen Relevanz der cGVHD wurden in den letzten 20 Jahren wenige Fortschritte in deren Diagnostik und Therapie erreicht.

Klinik

Die cGVHD tritt i.d.R. 3 Monate bis 2 Jahre nach Transplantation auf, aber auch ein früherer Beginn (minimal ein Monat nach Transplantation) ist möglich [Filipovich et al. 2005]. Zusätzlich kann eine cGVHD infolge einer Übertragung von Spenderlymphozyten auftreten. Im Jahr 2005 schlug die NIH-Consensus-Gruppe zur cGVHD eine neue Klassifikation vor, bei der bei Vorliegen von ausschließlichen diagnostischen Zeichen einer aGVHD diese bei Auftreten bis zum Tag 100 als klassische aGVHD sowie nach dem Tag 100 als persistierende, rekurrierende oder spät beginnende aGVHD bezeichnet wird, während bei Vorliegen von Zeichen einer cGVHD unabhängig vom Zeitraum des Auftretens nach alloHSZT von einer cGVHD auszugehen ist [Filipovich et al. 2005]. Letztere kann eine klassische cGVHD mit ausschließlichen Zeichen einer cGVHD oder ein Overlap-Syndrom bei akuten und cGVHD-Manifestationen darstellen. Die cGVHD kann praktisch jede Autoimmunerkrankung imitieren, wie z.B. Immunthrombozytopenie, Myasthenia gravis und Myositis [Grauer et al. 2010]. Da die cGVHD eine

Vielzahl von Organen befallen kann und Patienten oft nur auf ausdrückliches Befragen von Veränderungen berichten, wenn diese bereits deutlich ausgeprägt oder irreversibel sein können, ist eine regelmäßige Untersuchung aller potenziell befallenen Organe von essenzieller klinischer Bedeutung. Die NIH-Consensus-Gruppe unterscheidet zwischen diagnostischen, distinktiven und anderen Zeichen einer cGVHD. Für die definitive Diagnosestellung einer cGVHD ist das Vorliegen eines diagnostischen Zeichens oder einer distinktiven Organmanifestation mit zusätzlicher radiologischer oder histologischer Absicherung der Diagnose erforderlich.

Im Folgenden werden die häufigsten klinischen Organmanifestationen der cGVHD beschrieben.

Haut
Diagnostische Zeichen einer cGVHD der Haut stellen Exantheme ähnlich einem Lichen ruber planus, Poikilodermie, morphea-ähnliche Hautveränderungen, Lichen sclerosus oder sclerodermoide Hautveränderungen mit tiefer Hautsklerose dar. Eine Depigmentierung ist als distinktives Zeichen einer kutanen cGVHD anzusehen, während zunehmende Schuppung sowie Hypo- oder Hyperpigmentierung sowie Pruritus andere Manifestationen im Bereich der Haut darstellen. Darüber hinaus kommt es zum Verlust von Hautanhangsorganen [Marks et al. 2011] (Bilderkatalog unter www.gvhd.de).

Augen
Die cGVHD der Augen äußert sich meist in einer Keratokonjunktivitis sicca. Neben der Atrophie der Tränendrüsen mit konsekutivem Tränenmangel (Sicca-Syndrom) findet sich oft auch eine Mitbeteiligung der Meibom-Drüsen und Lider mit ausgeprägter Blepharitis, was anfangs zu einem Tränen der Augen führen kann. Im Bereich der Bindehaut zeigen sich häufig nicht nur fibrotische Veränderungen, sondern auch chronisch persistierende Inflammation mit äußerlich sichtbarer Augenrötung [Dietrich-Ntoukas et al. 2012].

Mundschleimhaut
Im Bereich der Mundschleimhaut sind lichenoide Veränderungen, hyperkeratotische Plaques und Restriktionen beim Öffnen des Mundes aufgrund sklerotischer Veränderungen als diagnostische Zeichen einer cGVHD anzusehen. Erythematöse und/oder ulzeröse Veränderungen, Mukozelen, Xerostomie und Pseudomembranbildungen stellen distinktive Zeichen einer oralen cGVHD dar. Durch Destruktion der Speicheldrüsen kann sich eine Sicca-Symptomatik entwickeln. Eine lang dauernde cGVHD führt zu Gingivitis, Parodontose, vermehrter Karies und Zahnverlusten [Meier et al. 2011]. Weiterhin besteht bei einer lang anhaltenden cGVHD der Mundschleimhaut ein erhöhtes Risiko für Sekundärmalignome.

Leber
Eine Leberbeteiligung manifestiert sich häufig als primäre Cholestase ähnlich einer primär biliären Zirrhose, aber auch hepatitische Verlaufsformen mit hohen Transaminasen sind möglich [Tomas et al. 2000; Akpek et al. 2002]. Letztere können auch mit dem Auftreten einer Autoimmunpankreatitis assoziiert sein.

Gastrointestinal Trakt
Die cGVHD im Bereich des GI-Traktes kann zu Schluckstörungen (Ösophagus), Übelkeit und Erbrechen (Magen) sowie chronischen Durchfällen und einem Malabsorptionssyndrom (Darm und Pankreas) mit Gewichtsverlust führen [Akpek et al. 2003].

Genitale Manifestationen
Die cGVHD zeigt Symptome ähnlich dem vaginalen Lichen ruber planus, und infolge können Synechien, Ulzerationen und Fissu-

ren auftreten. Häufig sind vaginale und orale Manifestationen zum selben Zeitpunkt zu sehen [Spinelli et al. 2003].

Lunge
An der Lunge kann sich eine progrediente, irreversible Obstruktion (Bronchiolitis obliterans), seltener auch eine lymphozytäre Alveolitis und infolge eine interstitielle Fibrose oder Bronchiolitis obliterans organisierende Pneumonie (BOOP, bronchiolitis obliterans organizing pneumonia) entwickeln [Hildebrandt et al. 2011]. Die manifeste Bronchiolitis obliterans ist mit einer signifikant erhöhten Mortalität assoziiert.

Gelenke und Faszien
Die cGVHD-assoziierte Fasziitis kann zu Bewegungseinschränkungen im Bereich der großen Gelenke führen. Gleiches kann durch eine tiefe Sklerose der Haut verursacht werden. Zusätzlich sind rheumatoide Beschwerden in Assoziation mit der cGVHD möglich [Marks et al. 2011].

Immunsystem
Neben den oben beschriebenen Organmanifestationen ist die cGVHD mit einem signifikanten zellulären und humoralen Immundefekt assoziiert, welcher unabhängig von der immunsuppressiven Therapie nachweisbar ist und durch Letztere noch verstärkt wird. So sind bei Patienten mit aktiver cGVHD regelhaft ein Mangel an IgM-positiven Memory-B-Zellen und ein vermehrtes Auftreten von CD19+-, CD21^{low}-B-Zellen, die autoreaktiv sein könnten, im peripheren Blut nachweisbar [Kuzmina et al. 2012; Hilgendorf et al. 2012]. Diese Veränderungen korrelieren mit einem Mangel an Serumimmunglobulinen und insbesondere einem IgG2-Mangel. Alle genannten Faktoren sind mit einem erhöhten Infektionsrisiko assoziiert [Hilgendorf et al. 2012].

Diagnose der cGVHD

Die cGVHD wird klinisch auf Basis der mit der cGVHD verbundenen Symptome, der Laborwerte (Lebermanifestationen) und durch die Untersuchung der Lungenfunktion diagnostiziert [Filipovich et al. 2005]. Fehlen spezifische, diagnostische Symptome einer cGVHD, ist nicht selten eine histologische Diagnosebestätigung notwendig [Greinix et al. 2011]. Dies gilt insbesondere für gastrointestinale und unspezifische Hautmanifestationen, mitunter auch für Leber- und Lungenbeteiligung, da sonst ein nicht geringes Risiko von Fehldiagnosen besteht.

Der Schweregrad der einzelnen Organmanifestationen wird nach der Einschränkung der Organfunktion eingeteilt. Der Schweregrad „mild" bezieht sich auf milde typische Veränderungen im Sinne einer cGVHD ohne Beeinträchtigung der Organfunktion, der Schweregrad „moderat" wird durch moderate Organveränderungen mit milder Beeinträchtigung der Organfunktion und „schwere" Organveränderungen durch eine signifikante Beeinträchtigung der Organfunktion charakterisiert. Der Gesamtschweregrad berechnet sich aus der Zahl der befallenen Organe und der Schwere des Befalls [Filipovich et al. 2005].

Therapie der cGVHD

Erstlinientherapie
Die Erstlinientherapie erfolgt mit Steroiden allein oder in Kombination mit einem weiteren immunsuppressiven Medikament basierend auf randomisierten Studien [Greinix et al. 2011]. Da die milde cGVHD nicht zu einer Beeinträchtigung der Patienten führt, sollte diese mit topischen Immunsuppressiva (topische Steroide oder Calcineurininhibitoren oder Phototherapie) behandelt werden. Ist dies nicht möglich, wird eine Therapie mit Prednison mit einer initialen Dosis von

0,5–1 mg/kg KG/d empfohlen [Wolff et al. 2010a]. Topische Immunsuppressiva können zusätzlich zur systemischen Immunsuppression zur Verbesserung der Wirksamkeit oder zum Einsparen von systemischen Immunsuppressiva eingesetzt werden, haben aber keinen systemischen Effekt. Im Fall einer moderaten oder schweren cGVHD sollte eine systemische Therapie mit Prednison oder Methylprednisolon mit einer initialen Dosierung von 1 mg/kg KG/d erfolgen, wobei im Einzelfall auch niedrigere Dosen von 0,5–1 mg/kg eingesetzt werden können. Eine Kombination mit einem Calcineurininhibitor (Cyclosporin oder Tacrolimus) sollte insbesondere bei schwerer cGVHD erwogen werden. Da die cGVHD häufig ein protrahiertes Ansprechen auf die immunsuppressive Therapie aufweist, kann das Ansprechen nach frühestens 8 Wo., beim Vorliegen einer tiefen Hautsklerose erst nach 3–6 Monaten beurteilt werden. Weiterhin ist häufig eine langfristige immunsuppressive Therapie über einen Zeitraum von mindestens 3–6 Monaten notwendig, und eine Reduktion der Medikamente sollte immer schrittweise erfolgen. In Abhängigkeit vom Patientenkollektiv sprechen ca. 20% (Erwachsene) bis 50% (Kinder) auf die Erstlinientherapie mit einer kompletten Remission der cGVHD an [Wolff et al. 2011b]. Kommt es unter der Erstlinientherapie während der ersten 4 Wo. zum Progress der Symptome bzw. bleibt eine Verbesserung der Symptome innerhalb von 8–12 Wo. aus, ist die Einleitung einer Zweitlinientherapie erforderlich.

Zweitlinientherapie
Während die Erstlinientherapie auf randomisierten Studien basiert, existieren zur Zweitlinientherapie ausschließlich Phase-II-Studien und retrospektive Analysen [Wolff et al. 2011a]. Aufgrund der sehr heterogenen Angaben zur Erkrankungsschwere sowie unterschiedlichen Patientenpopulationen in Hinblick auf Alter, Konditionierung und Stammzellquelle sind zudem die in den Studien publizierten Ansprechraten nur mit Einschränkungen übertragbar. Zahlreiche Substanzen (s. Tab. 21.1) wurden fast ausschließlich in Kombination mit Steroiden eingesetzt. Generell sollten nicht mehr als 3 immunsuppressive Medikamente kombiniert werden, da dies häufig nicht zu einer verbesserten Wirksamkeit, jedoch zu einem deutlich erhöhten Nebenwirkungs- und Infektionsrisiko führt. Wegen der beträchtlichen Toxizität von Steroiden in der Langzeittherapie sind Strategien zur Einsparung dieser von zentraler Bedeutung. Bisher gibt es kaum Hinweise auf die zu erwartende Wirksamkeit der Medikamente bei individuellen Patienten, weshalb die Medikamentenauswahl sich hauptsächlich nach dem Nebenwirkungsprofil und der Anamnese richtet und die Ansprechraten der einzelnen Therapiemodalitäten zwischen 20 und 70% (extrakorporale Photopherese) liegen. Einzelne Medikamente, wie Imatinib und Retinoide, sind aufgrund ihres speziellen Wirkmechanismus nur bei Erkrankungen sinnvoll, die mit einer Sklerose assoziiert sind, wie dies auf die Bronchiolitis obliterans (Imatinib) und sklerodermoide Hautveränderungen (Retinoide, Imatinib) zutrifft.

Die Beurteilung des Therapieansprechens erfolgt in Analogie zur Erstlinientherapie. Medikamente, welche sich als unwirksam erwiesen haben, sollten entsprechend beendet werden, wobei im Regelfall nur ein Medikament gleichzeitig verändert werden sollte, um die Wirksamkeit der gesetzten Therapiemaßnahmen besser beurteilen zu können.

Pädiatrische Aspekte
Die cGVHD bei Kindern und Adoleszenten zeigt eine ähnliche Klinik wie bei Erwachsenen, jedoch finden sich eine geringere Inzidenz und meist mildere Verläufe [Zecca et al. 2002]. Bezüglich klinischer Verlaufsformen, der Diagnostik und Therapie sind einige spezifische pädiatrische Aspekte zur beachten

[Baird, Wayne, Jacobsohn 2009]. Die Diagnose der Augenmitbeteiligung erfordert einen pädiatrisch geschulten Ophthalmologen, da Beschwerden von Kindern seltener geschildert werden und ein Schirmer-Test häufig nicht durchführbar ist. Malnutrition und enteraler Flüssigkeitsverlust bei kleinen Kindern erfordern eine regelmäßige Kontrolle des Flüssigkeits- und Elektrolythaushaltes. Die Lungenfunktion mit Bodyplethysmografie kann von pädiatrisch erfahrenen Pulmonologen bereits ab dem 4. Lebensjahr durchgeführt werden. Prinzipiell bestehen keine Unterschiede zwischen der Therapie der cGVHD bei Erwachsenen und Kindern. Eine Langzeitsteroidtherapie bei Kindern bringt jedoch signifikante Nebenwirkungen bez. Wachstum, Knochendichte, Knochennekrosen und Organentwicklung mit sich, weshalb steroidsparende Therapien und der konsequente Einsatz topischer Medikamente besondere Bedeutung haben. Bei kleinen Kindern ist das Risiko eines systemischen Effektes der topischen Therapie mit Steroiden und Calcineurininhibitoren zu bedenken.

Zusammenfassung und Ausblick

Die cGVHD bleibt aufgrund des häufig multisystemischen Verlaufs eine Herausforderung in der Betreuung von Patienten nach alloHSZT und erfordert ein multidisziplinäres Vorgehen. Während die Erstlinientherapie auf kontrollierten Studien basiert, existieren aktuell keine kontrollierten Studien zur Zweitlinientherapie. Letztere werden zur Optimierung der Therapie der cGVHD dringend benötigt, da insbesondere Patienten mit schwerer cGVHD mit direktem Übergang aus einer akuten GVHD und/oder Thrombozytopenie weiterhin ein hohes Mortalitätsrisiko haben.

Tab. 21.1: Therapieoptionen in der Zweitlinientherapie der chronischen GVHD [Wolff et al. 2011a]

Therapie	Empfehlung	Evidenz	Ansprechrate	Nebenwirkungen bei > 25% der therapierten Patienten	Kommentare
Steroide	B	III-1	n.b.	Osteoporose, -nekrose, Diabetes mellitus	Von zentraler Bedeutung
Photopherese	C-1	II	~ 60–70% ~ 30% CR	Infektionen bei zentralvenösen Zugängen	Venöser Zugang erforderlich, steroidsparender Effekt, gute Verträglichkeit
mTOR-Inhibitoren (Sirolimus, Everolimus)	C-1	III-1	~ 60% ~ 20% CR	Transplantationsassoziierte Mikroangiopathie, Hyperlipidämie, Hämatotoxizität	Erhöhtes Risiko einer Mikroangiopathie in Kombination mit CNI, Spiegelkontrollen erforderlich
MMF	C-1	III-1	~ 50% ~ 10% CR	GI NW, Infektions- (viral)- und Rezidivrisiko	Steroidsparender Effekt
CNI (Cyclosporin, Tacrolimus)	C-1	III-1	n.b.	Renale Toxizität, Hypertonus	Steroidsparender Effekt, Spiegelkontrollen erforderlich
MTX	C-2	III-1	~ 50% ~ 10–20% CR	Hämatotoxizität	Beste Ergebnisse bei mukokutaner cGVHD, steroidsparender Effekt, nicht bei Pleuraerguss oder Aszites

Tab. 21.1: Fortsetzung

Therapie	Empfehlung	Evidenz	Ansprechrate	Nebenwirkungen bei > 25% der therapierten Patienten	Kommentare
Hochdosis-Steroid	C-2	III-2	50–75% (nur PR)	Infektionsrisiko	Rasche Kontrolle der cGVHD-Symptome
Thorakoabdominale Bestrahlung	C-2	III-2	~ 50% ~ 25% CR	Hämatotoxizität	Beste Ergebnisse bei Fasziitis und mukokutaner cGVHD
Hydroxychloroquin	C-2	III-2	~ 25% ~ 10% CR	GI NW	Beste Ergebnisse bei mukokutaner und hepatischer cGVHD
Clofazimin	C-2	III-2	~ 50% (nur PR)	GI NW, Hyperpigmentierung	Beste Ergebnisse bei mukokutaner cGVHD
Pentostatin	C-2	II	~ 50% ~ 10% CR	Hämatotoxizität, Infektionsrisiko	Beste Ergebnisse bei Kindern
Rituximab	C-2	II	~ 50% ~ 10% CR	Infektionsrisiko	Effektiv bei autoantikörpervermittelten Manifestationen
Imatinib	C-2	III-1	~ 50% ~ 20% CR	Flüssigkeitsretention	Wirksamkeit v.a. bei sklerodermoider cGVHD und Bronchiolitis obliterans nachgewiesen
Thalidomid	C-3	II	~ 20–30% (nur PR)	Neurotoxizität, Sedierung, Obstipation	Therapie bei gleichzeitiger cGVHD und Rezidiv eines Plasmozytoms
Azathioprin	C-3	III-1	n.b.	Hämatotoxizität, Infektionsrisiko	Erhöhtes Risiko für Malignome der Mundschleimhaut
Retinoide	C-3	III-2	~ 60% (nur PR)	Hauttoxizität, Hyperlipidämie	Effektiv bei sklerodermoidem Hautbefall
Alemtuzumab	C-4	III-3	n.b.	Infektionsrisiko	Letzte Option bei refraktärer cGVHD
Etanercept	C-4	III-3	n.b.	Infektionsrisiko	Kann bei Mischbild aus akuter und cGVHD oder GI-Manifestationen der cGVHD eingesetzt werden

n.b. = nicht beurteilt; CR = komplette Remission; PR = partielle Remission; NW = Nebenwirkungen

Literatur

Akpek G et al., Hepatitic variant of graft-versus-host disease after donor lymphocyte infusion. Blood (2002), 100, 3903–3907

Akpek G et al., Gastrointestinal involvement in chronic graft-versus-host disease: a clinicopathologic study. Biol Blood Marrow Transplant (2003), 9, 46–51

Baird K, Wayne AS, Jacobsohn DA (2009) Pediatric chronic graft-versus-host disease. In: Vogelsang GB, Pavletic SZ (Eds.), Chronic graft versus host disease. Cambridge University Press, New York

Dietrich-Ntoukas T et al., Diagnosis and treatment of ocular chronic graft-versus-host disease: report from the German-Austrian-Swiss Consensus Conference on Clinical

Practice in chronic GVHD. Cornea (2012), 31, 299–310

Ferrara JL et al., Graft-versus-host disease. Lancet (2009), 373, 1550–1561

Filipovich AH et al., National Institutes of Health consensus development project on criteria for clinical trials in chronic graft-versus-host disease: I. Diagnosis and staging working group report. Biol Blood Marrow Transplant (2005), 11, 945–956

Grauer O et al., Neurological manifestations of chronic graft-versus-host disease after allogeneic haematopoietic stem cell transplantation: report from the Consensus Conference on Clinical Practice in chronic graft-versus-host disease. Brain (2010), 133, 2852–2865

Greinix HT et al., Diagnosis and staging of chronic graft-versus-host disease in the clinical practice. Biol Blood Marrow Transplant (2011), 17, 167–175

Hildebrandt GC et al., Diagnosis and treatment of pulmonary chronic GVHD: report from the consensus conference on clinical practice in chronic GVHD. Bone Marrow Transplant (2011), 46, 1283–1295

Hilgendorf I et al., The lack of memory B cells including T cell independent IgM+ IgD+ memory B cells in chronic graft-versus host disease is associated with susceptibility to infection. Transpl Int (2012), 25, 87–96

Kuzmina Z et al., Significantly worse survival of patients with NIH-defined chronic graft-versus-host disease and thrombocytopenia or progressive onset type: results of a prospective study. Leukemia (2012), 26, 746–756

Lee SJ et al., Severity of chronic graft-versus-host disease: association with treatment-related mortality and relapse. Blood (2002), 100, 406–414

Lee SJ, Vogelsang G, Flowers ME, Chronic graft-versus-host disease. Biol Blood Marrow Transplant (2003), 9, 215–233

Marks C et al., German-Austrian-Swiss Consensus Conference on clinical practice in chronic graft-versus-host disease (GVHD): guidance for supportive therapy of chronic cutaneous and musculoskeletal GVHD. Br J Dermatol (2011), 165, 18–29

Meier JK et al., Oral chronic graft-versus-host disease: report from the International Consensus Conference on clinical practice in cGVHD. Clin Oral Investig (2011), 15, 127–139

Spinelli S et al., Female genital tract graft-versus-host disease following allogeneic bone marrow transplantation. Haematologica (2003), 88, 1163–1168

Tomas JF et al., Long-term liver dysfunction after allogeneic bone marrow transplantation: clinical features and course in 61 patients. Bone Marrow Transplant (2000), 26, 649–655

Wolff D et al., Consensus conference on clinical practice in chronic graft-versus-host disease (GVHD): first-line and topical treatment of chronic GVHD. Biol Blood Marrow Transplant (2010), 16, 1611–1628

Wolff D et al., Consensus conference on clinical practice in chronic GVHD: Second-Line Treatment of chronic Graft-versus-Host Disease. Biol Blood Marrow Transplant (2011a), 17, 1–17

Wolff D et al.,The treatment of chronic graft-versus-host disease: consensus recommendations of experts from Germany, Austria, and Switzerland. Dtsch Arztebl Int (2011b), 108, 732–740

Zecca M et al., Chronic graft-versus-host disease in children: incidence, risk factors, and impact on outcome. Blood (2002), 100, 1192–1200

22 Graft-versus-Leukemia

22.1 T-Zellen

Eva Distler, Wolfgang Herr

Einleitung

Bei der allogenen Transplantation werden dem Patienten nach Zerstörung seiner blutbildenden Zellen durch eine Chemo- und Strahlentherapie neue gesunde Blutstammzellen und damit auch das Immunsystem eines Spenders mit passenden Gewebemerkmalen übertragen. Im Patienten erkennen und zerstören die Lymphozyten des Spenderimmunsystems verbliebene Leukämiezellen. Dieser sog. Transplantat-gegen-Leukämie-Effekt trägt entscheidend dazu bei, das Risiko eines Rezidivs zu verringern, und wird auch durch sog. Spenderlymphozyteninfusionen nach Transplantation ausgenutzt [Kolb 2008]. Leider verursachen die Spenderlymphozyten auch die sog. Transplantat-gegen-Wirt-Erkrankung, bei der gesunde Körperzellen des Patienten (Haut, Leber, Darm) angegriffen werden. Daher ist es das Ziel der aktuellen Forschung, die Spenderlymphozytentherapie derart zu optimieren, dass nur der gewünschte GVL-Effekt, nicht jedoch die GVHD resultiert.

GVL-verursachende T-Zellen und deren Zielstrukturen

Der GVL-Effekt nach Transplantation wird hauptsächlich durch zytotoxische CD8-T-Zellen des Spenders bewirkt. Diese Spender-T-Zellen erkennen auf den Leukämiezellen des Patienten unterschiedliche Zielstrukturen. Im Fall einer HLA-kompatiblen Transplantation sind dies entweder mHAg- oder leukämieassoziierte Antigene (LAA, leukemia-associated antigen), die von HLA-Klasse-I-Molekülen auf den Patientenzellen zur Erkennung durch CD8-T-Zellen präsentiert werden. Als mHAg werden polymorphe Peptidantigene bezeichnet, die aus endogenen Proteinen hervorgehen, welche zwischen Empfänger und Spender minimal differieren und von Spender-T-Zellen als „fremd" erkannt werden. Prinzipiell können mHAg in sämtlichen Geweben des Patienten vorkommen. Werden solche polymorphen Peptide auf nichthämatopoetischen Zellen (z.B. epitheliale Gewebe) präsentiert, kommt es zur GVHD. Andere mHAg werden vorwiegend oder selektiv auf hämatopoetischen Zellen – inklusive Leukämiezellen –, aber nicht oder nur limitiert auf GVHD-Zielzellen exprimiert [Spaapen und Mutis 2008]. Spender-T-Zellen, die solche hämatopoesespezifische mHAg erkennen, verursachen nur den gewünschten GVL-Effekt, nicht jedoch die GVHD (s. Abb. 22.1). Klinische Beobachtungen belegen, dass der GVL-Effekt prinzipiell zwar ohne GVHD auftreten kann, häufiger ist jedoch die Koinzidenz von GVL und GVHD [Kolb 2008]. Bei LAA handelt es sich um nichtpolymorphe, überexprimierte Selbstantigene oder um durch Mutationen entstandene Neoantigene [Bleakley und Riddell 2004]. Allgemein wird vermutet, dass mHAg im Vergleich zu LAA das stärkere therapeutische Potenzial besitzen [Vincent, Roy, Perrault 2011]. Neben zytotoxischen CD8-T-

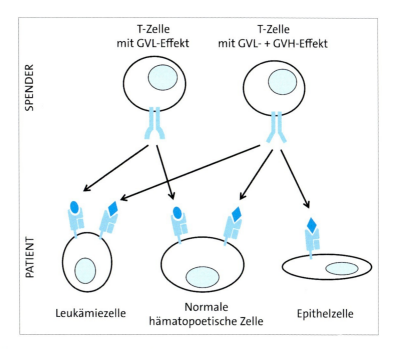

Abb. 22.1: GVL-Effekt bzw. GVHD durch gewebespezifische Immunreaktivität der Spender-T-Zellen

Zellen als GVL-Effektoren stehen auch CD4-Helfer-T-Zellen des Spenders im Fokus der aktuellen Forschung, nachdem beobachtet wurde, dass diese auch direkte zytolytische Reaktivität gegen Leukämiezellen vermitteln können [Falkenburg und Warren 2011].

In-vitro-Generierung von GVL-verursachenden T-Zellen

Eine vielversprechende Strategie zur Optimierung des GVL-Effekts nach Transplantation ist der adoptive Transfer von leukämiespezifischen Spender-T-Zellen. Während ursprünglich versucht wurde, nach Transplantation im peripheren Blut auftauchende GVL-vermittelnde Spender-T-Zellen aus dem Patienten zu isolieren, ex vivo zu expandieren und in großer Zahl wieder dem Patienten zuzuführen, erscheint es aktuell als aussichtsreicher, leukämiereaktive Spender-T-Zellen schon im Vorfeld der Transplantation in-vitro zu generieren [Bleakley und Riddell 2004]. Hier zeigten mehrere Gruppen, dass bei gesunden Spendern v.a. das naive CD8-T-Zellkompartiment Leukämiereaktivität enthält [Distler et al. 2008; Bleakley et al. 2010]. Für die primäre In-vitro-Stimulation und anschließende Expansion der T-Zellen werden meist Leukämiezellen oder dendritische Zellen des Patienten verwendet, oder es erfolgt eine Stimulation gegen einzelne Peptidepitope bekannter mHAg oder LAA. Die T-Zellen werden auf ihre Funktionen (spezifische Lyse der Leukämiezellen, Zytokine) sowie ihren Phänotyp untersucht. Hierzu wurde in mehreren Arbeiten gezeigt, dass T-Zellen mit frühem Differenzierungsgrad und stammzellähnlichen Eigenschaften bez. der In-vivo-Wirksamkeit deutlich überlegen sind [Gattinoni, Klebanoff, Restifo 2012]; dies wird derzeit in präklinischen, humanisierten Mausmodellen getestet. Der bei unverwandten Spendern häufig vorliegende *Mismatch* im HLA-Klasse-II-DP-Locus wird zudem für die In-vitro-Generierung von DP-Allel-spezifischen, leukämiereaktiven CD4-T-Zellen ausgenutzt. Dieser Ansatz erscheint als sehr aussichtsreich, da HLA-Klasse-II-Moleküle unter nichtinflammatorischen Bedingungen vorwiegend auf hämatopoetischen Zellen, nicht aber auf epithelialem GVHD-Zielgewebe exprimiert werden. Daher besteht die Hoffnung, durch HLA-DP-spezifische CD4-T-Zellen einen GVL-Effekt ohne begleitende GVHD zu erreichen.

Zusammenfassung und Ausblick

Die T-Lymphozyten des Stammzellspenders sind die wesentlichen Träger des immunologischen GVL-Effekts und können ein Leukämierezidiv nach allogener Blutstammzelltransplantation verhindern. Leider verursachen die Spender-T-Zellen auch die GVHD, die mit erheblicher Morbidität und Mortalität nach Transplantation einhergeht. In der aktuellen präklinischen Forschung werden deshalb Protokolle entwickelt, in denen CD8- und CD4-T-Zellen des Stammzellspenders in-vitro gegen Leukämieantigene vorstimuliert werden, sodass bereits zum Zeitpunkt der Transplantation ein Spenderlymphozytenprodukt zur Verfügung steht, das einen weitgehend spezifischen GVL-Effekt mit möglichst reduzierter GVH-Reaktion nach adoptivem Transfer verursacht.

Literatur

Bleakley M et al., Leukemia-associated minor histocompatibility antigen discovery using T-cell clones isolated by in vitro stimulation of naive CD8+ T cells. Blood (2010), 115, 4923–4933

Bleakley M, Riddell SR, Molecules and mechanisms of the graft-versus-leukaemia effect. Nat Rev Cancer (2004), 4, 371–380

Distler E et al., Acute myeloid leukemia (AML)-reactive cytotoxic T lymphocyte clones rapidly expanded from CD8(+) CD62L((high)+) T cells of healthy donors prevent AML engraftment in NOD/SCID IL2Rgamma(null) mice. Exp Hematol (2008), 36, 451–463

Falkenburg JH, Warren EH, Graft versus leukemia reactivity after allogeneic stem cell transplantation. Biol Blood Marrow Transplant (2011), 17, S33–38

Gattinoni L, Klebanoff CA, Restifo NP, Paths to stemness: Building the optimal antitumour T cell. Nat Rev Cancer (2012), 12, 671–684

Kolb HJ, Graft-versus-leukemia effects of transplantation and donor lymphocytes. Blood (2008), 112, 4371–4383

Spaapen R, Mutis T, Targeting haematopoietic-specific minor histocompatibility antigens to distinguish graft-versus-tumour effects from graft-versus-host disease. Best Pract Res Clin Haematol (2008), 21, 543–577

Vincent K, Roy DC, Perrault C, Next-generation leukemia immunotherapy. Blood (2011), 118, 2951–2959

22.2 NK-Zellen

Lutz Uharek

Einleitung

Natürliche Killerzellen (NK-Zellen) sind Lymphozyten, die zum natürlichen Immunsystem gehören und sich beim Menschen durch die Expression von CD56 – bei fehlender Expression von CD3 – phänotypisch von anderen Lymphozyten abgrenzen lassen [Ritz et al. 1988]. Im Gegensatz zu T-Zellen ist die Zytotoxizität von NK-Zellen nicht von der Expression eines Antigens im Kontext eines MHC-Moleküls abhängig. NK-Zellen besitzen jedoch Rezeptoren, die Epitope von HLA-Molekülen (beim Menschen hauptsächlich HLA-C) als Liganden erkennen. In Abhängigkeit vom intrazellulären Teil des Rezeptors kommt es bei der Bindung des passenden HLA-Moleküls entweder zu einer Inhibition oder einer Aktivierung der NK-Zelle. In der Regel überwiegen die hemmenden Signale durch die als KIRs bezeichneten inhibitorischen Rezeptoren. Fehlen die passenden HLA-Moleküle als Liganden, wie es z.B. bei der verminderten HLA-Expression nach Virusinfektion der Fall sein kann, kommt es durch das Fehlen inhibitorischer Stimuli zu einer Stimulation und Ausschüttung von Perforin, wodurch die Zielzelle zerstört wird.

Entwicklung von NK-Zellen

In der Maus sind inzwischen die für die Reifung von NK-Zellen relevanten Gene und Entwicklungsschritte sehr gut beschrieben. Beim Menschen sind die genauen Entwicklungsschritte bislang nicht in gleicher Detailliertheit bekannt. Es ist jedoch klar, dass sich NK-Zellen aus hämatopoetischen Stammzellen zunächst zu relativ unreifen Formen entwickeln, die durch das Fehlen von CD62L, KIR und CD16 (dem Fc-gamma-Rezeptor) an der Zelloberfläche und eine hohe Expression von CD56 gekennzeichnet sind. Diese unreifen Formen sind nicht oder nur gering zytotoxisch wirksam.

Erst nachdem sie einen weiteren Entwicklungsschritt durchgemacht haben, der vermutlich im Knochenmark stattfindet und einen Kontakt der NK-Rezeptoren mit ihrem HLA-Liganden beinhaltet, erreichen sie ein Stadium, in dem sie als Effektorzellen maximal wirksam sind. Dieser Prozess wird als Lizensierung bezeichnet und geht mit einer vermehrten Expression von KIRs und CD16 bei gleichzeitiger Verminderung der Expression von CD56 einher [Orr und Lanier 2010].

Trifft eine NK-Zelle auf eine durch stimulierende Zytokine gekennzeichnete Umgebung (z.B. Entzündungsgewebe), so wird die Produktion von Perforin und zytotoxischen Granula nochmals angeregt, und die NK-Zelle erreicht einen maximal aktivierten Status.

Es gibt Hinweise, dass NK-Zellen nach einer spezifischen, durch Viren vermittelten Stimulation ebenso wie T-Zellen eine immunologische Gedächtnisfunktion besitzen, d.h. bei Restimulation deutlich schneller und stärker reagieren. NK-Zellen, die dem reifen, ruhenden Pool angehören, zeichnen sich durch die Expression von CD62L aus.

Regeneration von NK-Zellen in der Stammzelltransplantation

Nach allogener Stammzelltransplantation gehören NK-Zellen neben Granulozyten zu den Zellen, die bereits nach 2–3 Wo. normale Zahlen im peripheren Blut aufweisen können und sich damit deutlich früher als T-Zellen entwickeln. Bei den frühen NK-Zellen handelt es sich jedoch häufig zum überwiegenden Teil um unreife, CD56 hoch exprimierende NK-Zellen.

Bedeutung für virale Infektionen

NK-Zellen spielen in der Abwehr von Virusinfektionen eine Rolle und sind in der Lage, viral infizierte Zellen direkt oder über antikörpervermittelte zelluläre Zytotoxicity (ADCC, antibody dependent cellular cytotoxicity) zu zerstören. In mehreren Studien konnte nach HLA-gematchter Transplantation ein statistischer Zusammenhang zwischen der Geschwindigkeit der NK-Zell-Rekonstitution und der Rate infektiöser Komplikationen nachgewiesen werden [Palmer et al. 2013]. Möglicherweise ist die Bedeutung von NK-Zellen nach Übertragung eines reinen (CD34-selektierten) Stammzelltransplantats noch größer, da hier aufgrund des Fehlens von T-Zellen die NK-Zellen besonders wichtig für die Abwehr von Virusinfektionen sind.

Bedeutung für den GVL-Effekt

In mehreren retrospektiven Untersuchungen wurde ein Zusammenhang zwischen der Zahl und Aktivität übertragener NK-Zellen und der Häufigkeit von Rezidiven beschrieben. Noch klarer wird die potenzielle Relevanz von NK-Zellen für den antileukämischen Effekt der allogenen Stammzelltransplantation jedoch durch verschiedene tierexperimentelle Arbeiten belegt. Sie zeigen, dass die Rezidivrate nach Elimination von NK-Zellen aus dem Transplantat deutlich zunimmt und durch adoptiven Transfer zusätzlicher NK-Zellen gesenkt werden kann [Zeis et al. 1995]. Für die Einordnung der klinischen Bedeutung von NK-Zellen ist in diesem Zusammenhang bedeutsam, dass der antileukämische Effekt nicht zur Entwicklung einer GVH-Reaktion führte. Die tierexperimentellen Daten legen zudem nahe, dass der antileukämische Effekt entsprechend den oben beschriebenen Mechanismen deutlich größer ist, wenn der Empfänger bzw. dessen Tumor HLA-Moleküle besitzt, die zu keinem inhibitorischen Rezeptor des Spenders passen, also eine entsprechende HLA-Differenz vorhanden ist.

Ein entsprechender Effekt wurde auch bei Patienten nach haploidenter Transplantation tatsächlich beobachtet [Ruggeri et al. 2002]: Patienten mit einer akuten myeloischen Leukämie, die Stammzellen eines haploidenten Familienspenders erhalten hatten, dessen inhibitorische KIR-Rezeptoren aufgrund des spezifischen Mismatch kein HLA-Molekül als hemmenden Liganden auf den (Leukämie-)Zellen vorfanden, wiesen deutlich seltener ein Rezidiv ihrer Leukämie auf als Patienten, bei denen ein entsprechender Mismatch nicht vorhanden war. Tatsächlich ließen sich auch NK-Zell-Klone mit entsprechender Reaktivität nur bei Patienten mit entsprechendem KIR-Liganden-Mismatch nachweisen.

Jedoch konnte dieser Effekt nicht in allen Studien beobachtet werden (eine Zusammenfassung findet sich unter [Velardi 2012]). Der in vielen Untersuchungen nicht nachweisbare Zusammenhang zwischen KIR-Ligand-Rezeptor-Mismatching und Rezidivrate ist eventuell damit zu erklären, dass der KIR-Effekt nur nach nahezu vollständiger T-Zell-Depletion eine klinisch signifikante Rolle spielt. Bei Übertragung von unmanipulierten Stammzelltransplantaten tritt möglicherweise die T-Zell-vermittelte Immunreaktivität so stark in den Vordergrund, dass der NK-Zell-Effekt überdeckt wird.

Zusammenfassung

NK-Zellen gehören zu den sich sehr früh entwickelnden, lymphatischen Zellpopulationen nach allogener Stammzelltransplantation. Inwieweit bei HLA-identer Transplantation diese frühen, oftmals einem noch unreifen Phänotyp angehörenden NK-Zellen zur Elimination residueller Leukämiezellen beitragen, ist unklar. Bei HLA-differenter Transplantation ist zumindest nach Übertragung hochaufgereinigter Stammzelltransplantate (ohne T-Zellen) von einem signifikanten Beitrag zum GVL-Effekt auszugehen, sofern die HLA-Konstellation einen KIR-Liganden-Mismatch beinhaltet. Da dieser durch NK-Zellen vermittelte GVL-Effekt ohne eine gleichzeitige GVH-Reaktion auftritt, sind zahlreiche Versuche unternommen worden, ihn gezielt herbeizuführen und therapeutisch auszunutzen (s. Kap. 24.2).

Literatur

Orr MT, Lanier LL, Natural killer cell education and tolerance. Cell (2010), 142, 847–856

Palmer JM et al., Clinical relevance of natural killer cells following hematopoietic stem cell transplantation. J Cancer (2013), 4, 25–35

Ritz J et al., Characterization of functional surface structures on human natural killer cells. Adv Immunol (1988), 42, 181–211

Ruggeri L et al., Effectiveness of donor natural killer cell alloreactivity in mismatched hematopoietic transplants. Science (2002), 295, 2097–2100

Velardi A, Natural killer cell alloreactivity 10 years later. Curr Opin Hematol (2012), 19, 421–426

Zeis M et al., Allogeneic NK cells as potent antileukemic effector cells after allogeneic bone marrow transplantation in mice. Transplantation (1995), 59, 1734–1736

23 Graft-versus-Infection

Armin Gerbitz, Hermann Einsele

Einleitung

Das Blutstammzelltransplantat ist nach der Transfusion in den Patienten mit einer Vielzahl unterschiedlicher Keime konfrontiert. Dabei muss sich v.a. der adaptive Anteil des Immunsystems (T- und B-Zellen) unter sehr ungünstigen Bedingungen (Immunsuppression) und in einer zahlenmäßig schlechten Ausgangslage behaupten.

Durch die Übertragung von Stammzellen und Immunzellen eines allogenen Spenders kann es im Hinblick auf die Infektionsimmunologie zu unterschiedlichen Konstellationen kommen. Zum einen können latente Infektionen mit dem Transplantat auf den Patienten übertragen werden, zum anderen kann der Patient Erreger beherbergen, mit welchen sich der Spender bisher nicht immunologisch auseinandergesetzt hat. Diese Konstellationen sind also abhängig von der Durchseuchung des Spenders und des Empfängers. Sind die Muster der Durchseuchung nicht identisch zwischen Spender und Empfänger, wird das Immunsystem des Spenders nach Stammzelltransplantation mit neuen „Aufgaben" konfrontiert und muss diese in einer äußerst ungünstigen Ausgangslage erledigen. Grundsätzlich ist zu sagen, dass v.a. das adaptive Immunsystem von dieser Problematik betroffen ist (s. Kap. 25). Vor Transplantation werden daher sowohl Spender als auch Patient auf ihre infektiologischen „Altlasten" geprüft. Dies dient zum einen dem Ausschluss aktiver Infektionen, v.a. aber der Bewertung von zu erwartenden infektiologischen Komplikationen nach allogener SZT.

Graft versus Bakterien

Durch den vorübergehenden Zusammenbruch der Schleimhautbarrieren nach der Konditionierung besteht unmittelbar nach Transplantation ein hohes Risiko für das Eindringen von Bakterien v.a. im Gastrointestinaltrakt. Dem gegenüber steht ein völliger Verlust der granulozytären Funktion i.d.R. wenige Tage nach Beendigung der Konditionierung. Die Granulozyten fungieren nicht nur in der direkten Abwehr von Bakterien, sie sind auch wesentlich an der Reparatur der Schleimhautbarriere beteiligt. Daher steht die Wiederherstellung der granulozytären Funktion innerhalb der ersten 3 Wo. nach Transplantation im Vordergrund. Einige Transplantationsprotokolle sehen die Therapie mit granulozytenstimulierenden Faktoren (i.d.R. ab Tag 5–7) vor, die das Wachstum der Granulozyten fördern und darüber die Neutropeniedauer verkürzen. In Bezug auf kapseltragende Bakterien (v.a. Pneumokokken, Haemophilus influenzae, Neisseria meningitidis) ist anzumerken, dass deren Bekämpfung zusätzlich zur granulozytären Funktion ein funktionierendes Opsonierungssystem benötigt. Dies beinhaltet zum einen die Bildung entsprechender Antikörper (IgG 2a, 3), welche bei B-Zell-Defekten deutlich eingeschränkt sein kann. Zum anderen ist eine funktionelle Milz erforderlich, welche als Zielorgan der Graft-versus-Host-Erkrankung schwer geschädigt sein kann.

Graft versus Viren

Den latenten Herpesviren kommt im Rahmen der allogenen SZT besondere Bedeutung zu. Dies aufgrund der Tatsache, dass diese Viren nach primärer Infektion im Organismus persistieren und eine lebenslange immunologische Kontrolle benötigen. Hieraus kann die Situation entstehen, dass Spender und Patient unterschiedlich durchseucht sind und der Spender auf der einen Seite den Patienten neu infiziert, auf der anderen Seite aber auch immunologisch naive Spenderzellen auf eine neue virale Konstellation treffen können.

Etwa 50% der deutschen Bevölkerung sind mit dem Cytomegalievirus (CMV) infiziert. Dies bedeutet, dass in einem hohen Prozentsatz CMV-naive Spender auf CMV-infizierte Patienten treffen. Das transplantierte T- und B-Zell-System muss unter medikamentöser Immunsuppression nun eine adaptive Immunantwort aufbauen, was i.d.R. nicht gelingt. Die Reaktivierung von CMV ist in dieser Situation daher die Regel (ca. 90%) und erfordert medikamentöse Behandlung, da v.a. Pneumonien i.d.R. letal sind. Vor allem aber ist ein intensives Monitoring der Viruslast im peripheren Blut bis über das Absetzen der Immunsuppression hinaus, zumindest aber während des ersten halben Jahres nach SZT, erforderlich.

Die Durchseuchung der Bevölkerung mit dem Epstein-Barr-Virus ist höher und erreicht nach Literaturangaben ca. 95% bei den 40-Jährigen. Die Tendenz ist aber sinkend, insofern sind auch bei EBV zunehmend immunologische Inkompatibilitäten zwischen Spender und Patient zu finden. Die Kontrolle von EBV ist stark von der T-Zell-Immunität abhängig. Vor allem wirkt sich diese immunologische Kontrolle auf das Verhalten des Virus im Wirt aus, da EBV über unterschiedliche Spielarten seines latenten Daseins im Menschen verfügt. Mit fehlender T-Zell-Kontrolle werden Latenzprogramme aktiviert, welche die Entstehung von Posttransplantationslymphomen (PTLD, posttransplant lymphoproliferative disorder) begünstigen. Daher ist auch hier eine präemptive Therapie, i.d.R. mit einem B-Zell-depletierenden Antikörper, angezeigt.

Die Reaktivierung von Herpes-simplex-Virus (HSV) und dem Varizella-Zoster-Virus (VZV) ist mit der Einführung einer Aciclovir-Prophylaxe nach allogener SZT ein eher seltenes Ereignis und beschränkt sich i.d.R. auf den Zeitraum nach Absetzen der Prophylaxe nach Beendigung der medikamentösen Immunsuppression.

Strategien, das B- und T-Zell-Kompartiment möglichst früh nach SZT mit virusspezifischen Zellen „aufzufüllen", werden derzeit in einer Reihe von klinischen Studien erprobt. Ziel ist es dabei, angereicherte virusspezifische T-Zellen so herzustellen, dass diese keine GVHD hervorrufen, jedoch eine ausreichende Viruskontrolle ermöglichen.

Andere humanpathogene Viren benötigen v.a. B-Zell-Immunität und können durch Impfungen besser kontrolliert werden (s. Kap. 30.3). Sie stellen i.d.R. keine große infektiologische Gefahr nach Transplantation dar.

Graft versus Pilze

Die immunologische Kontrolle von Pilzinfektionen (v.a. Aspergillus und Candida) und die Abwehr dieser Keime auf Haut und Schleimhaut verlangen ein gut orchestriertes Konzert verschiedener immunologischer Kompartimente. Die genaue Immunität gegen Pilze ist nicht abschließend geklärt. Aus klinischer Erfahrung wird jedoch evident, dass den Granulozyten und T-Zellen eine Schlüsselrolle zukommt, da das Fehlen eines der beiden Kompartimente mit einem deutlichen Anstieg des Risikos für Pilzinfektionen einhergeht. Unter medikamentöser Immunsuppression ist die T-Zell-Funktion kompromittiert, und es besteht trotz normaler granulozytärer Funktion ein hohes Risiko für Pilzinfektionen, sodass der Einsatz von prophylaktischen Azolen in der Nachsorge Standard ist. Die Rolle des B-Zell-Kompartiments ist nicht abschließend geklärt, jedoch erhöht ein ausgeprägter Antikörpermangel das Infektionsrisiko.

Graft versus Parasiten

Die Abwehr von Parasiten ist ähnlich der Abwehr von Pilzen ein komplexes Zusammenspiel des Immunsystems. Auch hier sind Defekte im B- und T-Zell-Kompartiment mit einem erhöhten Infektionsrisiko behaftet. Daher wird i.d.R. für den Zeitraum der medikamentösen Immunsuppression eine Prophylaxe mit Cotrimoxazol/Trimethoprim zur Vermeidung einer Pneumocystis-jirovecii-Infektion durchgeführt. In Anlehnung an die Erfahrungen mit Patienten mit HIV-Infektion erfolgt diese Prophylaxe bis zur Normalisierung der CD4$^+$-T-Zell-Zahl. Die Prophylaxe ist mit Einschränkungen auch gegen Toxoplasma gondii wirksam. Erkrankungen durch diesen Parasiten sind zwar selten nach allogener SZT, stellen jedoch eine ernsthafte Bedrohung des Patienten dar. Bisher existieren keine geeigneten Tests zum Monitoring, sodass bei unklarer Symptomlage immer an diese Keime gedacht werden muss.

Konsequenzen für die Nachsorge allogen transplantierter Patienten

Der Zeitraum der Aplasie nach allogener SZT erfordert eine antibiotische Prophylaxe, bis die Schleimhautbarrieren und die granulozytäre Funktion wiederhergestellt sind. Zur Bekämpfung von kapseltragenden Bakterien sind Antikörper und eine funktionelle Milz erforderlich. Als einfacher Test kann die Bildung von Howell-Jolly-Körperchen als Hinweis auf einen funktionellen Asplenismus herangezogen werden. Die Bestimmung der Immunglobulin-G-Subklassen kann bei ausgeprägtem Antikörpermangel erforderlich sein, um ein Gefühl für die Abwehrlage gegen kapseltragende Bakterien zu bekommen. In Bezug auf die Reaktivierung latenter Herpesviren muss für HSV und VZV eine Prophylaxe mit Aciclovir durchgeführt werden. Zudem muss bei medikamentöser Immunsuppression regelmäßig im Abstand von 1–2 Wo. die Messung der Viruslast für CMV und EBV durch PCR-Methoden erfolgen, um ggf. präemptiv mit einer geeigneten antiviralen Therapie beginnen zu können. Eine Immunisierung gegen andere pathogene Viren sollte frühzeitig nach Transplantation erfolgen (s. Kap. 30.3).

Eine medikamentöse Prophylaxe gegen Pilzinfektionen ist für den Zeitraum der Immunsuppression erforderlich. Diese erfolgt z.B. durch ein Azol. Es wird i.d.R. in der frühen Phase nach Transplantation, bzw. bei GVHD-Therapie, ein Galactomannan-Test zum Nachweis von Pilzantigenen im Serum als Monitoring durchgeführt. Ähnliches gilt in Bezug auf die Prävention von Pneumocystis jirovecii durch Trimethoprim/Sulfamethoxazol, wobei hier anzumerken ist, dass eine Prophylaxe ähnlich der Situation bei HIV-Infektion notwendig ist, solange die CD4$^+$-T-Zell-Zahl im peripheren Blut unter 200/ul liegt.

Ausblick

Da sowohl die Abwehr von Viren als auch Pilzen und Parasiten nach allogener SZT ein funktionierendes adaptives Immunsystem voraussetzt, konzentrieren sich experimentelle Ansätze auf die frühzeitige Gabe pathogenspezifischer T-und B-Zellen. Hierzu ist eine Vielzahl von Studien derzeit in der Durchführung mit dem letztendlichen Ziel, entsprechende „Designer-Grafts" individuell auf das infektiologische Risiko des Patienten zu adaptieren. Es bleibt abzuwarten, welche der einzelnen Strategien hier erfolgreich sind.

Literatur

Cornely OA et al., Primary prophylaxis of invasive fungal infections in patients with hematologic malignancies. Recommendations of the Infectious Diseases Working Party of the German Society for Haematology and Oncology. Haematologica (2009), 94(1), 113–122

Ljungman P, Beta-herpesvirus challenges in the transplant recipient. J Infect Dis (2002), 186(Suppl 1), 99–109

Marr KA, Delayed opportunistic infections in hematopoietic stem cell transplantation patients: a surmountable challenge. Hematology Am Soc Hematol Educ Program (2012), 265–270

Reddy N et al., Strategies to prevent EBV reactivation and posttransplant lymphoproliferative disorders (PTLD) after allogeneic stem cell transplantation in high-risk patients. Biol Blood Marrow Transplant (2011), 17(5), 591–597

24 Adoptiver Transfer allogener Zellen

24.1 Donor-Lymphozyten-Infusion

Hans-Jochem Kolb

Einleitung

Das Ziel der Behandlung von Leukämie mit allogener Stammzelltransplantation war ursprünglich die Vernichtung der Leukämie einschließlich der gesamten Hämatopoese mit Ganzkörperbestrahlung und hoch dosierter Chemotherapie unter dem Schutz der Transplantation gesunden Knochenmarks. Allerdings stellte sich bereits im Tiermodell heraus, dass eine Leukämie mit Radiochemotherapie allein nicht auszuschalten ist. Insbesondere nach Depletion von T-Zellen zur Prophylaxe der Transplantat-gegen-Wirt-Erkrankung kam es zu einer erhöhten Rezidivrate. Im Tiermodell beim Hund zeigten wir, dass Spenderlymphozytentransfusionen (DLI) nach T-Zell-depletierter Transplantation gemischten Chimärismus in vollständigen konvertierten, ohne GVHD hervorzurufen, wenn man ausreichend Zeit nach der SZT verstreichen ließ. Die Zytokinfreisetzung unter Vorbehandlung sollte beendet und der Chimärismus ohne immunsuppressive Behandlung stabil sein. Die ersten klinischen Erfahrungen wurden bei Patienten mit Rezidiv einer CML nach Transplantation gesammelt. Zwei der 3 behandelten Patienten sind auch heute noch in Remission. Die besten DLI-Ergebnisse sind tatsächlich bei der CML zu erzielen, Remissionen sind auch bei AML, MDS, multiplem Myelom, CLL und niedrigmalignem NHL (Non-Hodgkin lymphoma) zu erreichen. Hingegen sprechen ALL und aggressives NHL schlechter an [Kolb et al. 1990; Kolb et al. 1995; Collins et al. 1997].

CML

Bei CML lassen sich durch DLI in 60–80% der Patienten zytogenetische Remissionen erzielen, die bei Rezidiv in chronischer Phase in etwa 50% der Patienten anhalten. Bessere Ergebnisse sind bei Patienten mit zytogenetischem Rezidiv und mit wiederholtem Anstieg der molekularen Marker zu erreichen; hier sind die Ansprechraten auch langfristig bei etwa 80%. Das Ansprechen kann erst nach Wochen und Monaten eintreten, molekulare Remissionen treten im Mittel nach 6 Monaten, in einzelnen Fällen erst nach mehr als einem Jahr ein. Deutlich schlechter sprechen Patienten mit Rezidiven in transformierter Phase an. Risiken der Behandlung sind GVHD und Knochenmarkaplasie. Das Auftreten von GVHD war aufgrund der Tierexperimente unerwartet, die Rate war aber niedriger als die nach SZT, obwohl keine immunsuppressive Behandlung gegeben wurde. Die Knochenmarkaplasie war bei Patienten mit großer Leukämiemasse besonders ausgeprägt; die Transfusion von Knochenmark konnte die Aplasie vollständig und nachhaltig beheben. Die Verhütung von GVHD nach DLI kann am besten durch eine wiederholte Gabe von Lymphozyten in steigender Dosierung erreicht werden, wobei die Anfangsdosis zwischen 1 und 10×10^6 CD3-positiven T-Zellen pro kg KG liegen soll. Die Steigerung kann nach 6–8 Wo. erfolgen, sofern keine GVHD aufgetreten ist. Die Kombination von DLI mit Tyrosinkinaseinhibitoren (TKI) kann zu vorübergehendem Erfolg führen [Savani et al. 2005], die meisten Patienten rezidivieren nach Absetzen des TKI wieder.

AML und MDS

Die Behandlung von AML- und MDS-Rezidiven mit DLI ist weniger erfolgreich, dennoch gibt es Langzeitergebnisse bei einer Minorität der Patienten [Schmid et al. 2007]. Bessere Ergebnisse ließen sich mit G-CSF-mobilisierten Blutleukozyten nach einer Vorbehandlung mit niedrig dosiertem Cytosinarabinosid und GM-CSF-Behandlung (granulocyte-macrophage colony-stimulating factor) erreichen [Schmid et al. 2004]. Patienten ohne GVHD an Tag 30 erhalten zusätzlich CD3-positive T-Zellen. Die besten Ergebnisse mit Langzeitüberleben wurden bei Patienten erreicht, die mehr als 6 Monate nach Transplantation rezidivierten und auf die Behandlung mit Cytosinarabinosid mit Blastenclearance ansprachen. Ähnliche Ergebnisse wurden von Levine und Kollegen berichtet [Levine et al. 2002]. Allerdings treten bei diesen Patienten häufig extramedulläre Rezidive auf, ohne dass es gleichzeitig zu einem systemischen Rezidiv kommt. Diese Rezidive sprechen selten auf die Behandlung mit DLI an. Bei FLT3-positiver AML kann mit Sorafenib eine Blastenreduktion erreicht werden, die nach DLI gelegentlich lange anhält [Metzelder et al. 2009]. Bei MDS gibt es keine größeren Studien mit DLI für Rezidivbehandlung, mehrere kleine Studien zeigen ähnliche Ergebnisse wie bei AML [Porter et al. 1996; Depil et al. 2004].

Rezidivprophylaxe mit DLI bei Hochrisiko-AML

Die vorbeugende Gabe von DLI wurde bei Patienten mit hohem Rezidivrisiko untersucht; Voraussetzung war, dass sie mindestens 120 Tage überlebt hatten, mindestens 30 Tage ohne immunsuppressive Therapie waren und weder GVHD noch Infektionen aufwiesen. In einer Matched-pair-Analyse zeigte sich besseres Überleben der DLI-behandelten Patienten durch Verhinderung von Rezidiven. Frühe Rezidive können damit allerdings nicht verhindert werden.

DLI bei ALL

Das Ansprechen von Standard-B-ALL und Prä-B-ALL ist generell schlechter als das von AML [Kolb et al. 1995; Collins et al. 1997; Shiobara et al. 2000; Choi et al. 2005]. Hämatologisches Ansprechen auf SLT (Shiga-like-toxin) allein ist selten, längere Remissionen wurden vorwiegend bei Patienten erreicht, die auch mit Chemotherapie und Bestrahlung behandelt wurden. Im Gegensatz zur B-Zell-ALL wurde langfristiges Ansprechen von T-Zell-Lymphom und T-ALL wiederholt beschrieben.

CLL und Lymphome

Die CLL ist meist eine B-Zell-Erkrankung. In Einzelfällen wurde ein deutliches Ansprechen von Rückfällen [Gribben et al. 2005], zumeist jedoch nur auf der molekularen Ebene, beobachtet [Ritgen et al. 2004]. Bei Transplantationen mit reduzierter Intensität der Konditionierung beschrieben Peggs und Kollegen gutes Ansprechen auf DLI selbst beim Hodgkin-Lymphom [Peggs et al. 2007]. Auch Bloor und Kollegen fanden hohe Ansprechraten beim niedrigmalignen NHL [Bloor et al. 2008].

Multiples Myelom

Das gute Ansprechen von multiplem Myelom auf DLI wurde bereits frühzeitig berichtet [Kolb et al. 1995; Collins et al. 1997; Tricot et al. 1996; Verdonck et al. 1996]. Die Ansprechraten liegen zwischen 20 und 50%, die Remissionen sind aber meist nicht von Dauer [Alyea et al. 2001; Salama et al. 2000]. Die besten Ergebnisse gibt es bei der Behandlung von Resterkrankung [Kröger et al. 2009; Beitinjaneh et al. 2012], wobei die Kombination mit Lenalidomid [El-Cheikh et al. 2012], Interferon-alpha oder autologen dendritischen Zellen [Levenga et al. 2010] vorteilhaft zu sein scheint.

Solide Tumoren

Die größte Erfahrung mit adoptiver Immuntherapie besteht beim Nierenzellkarzinom [Childs et al. 2000], aber auch bei anderen Tumoren wurde gelegentlich Regression beobachtet [Demirer T et al. 2008; Bishop et al. 2004]. Die Voraussetzungen für ein Ansprechen sind bislang nicht klar; besser schnitten Patienten mit weniger fortgeschrittenen Erkrankungen und geringerer Tumormasse ab.

Graft-versus-Host- und Graft-versus-Leukämie-Reaktion

Die Mechanismen von Graft-versus-Host- und Graft-versus-Leukämie- bzw. -Tumor-Reaktion sind bisher nur unzureichend verstanden. Das angeborene und erworbene Immunsystem spielen in einem komplizierten Geflecht zusammen. Im Zentrum stehen dendritische Zellen (DZ) des Patienten als antigenpräsentierende Zellen und T-Zellen des Transplantates als Effektorzellen. Während die Freisetzung von inflammatorischen Zytokinen wesentlich zum Bild der akuten GVHD beiträgt, wird die GVH-Reaktion von der Erkennung der fremden Histokompatibilitätsantigene durch die T-Zellen getragen. Im Gegensatz zu spezifischen T-Zellen können DLI gegen alle fremden Histokompatibilitätsantigene gerichtet sein, sodass der Ausfall einzelner Antigene (loss of heterozygosity) [Vago et al. 2009] nicht entscheidend ist. Nachteil ist die mögliche GVH-Reaktion gegen andere Organe. Die gute und lange anhaltende Wirkung von DLI bei CML kann am ehesten darauf zurückgeführt werden, dass die CML weitgehend funktionierende DZ produziert, die die Reaktion unterhalten. In einer Kombination mit niedrig dosiertem IFN-alpha kann der Effekt von DLI optimiert werden, d.h. molekulares Ansprechen auf geringe Zellmengen ohne klinische GVHD. Zur Verstärkung der Funktion der DZ können DLI mit einer Kombination von IFN-alpha und GM-CSF gegeben werden. Bei AML ist die Differenzierung zu DZ nicht spontan, sie kann aber mit GM-CSF induziert werden. Wichtig ist auch eine Blastenreduktion, wozu Cytosinarabinosid [Schmid et al. 2004] und Azacytidin [Czibere et al. 2010] eingesetzt werden können, die auch einen differenzierenden Effekt haben. Bei myelodysplastischen und myeloproliferativen Syndromen gibt es ebenfalls Berichte zur Rezidivbehandlung mit DLI, wobei der Mechanismus ähnlich wie bei AML sein dürfte. Rasch proliferierende Leukämien und Lymphome können die GVL-Reaktion überwachsen, da diese keine Zeit für den Aufbau einer Reaktion findet. In diesen Fällen muss eine intensive Chemotherapie der DLI vorangehen. Nach intensiver Chemotherapie [Miller et al. 2007] muss ähnlich wie nach T-Zell-depletierenden Maßnahmen [Johnson et al. 1999] mit GVHD nach DLI gerechnet werden.

Bei HLA-haploidentischer Transplantation können NK-Zellen gegen die Leukämie des Patienten aktiviert werden, wenn sie nicht durch KIR gehemmt werden [Ruggeri et al. 2002]. Der Effekt von NK-Zellen kommt am ehesten bei T-Zell-Depletion zur Geltung.

Die T-Zell-Depletion mit CD6-Antikörper spart einen großen Teil der NK-Zellen aus, ebenso wie die Depletion mit Antikörpern gegen αβ-T-Zell-Rezeptor [Handgretinger und Lang 2008].

Immune-Escape-Mechanismen

Es gibt viele Wege, auf denen sich Leukämie- und Tumorzellen der Immunkontrolle entziehen können: mit veränderter Antigenpräsentation [Woiciechowsky et al. 2001; Dermime et al. 1997; Schneider et al. 2001], durch Sekretion inhibitorischer Zytokine [Schulz et al. 2001; Pawelec et al. 1996] und die Produktion regulatorischer T-Zellen im Rahmen der Indoleamin 2,3-Deoygenase-Sekretion und der Tryptophan-Depletion [Munn und Mellor 2007]. Rezidive treten oft in Form von Chloromen und extramedullären Plasmozytomen auf, neben Tumorbildungen in der Haut und anderen Organen sind Befall von ZNS (Zentralnervensystem) und Gonaden häufig. Diese Tumoren sprechen schlecht auf jede Form der Immuntherapie an und müssen mit Chemotherapie und Bestrahlung angegangen werden, bevor eine erneute Immuntherapie geplant wird.

Neben regulatorischen T-Zellen sind T-Zellen zu finden, die eine verminderte Expression von ζ- und ε-Ketten ihrer Rezeptoren zeigen und zu Apoptose neigen [Buggins et al. 1998; Chen et al. 2000]. Hochavide, leukämiespezifische T-Zellen neigen ebenfalls zur Apoptose [Molldrem et al. 2003].

Ausblick

Mit der Einführung von DLI bei Patienten mit stabilem Chimärismus und Toleranz hat sich zunehmend ein Paradigmenwechsel in der allogenen Stammzelltransplantation vollzogen. Die adoptive Immuntherapie mit Zellen des Spenders kann die Strahlen- und Chemotherapie zur Kontrolle der Erkrankung ersetzen. Eine Verbesserung der Ergebnisse resultiert durch eine vorbeugende Behandlung bei Nachweis von minimaler Resterkrankung [Buccisano et al. 2012; Wang et al. 2012; Yan et al. 2012; Broen et al. 2012], wofür es bei AML und Myelom bereits Daten gibt.

Zu den Indikationen zur Spenderlymphozytentransfusion siehe Tabelle 24.1

Literatur

Alyea E et al., T-cell-depleted allogeneic bone marrow transplantation followed by donor lymphocyte infusion in patients with multiple myeloma: induction of graft-versus-myeloma effect. Blood (2001), 98, 934–939

Beitinjaneh AM et al., Durable responses after donor lymphocyte infusion for patients with residual multiple myeloma following non-myeloablative allogeneic stem cell transplant. Leuk Lymphoma (2012), 53, 1525–1529

Bishop MR et al., Allogeneic lymphocytes induce tumor regression of advanced metastatic breast cancer. J Clin Oncol (2004), 22, 3886–3892

Bloor AJ et al., High response rate to donor lymphocyte infusion after allogeneic stem cell transplantation for indolent non-Hodgkin lymphoma. Biol Blood Marrow Transplant (2008), 14, 50–58

Broen K et al., Induction of multiple myeloma-reactive T cells during post-transplantation immunotherapy with donor lymphocytes and recipient DCs. Bone Marrow Transplant (2012), 47, 1229–1234

Buccisano F et al., Prognostic and therapeutic implications of minimal residual disease detection in acute myeloid leukemia. Blood (2012), 119, 332–341

Buggins AG et al., Variable expression of CD3-zeta and associated protein tyrosine kinases in lymphocytes from patients with myeloid malignancies. BrJ Haematol (1998), 100, 784–792

Chen X et al., Impaired expression of the CD3-zeta chain in peripheral blood T cells of patients with chronic myeloid leukaemia re-

Tab. 24.1: Indikationen zur Spenderlymphozytentransfusion

Erkrankung	Kontinuierliche Vollremission (Jahre = J)	Referenz/Bemerkungen
CML Molekulares/zytogenetisches Rezidiv	80% (4 J)	[Kolb et al. 1995; Collins et al. 1997; Shiobara et al. 2000]
Chronische Phase	60–82% (3–4 J)	[Kolb et al. 1995; Shiobara et al. 2000]
Transformierte Phase	0–20% (3–4 J)	[Kolb et al. 1995; Collins et al. 1997; Shiobara et al. 2000]
AML/MDS	14–33% (2–4 J)	[Kolb et al. 1995; Collins et al. 1997; Levine et al. 2002; Shiobara et al. 2000; Choi et al. 2004; Depil et al. 2004]
	31% (2 J)	[Choi et al. 2004] Chemotherapie + G-CSF-mobilisierte DLI
Vorbeugend		[El-Cheikh et al. 2012; Wang et al. 2012]
ALL	0–13% (3–4 J)	[Kolb et al. 1995; Collins et al. 2000; Collins et al. 1997; Shiobara et al. 2000; Choi et al. 2005]
	10% (2 J)	[Choi et al. 2005] Chemotherapie + G-CSF-mobilisierte DLI
CLL	Molekulare Resterkrankung	[Ritgen et al. 2004]
Follikuläres NHL		[Marks et al. 2002; Khouri et al. 2003]
Mantelzell-NHL		[Khouri et al. 2003][51]
T-NHL		[Corradini et al. 2002]
Hodgkin-Erkrankung		[Peggs et al. 2007]
Multiples Myelom	Rezidiv Resterkrankung	[Salama et al. 2000; Kroger et al. 2001; Levenga et al. 2007; Broen et al. 2012]

sults in an increased susceptibility to apoptosis. BrJ Haematol (2000), 111, 817–825

Childs R et al., Regression of metastatic renal-cell carcinoma after nonmyeloablative allogeneic peripheral-blood stem-cell transplantation. N Engl J Med (2000), 343, 750–758

Choi SJ et al., Treatment of relapsed acute myeloid leukemia after allogeneic bone marrow transplantation with chemotherapy followed by G-CSF-primed donor leukocyte infusion: a high incidence of isolated extramedullary relapse 145. Leukemia (2004), 18, 1789–1797

Choi SJ et al., Treatment of relapsed acute lymphoblastic leukemia after allogeneic bone marrow transplantation with chemotherapy followed by G-CSF-primed donor leukocyte infusion: a prospective study 105. Bone Marrow Transplant (2005), 36, 163–169

Collins RH et al., Donor leukocyte infusions in acute lymphocytic leukemia. Bone Marrow Transplant (2000), 26, 511–516

Collins RH et al., Donor leukocyte infusions in 140 patients with relapsed malignancy after allogeneic bone marrow transplantation. J Clin Oncol (1997), 15, 433–444

Corradini P et al., Reduced-intensity conditioning followed by allografting of hematopoietic cells can produce clinical and molecular remissions in patients with poor-risk hematologic malignancies. Blood (2002), 99, 75–82

Czibere A et al., 5-Azacytidine for the treatment of patients with acute myeloid leukemia or myelodysplastic syndrome who relapse after allo-SCT: a retrospective analysis. Bone Marrow Transplant (2010), 45, 872–876

Demirer T et al., Transplantation of allogeneic hematopoietic stem cells: an emerging treatment modality for solid tumors 1. Nat Clin Pract Oncol (2008), 5, 256–267

Depil S et al., Donor lymphocyte infusion to treat relapse after allogeneic bone marrow transplantation for myelodysplastic syndrome. Bone Marrow Transplant (2004), 33, 531–534

Dermime S et al., Immune escape from a graft-versus-leukemia effect may play a role in the relapse of myeloid leukemias following allogeneic bone marrow transplantation. Bone Marrow Transplant (1997), 19, 989–999

El-Cheikh J et al., Lenalidomide plus donor-lymphocytes infusion after allogeneic stem-cell transplantation with reduced-intensity conditioning in patients with high-risk multiple myeloma. Exp Hematol (2012), 40, 521–527

El-Cheikh J et al., Donor cd3+lymphocyte infusion (dli) after reduced intensity conditioning (ric) allogeneic stem cell transplantation: single centre experience. Exp Hematol (2013), 41, 17–27

Gribben JG et al., Autologous and allogeneic stem cell transplantations for poor-risk chronic lymphocytic leukemia. Blood (2005), 106, 4389–4396

Handgretinger R, Lang P, The history and future prospective of haplo-identical stem cell transplantation 19. Cytotherapy (2008), 10, 443–451

Johnson BD et al., Role of immunoregulatory donor T cells in suppression of graft-versus-host disease following donor leukocyte infusion therapy. J Immunol (1999), 163, 6479–6487

Khouri IF et al., Nonablative allogeneic stem-cell transplantation for advanced/recurrent mantle-cell lymphoma. J ClinOncol (2003), 21, 4407–4412

Kolb HJ et al., Donor leukocyte transfusions for treatment of recurrent chronic myelogenous leukemia in marrow transplant patients. Blood (1990), 76, 2462–2465

Kolb HJ et al., Graft-versus-leukemia effect of donor lymphocyte transfusions in marrow grafted patients 397. Blood (1995), 86, 2041–2050

Kröger N et al., Donor lymphocyte infusion enhances remission status in patients with persistent disease after allografting for multiple myeloma. Br J Haematol (2001), 112, 421–423

Kröger N et al., Post-transplant immunotherapy with donor-lymphocyte infusion and novel agents to upgrade partial into complete and molecular remission in allografted patients with multiple myeloma. Exp Hematol (2009), 37, 791–798

Levenga H et al., Multiple myeloma patients receiving pre-emptive donor lymphocyte infusion after partial T-cell-depleted allogeneic stem cell transplantation show a long progression-free survival. Bone Marrow Transplant (2007), 40, 355–359

Levenga H et al., Partial T cell-depleted allogeneic stem cell transplantation following reduced-intensity conditioning creates a platform for immunotherapy with donor lymphocyte infusion and recipient dendritic cell vaccination in multiple myeloma. Biol Blood Marrow Transplant (2010), 16, 320–332

Levine JE et al., Prospective trial of chemotherapy and donor leukocyte infusions for relapse of advanced myeloid malignancies after allogeneic stem-cell transplantation. J Clin Oncol (2002), 20, 405–412

Marks DI et al., The toxicity and efficacy of donor lymphocyte infusions given after reduced-intensity conditioning allogeneic stem cell transplantation. Blood (2002), 100, 3108–3114

Metzelder S et al., Compassionate use of sorafenib in Flt3-ITD positive acute myeloid leukemia: sustained regression prior and post allogenic stem cell transplantation. Blood (2009), 113, 6567–6571

Miller JS et al., Lymphodepletion followed by donor lymphocyte infusion (DLI) causes significantly more acute graft-versus-host disease than DLI alone. Blood (2007), 110, 2761–2763

Molldrem JJ et al., Chronic myelogenous leukemia shapes host immunity by selective deletion of high-avidity leukemia-specific T cells. J Clin Invest (2003), 111, 639–647

Munn DH, Mellor AL. Indoleamine 2,3-dioxygenase and tumor-induced tolerance. J Clin Invest (2007), 117, 1147–1154

Pawelec G et al., Cellular immune responses to autologous chronic myelogenous leukaemia cells in vitro. Cancer Immunol Immunother (1996), 42, 193–199

Peggs KS et al., Reduced-intensity conditioning for allogeneic haematopoietic stem cell transplantation in relapsed and refractory Hodgkin lymphoma: impact of alemtuzumab and donor lymphocyte infusions on long-term outcomes. BrJ Haematol (2007), 139, 70–80

Porter DL et al., Adoptive immunotherapy with donor mononuclear cell infusions to treat relapse of acute leukemia or myelodysplasia after allogeneic bone marrow transplantation. Bone Marrow Transplant (1996), 18, 975–980

Ritgen M et al., Graft-versus-leukemia activity may overcome therapeutic resistance of chronic lymphocytic leukemia with unmutated immunoglobulin variable heavy-chain gene status: implications of minimal residual disease measurement with quantitative PCR 8. Blood (2004), 104, 2600–2602

Ruggeri L et al., Effectiveness of donor natural killer cell alloreactivity in mismatched hematopoietic transplants. Science (2002), 295, 2097–2100

Salama M et al., Donor leukocyte infusions for multiple myeloma. Bone Marrow Transplant (2000), 26, 1179–1184

Savani BN et al., Imatinib synergizes with donor lymphocyte infusions to achieve rapid molecular remission of CML relapsing after allogeneic stem cell transplantation. Bone Marrow Transplant (2005), 36, 1009–1015

Schmid C et al., Low-dose ARAC, donor cells, and GM-CSF for treatment of recurrent acute myeloid leukemia after allogeneic stem cell transplantation. Leukemia (2004), 18, 1430–1433

Schmid C et al., Donor lymphocyte infusion in the treatment of first hematological relapse after allogeneic stem-cell transplantation in adults with acute myeloid leukemia: a retrospective risk factors analysis and comparison with other strategies by the EBMT Acute Leukemia Working Party. J Clin Oncol (2007), 25, 4938–4945

Schneider EM et al., Immune phenotype of chronic myelogenous leukemia progenitor cells. Bone Marrow Transplant (1996), 17(S1), S69

Schulz U et al., Different types of human leukemias express the message for TNF-alpha and interleukin-10. EurJ Med Res (2001), 6, 359–363

Shiobara S et al., Donor leukocyte infusion for Japanese patients with relapsed leukemia after allogeneic bone marrow transplantation: lower incidence of acute graft-versus-host disease and improved outcome. Bone Marrow Transplant (2000), 26, 769–774

Tricot G et al., Graft-versus-myeloma effect: Proof of principle. Blood (1996), 87, 1196–1198

Vago L et al., Loss of mismatched HLA in leukemia after stem-cell transplantation. N Engl J Med (2009), 361, 478–488

Verdonck LF et al., Graft-versus-myeloma effect in two cases. Lancet (1996), 347, 800–801

Wang Y et al., Prevention of relapse using DLI can increase survival following HLA-identical transplantation in patients with advanced-stage acute leukemia: a multi-center study. Clin Transplant (2012), 26, 635–643

Woiciechowsky A et al., Leukemic dendritic cells generated in the presence of FLT3 ligand have the capacity to stimulate an autologous leukaemia-specific cytotoxic T cell response from patients with acute myeloid leukaemia. Leukemia (2001), 15, 246–255

Yan CH et al., Risk stratification-directed donor lymphocyte infusion could reduce relapse of standard-risk acute leukemia patients after allogeneic hematopoietic stem cell transplantation. Blood (2012), 119, 3256–3262

24.2 NK-Zellen

Martin Stern, Jakob Passweg

Einleitung

Spender-T-Lymphozyten verursachen nach Transplantation sowohl GVHD als auch GVL. Entsprechend reduziert die T-Zell-Depletion des Stammzellproduktes die Inzidenz der GVHD, erhöht jedoch gleichzeitig die Rezidivrate. Untersuchungen zu Beginn dieses Jahrtausends haben gezeigt, dass neben T-Zellen auch NK-Zellen GVL-Reaktionen auslösen können.

NK-Zellen

NK-Zellen machen etwa 10% der Lymphozyten im peripheren Blut aus. Sie unterscheiden sich von B- und T-Lymphozyten dadurch, dass sie keine rearrangierten, antigenspezifischen Rezeptoren tragen. Der Aktivierungsgrad von NK-Zellen wird durch die Integration von aktivierenden und inhibierenden Rezeptorsignalen bestimmt. Überwiegen bei der Interaktion mit einer Zielzelle aktivierende Signale, so wird die Zielzelle zerstört. Überwiegen inhibierende Signale bleibt die NK-Zelle tolerant. Während aktivierende Rezeptoren mit vielen verschiedenen Liganden interagieren, binden inhibierende Rezeptoren mehrheitlich HLA-Klasse-I-Moleküle (HLA-A, HLA-B und HLA-C). Sie teilen sich auf in KIR sowie die Rezeptoren NKG2A und LIRRB1. Für die Stammzelltransplantation sind 3 KIR-Rezeptoren wichtig: KIR3DL1 erkennt das Bw4-Antigen, welches von einem Teil der HLA-A- und HLA-B-Antigene codiert wird, während KIR2DL1 und KIR2DL2/3 sich gegenseitig ausschließende Gruppen von HLA-C-Antigenen erkennen (s. Kap. 14).

NK-Zell-Alloreaktivität bei haploidentischer SZT

Aufgrund der HLA-Inkompatibilität wird bei haploidentischer Transplantation immer eine In-vivo- oder In-vitro-T-Zell-Depletion durchgeführt (s. Kap. 19.1). Der Verlust an GVL-Aktivität kann durch NK-Zell-Alloreaktivität teilweise kompensiert werden, insbesondere, wenn ein KIR-Liganden-Mismatch vorhanden ist. Dieser ist definiert als das Vorhandensein eines (HLA-)KIR-Liganden beim Spender, welcher dem Patienten fehlt, und lässt sich entsprechend aus der HLA-Konstellation von Spender und Empfänger ableiten (z.B. Patient Bw4 negativ, Spender Bw4 positiv). Ein KIR-Liganden-Mismatch führt dazu, dass nach Transplantation ein Teil der NK-Zellen nicht durch Empfänger-HLA inhibiert wird und deshalb residuelle Leukämiezellen lysieren kann (s. Abb. 24.1). Ein KIR-Liganden-Mismatch reduziert die Rückfallrate, und entsprechend wird bei der haploidentischen Transplantation bevorzugt ein Spender mit KIR-Liganden-Mismatch ausgewählt [Velardi, Ruggeri, Mancusi 2012]. Von großer Wichtigkeit ist die Beobachtung, dass NK-Zell-Alloreaktivität nicht mit einer erhöhten Inzidenz von GVHD einhergeht, was diese Zellen für eine adoptive Immuntherapie prädestiniert.

Adoptive Immuntherapie mit NK-Zellen

NK-Zellen werden nach einer Stammzelltransplantation zwar rasch in normaler Quantität produziert, sind aber in den ersten Wochen noch funktionell unreif und entsprechend funktional eingeschränkt [Stern et al. 2010]. Der adoptive Transfer von NK-Zellen wird bereits seit einigen Jahren als eine Möglichkeit postuliert, das NK-Zell-Repertoire nach Transplantation zu verbessern. In einer frühen Studie konnten wir am Universitätsspital Basel zeigen, dass sich durch immunmagnetische Selektion (CD3-Depletion, gefolgt von CD56-Selektion) eines Lymphozyten-Apherese-Produktes ein hochreines NK-Zell-Produkt herstellen lässt und dass dieses ohne Auftreten von unerwarteten Nebenwirkungen an Patienten nach haploidentischer Stammzelltransplantation verabreicht werden kann [Passweg et al. 2004].

In einer anschließenden prospektiven Studie, in welcher Patienten mit Hochrisikoleukämie nach haploidentischer Transplan-

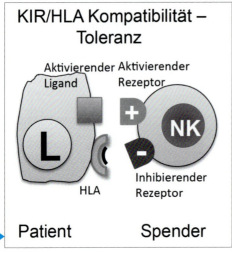 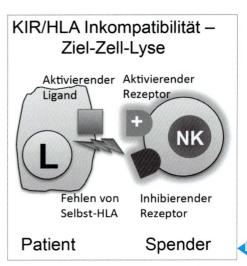

Abb. 24.1: Die NK-Zell-Alloreaktivität wird durch die KIR/HLA-Konstellation von Spender und Empfänger determiniert. Aktivierende und inhibierende NK-Zell-Rezeptoren auf Spender-NK-Zellen interagieren mit Liganden auf Empfänger-(Leukämie-)Zellen. Der Aktivierungsstatus der NK-Zelle ist das Resultat der Integration multipler Signale. Im Fall von KIR/HLA-Kompatibilität dominiert das inhibierende Signal, und es resultiert NK-Zell-Toleranz (a). In Abwesenheit von passenden HLA-Liganden dominiert das aktivierende Signal und führt zur Lyse der Leukämiezelle (b).

tation bis zu dreimal haploidentische NK-Zellen verabreicht wurden, konnte jedoch im Vergleich zu einer Kontrollkohorte kein Rückgang des Rezidivrisikos erreicht werden [Stern et al. 2012]. Entsprechend wurde in den letzten Jahren ein NK-Zell-Expansionsprotokoll entwickelt, welches erlaubt, in einem GMP-kompatiblen Prozess das aufgereinigte NK-Zell-Produkt bis zu 100fach zu expandieren sowie zu aktivieren, sodass die NK-Zellen in vitro ein deutlich erhöhtes zytolytisches Potenzial aufweisen [Siegler et al. 2010]. Aktuell laufen Studien, in welchen diese expandierten NK-Zell-Produkte eingesetzt werden.

Eine Alternative zur In-vitro-Expansion von NK-Zellen stellt die In-vivo-Expansion im Patienten dar. Hierbei wird dem Patienten nach einer lymphozytendepletierenden Chemotherapie (z.B. mit Cyclophosphamid und Fludarabin) ein NK-Zell-Produkt verabreicht, gefolgt von subkutaner Gabe des NK-Zell-Wachstumsfaktors Interleukin 2. Diese Therapie führt zu einer In-vivo-Expansion der verabreichten NK-Zellen. Mit dieser Art von Behandlung konnten bei Patienten mit rezidivierter akuter myeloischer Leukämie passagere Remissionen erreicht werden [Miller et al. 2005]. Mittlerweile wird diese Therapiemodalität auch früher im Krankheitsverlauf angewendet: In einer Studie mit pädiatrischen Patienten mit AML, welche in erster kompletter Remission mit haploidentischen NK-Zellen von Spendern mit KIR-Liganden-Mismatch behandelt wurden, traten innerhalb von 24 Monaten nach NK-Zell-Therapie keine Krankheitsrezidive auf [Rubnitz et al. 2010].

Zusammenfassung und Ausblick

Nachdem die letzten Jahre geprägt waren von der Erarbeitung von Protokollen, welche die routinemäßige Selektion und Manipulation von NK-Zell-Produkten ermöglichen, stehen in den momentan laufenden Studien Sicherheit und Effektivität der NK-Zell-Therapie im Vordergrund. Ob die In-vivo- oder Ex-vivo-Expansion von NK-Zellen sich längerfristig durchsetzt, hängt vom Erfolg laufender Studien ab. Neuere Studien zeigen zudem, dass neben der erwähnten inhibitorischen KIR/HLA-Konstellation auch aktivierende KIR-Rezeptoren an der Erkennung von Leukämiezellen beteiligt sind [Venstrom et al. 2012], was möglicherweise in zukünftigen adoptiven NK-Zell-Therapieprotokollen ausgenützt werden kann.

Literatur

Miller JS et al., Successful adoptive transfer and in vivo expansion of human haploidentical NK cells in patients with cancer. Blood (2005), 105(8), 3051–3057

Passweg JR et al., Purified donor NK-lymphocyte infusion to consolidate engraftment after haploidentical stem cell transplantation. Leukemia (2004), 18(11), 1835–1838

Rubnitz JE et al., NKAML: a pilot study to determine the safety and feasibility of haploidentical natural killer cell transplantation in childhood acute myeloid leukemia. J Clin Oncol (2010), 28(6), 955–959

Siegler U et al., Good manufacturing practice-compliant cell sorting and large-scale expansion of single KIR-positive alloreactive human natural killer cells for multiple infusions to leukemia patients. Cytotherapy (2010), 12(6), 750–763

Stern M et al., Natural killer-cell KIR repertoire reconstitution after haploidentical SCT. Bone Marrow Transplant (2010), 45(11), 1607–1610

Stern M et al., Pre-emptive immunotherapy with purified natural killer cells after haploidentical SCT: a prospective phase II study in two centers. Bone Marrow Transplant (2012),

Velardi A, Ruggeri L, Mancusi A, Killer-cell immunoglobulin-like receptors reactivity and outcome of stem cell transplant. Curr Opin Hematol (2012), 19(4), 319–323

Venstrom JM et al., HLA-C-dependent prevention of leukemia relapse by donor activating KIR2DS1. N Engl J Med (2012), 367(9), 805–816

24.3 T-Zell-Subpopulationen

Simone Thomas, Ralf Georg Meyer, Wolfgang Herr

Einleitung

Die Donor-Lymphozyten-Infusion ist eine etablierte adoptive Immuntherapie des Leukämierezidivs nach allogener HSZT [Kolb et al. 2008], siehe Kapitel 24.1. Neben der Behandlung bereits entstandener Rezidive wird die DLI zunehmend als prophylaktisches Immuntherapeutikum nach nichtmyeloablativer Konditionierung (s. Kap. 17.2) und T-Zell-Depletion (s. Kap. 19.2) eingesetzt, um sowohl die Immunrekonstitution zu verbessern als auch den gewünschten GVL-Effekt zu stärken. Der GVL-Effekt wird sehr wesentlich durch leukämiereaktive Spender-T-Zellen bestimmt. Leider tritt er sehr häufig zusammen mit einer Transplantat-gegen-Wirt-Erkrankung auf, bei der die Spender-T-Zellen nichthämatopoetische Gewebe des Patienten zerstören. Obwohl das GVHD-Risiko durch einen längeren zeitlichen Abstand der DLI-Gaben zur HSZT und Einführung von Dosiseskalationsstrategien gesenkt werden konnte, beträgt die Inzidenz der akuten GVHD (Grad II–IV) nach Transfer unmanipulierter DLI nach wie vor bis zu 70% [Tomblyn und Lazarus 2008].

CD8-Depletion

Da CD8$^+$-T-Lymphozyten eine Schlüsselrolle in der Pathogenese der akuten GVHD spielen, kann die In-vitro-Depletion von CD8$^+$-T-Lymphozyten aus DLI-Präparaten vor Transfer in die Patienten das GVHD-Risiko senken [Giralt et al. 1995]. Erkennen CD8$^+$-Spender-T-Zellen polymorphe Peptid-HLA-Klasse-I-Moleküle (sog. Minorhistokompatibilitätsantigene) des Empfängers, können sie aktiviert werden und einen direkten zytotoxischen Effekt gegen Patientengewebe ausüben. Demgegenüber spielen CD4+-T-Lymphozyten als Effektorzellen eine geringere Rolle, vor allem, weil sie vorwiegend helfende Funktion besitzen. Auch sind ihre Liganden (d.h. HLA-Klasse-II-Moleküle) unter nichtentzündlichen Bedingungen nur auf hämatopoetischem Gewebe exprimiert, weshalb die typischen epithelialen Zielgewebe (d.h. Haut, Darm, Leber) der GVHD nicht direkt attackiert werden. Diese Erkenntnisse sowie Fortschritte in der Technik der immunmagnetischen Selektion führten zur Entwicklung von effektiven CD8-Depletionsverfahren nach den Regeln der guten Herstellungspraxis (GMP). Erste Untersuchungen zum prophylaktischen Einsatz solcher DLI nach T-Zell-depletierter allogener HSZT zeigten, dass die CD8-Depletion zur Reduktion der akuten GVHD-Rate und zur verbesserten Rekonstitution des Spenderimmunsystems führt [Meyer et al. 2007]. Die Überprüfung der Ergebnisse der CD8-Depletion und die Untersuchung ihres Einflusses auf den GVL-Effekt müssen in randomisierten Phase-II-/III-Studien erfolgen.

CD34-Selektion, CD3/CD19-Depletion

Im Vergleich zur Depletion von Spenderlymphozyten findet die Depletion oder Positivselektion definierter Zellpopulationen aus Blutstammzellpräparaten (sog. graft engineering) bereits breitere klinische Anwendung. Die erste Methode zur indirekten T-Zell-Depletion an Stammzellpräparaten beruhte auf der Positivselektion von CD34+-Stammzellen. Da hiermit nicht nur GVHD induzierende T-Zellen, sondern auch NK- sowie B-Zellen depletiert werden, fehlen dem Transplantat wichtige Zellen der Immunabwehr gegen Pathogene und Leukämiezellen. NK-Zellen fördern darüber hinaus im Rahmen haploidenter Transplantationen (s. Kap. 19.1) das Anwachsen der CD34+-Stammzellen und leisten einen wichtigen Beitrag zum GVL-Effekt. Um im Transplantat diese erwünschten Immunzellen zu erhalten, konzentrieren sich weiterentwickelte Strategien auf die direkte Depletion (sog. Negativdepletion) von T-Zellen. Erste Studien zur direkten T-Zell-Depletion aus Stammzellpräparaten wählten das CliniMACS-System (Miltenyi Biotec), welches ursprünglich zur Positivselektion von CD34+-Stammzellen entwickelt wurde. Mithilfe immunmagnetischer GMP-konformer Anti-CD3-Microbeads konnte mit diesem System eine T-Zell-Reduktion von 3–4 log-Stufen erreicht werden, ohne die Ausbeute von CD34+-Stammzellen wesentlich zu beeinträchtigen [Gordon et al. 2002].

Die im Transplantat enthaltenen CD19+-B-Zellen können das Risiko für das Auftreten einer EBV-assoziierten posttransplantationslymphoproliferativen Erkrankung (sog. PTLD; s. Kap. 30.9) erhöhen, welche besonders nach T-Zell-depletierter Transplantation auftritt. Um dieses Risiko zu reduzieren, wurde neben der Depletion von T-Zellen auch die Depletion von CD19+-B-Zellen mittels Microbeads etabliert. Die simultane CD3/CD19-Depletionsstrategie wird aktuell v.a. bei haploidenter HSZT angewendet. Klinische Studien an pädiatrischen Patienten mit CD3/CD19-depletierten haploidenten Stammzellpräparaten zeigten eine rasche Immunrekonstitution sowie geringe transplantationsassoziierte Mortalität [Bader et al. 2011].

TZRαβ-Depletion

Eine im Vergleich zur CD3-Depletion weiterentwickelte Strategie stellt die Depletion von T-Zellen über deren αβ-T-Zell-Rezeptor (TZRαβ) dar. Hierbei bleiben im Gegensatz zur CD3-Depletion CD3+-TZRγδ+-T-Lymphozyten im Präparat erhalten, welchen eine wichtige Rolle in der Immunabwehr von

Infektionen und Tumor-/Leukämiezellen zukommt. Darüber hinaus ist die T-Zell-Depletion über den TZRαβ in ihrer Depletionseffizienz nahezu vergleichbar mit der CD34$^+$-Positivselektion (4–5 log) und damit etwa um den Faktor 10 höher als die der CD3/CD19-Depletion. Erste klinische Daten mit haploidenten TZRαβ/CD19-depletierten Stammzellpräparaten bei pädiatrischen Patienten zeigten ein rasches Anwachsen der Spenderblutbildung und eine frühe Rekonstitution von γδ$^+$-T-Zellen [Handgretinger 2012].

Zusammenfassung und Ausblick

Trotz der bereits klinisch eingesetzten Strategien zur Depletion von T-Zell-Subpopulationen ist eine effektive Trennung von GVL-Effekt und GVHD unter Erhalt wichtiger Immunität gegen Pathogene bisher nicht zufriedenstellend gelöst. Eine besondere Herausforderung stellt die spezifische Elimination GVHD-verursachender alloreaktiver T-Zellen dar. Um hierbei die Spezifität und Feinbalance weiter zu verbessern, wurde in jüngster Zeit die Depletion von naiven T-Zellen entwickelt. Naive T-Zellen verursachen im Tiermodell häufiger und stärker GVHD als Gedächtnis-T-Zellen (Memory-T-Zellen), und es konnten ähnliche Beobachtungen auch *in vitro* mit humanen T-Zellen gemacht werden. Als besonders geeigneter Marker für die Depletion von humanen naiven T-Zellen wurde CD45RA beschrieben [Distler et al. 2011]. CD45RA-depletierte DLI und Stammzellprodukte enthalten wichtige Memory-T-Zellen und werden gegenwärtig in ersten klinischen Studien untersucht. Möglicherweise sind sie in der Lage, neben der Reduktion der GVHD auch die Immunrekonstitution im Patienten zu fördern, und helfen dadurch, Infektionskomplikationen nach Transplantation zu vermeiden.

Literatur

Bader P et al., Rapid immune recovery and low TRM in haploidentical stem cell transplantation in children and adolescence using CD3/CD19-depleted stem cells. Best Pract Res Clin Haematol (2011), 24, 331–337

Distler E et al., Alloreactive and leukemia-reactive T cells are preferentially derived from naive precursors in healthy donors: implications for immunotherapy with memory T cells. Haematologica (2011), 7, 1024–1032

Giralt S et al., CD8-depleted donor lymphocyte infusion as treatment for relapsed chronic myelogenous leukemia after allogeneic bone marrow transplantation. Blood (1995), 86, 4337–4343

Gordon PR et al., A large-scale method for T cell depletion: towards graft engineering of mobilized peripheral blood stem cells. Bone Marrow Transplant (2002), 30, 69–74

Handgretinger R, Negative depletion of CD3+ and TCRαβ$^+$ T cells. Curr Opin Hematol (2012), 6, 434–439

Kolb HJ, Graft-versus-leukemia effects of transplantation and donor lymphocytes. Blood (2008), 103, 767–776

Meyer RG et al., Prophylactic transfer of CD8-depleted donor lymphocytes after T-cell-depleted reduced-intensity transplantation. Blood (2007), 109, 374–382

Tomblyn M, Lazarus HM, Donor lymphocyte infusions: The long and winding road: How should it be traveled? Bone Marrow Transplant (2008), 42, 569–579

24.4 T-Zell-Rezeptoren

Matthias Theobald

Einleitung

Die Erkennung und Eradizierung residualer maligner Zellen durch alloreaktive T-Lymphozyten eines Stammzellspenders ist das wesentliche therapeutische Prinzip der allogenen hämatopoetischen Stammzelltransplantation [Falkenburg et al. 1999; Marijt et al. 2003]. Dies zeigt sich am eindrucksvollsten in der effektiven Behandlung eines Rezidivs einer chronischen myeloischen Leukämie durch Spenderlymphozyteninfusionen (DLI) [Kolb et al. 2004] und der sog. dosisreduzierten, nonmyeloablativen Stammzelltransplantation, in der die Entwicklung eines gemischten Chimärismus zwischen Spender und Empfänger zur spenderspezifischen Toleranz und nachfolgend zur Erkennung residualer Leukämie- oder Tumorstammzellen durch T-Lymphozyten des Spenders führt. Diese allogenen T-Zellen sind jedoch nicht in der Lage, gesunde von malignen Zielzellen zu unterscheiden. Folglich ist der erwünschte therapeutische Transplantat-gegen-Leukämie/Tumor-Effekt (GVL/GVT) von einer morbidität- und mortalitätrelevanten GVHD überlagert und auf molekularer Ebene mit einer GVHD überwiegend identisch.

T-Zell-Rezeptortransfer

Vor diesem Hintergrund war und ist es notwendig, alloreaktiven T-Zellen eine leukämie-/tumorreaktive Antigenspezifität zu verleihen [Falkenburg et al. 1999]. Dies kann durch die *Ex-vivo*-Selektion und Expansion von tumorreaktiven polyklonalen Linien zytotoxischer T-Lymphozyten des Spenders erfolgen. Dabei wird das Tumorantigen, d.h. der Komplex aus tumorassoziiertem Peptid und MHC-Molekül, von sog. T-Zellrezeptoren (TCR) erkannt, die an der Oberfläche der T-Zellen lokalisiert sind. Jeder T-Zell-Rezeptor verfügt über eine einzigartige Antigenspezifität, die von variablen Anteilen seiner beiden Ketten, der α- und der β-Kette, bestimmt wird. Dies bedeutet mithin, dass die selektive Spezifität von T-Zellen für bösartige Zielzellen auch durch die Übertragung leukämie- oder tumorspezifischer TCR in transplantierbare T-Zellen zielgerichtet erreicht werden kann [Stanislawski et al. 2001; Heemskerk et al. 2004; Kuball et al. 2005].

Um eine GVHD-Aktivität der zu transplantierenden T-Zellen durch ihre natürlichen TCR auszuschließen, ist es sinnvoll, entweder auf T-Zellen des Empfängers oder aber auf Spender-T-Lymphozyten mit einer bereits definierten, natürlichen TZR-Spezifität zurückzugreifen. Vor dem Hintergrund der Möglichkeit einer hCMV- (human cytomegalovirus) und EBV-Reaktivierung nach allogener hämatopoetischer Stammzelltransplantation erscheint die Ausstattung hCMV- und EBV-spezifischer T-Zellen mit leukämie- und tumorreaktiven TCR besonders attraktiv [Heemskerk et al. 2004].

Nach genetischer TCR-Übertragung wurde jedoch auch gezeigt, dass die gleichzeitige Funktion von 2 unterschiedlichen TCR in T-Lymphozyten durch heterologe Kettenpaarung untereinander sowie mit bereits natürlich vorhandenen TCR-Ketten eingeschränkt sein kann [Voss et al. 2006; Voss et al. 2008]. Darüber hinaus kann auf diese Weise auch die Bildung heterologer TCR zu „*Off target*"-Effekten, d.h. zu Autoimmunität und GVHD führen. Dies kann jedoch durch molekulare Veränderungen in den TCR-Sequenzen vermieden werden [Voss et al. 2008].

Ausblick/klinischer Einsatz

Zur Übertragung von TCR in T-Lymphozyten werden üblicherweise rekombinante Retroviren verwendet. Lentivirale Vektoren sowie Transfer mittels mRNA vervollständigen die therapeutischen Optionen. Das Konzept der funktionellen Umprogrammierung von T-Zellen durch retroviralen TCR-Gentransfer wurde nicht nur in präklinischen Mausmodellen, sondern mittlerweile – wenn auch außerhalb der allogenen hämatopoetischen Stammzelltransplantation – im Rahmen von klinischen Studien bestätigt [Johnson et al. 2009]. Die Resultate sind vielversprechend und belegen die Sicherheit der Anwendung, das Überleben der modifizierten T-Lymphozyten im Patienten sowie ihre antitumorale Effektivität [Johnson et al. 2009]. Entsprechende TCR-Transfer-Therapien im Kontext einer allogenen hämatopoetischen Stammzelltransplantation werden in Zukunft folgen.

Literatur

Falkenburg JHF et al., Complete remission of accelerated phase chronic myeloid leukemia by treatment with leukemia-reactive cytotoxic T lymphocytes. Blood (1999), 94, 1201–1208

Heemskerk MHM et al., Reprogramming of virus-specific T cells into leukemia-reactive T cells using T cell receptor gene transfer. J Exp (2004), 199, 885–894

Kolb HJ et al., Graft-versus-leukemia reactions in allogeneic chimeras. Blood (2004), 103, 767–776

Kuball J et al., Cooperation of human tumorreactive CD4+ and CD8 T after redirection of their specific by a high-affinity p53A2.1-specific TZR. Immunity (2005), 22, 117–129

Marijt WAE et al., Hematopoiesis-restricted minor histocompatibility antigens HA-1 or HA-2specific T cells can induce complete remissions of relapsed leukemia. Proc Natl Acad Sci USA (2003), 100, 2742–2747

Stanislawski T et al., Circumventing tolerance to a human MDM2-derived tumor antigen by TZR gene transfer. Nat Immunol (2001), 2(10), 962–970

Voss R-H et al., Redirection of T cells by delivering a transgenic mouse derived MDM2 tumor antigenspecific TZR and its humanized derivative is governed by the CD8 coreceptor and eaffects natural human TZR expression. Immunol Res (2006), 34, 67–88

24.5 Genetische Manipulation von T-Zellen

Claudia Rössig

Einleitung

Eine breite und erfolgreiche therapeutische Anwendung von T-Zellen erfordert die Optimierung ihrer Spezifität und ihrer *In-vivo*-Funktion. Durch genetische Modifikation können T-Zellen in diesem Sinne manipuliert werden.

Genetische Modifikation der Rezeptorspezifität von T-Zellen

Die Rezeptorspezifität von T-Zellen kann durch Expression rekombinanter Rezeptoren gezielt modifiziert werden. Dabei unterscheidet man die Übertragung der α- und β-Ketten eines T-Zell-Rezeptors (TCR) und die Verwendung chimärer T-Zellen, deren Spezifität von den variablen Domänen eines monoklonalen Antikörpers abstammt.

αβ-T-Zell-Rezeptoren

Da die Antigenspezifität einer T-Zelle ausschließlich durch die α- und β-Ketten des TCR determiniert ist, ist sie durch genetischen Transfer beider Ketten auf eine andere T-Zelle übertragbar. Diese Strategie kann für die Generierung tumorspezifischer T-Zellen genutzt werden. Tatsächlich ermöglicht die Expression der α- und β-T-Zell-Rezeptorgene eines antigenspezifischen T-Zell-Klons in T-Zellen von Tumorpatienten oder gesunden Spendern die effiziente und spezifische Erkennung antigenexprimierender Tumorzellen im Kontext des entsprechenden MHC-Moleküls (s. auch Kap. 24.4).

Chimäre Rezeptoren

Eine alternative Strategie beruht auf der direkten Kopplung einer extrazellulären, antigenbindenden Domäne an die TCR-ζ-Kette [Eshhar et al. 1993]. Nach genetischem Transfer auf eine T-Zelle ermöglicht der chimäre Antigenrezeptor (CAR, chimeric antigen receptor) die gezielte Erkennung von Zellen, die das entsprechende Antigen auf ihrer Oberfläche exprimieren (s. Abb. 24.2), gefolgt von der Sekretion aktivierender Zytokine und Lyse der Zielzelle. Durch integrierte Signaltransduktionsdomänen kostimulatorischer Moleküle, wie CD28, 4-1BB und OX-4, kann die T-Zell-Aktivierung über die rekombinanten Rezeptoren verstärkt werden. Die Verwendung von Effektor-T-Zellen mit natürlicher Spezifität für Virusantigene kann die *In-vivo*-Persistenz der CAR-modifizierten T-Zellen positiv beeinflussen [Pule et al. 2008]. Inwieweit durch Vakzination gegen die viralen Antigene eine *In-vivo*-Reexpansion der Zellen erreicht werden kann, ist Gegenstand einer aktuellen klinischen Prüfung.

Mittlerweile ist eine Vielzahl CARs mit Spezifität für diverse tumorassoziierte Antigene entwickelt worden. Vielversprechende klinische Ergebnisse konnten mit CD19-spezifischen autologen CAR-modifizierten T-Zellen erzielt werden. Insbesondere bei Pa-

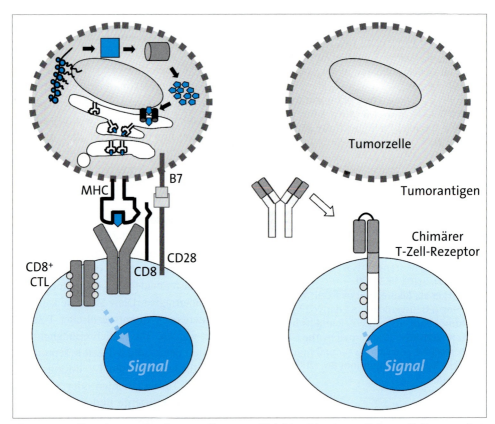

Abb. 24.2: T-Zellen erkennen über ihren T-Zell-Rezeptor (links) Peptidantigene, die intrazellulär prozessiert und auf Molekülen des MHC-Komplexes präsentiert werden. Tumorzellen weisen in der Regel Defekte dieser Mechanismen auf und entziehen sich damit der Erkennung durch T-Zellen. Ein alternativer Ansatz ist die genetische Modifikation der T-Zellen mit CARs (rechts). CARs erkennen Oberflächenantigene über den antigenbindenden Anteil eines Antikörpers. Durch direkte Kopplung an signalweiterleitende kostimulatorische Domänen und intrazelluläre Anteile des T-Zell-Rezeptors wird ein Signal ausgelöst, das analog dem natürlichen T-Zell-Rezeptor in die Aktivierung der T-Zelle mündet.

tienten mit chronischer lymphatischer Leukämie führte der adoptive Transfer der Zellen zu einer ausgeprägten In-vivo-Expansion und Elimination hoher Zahlen maligner B-Zellen [Porter et al. 2011]. Die T-Zellen zeigten ein Homing ins Knochenmark und persistierten für viele Monate nach Transfer. Aufgrund der Expression des Zielantigens auf normalen B-Zellen war die In-vivo-Persistenz der T-Zellen von einer anhaltenden B-Zell-Depletion begleitet. Auch bei CD19-positiven B-Vorläufer-Leukämien konnten erste eindrucksvolle Erfolge erzielt werden [Grupp et al. 2013; Brentjens et al. 2013]. Aktuelle Studien untersuchen die Wirkung CD19-spezifischer CAR-T-Zellen im allogenen Kontext, mit dem Ziel, Rezidive von Hochrisikoleukämien nach der Transplantation zu verhindern. Weiterentwicklungen betreffen insbesondere die Auswahl geeigneter T-Zell-Populationen für den CAR-Gentransfer sowie die Exploration weiterer geeigneter Zielantigene mit möglichst selektiver Expression auf Zellen des malignen Klons.

Sekretion endogener Wachstums- und Überlebensfaktoren

Neben der Veränderung der T-Zell-Spezifität können gentherapeutische Strategien dazu verwendet werden, die Funktion therapeutischer T-Zellen zu verstärken, z.B. durch Expression von Zytokingenen. Die klinische Wirksamkeit IL-2-Gen-transduzierter T-Zellen ist begrenzt durch die proapoptotische Wirkung des Genprodukts und seine stimulatorische Wirkung auf regulatorische T-Zellen. Alternative γ-Ketten-Zytokine mit vielversprechenden Eigenschaften als Komponenten immuntherapeutischer Regime sind IL-15, IL-7 und IL-21. Tatsächlich ermöglicht die transgene Expression von IL-15 in aktivierten humanen T-Zellen eine anhaltende, antigenspezifische Proliferation in Abwesenheit exogener Zytokine [Quintarelli et al.

2007]. Um dem Risiko einer autonomen, unkontrollierten T-Zell-Proliferation zu begegnen, erscheint die Ausstattung dieser T-Zellen mit einem Suizidgen (s.u. Erhöhung der Therapiesicherheit) für die Therapiesicherheit unabdingbar.

Genmarkierung von T-Zellen

Die genetische Markierung von T-Zellen ermöglicht es, ihr Migrationsverhalten sowie ihre Funktion und Persistenz nach adoptivem Transfer *in vivo* zu verfolgen. Das Monitoring erfolgt bisher durch PCR-Amplifizierung von Sequenzen des Vektors oder des therapeutischen Gens in peripherem Blut oder in Geweben [Pule et al. 2008]. Eine neue Technologie mit möglicher klinischer Anwendbarkeit beruht auf der direkten Visualisierung antigenspezifischer T-Zellen *in vivo*. Dies gelingt durch genetische Modifikation mit einem radioaktiv markierten Reportergen und nachfolgender Bildgebung durch Szintigrafie oder Positronenemissionstomografie [Koehne et al. 2003].

Erhöhung der Therapiesicherheit

Das Hauptrisiko bei der klinischen Anwendung genetisch modifizierter allogener oder autologer T-Zellen besteht in ihrer Kreuzreaktivität mit gesunden Geweben im Sinne von GVHD oder Autoimmunreaktionen. Das Entartungspotenzial von T-Zellen durch Insertionsmutagenese scheint hingegen gering zu sein. Dennoch besteht Bedarf, unerwünschte Effekte therapeutischer T-Zellen ggf. spezifisch unterbinden zu können. Die genetische Modifikation von Spenderlymphozyten mit der Herpes-simplex-Virus-Thymidinkinase (HSV-tk) ermöglicht eine gezielte Eliminierung der modifizierten T-Zellen durch Verabreichung des Virustatikums Ganciclovir, und im klinischen Einsatz konnte die Strategie schwere GVHD-Reaktionen vermeiden [Tiberghien et al. 2001]. Allerdings kam es bei wiederholten T-Zell-Gaben zu einer immunvermittelten Abstoßung der transduzierten Zellen. Weniger immunogene Suizidgene und selektierbare Markergene werden benötigt. Beispiele sind chimäre Proteine, die ein prodrugbindendes Protein mit der intrazellulären Domäne des menschlichen Fas- oder Caspase-Moleküls verbinden und nach Zugabe der Prodrug ein apoptoseinduzierendes Signal weiterleiten [Di Stasi et al. 2011].

Zusammenfassung

Das genetische Engineering von T-Zellen kann einen erheblichen Beitrag dazu leisten, die spezifische Wirkung von Zelltherapien gegen den malignen Klon im Kontext allogener Stammzelltransplantationen zu verstärken. Sowohl die fortschreitende Entwicklung von Technologien zur sicheren und effektiven genetischen Modifikation von T-Zellen als auch der zunehmende Erkenntnisgewinn hinsichtlich der Interaktionen maligner Zellen mit dem Immunsystem und innerhalb der malignen Mikroumgebung werden zur erfolgreichen Umsetzung beitragen. Kontrollierte klinische Studien sind jetzt erforderlich, um das Potenzial individueller Strategien frühzeitig zu erkennen und optimal in den Behandlungskontext einzufügen.

Literatur

Brentjens RJ et al., CD19-targeted T cells rapidly induce molecular remissions in adults with chemotherapy-refractory acute lymphoblastic leukemia. Sci Transl Med (2013), 5, 177ra38

Di Stasi A et al., Inducible apoptosis as a safety switch for adoptive cell therapy. N Engl J Med (2011), 365, 1673–1683

Eshhar Z et al., Specific activation and targeting of cytotoxic lymphocytes through chimeric single chains consisting of antibody-binding domains and the gamma or zeta subunits of the immunoglobulin and T-cell receptors. Proc Natl Acad Sci USA (1993), 90, 720–724

Grupp SA et al., Chimeric antigen receptor-modified T cells for acute lymphoid leukemia. N Engl J Med (2013), 368, 1509–1518

Koehne G et al., Serial in vivo imaging of the targeted migration of human HSV-TK-transduced antigen-specific lymphocytes. Nat Biotechnol (2003), 21, 405–413

Porter DL et al., Chimeric antigen receptor-modified T cells in chronic lymphoid leukemia. N Engl J Med (2011), 365, 725–733

Pule MA et al., Virus-specific T cells engineered to coexpress tumor-specific receptors: persistence and antitumor activity in individuals with neuroblastoma. Nat Med (2008), 14, 1264–1270

Quintarelli C et al., Co-expression of cytokine and suicide genes to enhance the activity and safety of tumor-specific cytotoxic T lymphocytes. Blood (2007), 110, 2793–2802

Rossig C et al., Epstein-Barr virus-specific human T lymphocytes expressing antitumor chimeric T-cell receptors: potential for improved immunotherapy. Blood (2002), 99, 2009–2016

Tiberghien P et al., Administration of herpes simplex-thymidine kinase-expressing donor T cells with a T-cell-depleted allogeneic marrow graft. Blood (2001), 97, 63–72

24.6 Regulatorische T-Zellen

Matthias Edinger

Einleitung

Der Erfolg der allogenen Stammzelltransplantation basiert in wesentlichen Teilen auf den immunologischen Wirkungen adoptiv transferierter Spender-T-Lymphozyten, die für die GVL hauptsächlich verantwortlich sind. Spender-T-Zellen können jedoch auch die GVHD induzieren, die zur hohen Morbidität und Mortalität dieses Therapieverfahrens beiträgt. Grundlagenwissenschaftliche Forschungsarbeiten der letzten Jahre führten zur Wiederentdeckung suppressorischer T-Zell-Populationen, die heute regulatorische T-Zellen (Treg) genannt werden und deren immunsuppressive Wirkung in präklinischen und ersten klinischen Studien ausgenutzt wurde, um GVH-Reaktionen zu vermeiden, ohne dabei die vorteilhaften Wirkungen adoptiv transferierter Effektor-T-Zellen zu unterdrücken. Die Weiterentwicklung solcher Strategien ist Gegenstand aktueller Forschung in der Stammzelltransplantation.

Toleranzmechanismen

Im Rahmen der physiologischen T-Zell-Entwicklung im Thymus überleben nur solche T-Zellen, deren T-Zell-Rezeptor mit eigenen HLA-/Peptid-Komplexen interagieren kann (Positivselektion). Durch die anschließende Negativselektion im Thymusmark werden Thymozyten mit hoher Avidität für Selbstantigene in Apoptose getrieben, sodass keine autoreaktiven T-Zellen in die Peripherie entlassen werden. Diese zentralen Toleranzmechanismen sind jedoch lückenhaft und werden durch periphere Toleranzmechanismen ergänzt. Hierzu zählen die Eliminierung autoreaktiver T-Zellen durch den aktivierungsinduzierten Zelltod (Depletion), die funktionelle Inaktivierung selbstreaktiver T-Zellen durch zellintrinsische Mechanismen (Anergie) sowie die Suppression autoreaktiver Zellen durch spezialisierte T-Zell-Subpopulationen (Suppression). Das Konzept suppressiver Zellpopulationen und deren Bedeutung für die periphere Toleranzinduktion wurde in den 1970er Jahren ausgiebig untersucht, verlor danach allerdings an Aufmerksamkeit, da keine definierte Zellpopulation mit suppressiver Wirkung identifiziert werden konnte. Es ist insbesondere der Verdienst von Shimon Sakaguchi und seiner Arbeitsgruppe, dass Suppressor-T-Zellen in den letzten Jahren wieder in den Blickpunkt der T-Zell-Forschung rückten.

Tierexperimentelle Erkenntnisse zu regulatorischen T-Zellen

In tierexperimentellen Studien wurde gezeigt, dass die Entfernung des Thymus innerhalb einer Woche nach der Geburt von Mäusen im weiteren Verlauf zur Entwicklung zahlreicher Autoimmunphänomene führt. Solche Autoimmunerkrankungen konnten verhindert werden, wenn den Versuchstieren T-Zellen adulter Tiere adoptiv transferiert wurden. Durch Subgruppenanalyse der transferierten T-Zell-Populationen konnte die Arbeitsgruppe von Sakaguchi zeigen, dass die für den Schutz verantwortliche T-Zell-Population CD4 und die α-Kette des IL-2 Rezeptors (CD25) konstitutiv exprimiert [Asano et al. 1996]. Diese wegweisenden Arbeiten führten zu mehreren wichtigen Erkenntnissen: 1) Es wurde erneut bestätigt, dass Positiv- und Negativselektion im Thymus lückenhaft sind und autoreaktive T-Zellen in die Peripherie entlassen werden. 2) Es wurde bewiesen, dass spezialisierte T-Zellen zur peripheren Unterdrückung autoreaktiver T-Zellen beitragen (mittels extrinsischer Effekte) und nicht nur zellintrinsische Mechanismen zur Apoptose oder funktionellen Inaktivierung autoreaktiver Zellen führen. 3) Die Suppressorpopulation selbst induziert keine Autoimmunphänomene, sondern sie ist hyporesponsiv und suppressiv wirksam. 4) Die Suppressorpopulation konnte erstmals phänotypisch identifiziert und dadurch im weiteren Verlauf detailliert charakterisiert werden. 5) Die suppressive T-Zell-Population wird offensichtlich im Thymus generiert und im Vergleich zu konventionellen T-Zellen zeitverzögert exportiert (erst nach Geburt der Versuchstiere). 6) Die Suppressorpopulation ist in der Peripherie sehr langlebig, da die Thymusentfernung nach mehr als einer Woche Lebenszeit nicht zu Autoimmunerkrankungen führte. 7) Der Verlust der Suppressorpopulation kann in der Peripherie nicht durch die *De-novo*-Generierung anderer suppressorischer oder regulatorischer Zellen kompensiert werden.

Zahlreiche Nachfolgestudien belegten, dass diese CD4$^+$-, CD25$^+$-regulatorischen T-Zellen suppressive Wirkungen *in vivo* entfalten und dadurch Autoimmunität gegen zahlreiche Organe verhindern, aber auch antiinfektiöse Immunantworten modulieren und die Tumorimmunität mindern. Wie Treg-Zellen ihre suppressive Aktivität vermitteln, ist bisher nur z.T. verstanden, und es wurden zellkontaktabhängige Mechanismen beschrieben, Zytokinwirkungen, Apoptoseinduktion sowie metabolische Änderungen des Mikromilieus immunologischer Reaktionsorte [Shevach 2009]. Auch das Spektrum der Zielzellen wurde durch neue Erkenntnisse der letzten Jahre kontinuierlich erweitert, da Treg-Zellen nicht nur konventionelle T-Zellen in ihrem Überleben, ihrer Proliferation und Funktion supprimieren, sondern auch B-Zellen, antigenpräsentierende Zellen und andere Zellen des angeborenen Immunsystems in ihrer Funktion modulieren. In dieser Eigenschaft scheinen Treg-Zellen v.a. überschießende Immunreaktionen einzudämmen und dadurch entzündungsassoziierte Gewebeschädigungen zu verhindern.

Rolle von FOXP3 für die Entwicklung und Funktion von Treg-Zellen

Das Forkhead-Box-Protein-P3-Gen codiert für einen Transkriptionsfaktor (FOXP3), der in thymusstämmigen Treg konstitutiv exprimiert wird und dessen Entdeckung und funktionelle Charakterisierung zur endgültigen Rehabilitierung von Suppressorzellen beigetragen hat. Es konnte gezeigt werden, dass FOXP3 für die Generierung von Treg-Zellen im Thymus sowie für deren Funktion in der Peripherie von vitaler Bedeutung ist. Funktionsverlustmutationen des Gens führen sowohl in der Maus als auch im Menschen dazu, dass keine Treg-Zellen im Thymus gebildet werden können. Die spontan aufgetretene FOXP3-Mutation in der sog. *Scurfy-Mouse* führt zur schweren Gastritis, Kolitis und diversen endokrinologischen Autoimmunphänomenen. Analog induzieren solche Mutationen beim Menschen das sog. IPEX-Syndrom (immune-dysregulation, polyendocrinopathy, enteropathy, X-linked), einen X-chromosomal vererbten Immundefekt, der zur Lymphoproliferation führt und schwere, meist letale Darmentzündungen, Lebensmittelallergien und Autoimmunerkrankungen bei den betroffenen Jungen im Kleinkindesalter hervorruft. Eine Heilung dieser Knaben ist bisher lediglich durch die allogene SZT möglich, wodurch ein intaktes Treg-Kompartiment wiederhergestellt werden kann. FOXP3 wirkt in Treg-Zellen v.a. als Repressor des proinflammatorischen Programms von T-Zellen und induziert die suppressive Wirkung der Treg-Zellen während ihrer Entwicklung im Thymus. Die artifizielle Überexpression von FOXP3 in reifen konventionellen T-Zellen aus der Peripherie kann die suppressive Wirkung in solchen Zellen teilweise induzieren, was belegt, dass FOXP3 nicht nur für die Treg-Entwicklung, sondern auch für ihre periphere Funktion benötigt wird. FOXP3 kann außer in thymusstämmigen Treg transient auch in aktivierten konventionellen T-Zellen hochreguliert werden, die funktionelle Bedeutung solcher induzierter Treg-Zellen ist bisher aber noch nicht abschließend geklärt.

FOXP3⁺-Treg-Zellen in Transplantationsmodellen

Die funktionellen Eigenschaften von Treg-Zellen, nämlich selbst keine inflammatorischen Funktionen auszuüben, während sie konventionelle T-Zellen in ihrer Aktivität supprimieren, veranlasste mehrere Wissenschaftler, ihre Rolle in Stammzelltransplantationsmodellen zu untersuchen. In solchen tierexperimentellen Studien wurde nachgewiesen, dass CD4⁺-, CD25⁺-Treg-Zellen des Spenderstammes keinerlei Zeichen einer GVHD nach MHC-Klasse-I- und -II-differenter SZT verursachen. Ihre Kotransplantation im unphysiologisch hohen Verhältnis von 1:1 zu konventionellen T-Zellen schützt hingegen Empfänger vor der durch konventionelle T-Zellen ausgelösten letalen GVHD. Diese Inhibition ist teilweise IL-10-abhängig und wird von Spender-, nicht aber von Rezipienten-Treg-Zellen geleistet. Die Inhibition der akuten GVHD wird u.a. durch die Unterdrückung der frühen Expansion alloreaktiver Spender-T-Zellen in lymphatischen Organen erreicht. Die initiale Aktivierung der alloreaktiven T-Zellen sowie ihre funktionelle Aktivität (z.B. ihre Zytokinproduktion oder zytotoxische Aktivität) werden dagegen nicht komplett unterdrückt. In unterschiedlichen Tumormodellen konnte nachgewiesen werden, dass Spender-Treg-Zellen deshalb zu einer Suppression der GVHD genutzt werden können, ohne dass die erwünschte GVL-Aktivität der kotransplantierten alloreaktiven T-Zellen verloren geht. Die protektive Wirkung der Treg-Zellen erlaubte im Gegenteil die Transplantation einer ausreichenden Menge nichtregulatorischer T-Zellen für die erfolgreiche Eliminierung residueller Tumorzellen im Lymphom- und Leukämiemodell.

FOXP3⁺-Treg-Zellen in der allogenen Stammzelltransplantation

Die vielversprechenden tierexperimentellen Daten zur protektiven Rolle von Spender-Treg-Zellen in der allogenen SZT weckten das Interesse zahlreicher Arbeitsgruppen und führten zu eingehenden Untersuchungen des Treg-Zell-Kompartiments in der klinischen SZT. Hierbei wurden unterschiedliche Strategien verfolgt und z.T. widersprüchliche Ergebnisse erzielt. Während ein erhöhter Treg-Gehalt im Transplantat in den meisten Untersuchungen mit einer verminderten Inzidenz der akuten GVHD einherging, zeigten Immunrekonstitutionsdaten zur Quantifizierung von Treg-Zellen im Blut von Patienten nach Transplantation nicht in allen Studien eine eindeutige Korrelation. Aufgrund der medikamentösen GVHD-Prophylaxe sowie der Heterogenität der Patientenpopulationen sind solche Befunde nicht überraschend. Bei Patienten mit chronischer GVHD zeigten sich noch variablere Untersuchungsbefunde, und es wurden sowohl erhöhte als auch erniedrigte oder normale Treg-Spiegel im Blut dieser Patienten beschrieben. Insgesamt scheinen solche Blutuntersuchungen nur bedingt informativ zu sein bez. der Relevanz von Treg-Zellen in der GVHD. Die Tatsache, dass ein kompletter Verlust von Treg-Zellen zu schweren Autoimmunsyndromen führt, legt allerdings nahe, dass die erfolgreiche Regeneration dieses Zellkompartiments auch nach allogener SZT zwingend erforderlich ist. Die Untersuchung der differenziellen Funktion adoptiv transferierter Treg-Zellen des Spenders im Vergleich zu den im Patienten aus Stammzellen neu generierten Treg-Zellen ist Gegenstand aktueller tierexperimenteller und klinischer Forschungsarbeiten.

Adoptiver Transfer von FOXP3⁺-Treg-Zellen

Die tierexperimentellen Arbeiten zur Schutzfunktion von Spender-Treg-Zellen in der GVHD sowie die phänotypische und funktionelle Ähnlichkeit muriner und humaner Treg-Zellen legten nahe, die protektive Wirkung dieser Zellen auch in ersten klinischen Studien zu überprüfen [Edinger und Hoffmann 2011]. Durch magnetbasierte Isolierungsmethoden lassen sich Treg-Zellen aus Leukapheresaten von Spendern in ausreichender Reinheit anreichern. Neben kleineren Phase-I-Studien anderer Gruppen wurde der adoptive Treg-Transfer insbesondere am italienischen Transplantationszentrum in Perugia untersucht. Hier wurden Spender-Treg als alleinige immunsuppressive Strategie im Rahmen der haploidenten SZT verabreicht. Neben den CD34-selektionierten Stammzellen und den Treg-Zellen wurden zusätzlich bis zu 2 Mio. konventionelle T-Zellen pro kg KG transplantiert, ohne dass eine erhöhte Inzidenz an akuter GVHD aufgetreten wäre [Di Ianni et al. 2011]. Da diese T-Zell-Dosis weit über der zu erwartenden Toleranzgrenze bei haploidenter Transplantation liegt, scheinen die Studienergebnisse die Wirksamkeit des Spender-Treg-Transfers für die Prävention der GVHD zu beweisen. Sollten sie in multizentrischen Studien bestätigt werden können, eröffnen sich zukünftig neue Möglichkeiten, durch intelligentes *„Graft Engineering"* zelluläre Immunregulationsmechanismen verstärkt zur Toleranzinduktion in der SZT einzusetzen.

Zusammenfassung und Ausblick

Die Identifizierung und funktionelle Charakterisierung von CD4⁺-, CD25⁺-, FOXP3⁺-Treg-Zellen hat in den letzten Jahren wesentlich zur Aufklärung zellulärer Suppressionsmechanismen beigetragen. In tierexperimentellen und ersten klinischen Studien wurde belegt, dass solche Mechanismen zur Verhinderung der GVHD nach allogener SZT ausgenutzt werden können. Diese frühen Ergebnisse müssen nun in größeren Studien überprüft werden. Sollten sie sich bestätigen, bieten sich neue Möglichkeiten zur Verminderung des Therapierisikos in der allogenen SZT. Ob die suppressive Funktion von Treg-Zellen auch therapeutisch zur Behandlung der akuten oder chronischen GVHD eingesetzt werden kann, wird derzeit in ersten klinischen Studien untersucht. Neben dem adoptiven Transfer der Zellen werden insbesondere auch pharmakologische Möglichkeiten zu ihrer Expansion *in vivo* aktiv beforscht.

Literatur

Asano M et al., Autoimmune disease as a consequence of developmental abnormality of a T cell subpopulation. J Exp Med (1996), 184, 387–396

Di Ianni M et al., Tregs prevent GVHD and promote immune reconstitution in HLA-haploidentical transplantation. Blood (2011), 117, 3921–3928

Edinger M, Hoffmann P, Regulatory T cells in stem cell transplantation: strategies and first clinical experiences. Curr Opin Immunol (2011), 23, 679–684

Shevach EM, Mechanisms of foxp3⁺ T regulatory cell-mediated suppression. Immunity (2009), 30, 636–645

24.7 Mesenchymale Stromazellen

Christian Peschel

Einleitung

Pluripotente mesenchymale Stromazellen (MSZ/MSC, mesenchymal stem cells) sind nichthämatopoetische Zellen mit multipotenten Eigenschaften, die in Adipozyten, Osteoblasten, Chondroblasten und Myozyten zu differenzieren vermögen. MSZ sind an der Regeneration und Reparatur von Gewebeschäden beteiligt, begünstigen die Rekonstitution der Hämatopoese nach Stammzelltransplantation und besitzen ausgeprägte immunmodulatorische Eigenschaften. Deshalb werden MSZ als Kandidaten für eine innovative Zelltherapie angesehen.

Charakterisierung und biologische Eigenschaften

Neben dem Knochenmark konnten MSZ u.a. aus Fettgewebe, Nabelschnur und Plazenta isoliert werden. Sie sind durch Adhärenz an Plastik charakterisiert und verfügen über eine hohe Proliferationskapazität. Selbsterneuerungsfähigkeit und multipotente Differenzierung in diverse mesenchymale Zelllinien entsprechen den Eigenschaften von Stammzellen. Allerdings konnten diese Fähigkeiten nicht auf Einzelzellniveau nachgewiesen werden. Spezifische Oberflächenmarker für MSZ sind nicht bekannt. Ex vivo expandierte MSZ sind durch den Nachweis von CD105, CD73 und CD90, CD166, CD44 und CD29 sowie das Fehlen von CD45, CD34, CD14, CD11b, CD79α und HLA-DR an der Zelloberfläche gekennzeichnet [Bieback et al. 2012]. Durch das Fehlen von HLA-DR und kostimulatorischen Molekülen sowie die geringe Expression von HLA-Klasse-I-Molekülen sind MSZ nur wenig immunogen. Deshalb können MSZ auch an nicht-HLA-kompatible Empfänger verabreicht werden.

Die immunsuppressiven Eigenschaften von MSZ beruhen auf multiplen, noch nicht in allen Details verstandenen Mechanismen und können sowohl durch direkten Zellkontakt über PD-1 (programmed death 1) und dessen Liganden PD-L1 und PD-L2 als auch durch lösliche Faktoren an Immunzellen vermittelt werden [Abumaree et al. 2012]. Aktivierte T- und B-Lymphozyten werden durch MSZ in Wachstum, Differenzierung und Migration gehemmt. Durch Immunzellen aktivierte MSZ sezernieren zahlreiche immunsuppressive Faktoren, wie TGF-β1 (transforming growth factor), IL-10, HGF (hepatocyte growth factor), Prostaglandin E2, NO und Indolamin 2,3-dioxygenase. Neben der Wachstumshemmung von T-Zellen verhindern diese Faktoren auch die Aktivierung und Differenzierung von Immunzellen und antigenpräsentierenden Zellen. Es wird die Differenzierung von zytotoxischen CD8+-Vorläuferzellen in Effektorzellen verhindert, die lytische Aktivität von NK-Zellen wird blockiert. T-Zellen werden in der G0/G1-Phase des Zellzyklus arretiert, wodurch ein anerger Zustand vermittelt wird. Regulatorische T-Zellen werden durch MSZ nachhaltig induziert. Des Weiteren werden auch dendritische Zellen durch MSZ beeinflusst. MSZ blockieren die Differenzierung von DZ aus Monozyten, hemmen die Expression von HLA-Klasse-II- und kostimulatorischen Molekülen (CD80, CD86) durch DC und verhindern die Sekretion von proinflammatorischen Zytokinen durch reife DC. Dadurch wird die Ausreifung von naiven T-Zellen in TH1- und TH2-Effektorzellen beeinträchtigt.

Klinische Anwendung von MSZ

Nach den Richtlinien der Europäischen Arzneimittel-Agentur (EMA, European Medicines Agency) werden MSZ als „Advanced Therapy Medical Product" eingestuft und müssen für eine therapeutische Anwendung unter GMP-Standard prozessiert werden. In dem komplexen Herstellungsprozess werden Knochenmarkaspirate eventuell nach Anreicherung von STRO-3-positiven Zellen in Kulturflaschen inkubiert und die adhärenten Zellen in speziellem Kulturmedium über 2–4 Wo. expandiert [Sotiropoulou et al. 2006]. Kritisch wird dabei von den europäischen Behörden die Verwendung von fetalem bovinem Serum (FBS, fetal bovine serum) gesehen, das nicht für die klinische Anwendung zugelassen ist. FBS kann z.B. durch gepoolte thrombinaktivierte Thrombozytenlysate ersetzt werden. Aufgrund der fehlenden Immunogenität von MSZ können Präparate von Drittspendern expandiert, kryokonserviert und bei Bedarf („off-the-shelf") verabreicht werden. Die bisherigen klinischen Studien zeigten die Machbarkeit und Sicherheit von in „humanisierten" Medien expandierten MSZ.

Trotz des frühen Entwicklungsstadiums sind bereits > 300 klinische Studien mit MSZ unter ClinicalTrials.gov gelistet. Die meisten Studien beruhen auf (1) der Unterstützung der Hämatopoese durch MSZ oder (2) deren immunsuppressiven Aktivitäten.

Ad (1) Die simultane Gabe von MSZ mit hämatopoetischen Stammzellen kann zu einer rascheren Rekonstitution der Hämatopoese nach Transplantation führen Die Koinkubation von Nabelschnurblut mit MSZ ex vivo führte zu einer Expansion von $CD34^+$-Zellen, die bei erwachsenen Empfängern eine raschere hämatologische Rekonstitution bewirkte, während die Hämatopoese nach einem Jahr auf nicht manipulierte Stammzellen zurückgeführt wurde [de Lima et al. 2013].

Ad (2) Zahlreiche Studien wurden zur Behandlung von (steroidrefraktärer) GVHD oder zur Prophylaxe von GVHD in Hochrisikopatienten durchgeführt (Ref. in [Kebriaei und Robinson 2011; Lin und Hogan 2011]). Die Patientenzahl in den überwiegend Phase-I/II-Studien ohne prospektive Kontrollgruppe war meist klein, sodass die Ergebnisse noch keine eindeutige Beurteilung des therapeutischen Stellenwertes von MSZ in der Transplantationsmedizin erlauben. Die besten Aussagen sind in der Therapie von akuter steroidrefraktärer GVHD möglich. Es wurden zwischen $1–2 \times 10^6$ MSZ/kg teilweise mehrfach appliziert. In Chimärismusuntersuchungen konnten wenige Wochen nach Therapie noch Spender-MSZ nachgewiesen werden. Die Ansprechrate lag bei 60–80% und konnte durch mehrmalige Gaben von MSZ nur geringfügig verbessert werden. Zwischen HLA-kompatiblen und Drittspender-MSZ zeigte sich kein Unterschied. Patienten mit einer kompletten Remission nach MSZ-Gabe hatten nach einem Jahr einen signifikanten Überlebensvorteil. Die Erfolge bei chronischer GVHD waren weniger eindrucksvoll. In einer randomisierten, placebokontrollierten Studie mit dem kommerziellen MSZ-Produkt Prochymal ergab sich kein signifikanter Unterschied bei akuter GVHD, allerdings fand man bei Subgruppen mit Leber- oder Darm-GVHD Vorteile für die MSZ-Therapie. Bei Verwendung von MSZ zur GVHD-Prophylaxe zeigten sich wenig überzeugende Ergebnisse. In einer größeren randomisierten Studie wurde eine erhöhte Rezidivrate von akuter Leukämie in der MSZ-behandelten Gruppe gefunden, während andere Studien im historischen Vergleich kein vermehrtes Rezidivrisiko fanden.

Zusammenfassung und Ausblick

Zusammenfassend scheint die Therapie mit MSZ sicher zu sein; die Anwendung von kryokonservierten Drittspender-MSZ ist möglich und verringert wesentlich den logistischen Aufwand einer individuellen Herstellung. Die Therapie-Ergebnisse sind heterogen und noch nicht endgültig zu beurteilen, sodass die Anwendung außerhalb von klinschen Studien nicht empfohlen werden kann. MSZ können die hämatopoetische Rekonstitution nach Transplantation beschleunigen. Bei schwerer steroidrefraktärer GVHD, insbesondere von Leber und Darm, können mit MSZ klinisch relevante Erfolge erzielt werden. Bei der Verwendung von MSZ zur GVHD-Prophylaxe besteht bei akuten Leukämien vermutlich aufgrund der immunsuppressiven Wirkung von MSZ das Risiko einer erhöhten Rezidivrate.

Literatur

Abumaree M et al., Immunosuppressive properties of mesenchymal stem cells. Stem Cell Rev and Rep (2012), 8, 375–392

Bieback K et al., Mesenchymal stromal cells (MSCs): science and f(r)iction. J Mol Med (2012), 90, 773–782

De Lima M et al., Cord-Blood Engraftment with ex vivo mesencymal-cell coculture. N Engl J Med (2013), 367, 2305–2315

Kebriaei P, Robinson S, Mesenchymal stem cell therapy in the treatment of acute and chronic graft versus host disease. Front Oncol (2011), 1, 16

Lin Y, Hogan WJ, Clinical application of mesenchymal stem cells in the treatment and prevention of graft-versus-host disease. Adv Heamtol (2011) Article ID 427863

Sotiropoulou PA et al., Characterization of the optimal culture conditions for clinical scale production of human mesenchymal stem cells. Stem Cells (2006), 24, 462–471

25 Immunrekonstitution

Armin Gerbitz, Julia Winkler

Einleitung

Die Wiederherstellung der humoralen und zellulären Immunität beeinflusst wesentlich das Überleben, aber auch die Lebensqualität nach allogener Stammzelltransplantation. Die Rekonstitution des Immunsystems kann Jahre beanspruchen und erreicht i.d.R. nie mehr die Kapazität eines Gesunden. Es entstehen v.a. im T- und B-Zell-Kompartiment Lücken in der Diversität. Wesentliche Faktoren, die die Rekonstitution beeinflussen, sind Alter des Patienten, Art des Konditionierungsregimes und der anschließenden Immunsuppression, Verwendung depletierender Antikörper (ATG, Rituximab, Campath etc.), Art der Stammzellquelle (periphere Blutstammzellspende, PBSZ, CB, KM), HLA-Mismatch und infektiöse Komplikationen nach Transplantation. Die Verwendung von dosisreduzierten Konditionierungsprotokollen hat zwar eine weniger starke Beeinträchtigung der granulozytären Funktion zur Folge, auf die lymphozytäre Funktion scheint dies jedoch keine Auswirkungen zu haben. Allein die numerische Regeneration im lymphozytären Kompartiment besitzt wenig Aussagekraft, auch qualitative Betrachtungen spielen eine wichtige Rolle.

Frühe Phase nach allogener Stammzelltransplantation (bis Tag +30)

Die ersten 30 Tage nach Transplantation sind v.a. durch eine schwere Neutropenie gekennzeichnet. Die Art der verwendeten Stammzellquellen hat wesentlichen Einfluss auf die Dauer der Neutropenie. Bei Verwendung von G-CSF-mobilisierten Stammzellen in ausreichender Menge (> 4,0 Mio. $CD34^+$-Zellen/kg KG) erfolgt die granulozytäre Rekonstitution, das sog. Engraftment (> 1000 Leukozyten oder > 500 Neutrophile/µl), i.d.R. innerhalb der ersten 20 Tage nach Transplantation, wobei dieser Zeitraum durch Infektkomplikationen weiter nach hinten verschoben werden kann. Mit der Wiederherstellung der granulozytären Funktion ist eine wesentliche immunologische Barriere gegen bakterielle Infekte und Pilzinfektionen aufgebaut. Sie ermöglicht auch eine vollständige Regeneration der geschädigten Schleimhäute v.a. im Gastrointestinaltrakt, sodass mit dem Engraftment auch die physikalischen Barrieren gegen das Eindringen von Keimen wiederhergestellt werden.

Regeneration der T-Zellen

Durch den Einsatz von T-Zell-depletierenden Antikörpern, wie z.B. ATG oder Campath, und T-Zell-supprimierender Chemotherapie (z.B. Cyclophosphamid) während der Konditionierung kommt es zu einem raschen und ausgeprägten Verlust der T-Zell-Immunität. Im Ergebnis ergibt sich eine nahezu vollständige Depletion von T-Zellen ($CD4^+$ und $CD8^+$) aus dem peripheren Blut. Der numerische Ausgleich dieses Verlusts setzt etwa ab dem Tag 20 nach Transplantation über einen langen Zeitraum ein (s. Abb. 25.1) [Seggewiss und Einsele 2009], wird jedoch durch den Einsatz T-Zell-suppressiver Medikamente, wie Calcineurininhibitoren oder Mycophenolat, beeinträchtigt. Es bedarf daher weiterhin einer medikamentösen Prophylaxe von Infektionen, deren Abwehr ein funktionierendes T-Zell-Kompartiment verlangt. Hierzu gehören neben Pilzen (Candida, Aspergillus und Pneumocystis jirovecii) soweit therapeutisch möglich auch die Viren der Herpesgruppe und Parasiten, wie Toxoplasmose.

Das T-Zell-Kompartiment kann sich aus verschiedenen T-Zell-Pools regenerieren, was von der Art der Transplantation (MHC-identisch oder MHC-Mismatch, *In-vitro/In-vivo*-T-Zell-Depletion) und der Art der Stammzellquelle (G-CSF mobilisierte PBSZ, KM, CB) abhängig ist. Mit der Transplantation von peripheren CD34$^+$-Stammzellen wird auch eine große Anzahl T-Zellen auf den Empfänger übertragen. In diesem Fall füllt sich das T-Zell-Kompartiment zunächst aus Memory-T-Zellen des Spenders (CD45RO^{high}, CD45RA$_{low}$), da diese nach Antigenkontakt rasch expandieren und ins Gewebe migrieren. Im Vordergrund stehen hier v.a. Memory-T-Zellen mit Spezifität für persistierende Infektionen, wie Herpesviren. Die Geschwindigkeit der Memory-T-Zell-Expansion ist v.a. abhängig von der Verwendung von T-Zell-Antikörpern in der Konditionierung, da diese Antikörper über die Transplantation hinaus zirkulieren und eine *In-vivo*-T-Zell-Depletion verursachen. Antikörperbehandelte Patienten haben daher z.B. ein deutlich höheres Risiko, Herpesviren zu reaktivieren. Die langfristige Regeneration des T-Zell-Kompartiments erfolgt aus naiven T-Zellen nach Antigenkontakt. Vor allem in diesem Kompartiment sind alloreaktive, also GVHD-verursachende T-Zellen zu finden. T-Vorläuferzellen müssen erst eine Reifung im Thymus durchlaufen, was mit zunehmendem Alter des Patienten und abnehmender Thymusfunktion problematisch ist. Zudem wird der Thymus durch die Konditionierung geschädigt und ist ein Zielorgan der GVHD. Er

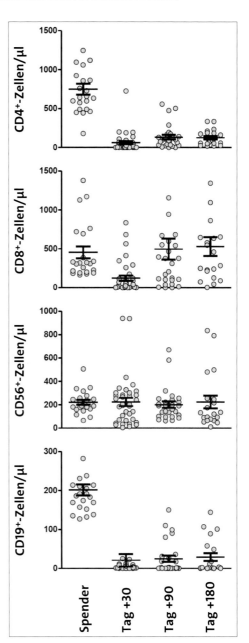

Abb. 25.1: Zellzahl pro µl peripheres Blut. Gezeigt sind die Normwerte der gesunden Spender vor Mobilisierung mit G-CSF im Vergleich zu Patienten an den Tagen 30, 90 und 180 nach Transplantation.

kann daher auch sekundär, v.a. bei schwerer chronischer GVHD, seine Funktion verlieren. Bei Transplantation von T-Zell-depletierten Transplantaten oder von Nabelschnurblut beruht die Regeneration der Spender T-Zellen vollständig auf dem naiven Kompartiment sowie auf T-Vorläuferzellen und benötigt daher wesentlich mehr Zeit.

Regeneration der B-Zellen

Die Rekonstitution der B-Zellen beginnt etwa ab Tag +60 und kann, gemessen an der humoralen Immunität, bis zu 2 Jahre nach allogener SZT andauern. Während dieser Zeit ist der Anteil der Memory-B-Zellen deutlich erniedrigt, die meisten B-Zellen im peripheren Blut sind naiv (IgD^{high}, IgM^{high}, CD27-, VDJ-Gene unmutiert) [Avanzini et al. 2005]. In Untersuchungen des Knochenmarks unmittelbar nach allogener SZT wurde gezeigt, dass bei peripherer B-Lymphopenie die B-Lymphopoese im Knochenmark deutlich gesteigert ist. Die Regeneration der B-Zellen im Knochenmark nach Transplantation weist Parallelen zur Ontogenese der B-Zellen im Neugeborenen auf. In Knochenmarkaspiraten an Tag +30 nach Transplantation wird ein deutlich erhöhter Anteil von Terminal-Deoxynucleotidyl-Transferase (TdT)-positiven B-Vorläuferzellen nachgewiesen. Zusätzlich zeigen die Patienten hohe Serumwerte für den Wachstumsfaktor BAFF (B-cell activating factor) [Fedoriw et al. 2012]. Der hohe Anteil an Vorläufer-B-Zellen im Knochenmark steht im Kontrast zur B-Lymphopenie im peripheren Blut. Da die protektive humorale und zelluläre Immunität nach allogener SZT zunächst verloren geht, müssen die Patienten geimpft werden (s. Kap. 30.3).

Regeneration der NK-Zellen

NK-Zellen ($CD56^+$, $CD16^+$) sind Teil des nicht adaptiven Immunsystems. Ihre Aktivität erstreckt sich auf die frühe und v.a. rasche Infektabwehr, insbesondere von virusinfizierten Zellen. Sie sind i.d.R. das sich am schnellsten regenerierende Zellkompartiment nach allogener Stammzelltransplantation. NK-Zellen wird darüber hinaus zytotoxische Aktivität gegen Tumorzellen zugeschrieben, v.a. nach haploidentischer Stammzelltransplantation. Trotz wesentlicher Erkenntnisse in den letzten 10 Jahren ist die Datenlage in Bezug auf die Wertigkeit von NK-Zellen bei der Immunrekonstitution unklar und wird in vielen Bereichen kontrovers diskutiert.

Rekonstitution des Immunsystems bei akuter und chronischer GVHD

Die Standardtherapie der akuten GVHD besteht in der hoch dosierten Gabe von (Methyl-)Prednisolon als Monotherapie oder in Kombination mit einem Calcineurininhibitor, wie Cyclosporin A (s. Kap. 21.1). Alle Steroide führen zu einer ausgeprägten T-Zell-Suppression, wodurch medikamentöse Prophylaxen gegen Herpesviren, Pilze und Pneumocystis jirovecii zwingend notwendig sind. Die Langzeittherapie mit Steroiden v.a. bei chronischer GVHD führt zu einer Abnahme der T-Zell-Zahl im peripheren Blut. Darüber hinaus stellt der Thymus ein Zielorgan der GVHD dar; seine Funktion ist in dieser Situation deutlich eingeschränkt oder sogar aufgehoben. Unter diesen Umständen ist die T-Zell-Rekonstitution nicht nur durch die Gabe von Steroiden, sondern auch durch den Verlust der thymischen Funktion verzögert, was zu einem über Jahre bestehenden T-Zell-Defekt führen kann.

Steroide behindern auch die Expansion und Regeneration von B-Zellen, bzw. bremsen die Produktion von Antikörpern. Dies erfolgt zum einen durch direkte zytotoxische Wirkung auf B-Zellen, zum anderen wird eine suffiziente Hilfe durch CD4+-T-Zellen verhindert. Langzeitsteroidtherapien bei chronischer GVHD können daher zu ausgeprägten Antikörpermangelsyndromen führen. Dem B-Zellkompartiment kommt im Rahmen der chronischen GVHD eine besondere Rolle zu, die gegenwärtig nicht in allen Details vollständig verstanden ist. Bei verzögerter Regeneration der B-Zellen scheint der dadurch im Überschuss vorhandene Wachstumsfaktor BAFF eine vermehrte Stimulation von autoreaktiven B-Zell-Klonen zu fördern. Zudem findet man bei chronischer GVHD häufig überhöhte Immunoglobulin-Serum-Spiegel, was bei entsprechender Klinik den Einsatz von Rituximab erforderlich machen kann.

Als sekundäres lymphatisches Organ ist die Milz ein Zielorgan der GVHD. Vor allem bei lang anhaltender chronischer GVHD und Langzeitsteroidtherapie kann es zu einem funktionellen Asplenismus kommen, mit einem erhöhten Risiko der Infektion durch kapseltragende Bakterien, da in der Milz deren Opsonierung stattfindet. Häufig ist das Organ hypoplastisch, was sich einfach im Ultraschall darstellen lässt.

Konsequenzen für die Nachsorge allogen transplantierter Patienten

Da die transplantationsassoziierte Mortalität zu etwa $1/3$ auf infektiöse Komplikationen zurückzuführen ist, ist die Überwachung der immunologischen Rekonstitution ein wesentlicher Punkt im Rahmen der Nachsorge. Trotz der Verfügbarkeit einer ganzen Reihe von verschiedenen Testverfahren, v.a. zur Evaluation der T-Zell-Funktion, finden diese in der täglichen Versorgung nur wenig Anwendung, da sie nicht standardisiert sind und nicht an allen Zentren zur Verfügung stehen. Insofern beschränkt sich das Monitoring der T- und B-Zell-Funktion derzeit auf quantitative Aspekte. Die durchflusszytometrische Bestimmung der Anzahl von CD4+- und CD8+-T-Zellen im peripheren Blut kann in Anlehnung an die Versorgung von HIV-positiven Patienten Hilfestellung bei der Entscheidung über die Anwendung von Prophylaxen gegen Herpesviren, Pilze und Parasiten geben.

Die Bestimmung von gesamtem IgG, IgM und IgA im Serum gibt Auskunft über die generelle Produktion von Antikörpern durch B-/Plasma-Zellen. Bisher konnten keine eindeutigen Grenzwerte zur Substitution von Immunglobulinen etabliert werden. Eine entsprechende Klinik mit vermehrten Infekten kann einen Hinweis auf einen Antikörpermangel geben. Ein IgG-Wert von < 2 g/l sollte zur regelmäßigen Substitution im Abstand von 4–6 Wo. Anlass geben. Bei quantitativ normalen IgG-Werten im Serum kann zumindest im ersten Jahr nach Transplantation eine Bestimmung der IgG-Subklassen erfolgen, um entsprechende Defekte zu entdecken und ggf. trotz normaler IgG-Werte bei ausgeprägtem Subklassenmangel zu substituieren. Das dimere IgA dient v.a. dem Schutz der Schleimhäute. Ein Mangel an IgA kann zu vermehrten Schleimhautinfektionen führen (Augen!), und ein ausgeprägter Mangel kann bei entsprechender Klinik Indikation zur Substitution von Immunglobulinen sein.

Zusammenfassung und Ausblick

Die einzelnen hämatopoetischen Zellkompartimente regenerieren nach allogener Stammzelltransplantation mit unterschiedlicher Geschwindigkeit. Die Regeneration wird von der Art der Konditionierung, der Stammzellquelle und der medikamentösen Immunsuppression beeinflusst. Die Kenntnis über die Regeneration der einzelnen Zellkompartimente im Detail wird durch verbesserte immunologische Diagnostik in Zukunft Einfluss auf therapeutische Entscheidungen nehmen und die Grundlage für die Entwicklung von neuen Strategien zu Verbesserung der Immunrekonstitution bilden.

Literatur

Avanzini MA et al., B lymphocyte reconstitution after hematopoietic stem cell transplantation: functional immaturity and slow recovery of memory CD27+ B cells. Exp Hematol (2005), 33(4), 480–486 [Prepublished on 2005/03/23 as DOI 10.1016/j.exphem.2005.01.005]

Fedoriw Y et al., Bone marrow B cell precursor number after allogeneic stem cell transplantation and GVHD development. Biol Blood Marrow Transplant (2012), 18(6), 968–973 [Prepublished on 2012/03/27 as DOI 10.1016/j.bbmt.2012.03.005]

Seggewiss R, Einsele H, Immune reconstitution after allogeneic transplantation and expanding options for immunomodulation: an update. Blood (2010), 115(19), 3861–3868 [Prepublished on 2010/03/11 as DOI blood-2009-12-234096 [pii] 10.1182/blood-2009-12-234096]

26 Chimärismusanalysen

Christian Thiede, Ralf Georg Meyer, Peter Bader

Einleitung

In der Frühphase der hämatopoetischen Stammzelltransplantation war eine wesentliche Komplikation dieser Therapie das Transplantatversagen. Auch wenn in der modernen SZT durch Verbesserungen bei der Identifikation HLA-kompatibler Spender, der Transplantatgewinnung, den Konditionierungsverfahren und neuen immunsuppressiven Therapiestrategien die Prävalenz des primären Transplantatversagens deutlich zurückgegangen ist, stellt die Überwachung des Spenderanteils an der Hämatopoese eine essenzielle diagnostische Maßnahme dar. Vor allem bei Patienten mit dosisreduzierter Konditionierung bzw. nach Transplantatmanipulationen (z.B. CD34-Selektion bei haploidenter SZT) stehen in der Frühphase primär das Anwachsen des Transplantats bzw. die Frage einer möglichen Abstoßung im Vordergrund, während im weiteren Verlauf die Erfassung eines möglichen Rezidives der Grunderkrankung an Bedeutung gewinnt. Für die Erfassung des Chimärismus wurden in den letzten 40 Jahren verschiedene Verfahren etabliert, deren methodische Grundlagen, Einsatz und Limitationen im Folgenden beleuchtet werden sollen.

Einführung und Definitionen

Der Begriff Chimärismus leitet sich von der Chimäre ab, einem griechischen Fabelwesen, das aus dem Körper eines Löwen sowie dem Kopf einer Ziege und einer Schlange besteht. In der Medizin werden natürliche Chimären z.B. im Rahmen der Übertragung von Zellen bei Zwillingen mit einer Plazenta/Chorion beobachtet, außerdem kommt es regelhaft zu einer Übertragung minimaler Mengen fötaler Zellen an die Mutter im Zuge der Schwangerschaft. Neben diesen natürlichen Formen stellt die Übertragung fremder Gewebe in der Organtransplantation oder bei der SZT die häufigste Ursache eines Chimärismus dar.

Ziel der allogenen SZT ist der Ersatz der Empfängerhämatopoese durch Zellen des Spenders. Dieser Prozess wird Engraftment genannt. Je nach der Ausprägung des Engraftment können sich verschiedene Formen des hämatopoetischen Chimärismus ausbilden. In der Mehrzahl der Patienten entwickelt sich innerhalb der ersten 4 Wo. nach der Transplantation ein kompletter Chimärismus, d.h., das gesamte blutbildende System stammt anschließend vom Spender. Kommt es nur zu einem teilweisen Engraftment, wird von einem gemischten Chimärismus gesprochen. Daneben existieren verschiedene Varianten, z.B. ein sog. Splitchimärismus (d.h., nur die Zellen eines Systems, z.B. der Lymphopoese, stammen vom Spender) oder ein Mikrochimärismus (der Anteil der Spenderzellen liegt unter 1%); Übersicht in [Bader et al. 2005].

Methoden

Allen Verfahren zum Nachweis des Spenderchimärismus liegt das Prinzip zugrunde, einen Unterschied zwischen der Hämatopoese des Spenders und der des Empfängers zu quantifizieren. Diese Unterschiede können auf der Proteinebene liegen (z.B. Enzympolymorphismen oder Blutgruppenmerkmale), das unterschiedliche Geschlecht oder aber verschiedene, primär nicht proteinkodierende genetische Merkmale (z.B. kurze repetitive DNA-Elemente, sog. Mikro- oder Minisatellitensequenzen) sein. Für die Erfassung dieser Merkmale wurden verschiedenste Verfahren eingesetzt, u.a. Southern-Blot und die konventionelle Zytogenetik. Durch den Einsatz fluoreszenzgekoppelter Sonden gegen Heterochromatinbereiche der Geschlechtschromosomen können bei Patienten nach Transplantation von Stammzellen eines ungleichgeschlechtlichen Spenders die Zellen des Spenders durch den Nachweis des X- bzw. des Y-Chromosoms differenziert und durch Auszählen quantifiziert werden. Die Entwicklung der PCR hat Analysen verschiedener polymorpher DNA-Sequenzen ermöglicht. Neben repetitiven Sequenzmotiven, z.B. VNTR-(variable number of tandem repeats) und STR-(short tandem repeat)-Polymorphismen wurden in letzter Zeit auch SNP (single nucleotide polymorphism) bzw. INDEL (INsertion/DELetion) -Polymorphismen für Chimärismusuntersuchungen genutzt. Die weiteste Verbreitung haben aktuell Methoden, die auf der Untersuchung von STRs beruhen. Diese auch in der Forensik und Vaterschaftsanalytik eingesetzten, hochpolymorphen DNA-Sequenzen ermöglichen bei fast allen Patienten/Spender-Kombinationen eine gute Diskriminierung; die Sensitivität dieser Verfahren liegt i.d.R. bei 1–5%. Eine deutliche Steigerung der Sensitivität lässt sich durch eine Voranreicherung unterschiedlicher Zellsubpopulationen (Linien) erreichen. Zur Bestimmung eines linienspezifischen Chimärismus eignen sich v.a. Marker für T-Zellen, B-Zellen oder myeloische Antigene, wie CD15 oder CD33. Eine hohe Sensitivität kann durch Anreicherung von CD34+-Stammzellen aus dem Blut oder Knochenmark erzielt werden [Thiede et al. 2001], wobei die Analyse aus dem peripheren Blut sensitiver zu sein scheint [Bornhäuser et al. 2009]. Ein Abfall des Spenderanteils in der CD34-positiven Population kann ein Rezidiv einer AML oder eines MDS etwa 4 Wo. früher vorhersagen. Erste klinische Daten zeigen, dass mit derart sensitiven Verfahren eine frühzeitige erfolgreiche Intervention bei einem drohenden Rezidiv möglich ist. Eine ähnliche Steigerung der Sensitivität lässt sich durch den Einsatz der Real-Time-PCR erzielen. Hierfür werden z.B. das Y-Chromosom bei Geschlechts-Mismatch, Einzelbasenpolymorphismen oder auch INDEL-Polymorphismen genutzt. Diese Verfahren ermöglichen eine sensitive und v.a. quantitative Überwachung residueller Empfängerzellen. Allerdings stehen hier im Gegensatz zu den STR-Untersuchungen noch keine kommerziell erhältlichen, standardisierten Verfahren zur Verfügung. Außerdem ist die notwendige Austestung der geeigneten SNPs aufgrund der geringeren Informativität dieser Polymorphismen aktuell noch deutlich aufwändiger.

Klinischer Einsatz

Erfassung des Chimärismus zur Dokumentation des Engraftment

Moderne Verfahren zur Chimärismusanalyse können mit sehr geringen Zellmengen durchgeführt werden (< 0,01 GPT/l), sodass bereits in der Frühphase nach der Transplantation eine Untersuchung möglich ist. Dies ist v.a. bei Patienten mit einem erhöhten Risiko des Transplantatversagens indiziert, also z.B. bei Vorliegen eines HLA-Mismatches oder bei Patienten mit schwerer aplastischer Anämie (SAA, severe aplastic anemia). Generell sollte spätestens nach 4 Wo. eine Chimärismusuntersuchung durchgeführt werden. Mehrere Untersuchungen haben aber belegt, dass ein prospektives Monitoring ab Tag

10–15 in wöchentlichen Abständen die frühzeitige Diagnose eines Transplantatversagens ermöglicht. Bei klinischem V.a. das Vorliegen eines Transplantatversagens ist zusätzlich zum Gesamtchimärismus (d.h. der Untersuchung des unselektionierten peripheren Blutes oder Knochenmarks) auch die Analyse von Subpopulationen empfehlenswert. Im Vordergrund stehen hier T-Zellen (CD3+, evtl. CD4+/CD8+) bzw. NK-Zellen (CD56+). Vor allem bei unverwandten oder HLA-inkompatiblen Transplantationen kann eine Rejektion durch NK-Zellen vermittelt werden.

Remissionsüberwachung nach Transplantation

Für die Remissionsüberwachung nach allogener SZT sind prinzipiell 2 verschiedene Methoden geeignet: 1) die spezifische Analyse der minimalen Resterkrankung (MRD, minimal residual disease) oder 2) die Charakterisierung des hämatopoetischen Chimärismus. Mit der Analyse der MRD wird der maligne Klon direkt verfolgt, wohingegen die Chimärismusanalyse den Ursprung der Hämatopoese nach Transplantation erfasst. Mittlerweile stehen, wie oben angedeutet, für beide Methoden verschiedene Untersuchungstechniken zur Verfügung. Es werden jeweils sowohl PCR-basierte Methoden als auch die Immunphänotypisierung eingesetzt.

Klinische Relevanz der Chimärismusuntersuchungen

Persistierende oder wieder auftretende Empfängerzellen können malignen Ursprungs sein, Empfängerhämatopoese widerspiegeln oder aber auch eine Kombination aus beiden darstellen. Bereits in den 1990er Jahren konnte bei Patienten mit CML gezeigt werden, dass ein Wiederauftreten normaler Empfängerhämatopoese dem hämatologischen Rezidiv vorausgeht [Roux et al. 1993]. Man kann annehmen, dass ein gemischter Chimärismus in dieser Patientengruppe den GVL-Effekt abschwächt. Für Patienten mit akuten Leukämien ist die Datenlage weniger einheitlich. Es ist jedoch klar geworden, dass die Entwicklung des Chimärismus nach SZT ein dynamischer Prozess ist und deswegen Chimärismusuntersuchungen häufiger und in kurzen Intervallen durchgeführt werden sollten, wenn man davon Aufschluss über ein drohendes Rezidiv erwartet. Möglicherweise bestehen Unterschiede in der Bedeutung des gemischten Chimärismus zwischen erwachsenen und pädiatrischen Patienten. Mehrere Untersuchungen weisen darauf hin, dass bei pädiatrischen Patienten mit Rezidiv einer akuten Leukämie gemischte Chimärismen in T-Zellen und NK-Zellen häufig zu finden sind, nicht aber bei Patienten, die in Remission verbleiben. Im Gegensatz dazu konnten bei Erwachsenen gemischte Chimärismen in diesen Subsets nicht nachgewiesen werden.

Durch serielle Chimärismusuntersuchungen konnten zahlreiche, v.a. pädiatrische Studien zweifelsfrei belegen, dass Patienten mit einem gemischten Chimärismus ein deutlich gesteigertes Risiko tragen, im weiteren Verlauf ein Rezidiv zu entwickeln. Darauf aufbauend konnten mehrere Studien bei Patienten mit gemischtem Chimärismus zeigen, dass durch eine präemptive Immuntherapie ein gemischter Chimärismus bei vielen Patienten wieder zum kompletten Spenderchimärismus konvertiert und so ein offenes Rezidiv verhindert werden konnte [Bader et al. 2004]. Chimärismusanalysen geben also Aufschluss über Alloreaktivität und/oder Toleranzinduktion des Transplantates. Sie dienen mehr als „prognostischer Faktor" als ein indirekter MRD-Marker. Es ist wichtig festzuhalten, dass konventionelle Chimärismusuntersuchungen aufgrund ihrer geringen

Sensitivität (etwa 1%) nicht als zuverlässige Technik für den MRD-Nachweis geeignet sind. Zu diesem Zweck sollten, wenn möglich, andere Verfahren eingesetzt werden, z.B. Chimärismusuntersuchungen an sortierten Zellen oder Real-Time-PCR-basierte Verfahren. Noch spezifischer sind Methoden, die direkt den Nachweis klonaler Veränderungen in den Tumorzellen ermöglichen (s.u.).

MRD-Untersuchungen

Wie eingangs erwähnt, lassen sich mithilfe von MRD-Untersuchungen maligne Zellen direkt nachweisen. Mehrere Methoden stehen zur Verfügung. Prinzipiell gilt: MRD-Untersuchungen sollten mit krankheitsspezifischen Methoden durchgeführt werden. Hierzu zählen bspw. Analysen von TCR- oder Immunglobulinschwerketten (IG-)Genrearrangements für Patienten mit ALL, Nachweis des BCR/ABL-Fusionsproduktes für Patienten mit CML oder NPM1 (Nucleophosmin) für einen Teil der Patienten mit AML, und viele andere. Auch mithilfe der Multiparameterimmunphänotypisierung lassen sich Leukämiezellen mit hoher Sensitivität nachweisen; Übersicht in [Buccisano et al. 2012]. Für verlässliche Ergebnisse ist es mit jeder Methode dringend notwendig, standardisierte Protokolle zu verwenden und an Qualitätssicherungskontrollen teilzunehmen.

In den vergangenen Jahren konnten zahlreiche retrospektive und prospektive Studien zeigen, dass durch MRD-Untersuchungen sowohl unmittelbar vor als auch im Verlauf nach Transplantation Patienten mit hohem Rezidivrisiko identifiziert werden können [Bader et al. 2009]. Am eindrucksvollsten ist dies für Patienten mit ALL gelungen. Für diese Patienten stellt die MRD nach Transplantation ein verlässliches Kriterium für weiterführende präemptive Immuntherapien dar. Für Patienten mit AML steht gegenwärtig keine singuläre molekularbiologische Technik zur Verfügung, um für alle Patienten MRD-Untersuchungen durchzuführen. Erste Studien zur Analyse von leukämieassoziierten Merkmalen, wie bspw. der Charakterisierung der erhöhten Expression des Wilms-Tumor 1 (WT1)-Gens, existieren, aber auch die Chimärismusanalyse der CD34$^+$-Zellsubpopulationen aus dem Knochenmark und dem peripheren Blut als Surrogatparameter kann für den MRD-Nachweis herangezogen werden [Lange et al. 2011]. Durch frühe immuntherapeutische Interventionen, z.B. durch Spenderlymphozytengaben oder präemptive Therapie mit demethylierenden Substanzen, besteht die Möglichkeit, drohende Rezidive zu verhindern.

Bedeutung des gemischten T-Zell-Chimärismus

Auch nach Transplantation solider Organe kann ein gemischter Lymphozytenchimärismus auftreten, da mit einigen Organen hohe T-Lymphozyten-Zahlen des Spenders mittransplantiert werden. Insbesondere nach Lebertransplantation wurde dies beschrieben [Schuchmann et al. 2008]. Ein gemischter Spenderchimärismus kann die Abstoßung des Organs verhindern. Diese Beobachtung eröffnete ein weites Forschungsfeld, welches Möglichkeiten zur gleichzeitigen Transplantation von Organen und hämatopoetischen Stammzellen untersucht. Bei Patienten nach allogener SZT kann man ebenfalls beobachten, dass Patienten mit einem gemischten T-Zell-Chimärismus weniger häufig an einer schweren GVHD erkranken. Dem gegenüber steht die Gefahr von Transplantatverlust und Rezidiv, die ebenfalls mit einem gemischten T-Zell-Chimärismus assoziiert ist. Nach einigen dosisreduzierten Transplantationsverfahren und nach T-Zell-depletierter Transplantation stellt sich ein gemischter T-Zell-Chimärismus regelmäßig ein. Von den meisten Transplantateuren wird allerdings ein später (nach Tag 90) oder abfallender T-Zell-Chimärismus als Indikation zur präemptiven Behandlung mit DLI angesehen, um Rezidiv und Transplantatverlust zu verhindern. Die große Vielfalt an Transplantationsregimen muss hierbei allerdings berücksichtigt werden. Insbesondere nach T-Zell-depletierter SZT ist das frühzeitige Erlangen eines kompletten Spenderchimärismus mit einer erhöhten GVHD-Rate assoziiert. Gerade vor dem Hintergrund der T-Zell-Depletion zeigen einige Studien einen Überlebensvorteil der Patienten mit verzögertem T-Zell-Chimärismus [Lim et al. 2007]. Diese Ergebnisse zeigen, dass das Transplantationsregime, die Grundkrankheit und damit das individuelle Risiko des Patienten bei der Bewertung des T-Zell-Chimärismus von Bedeutung sind.

Fazit

Von größter Bedeutung sind die Notwendigkeit zur Standardisierung der verschiedenen MRD-Methoden und deren Qualitätssicherung. Bei entsprechender Durchführung erlauben Untersuchungen zu Chimärismus und MRD nicht nur die Dokumentation des Engraftment, die Früherkennung von Transplantatabstoßung, sondern auch die Rezidivfrüherkennung bei einem Großteil der Patienten.

Literatur

Bader P et al., Increasing mixed chimerism is an important prognostic factor for unfavorable outcome in children with ALL after allogeneic SCT – Possible role for preemptive immunotherapy? J Clin Oncol (2004), 22, 1696–1705

Bader P et al., How and when should we monitor chimerism after allogeneic stem cell transplantation (Invited Review). Bone Marrow Transplant (2005), 35, 107–119

Bader P et al., Prognostic value of minimal residual disease quantification prior to allogeneic SCT in relapsed childhood acute lymphoblastic leukemia – Analysis of the ALL-REZ BFM Study Group. J Clin Oncol (2009), 27, 377–384

Bornhäuser M et al., Monitoring of donor chimerism in sorted CD34+ peripheral blood cells allows the sensitive detection of imminent relapse after allogeneic stem cell transplantation. Haematologica (2009), 94, 1613–1617

Buccisano F et al., Prognostic and therapeutic implications of minimal residual disease detection in acute myeloid leukemia. Blood (2012), 119, 332–341

Lange T et al., Monitoring of WT1 expression in PB and CD34(+) donor chimerism of BM predicts early relapse in AML and MDS patients after hematopoietic cell transplantation with reduced-intensity conditioning. Leukemia (2011), 25, 498–505

Lim ZY et al., Delayed attainment of full donor chimaerism following alemtuzumab-based reduced-intensity conditioning haematopoeitic stem cell transplantation for acute myeloid leukaemia and myelodysplastic syndromes is associated with improved outcomes. Br J Haematol (2007), 138, 517–526

Roux E et al., Characterization of mixed chimerism in patients with chronic myeloid leukemia transplanted with T-cell-depleted bone marrow: involvement of different hematologic lineages before and after relapse. Blood (1993), 81, 243–248

Schuchmann M et al., The programmed death (PD)-1/PD-ligand 1 pathway regulates graft-versus-host-reactive CD8 T cells after liver transplantation. Am J Transplant (2008), 8, 2434–44

Thiede C et al., Sequential monitoring of chimerism and detection of minimal residual disease after allogeneic blood stem cell transplantation (BSCT) using multiplex PCR amplification of short tandem repeat-markers. Leukemia (2001), 15, 293–302

27 Organspezifische Komplikationen

Herbert G. Sayer

Einleitung

Die mittelbare Toxizität der Chemo- oder Radiochemotherapie vor allogener Stammzelltransplantation kann zusammen mit der nach SZT notwendigen medikamentösen Immunsuppression zu Organkomplikationen führen. Neben gastrointestinaler Toxizität unterscheidet man Komplikationen an der Leber, im endothelialen Gefäßsystem sowie an Blase und Lunge. Diese Komplikationen überschneiden sich teilweise mit Symptomen der akuten Transplantat-gegen-Wirt-Erkrankung und sind zumeist akute Krankheitsbilder. Die Mortalität der Organkomplikationen hat sich bei individueller Indikationsstellung, der Neuentwicklung von weniger toxischen Konditionierungsprotokollen und verbesserten Supportivmaßnahmen in den letzten Jahren reduzieren lassen.

Gastrointestinale Toxizität

Akut einsetzend und z.T. einige Tage anhaltend treten Übelkeit und Erbrechen als gastrointestinale Nebenwirkungen bei nahezu allen Konditionierungsprotokollen auf. Länger persistierende Übelkeit sollte von einer oberen gastrointestinalen GVHD abgegrenzt werden. Mikrobiologische und endoskopische Untersuchungen mit Gewebebiopsien helfen in klinisch nicht eindeutigen Situationen. Die oropharyngeale Mukositis mit zusätzlicher, zumeist lokaler Virusinfektion des oberen GI-Trakts ist die häufigste mittelbare Toxizität. Diese heilt i.d.R. mit der Rekonstitution der Hämatopoese, manchmal mit verzögerter Geschmacksempfindung ab. Mukositiden des Oropharynx bzw. des GI-Trakts können über Schleimhautläsionen zu systemischen Infektionen bis hin zur Sepsis beitragen. Hier sind lokale Supportivmaßnahmen und Magendarmdekontaminationsstrategien etabliert. Der Keratinozytenwachstumsfaktor Palifermin [Spielberger et al. 2004] scheint hinsichtlich der Mukositis am ehesten nach allogener SZT protektiv zu sein.

Lebertoxizität

Wurde bisher die Lebertoxizitätsproblematik nach SZT als Lebervenenverschlusserkrankung bzw. VOD zusammengefasst, so werden jetzt diese Komplikationen auch als sinusoidales Obstruktionssyndrom (SOS) bezeichnet. In dieser Definition sind morphologische Erkenntnisse zur VOD aus den letzten Jahren eingeflossen [DeLeve, Shulman, McDonald 2002]. Das Krankheitsbild entsteht in den ersten Tagen nach Transplantation. Pathomorphologisch kommt neben der sinusoidalen Fibrose und der Nekrose perizentraler Hepatozyten den endothelialen Zellen der Lebersinusoide die entscheidende Triggerfunktion zu. Es resultiert ein nichtthrombotischer, konzentrischer, aber reversibler Verschluss terminaler und sublobulärer intrahepatischer Venen. Erhöhte Konzentrationen von Faktor VIII und Fibrinogen, Plättchen- und Erythrozytenaggregation führen zur Aufweitung der Sinusoide. Über Kollagenablagerungen und eine Sklerosierung der Lebervenenwände kommt es zur Verminderung des sinusoidalen Blutflusses. Bekannte

Risikofaktoren für das SOS sind Bestrahlung oder Konditionierungsregime, die hoch dosierte Alkylanzien enthalten. Ein schweres, nicht zu beeinflussendes SOS führt zum Vollbild eines hepatorenalen Syndroms mit Dialyse, Verwirrtheit, hepatischem Koma und finalem Multiorganversagen. Diagnostische Kriterien sind der Bilirubinanstieg (> 2 × des Normwertes), eine Gewichtszunahme (> 10%), Leberkapselschmerz/Hepatomegalie und Aszites. Bei 2 bzw. 3 Kriterien ist die Diagnose gestellt, wobei die Höhe des maximalen Bilirubinwertes der prognostisch entscheidende Faktor zu sein scheint. Die sonografischen Befunde eines pathologischen Flussverhaltens in den kleineren Lebergefäßen sind diagnostisch hilfreich, stellen aber kein eindeutiges diagnostisches Kriterium dar. Neben der supportiven Therapie mit Reduzierung der additiv lebertoxischen Medikation sind der Erhalt einer guten Oxidation der Leber (Hämatokrit > 30%) und Vorbeugung des hepatorenalen Syndroms (Nierenfunktionserhalt, Aszitesentlastung) als symptomatische Therapie angezeigt. In den letzten Jahren ist dem Phosphordiesteroligonucleotid Defibrotide (Prociclide) eine Schlüsselstellung in der Therapie bzw. Prophylaxe zugekommen [Richardson et al. 1998].

Gefäßsystemtoxizität (TMA)

Das klinische Bild einer mikroangiopathischen Hämolyse verbunden mit Nierenfunktionseinschränkung und/oder neurologischen Komplikationen nach SZT wird in unterschiedlichen Häufigkeiten (5–75%) beschrieben. Je nach Einschlussparameter der bisher nicht einheitlich definierten thrombotischen Mikroangiopathie (TMA) sind diese unterschiedlichen Inzidenzzahlen zu erklären. Am häufigsten werden Hämolysezeichen bei negativem Coombs-Test, LDH-Erhöhung, Auftreten von Fragmentozyten (Schistiozyten), Thrombozytenabfall, Nereninsuffizienz und neurologische Dysfunktion aufgeführt. Die TMA ist durch die Überschneidung mit Symptomen der GVHD oder mit medikamentösen Nebenwirkungen klinisch schwierig zu differenzieren. Als zentraler Pathomechanismus wird eine Schädigung am vaskulären Endothelsystem vermutet [Cooke, Jannin, Ho 2008]. Im gesamten Mikrogefäßsystem scheint über eine zumeist inflammatorische Zytokinkaskade diese Organkomplikation getriggert zu werden. Parallelen zu den ursächlichen Veränderungen bei der VOD/SOS-Leberkomplikation, aber auch bei der akuten GVHD sind auffällig. Die Messung der Zinkprotease ADAMTS-13 hat bisher keine Korrelation mit dem Ausgang oder Therapieansprechen gezeigt. Die TMA wird bei älteren Patienten, im Fall von nicht vollkompatiblen Spendern und in Zusammenhang mit zumeist viralen Infektionen oder einer akuten GVHD gehäuft beobachtet. In aktuellen Studien scheinen auch mTOR-Inhibitoren, wie Sirolimus oder Everolimus, in Kombination mit Calcineurininhibitoren zu einer signifikant höheren Rate von TMA beizutragen. Die Dialysepflichtigkeit sticht als führender prognostisch schlechter Parameter hervor. Als Therapie der Wahl ist das Absetzen bzw. eine mögliche Reduktion der Calcineurininhibitoren zu sehen. Ein Plasma-Austausch mit oder ohne Einsatz vermeintlich spezifischer Säulen hat keinen eindeutigen therapeutischen Erfolg gezeigt.

Hämorrhagische Zystitis (HZ)

Trotz forcierter Diurese während der Konditionierungstherapie vor SZT und prophylaktischer Gabe von Uromitexan (Mesna) kann es zu einer hämorrhagischen Zystitis (HZ/HC, hemorrhagic cystitis) kommen. Diese Zystitis kann sich als passagere Hämaturie bis hin zur schweren Blutung mit nachfolgendem obstruktivem Nierenversagen zeigen. Häufigkeitsangaben schwanken zwischen < 10 und > 50% [Sencer, Haake, Weisdorf 1993]. Eine auffällige Assoziation zwischen dem Polyomavirus Typ BK und der ab Tag 30 nach SZT auftretenden HZ ist seit längerem bekannt. Zu der bisher nicht bewiesenen Kausalität zwischen dem BK-Virus und der HZ wird angenommen, dass durch die Toxizität der Konditionierung das die Blase auskleidende Epithel für die prinzipiell zytopathischen Effekte von Viren im Urin empfindlich wird. Als Risikofaktoren gelten die Gabe von Alkylanzien und Ganzkörperbestrahlung. Therapeutische Optionen sind rein palliativ, wie eine Schmerztherapie, die Verhinderung der Koagelbildung in der Blase und eine Faktor VIII- und Thrombozytensupplementierung. Bei Nachweis des BK-Virus im Urin und/oder Blut mittels PCR ist die antivirale Therapie mit Cidifovir (Vistide) eine Option.

Diffuse alveolare Hämorrhagie und idiopathische Pneumonie

Pulmonale Toxizität ist eine häufige Ursache der Frühmortalität bei SZT-Patienten. Klinisch stehen Fieber, unproduktiver Husten mit Tachypnoe und Hypoxämie sowie alveoläre oder interstitielle Infiltrate im Vordergrund. Zumeist sind bakterielle, mykotische oder virale Pathogene Auslöser der oft fatalen Komplikationen. Die häufigste nicht infektiologische Komplikation an der Lunge scheint nach Autopsiestudien die diffuse alveoläre Hämorrhagie (DAH, diffuse alveolar hemorrhage) zu sein [Affesa et al. 2002]. Die Diagnostik fordert neben den radiologischen Befunden und den klinischen Hypoxieparametern den Nachweis von Blutungshinweisen in der BAL-Spülflüssigkeit (bronchoalveolar lavage). Die Inzidenz wird mit 3–7% nach allogener SZT angegeben. Hoch dosierte Steroidgaben sind in Ermangelung spezifischer Therapieansätze und bei Ausschluss von Infektionen als Standardtherapie anzusehen. Davon abzugrenzen ist bei nicht vorhandener Blutung, aber ähnlicher Klinik die idiopathische Pneumonie (IP, idiopathic pneumonia) [Fukuda et al. 2003]. Diese wohl direkt toxische Komplikation auf das Lungengewebe gerade bei älteren Patienten ist über die Verbesserung der Ganzkörperbestrahlung (Abschirmung, Fraktionierung) in den letzten Jahren deutlich seltener geworden.

Zusammenfassung

Die Kenntnis von transplantationsspezifischen Komplikationen ist für den behandelnden Arzt blutstammzelltransplantierter Patienten von großer Bedeutung. Sie zu erkennen und spezifisch zu behandeln, erfordert oftmals eine enge Abstimmung des erfahrenen Transplanteurs mit angrenzenden Fachgebieten.

Literatur

Affesa B et al., Diffuse Alveolar Hemorrhage in Hematopoetic Stem Cell Transplant Recipients. Am J Respir Cri Care Med (2002), 166, 641–645

Cooke KR, Jannin A, Ho V, The contribution of endothelial Activation and Injury to End Organ Toxicity following allogeneic hematopoietic Stem Cell transplantation. BBMT (2008), 14, 23–32

DeLeve LD, Shulman HM, McDonald GB, Toxic injury to hepatic sinusoids: sinusoidal obstruction syndrome (veno-occlusive disease). Semin Liver Dis (2002), 22, 27–41

Fukuda T et al., Risks and outcomes of idiopathic pneumonia syndrome after nommyeloablative and conventional conditioning regimens for allogeneic hematopoietic stem cell transplantation. Blood (2003), 102, 2777–2785

Richardson PG et al., Treatment of severe veno-occlusive disease with defibrotide: compassionate use results in response without significant toxicity in a high-risk population. Blood (1998), 92, 737–744

Sencer ST, Haake RJ, Weisdorf DJ, Hemorrhagic cystitis after bone marrow transplantation. Risk factors and complications. Transplantation (1993), 56, 875–879

Spielberger R et al., Palifermin for oral mucositis after intensive therapy for hematologic cancers. N Engl J Med (2004), 351, 2590–2598

28 Infektiologie*

Simon Leroux, Andrew J. Ullmann

Einleitung

Infektionskrankheiten sind einer der Hauptfaktoren für die Morbidität und Letalität nach einer allogenen hämatopoetischen Stammzelltransplantation. Es gibt einen engen Zusammenhang zwischen dem Ablauf der Immunrekonstitution und der Inzidenz der infektiösen Komplikationen. Die frühe Posttransplantationsphase (0–30 Tage) zeichnet sich wegen der lang anhaltenden Neutropenie und fehlender mukokutanen Integrität durch eine gesteigerte Empfindlichkeit gegenüber bakteriellen Infektionen durch gramnegative (aus dem Darmtrakt übertragene) und grampositive (katheterassoziierte, aber auch aus dem Darmtrakt übertragene) Erreger, Pilzinfektionen, meistens durch Candida und später Aspergillus-Spezies, und schließlich Herpesviridae-Infektionen aus. Als erstes erholen sich die Zellen der unspezifischen Immunität, sodass die zeitlich nachfolgenden Infektionen häufig mit einer Störung der zellulären und schließlich der humoralen Immunität zusammenhängen. Deswegen sind in der zweiten Phase (30–100 Tage) Herpesviridae, insbesondere CMV und EBV, aber auch Pneumocystis jirovecii (PCP, pneumocystis jirovecii pneumonia) und Aspergillen häufige Erreger. In der Spätphase (> 100 Tage) trifft man dann auf VZV, EBV und bekapselte Bakterien (z.B. Pneumokokken). Die Erholung der erworbenen Immunantwort wird durch eine aGVHD oder cGVHD und ihre Behandlung beeinträchtigt. Die respiratorischen und gastroenteritischen Viren bleiben ein konstantes Risiko unabhängig vom Immunstatus des Patienten und können im Vergleich zum immunkompetenten Patienten schwere Krankheitsverläufe verursachen. Diese infektiösen Komplikationen können z.T. durch Prophylaxe, frühzeitige Diagnose und empirische, präemptische bzw. gezielte Therapie vermieden werden. Hier bedarf es eines Wortes der Vorsicht: Die übertriebene Verwendung von breiten und ausgedehnten Therapien mit Antiinfektiva führt zu unnötigen belastenden Nebenwirkungen und Resistenzbildung beim Patienten.

Bakterien

Diagnostik

Bakterielle Infektionen äußern sich oft in der neutropenischen Phase durch eine unspezifische Symptomatik, aber ein hohes Letalitätsrisiko. Deswegen sollte bei diesen Patienten bei einmaligem Fieber (> 38,3°) oder anderen unspezifischen Sepsiszeichen (z.B. Hypotonie, Tachykardie, neu aufgetretenen kognitiven Störungen) eine sofortige diagnostische und therapeutische Intervention durchgeführt werden. Periphere und zentrale (aus dem ZVK oder Portkatheter) Blutkulturen sind vor der Einleitung einer Antibiotikatherapie unerlässlich. Zusätzliches Material sollte gleichfalls in Abhängigkeit von der klinischen Symptomatik gewonnen werden

---

* Alle Tabellen, auf die in diesem Kapitel verwiesen wird, sind im Anhang am Ende des Buches zu finden.

(z.B. Urin, Stuhl, Katheterspitze, Liquor, Sputum, Trachealsekret bzw. BAL).

Prophylaxe

Die Prävention besteht in erster Linie in einer strikten Beachtung der standardhygienischen Maßnahmen, insbesondere Handdesinfektion, Umkehrisolation sowie ggf. Isolation von Patienten mit multiresistenten Erregern (MRE). Dennoch ist auch bei allogener HSZT während der frühen neutropenischen Phase eine antibiotische Primärprophylaxe zur Senkung der Inzidenzrate der gramnegativen Sepsis durch Fluorchinolon u.U. sinnvoll (s. Tab. A.28.1) [Gafter-Gvili et al. 2012]. Spätestens nach Rekonstitution der Neutrophilenzahl sollte diese Prophylaxe beendet werden. Selektive Darmdekontamination scheint eher Resistenzen aufkommen zu lassen. Das wird auch bei der Antibiotikaprophylaxe beobachtet [Gafter-Gvili et al. 2012].

In der Spätphase kann eine Primärprophylaxe gegen Infektionen durch *Streptococcus pneumoniae* nur bei Patienten mit einer chronischen extensiven GVHD erwogen werden, solange diese eine immunsuppressive Therapie erfordert. Für diese Situation existieren jedoch keine prospektiven kontrollierten Studien. Bei der Wahl des prophylaktischen Medikaments sollten die lokalen Resistenzmuster beachtet werden (s. Tab. A.28.1).

Bei Patienten mit Hypogammaglobulinämie (IgG ≤ 4 g/l) und rezivierenden bzw. schweren Infektionen kann eine Substitutionstherapie mit intravenösem Immunglobulin (IVIG) erwogen werden. Der IgG-Spiegel sollte nach allogener HSZT regelmäßig kontrolliert und die niedrigste Dosis gewählt werden, mit der ein Spiegel über 4 g/l erreicht wird. Doch die evidenzbasierte Datenlage ist nicht eindeutig [Cordonnier et al. 2003]. Dennoch erscheint bei Patienten mit rezidivierenden bakteriellen Infektionen und IgG-Mangel die Substitution eine sinnvolle Maßnahme.

Empirische Therapie

Bei Fieber in der Neutropenie sollte die Wahl der ersten empirischen Antibiotikatherapie (s. Tab. A.28.2) mehrere Faktoren berücksichtigen: Der Schweregrad der Infektion, eine bekannte Besiedlung durch MRE, Organversagen sowie Allergien, erwartete Nebenwirkungen oder Interaktionen können die Therapieoption beeinflussen.

Bei Patienten mit Fieber in der Neutropenie sollten Breitbandantibiotika Verwendung finden, die auch gegen die meisten Pseudomonasspezies wirksam sind. Dabei müssen die hämatologischen Einrichtungen ihre lokale Epidemiologie genau kennen und ggf. Modifikationen in ihrer Erstlinientherapie zusammen mit den Mikrobiologen und Infektiologen festlegen.

Bei Nachweis eines Erregers ist die Fortsetzung einer Breitspektrumantibiotikatherapie unter Einbeziehung des isolierten Keimes in das antimikrobielle Spektrum empfohlen.

Spezifische Therapie für ausgewählte Infektionsentitäten

Katheterassoziierte Infektionen

Nachgewiesene Katheterinfektionen (s. Tab. A.28.3) sind durch klinische Zeichen einer Blutbahninfektion ohne andere offensichtliche Infektionsursachen und Isolierung des gleichen Erregers aus peripheren Blutkulturen und der Kultur der Katheterspitze (mit ≥ 15 KBE, koloniebildende Einheiten) definiert.

Clostridium difficile

Bei Diarrhöe unter Antibiotikatherapie sollte eine Stuhlkultur mit Clostridium-difficile-Toxinnachweis erfolgen. Bei einem positiven Ergebnis sollte eine Therapie mit Metronidazol und Isolation einsetzen. Die Isolationsmaßnahmen können ab 48 h nach kompletter Rückbildung der Diarrhöe ohne Kontrolle der Stuhlprobe abgesetzt werden (s. Tab. A.28.4).

Multiresistente Erreger

Zu den multiresistenten Erregern gehören Methicillin-resistente Staphylococcus aureus (MRSA), Vacomycin-resistente Enterokokken (VRE) und multiresistente gramnegative Stäbchen (MRGN). Die Letzten sind durch ihre Resistenz gegen 3 (3MRGN) bzw. 4 (4MRGN) der 4 wichtigsten Antibiotikagruppen (Ureidopenicilline, 3./4. Generations-Cephalosporine, Carbapeneme und Fluorchinolone) definiert [RKI 2012] (s. Tab. A.28.5). Der Nachweis einer Infektion oder Kolonisation durch einen dieser Erreger bedingt eine Isolationsmaßnahme (gemäß Richtlinie des Robert Koch-Instituts, RKI). Außerdem sollte die empirische Antibiotikatherapie in diesem Fall diese Bakterien erfassen.

Bei bekannter MRSA-Besiedlung muss eine Dekontaminationsbehandlung in Betracht gezogen werden [RKI 1999].

Viren

Virale Diagnostik

Der molekularbiologische Nachweis von Virus-RNA oder -DNA gilt heutzutage als Referenzmethode einer viralen Infektion. Kulturnachweise und Serologien haben eine deutlich niedrigere Sensitivität und Spezifität – insbesondere im Kontext einer Immunsuppression oder der allogenen Blutstammzelltransplantation. Der Nachweis von Viren in einer Probe bedarf aufgrund der Häufigkeit dieses Befundes trotzdem weiterer differenzialdiagnostischer Evaluation der Symptome eines Patienten [Hirsch et al. 2013].

Antivirale Prophylaxe

Ohne Prophylaxe reaktivieren 80% der Patienten eine HSV-Infektion während der frühen Posttransplantationsphase [Meyers, Flournoy, Thomas 1980]. Die Primärinfektion bei den ca. 20% seronegativen Patienten ist hingegen selten. Deshalb ist bei diesen Patienten eine antivirale Prophylaxe optional.

Primärprophylaxe wird empfohlen für VZV-seropositive Patienten für mindestens ein Jahr; bei cGVHD länger [Boeckh et al. 2006]. Bei seronegativen Patienten wird eine Postexpositionsprophylaxe mit Virostatika empfohlen (s. Tab. A.28.6). Bei HBsAg-positiven Patienten ist eine Prophylaxe mit Lamivudin zur Verhinderung einer Hepatitis-B-Reaktivierung zu berücksichtigen [Hsiao et al. 2006; Lau et al. 2002]. Unklar bleiben jedoch die optimale Dauer der Therapie (mindestens 12 Monate nach [Cornberg et al. 2011]) und die Folgen von Resistenzentwicklung.

Antivirale Therapie

Präemptive Therapie bei CMV

Seit der Einführung des CMV-PCR (DNA-Nachweis) und pp65-Antigennachweis gilt die präemptive Therapie für CMV-Reaktivierung als Standard [Einsele et al. 1995]. Die CMV-Viruslast (VL) oder das pp65-Antigen sollte mindestens bis Tag +100 wöchentlich kontrolliert werden; bei Vorliegen einer cGVHD oder bei niedriger CD4-Zellzahl (< 75/ul) auch darüber hinaus (s. Tab. A.28.7). Die Therapie wird bei positiver Antigenämie oder PCR eingesetzt. Die meisten Zentren empfehlen den Beginn einer präemptiven Therapie gegen CMV ab 1000 Kopien/μl. Nach haploidentischen oder Nabelschnurbluttransplantationen gelten häufig niedrigere Schwellenwerte zu Therapiebeginn.

EBV-Therapie
Wöchentliche Kontrolle der EBV-Viruslast durch quantitative PCR ist empfohlen für mindestens 3 Monate und länger bei cGVHD in Hochrisikopatienten. Das gilt in erster Linie für haploidentisch und mit T-Zell-depletierten Stammzellpräparaten transplantierten Patienten. Bei Verdacht und nachfolgend positivem Ergebnis ist eine präemptive Therapie mit Rituximab 375 mg/m² indiziert, um eine lymphoproliferative Erkrankung nach Transplantation zu vermeiden. Begleitende Behandlungsmöglichkeiten sind EBV-spezifische Lymphozyteninfusionen und Reduktion der immunsuppressiven Therapie [van Esser et al. 2002].

Gezielte Therapie verschiedener Viruskrankheiten
Nachfolgend werden die Therapie-Empfehlungen nach Erreger und Indikation vorgestellt (s. Tab. A.28.8 und A.28.9). Die Therapie für HSV und VZV wird durch viele kontrollierte Studien unterstützt [Wade et al. 1982; Shepp et al. 1985; Safrin et al. 1991; Chakrabarti et al. 2000; Balfour et al. 1983]. Die Therapie-Empfehlungen für HHV-6, Adenovirus, Polyomavirus Typ I (BKV) und Typ II (JCV) und die respiratorischen Viren (bis auf RSV, respiratory syncytial virus) basieren häufig auf Fallberichtsammlungen.

Cidofovir ist die bisher einzig akzeptable und dokumentierte Therapieoption bei Adenovirusinfektionen [Lindemans, Leen, Boelens 2010] (s. Tab. A.28.10).

HHV-6 A und B sind Spezies des Betaherpesviren-Genus, das auch CMV und HHV-7 enthält. Diese beiden Viren können reaktivieren, und HHV-6 B könnte Enzephalitis, Pneumonie oder verzögerte Anwachsen des Transplantats verursachen. Die Pathogenität von HHV-6 A wurde noch nicht eruiert. Die Virostatika, die gegen HHV-6 in vitro effektiv sind und erfolgreich benutzt wurden, sind in Tabelle A.28.11 dargestellt.

Die Reaktivierung des Polyomavirus Typ I (BKV) nach HSZT ist nicht selten und wurde mit dem Erscheinen der hämorrhagischen Zystitis assoziiert (s. Tab. A.28.12). Besonders bei HIV-Patienten ist das Polyomavirus Typ II (JCV) für die progressive multifokale Leukenzephalopathie (PML, progressive multifocal leukoencephalopathy) verantwortlich. Es kann aber auch bei HSZT-Empfängern vorkommen. Es gibt keine gesicherte wirksame spezifische Therapie für die PML.

Die respiratorischen Viren können bei allogen transplantierten Patienten einen schweren Verlauf haben mit lebensbedrohlichen Infektionen der unteren Atemwege. Evidenzbasierte Therapie-Empfehlungen existieren für die RSV- [Ullmann et al. 2012; Chemaly et al. 2012] und Influenzaviren- [Choi et al. 2011; Boudreault et al. 2011] Infektionen (s. Tab. A.28.13 und A.28.14). Für die anderen respiratorischen Viren enthält die Literatur nur einige Fallberichte mit widersprechenden Ergebnissen. Manche Autoren schlagen für Parainfluenzavirusinfektionen eine Therapie mit Ribavirin aerosol vor, es existiert jedoch keine sichere Effektivität in HSZT-Empfängern.

Pilze

Diagnostik

Bei persistierendem Fieber oder atypischem Krankheitsbild sollte immer an Pilzinfektionen gedacht werden. Invasive Candida-spp.-Infektionen sind hauptsächlich Candidämien. Bei Bestätigung einer Blutbahninfektion durch Candida spp. sollten systematisch eine Fundoskopie und eine transösophageale Echokardiografie erfolgen [Ullmann et al. 2012].

Invasive Aspergillus-spp.-Infektionen bestehen am häufigsten in Nebennasenhöhleninfektionen oder Infektionen des unteren respiratorischen Traktes und können hämatogene diffuse Infektionen verursachen. Kulturen, Galaktomannan im Blut oder Trachealsekret und/oder BAL sowie hochauflösende Thorax-CT sind die Schlüsselelemente der Diagnostik. Serielle Bestimmung des Galaktomannanspiegels im Blut zweimal pro Woche ist ein wichtiger Bestandteil einer präemptiven Strategie.

Mukormykosen sind seltene Infektionen, deren Diagnose schwierig und oft unsicher ist. Kulturen und histopathologische Untersuchungen sind fundamental. Spezifische Zeichen im Thorax-CT können Mukormykose von Aspergillose unterscheiden (reversed halo sign, assoziierter Pleuraerguss, > 10 noduläre Infiltrate). Nebenhöhlenbefall mit Knochenbeteiligung ist häufig, und eine kranielle CT und/oder MRT sollten systematisch durchgeführt werden. Meist führen erst molekularbiologische Untersuchungsmethoden zur Diagnose.

Antimykotische Prophylaxe

Die Primärprophylaxe ist hauptsächlich gegen Candida spp. während der frühen neutropenischen Phase gerichtet. Bei längerer Neutropenie und GVHD sind Schimmelpilzinfektionen das Hauptrisiko für die Morbidität (s. Tab. A.28.15) [Ullmann et al. 2007, 2012].

Die sekundäre Prophylaxe ist bei Patienten mit vorausgehender Pilzinfektion bei einer neuen immunsuppressiven Therapie empfohlen. Zu diesem Zweck sollte wieder das gleiche Antimykotikum Anwendung finden.

Kontrollen des Plasmaspiegels von Antimykotika (hier sind in erster Linie die Triazole gemeint) sind bei V.a. Durchbruchsinfektionen, Nebenwirkungen, Interaktionen mit einer Begleitmedikation, unsicherer Compliance und/oder fraglicher Absorption (z.B. Diarrhö, GVHD) im Rahmen einer antimykotischen Prophylaxe/Therapie mit Posaconazol oder Voriconazol empfehlenswert. Zunehmend finden sich Daten und Analysen, die einen Zusammenhang der erzielten Konzentration eines Triazols im Plasma des Patienten und der klinischen Wirkung nahe legen [Walsh et al. 2007; Troke, Hockey, Hope 2011].

Die Primärprophylaxe der Pneumocystis-Pneumonie sollte aus Trimethoprim/Sulfmethoxazol bestehen [Green et al. 2007] (s. Tab. A.28.16). Bei Intoleranz oder Nebenwirkungen können diverse andere Optionen genutzt werden.

Empirische vs. präemptive Therapie

Wenn ein Zentrum sich gegen eine antimykotische Prophylaxe entscheidet, sind Alternativen möglich, die aber häufig mit einer höheren Inzidenz von Pilzinfektionen und möglicherweise mit einer höheren Sterblichkeit behaftet sind. Die empirische Therapie geht von dem Grundsatz aus, dass ein persistierendes Fieber unter drei- oder viertägiger Breitbandantibiotikatherapie einer Pilzinfektion entspricht, ohne dass ein spezifischer Erreger verdächtigt wurde. Die präemptive Therapie basiert auf der Durchführung von verschiedenen diagnostischen Untersuchungen (Bildgebung und/oder Biomarker), um ein frühzeitiges Entstehen einer Pilzinfektion festzustellen und dann erst eine gezielte Therapie einzusetzen. Dieses Konzept ist besonders für eine invasive Aspergillose geeignet (mit Galaktomannan und hochauflösender Thorax-CT als Parameter). Standardisierte Kriterien für die präemptive Therapie sind dennoch nicht definiert. Außerdem fehlen spezifische und sensible Marker für Candida spp., Mukormykose und Hyalohyphomykose. Die Wahl zwischen diesen beiden

Konzepten sollte die diagnostischen Möglichkeiten eines spezifischen Zentrums und seine lokale Pilzepidemiologie in Betracht ziehen.

Spezifische Therapie verschiedener invasiver Pilzkrankheiten

Siehe Tabelle A.28.17–A.28.21

Literatur

Balfour HH Jr et al., Acyclovir halts progression of herpes zoster in immunocompromised patients. N Engl J Med (1983), 308, 1448–1453

Boeckh M et al., Long-term acyclovir for prevention of varicella zoster virus disease after allogeneic hematopoietic cell transplantation – a randomized double-blind placebo-controlled study. Blood (2006), 107, 1800–1805

Boudreault AA et al., Impact of corticosteroid treatment and antiviral therapy on clinical outcomes in hematopoietic cell transplant patients infected with influenza virus. Biol Blood Marrow Transplant (2011), 17, 979–986

Chakrabarti S et al., Resistance to antiviral drugs in herpes simplex virus infections among allogeneic stem cell transplant recipients: risk factors and prognostic significance. J Infect Dis (2000), 181, 2055–2058

Chemaly RF et al., An Adaptive Randomized Trial of an Intermittent Dosing Schedule of Aerosolized Ribavirin in Patients With Cancer and Respiratory Syncytial Virus Infection. J Infect Dis (2012), 206, 1367–1371

Choi SM et al., Differences in clinical outcomes after 2009 influenza A/H1N1 and seasonal influenza among hematopoietic cell transplant recipients. Blood (2011), 117, 5050–5056

Cornberg M et al., AWMF. Prophylaxis, diagnosis and therapy of hepatitis B virus infection – the German guideline. Z Gastroenterol (2011), 49, 871–930

Cordonnier C et al., Should immunoglobulin therapy be used in allogeneic stem-cell transplantation? A randomized, double-blind, dose effect, placebo-controlled, multicenter trial. Ann Intern Med (2003), 139, 8–18

Einsele H et al., Polymerase chain reaction monitoring reduces the incidence of cytomegalovirus disease and the duration and side effects of antiviral therapy after bone marrow transplantation. Blood (1995), 86, 2815–2820

Gafter-Gvili A et al., Antibiotic prophylaxis for bacterial infections in afebrile neutropenic patients following chemotherapy (Review). Cochrane Database Syst Rev (2012), 1, 1–299

Green H et al., Prophylaxis of Pneumocystis pneumonia in immunocompromised non-HIV-infected patients: systematic review and meta-analysis of randomized controlled trials. Mayo Clin Proc (2007), 82, 1052–1059

Hirsch HH et al., Fourth European Conference on Infections in Leukaemia (ECIL-4): Guidelines for Diagnosis and Treatment of Human Respiratory Syncytial Virus, Parainfluenza Virus, Metapneumovirus, Rhinovirus, and Coronavirus. Clin Infect Dis (2013), 56, 258–266

Hsiao LT et al., Extended lamivudine therapy against hepatitis B virus infection in hematopoietic stem cell transplant recipients. Biol Blood Marrow Transplant (2006), 12, 84–94

Lau GK et al., Preemptive use of lamivudine reduces hepatitis B exacerbation after allogeneic hematopoietic cell transplantation. Hepatology (2002), 36, 702–709

Lindemans CA, Leen AM, Boelens JJ, How I treat adenovirus in hematopoietic stem cell transplant recipients. Blood (2010), 116, 5476–5485

Meyers JD, Flournoy N, Thomas ED, Infection with herpes simplex virus and cell-mediated immunity after marrow transplant. J Infect Dis (1980), 142, 338–346

Safrin S et al., A controlled trial comparing foscarnet with vidarabine for acyclovir-resistant mucocutaneous herpes simplex in the acquired immunodeficiency syndrome. The AIDS Clinical Trials Group. N Engl J Med (1991), 325, 551–555

Shepp DH et al., Oral acyclovir therapy for mucocutaneous herpes simplex virus infections in immunocompromised marrow transplant recipients. Ann Intern Med (1985), 102, 783–785

Troke PF, Hockey HP, Hope WW. Observational study of the clinical efficacy of voriconazole and its relationship to plasma concentrations in patients. Antimicrob Agents Chemother (2011), 55, 4782–4788

Van Esser JW et al., Prevention of Epstein-Barr virus-lymphoproliferative disease by molecular monitoring and preemptive rituximab in high-risk patients after allogeneic stem cell transplantation. Blood (2002), 99, 4364–4369

Ullmann AJ et al., ESCMID guideline for the diagnosis and management of Candida diseases 2012: adults with haematological malignancies and after haematopoietic stem cell transplantation (HCT). Clin Microbiol Infect (2012), 18 Suppl. 7, 53–67

Ullmann AJ et al., Posaconazole or fluconazole for prophylaxis in severe graft-versus-host disease. N Engl J Med (2007), 356, 335–347

Wade JC et al., Intravenous acyclovir to treat mucocutaneous herpes simplex virus infection after marrow transplantation: a double-blind trial. Ann Intern Med (1982), 96, 265–269

Walsh TJ et al., Treatment of invasive aspergillosis with posaconazole in patients who are refractory to or intolerant of conventional therapy: an externally controlled trial. Clin Infect Dis (2007), 44, 2–12

29 Transfusionstherapie

Hannes Wandt

Die nachfolgenden Ausführungen orientieren sich an den Leitlinien der Fachgesellschaften und der Bundesärztekammer für durch intensive Chemotherapie induzierte Knochenmarkinsuffizienz sowie den Richtlinien zur hämatopoetischen Transplantation der EBMT [DGHO 2006; Querschnittsleitlinien der Bundesärztekammer 2009; EBMT Handbook 2008]. Die Transfusion von Blut- und Blutbestandteilen unterliegt dem Transfusionsgesetz und den 2005 novellierten Richtlinien der Bundesärztekammer [Richtlinien (Hämotherapie), Bundesärztekammer 2005]. Generell ist darauf hinzuweisen, dass seit 2001 in Deutschland nur noch leukozytendepletierte Blutpräparate hergestellt werden (< 10^6 Leukozyten pro Präparat).

Erythrozytentransfusion

Die Indikation zur Transfusion von Erythrozytenkonzentraten ist nicht allein anhand des aktuellen Hämoglobinwertes (Hb), sondern immer individuell und in Abhängigkeit von der klinischen Symptomatik und der Kompensationsmöglichkeiten des Patienten zu stellen (kardiale, vaskuläre, pulmonale Situation). Als kritischer unterer Grenzwert gilt ein Hämatokrit von 15% und ein Hb von 5 g/dl bei sonst stabiler Situation des Patienten. Bei schwerkranken transplantierten Patienten sollte das Hb zwischen 7 und 9 g/dl liegen, bei Zeichen der Hypoxie bis zu 10 g/dl. Pro transfundiertem Erythrozytenkonzentrat ist beim Erwachsenen mit einem Anstieg des Hb um 1,0–1,5 g/dl zu rechnen. Verdünnungseffekte durch das Infusionsprogramm sind zu berücksichtigen.

Thrombozytentransfusion

Der Therapie-Effekt der Thrombozytenkonzentrate (TK), die per Apherese oder gepoolt aus 4–6 Einzelblutspenden gewonnen werden, ist vergleichbar. Eine absolute Indikation für Apherese-TKs ergibt sich nur noch für die HLA- oder HPA- (humane Plättchenantigene) kompatible Transfusion. TKs können maximal 5 Tage bei Raumtemperatur und ständiger Bewegung gelagert werden. In der Regel sollen ABO-Blutgruppen- und, wenn möglich, Rh-kompatible TKs transfundiert werden. In Notfällen können aber auch inkompatible TKs verabreicht werden. An seltenen, aber akut lebensbedrohlichen Komplikationen der TKs sind die bakterielle Kontamination und die transfusionsassoziierte akute Lungeninsuffizienz (TRALI, transfusion related acute lung injury) zu erwähnen, die in 70% zur maschinellen Beatmung und in 25% zum Tode führt. Bei Patienten nach allogener Blutstammzelltransplantation ohne Blutungszeichen und ohne Komplikationen, wie Fieber, schwerer Graft-versus-Host-Reaktion, schwerer Mukositis oder Zystitis, soll erst ab einem Morgenwert der Thrombozyten von ≤ 10 000/µl transfundiert werden. Bei Komplikationen sollte die Thrombozytenzahl bei > 20 000/µl gehalten werden. Dies gilt auch für invasive Untersuchungen. Bei operativen Eingriffen werden Thrombozytenwerte ≤ 50 000/µl empfohlen. Generell gilt heute auch bei der Gabe von TKs eine individuelle, patientenbezogene Indikation. So kann nach neueren Studien, z.B. bei Patienten nach autologer Stammzelltransplantation in klinisch stabiler Situation, auf eine routinemäßige prophylaktische Transfusion verzichtet werden. Eine therapeutische Transfusionsstrategie ist ausreichend und reduziert die Menge transfundierter TKs um ca. 25% [Wandt et al. 2006, 2008].

Findet sich zweimal hintereinander ein geringerer Thrombozytenanstieg als 7500/µl, gemessen eine Stunde nach Transfusion, liegt eine Refraktärität vor. In diesem Fall sollte nur bei klinischen Blutungszeichen transfundiert werden; wenn möglich HLA- oder HPA-kompatibel. Bei stärkeren Blutungen können Massivtransfusionen von bis zu 10 TKs in Kombination mit lokalen blutstillenden Maßnahmen eingesetzt werden. Prinzipiell sollte bei refraktären Patienten folgendermaßen vorgegangen werden:
- Präparatequalität prüfen (AB0-Kompatibilität, Lagerungsdauer)
- Nicht immunologischen Verbrauch ausschließen (Sepsis, DIC, Blutung, Splenomegalie, Medikamente)
- Erst dann HLA- oder HPA-kompatible Präparate (evtl. Kreuzprobe) einsetzen, alternativ Massivtransfusion

Granulozytentransfusion

Die interventionelle Gabe von Granulozytenkonzentraten (nach G-CSF-Vorbehandlung des Spenders) kann in Ausnahmesituationen zur Überbrückung einer lebensbedrohlichen Infektion bei in Bälde zu erwartender Regeneration der Granulopoese indiziert sein. Granulozytentransfusionen sollten jedoch vorrangig im Rahmen von Studien erfolgen.

Substitution von Plasma/Gerinnungsfaktoren

Die Behandlung von plasmatischen Gerinnungsstörungen unterscheidet sich bei Transplantationspatienten nicht von üblichen Standards.

Bestrahlung von zellulären Blutprodukten und CMV-Prävention

Die Blutprodukte müssen zur Vermeidung einer transfusionsassoziierten GVHD mit mindestens 25 Gy bestrahlt werden. Alle Bluttransfusionen bei Patienten, die *autolog* transplantiert werden, sollen mindestens 7 Tage vor der Stammzellapherese und bis 3 Monate nach der Transplantation bestrahlt werden. *Allogen* transplantierte Patienten sollen ab der Konditionierung und dann für mindestens 6 Monate mit bestrahlten Blutprodukten versorgt werden. Bei aktiver GVHD sollen auch weiterhin nur bestrahlte Konserven gegeben werden. Da alle zellulären Blutprodukte in Deutschland leukozytendepletiert hergestellt werden, ist damit gleichzeitig eine ausreichend effektive Reduktion des Risikos zur Übertragung von CMV gewährleistet. Bei CMV-seronegativen allogen transplantierten Patienten kann unter intensiver Immunsuppression möglicherweise das Restrisiko dadurch weiter reduziert werden, dass Blutprodukte von CMV-negativen Spendern gegeben werden.

Blutgruppeninkompatibilität von Spender und Empfänger

Bei 15–25% der Familienspender und noch häufiger bei unverwandten Spendern besteht zwischen Spender und Empfänger eine Unterschiedlichkeit der Blutgruppe. Es kann eine Major-AB0-Inkompatibilität (z.B. Spender A und Empfänger 0), eine Minor-Inkompatibilität (z.B. Spender 0 und Empfänger A) oder eine bidirektionale Major-plus-Minor-Inkompatibilität vorliegen (z.B. Spender A und Empfänger B). Bei jeder Inkompatibilität müssen nach der Transplantation zunächst Erythrozyten der Blutgruppe 0 gegeben werden, bis beim Empfänger AB0-Antikörper nicht mehr nachweisbar sind und der Antiglobulintest negativ ist. Dann kann auf die Spenderblutgruppe umgestellt werden.

Vor der Transplantation von Knochenmark werden i.d.R. ab einem Isoagglutinintiter von ≤ 1 : 64 gegen die Spenderblutgruppe die Erythrozyten aus dem Transplantat entfernt bzw. reduziert. Bei peripheren Blutstammzelltransplantaten ist der Anteil an roten Blutkörperchen meist so gering, dass keine weitere Manipulation des Transplantats notwendig ist.

Bei Minor-Inkompatibilität und z.B. hohem Anti-A-Titer kann das Spenderplasma reduziert werden, um eine akute Hämolyse im Empfänger zu vermeiden. Die Transfusion von TKs und Plasma sollte bei Major- und Minor-Inkompatibilität entsprechend der Empfängerblutgruppe erfolgen, bei bidirektionaler Inkompatibilität sollten TKs und Plasma nach Möglichkeit in Blutgruppe AB gegeben werden. Wenn Empfängererythrozyten nicht mehr nachweisbar sind, soll auch bei der Gabe von TKs und Plasma auf die Spenderblutgruppe gewechselt werden.

Zusammenfassung

Blutprodukte und Transfusionen spielen im Rahmen von onkologischen Therapien eine wichtige Rolle. Bei der allogenen Blutstammzelltransplantation sind neben den allgemein üblichen Regeln zum Umgang mit Blutprodukten besondere Risiken, wie CMV-Reaktivierung, Allo-Sensibilisierung und Änderungen der Blutgruppe durch die Transplantation, zu berücksichtigen. Dies erfordert eine enge Abstimmung zwischen Transplanteur, Transfusionszentrale und dem transfundierenden Arzt.

Literatur

Bundesärztekammer (2009) Querschnitts-Leitlinien zur Therapie mit Blutkomponenten und Plasmaderivaten. Deutscher Ärzte-Verlag, Köln

Bundesärztekammer (2005) Richtlinien zur Gewinnung von Blut und Blutbestandteilen und zur Anwendung von Blutprodukten (Hämotherapie). Deutscher Ärzte-Verlag, Köln

DGHO (Deutsche Gesellschaft für Hämatologie und Onkologie) (2006) Empfehlungen zur Thrombozytentransfusion. www.dgho.de

The EBMT Handbook (2012), Revised Edition, European School of Haematology

Wandt H et al., A therapeutic platelet transfusion strategy is safe and feasible in patients after autologous peripheral blood stem cell transplantation. Bone Marrow Transpl (2006), 37, 387–392

Wandt H et al., A Therapeutic Platelet Transfusion Strategy without Routine Prophylactic Transfusion is Feasible and Safe and Reduces Platelet Transfusion Numbers Significantly: Preliminary Analysis of a Randomized Study in Patients after High Dose Chemotherapy and Autologous Peripheral Blood Stem Cell Transplantation. Blood (2008), 112, 11, Abstract 286

30 Long-term follow-up

30.1 Nachsorgeuntersuchungen

Eva Maria Wagner

Einleitung

Die Nachsorge stammzelltransplantierter Patienten erfordert Aufmerksamkeit für unterschiedliche medizinische, soziale und psychologische Bereiche. Sie beinhaltet die Remissionskontrolle der Grunderkrankung, sollte erwarteten Toxizitäten der Vortherapien und Konditionierungsregime Rechnung tragen und auch transplantationsspezifische Langzeitfolgen, wie Infektionen und GVHD, berücksichtigen. Neben medizinischen Aspekten sind auch die Wiedereingliederung des Patienten in sein soziales, familiäres und berufliches Umfeld zu begleiten sowie Hilfestellungen im Umgang mit veränderten persönlichen Voraussetzungen des einzelnen Patienten zu leisten.

Die lebenslange Begleitung insbesondere allogen transplantierter Patienten wird durch unterschiedlichste ärztliche Strukturen übernommen – Hausärzte, niedergelassene Hämato-Onkologen, erstversorgende hämato-onkologische Kliniken, Fachärzte unterschiedlichster anderer Disziplinen und nicht zuletzt das Transplantationszentrum übernehmen unterschiedliche Aufgaben, um der komplexen Betreuung dieser Patienten gerecht zu werden. Die Organisationsstrukturen und Aufgabenteilungen sind individuell unterschiedlich und müssen an die technischen Möglichkeiten und letztlich auch klinischen Erfahrungen der betreuenden Kollegen vor Ort angepasst sein. Die letzte Verantwortung für Transplantation und Nachsorge verbleibt jedoch beim transplantierenden Zentrum, das die Qualität und Sicherheit der Versorgung aller transplantierten Patienten sicherstellen muss. Diesen vielfältigen Aufgaben kann nur in einem multiprofessionellen Team aus Ärzten, Pflegenden, Sozialarbeitern, Physiotherapeuten und Psychologen begegnet werden [Sun et al. 2010; Wingard et al. 2011; Majhail et al. 2012].

Remissionskontrolle

Rezidive der Grunderkrankung nach autologer oder allogener Stammzelltransplantation sollten frühestmöglich erkannt werden, um dem Patienten eine kurative Behandlungsoption anbieten zu können. Insbesondere nach allogener Transplantation steht durch das neue Immunsystem mit Immuntherapien (z.B. Reduktion der Immunsupression oder Verstärkung der Immunantwort durch Spenderlymphozyteninfusionen) eine neue therapeutische Option zur Verfügung, die eine Krankheitskontrolle, in einigen Fällen sogar auch Heilung, ermöglicht.

Je nach Grunderkrankung sollten die Maßnahmen und Zeitintervalle zur Remissionskontrolle gewählt werden. Insbesondere bei Leukämien kommt der Diagnostik minimaler Resterkrankung durch molekulargenetische Methoden eine große Bedeutung zu.

Toxizitätsnachsorge

Vorherige Chemotherapien und die Konditionierungstherapie vor Transplantation können spezifische Schäden verursachen. Eine myeloablative Konditionierung mit Ganzkörperbestrahlung (12 Gy) bspw. erhöht das Risiko junger Frauen, im späteren Leben ein Mammakarzinom zu entwickeln, beträchtlich. Antikörper, wie Alemtuzumab oder Rituximab, vermitteln lang anhaltende Defekte des neuen Immunsystems, die eine besondere Aufmerksamkeit für spezifische Infektionen erfordern.

Der Einsatz von Anthrazyklinen, auch in den Vortherapien, kann zu einer höhergradigen Herzinsuffizienz führen.

Nach jeder zytostatischen Therapie steigt das Risiko für Sekundärmalignome an (vgl. hierzu Kap. 30.9). Insbesondere durch die lang anhaltende Immunsuppression bzw. funktionelle Defizienz des neuen Immunsystems ist nach allogener Transplantation bei Langzeitüberlebenden diesem Punkt besondere Aufmerksamkeit zu schenken [Rizzo et al. 2009].

Transplantationsspezifische Probleme

Infektionen

Nach autologer und noch weit intensiver und lang dauernder nach allogener Stammzelltransplantation ist das neue transplantierte Immunsystem nicht voll funktionsfähig. Spezifische Infektionen durch Aspergillus, atypische und opportunistische Erreger oder auch Virusreaktivierungen bedrohen den transplantierten Patienten. Auf ihre Diagnostik und Therapie muss daher besonders geachtet werden. Erschwerend kommt hinzu, dass Patienten mit noch nicht voll entwickeltem Immunsystem mitunter nicht die typischen Krankheitssymptome aufweisen. Das Screening auf verschiedene Erreger (z.B. EBV, CMV, Adenovirus) ist, angepasst an das individuelle Risiko des Patienten (z.B. Konditionierungsregime, Stammzellquelle, immunsuppressive Therapie), ebenso sind antiinfektöse Prophylaxen zwingend notwendig. Weiterführende Informationen zu diesem Punkt sind in Kapitel 30.2 nachzulesen.

Um das Infektionsrisiko etwas genauer eingrenzen zu können, wird häufig nach allogener Transplantation ein Immunstatus zur Quantifizierung der T-, B-, und NK-Zellen durchgeführt. In Anlehnung an die Empfehlungen für HIV-Patienten ist eine besondere Prophylaxe bez. Pneumocystis jirovecii und Toxoplasmose bspw. bei unter 200 Helferzellen gängige Praxis. Ähnliche Empfehlungen für B- und NK-Zell-Zahlen sind derzeit noch Gegenstand wissenschaftlicher Untersuchungen.

Wesentlicher Bestandteil der Nachsorge ist der Aufbau eines verlässlichen Impfschutzes nach autologer und allogener Transplantation. Hierzu sei auf die Empfehlungen des Robert Koch-Institutes und der jeweiligen Fachgesellschaften verwiesen. Gemeinsam ist allen Impfrichtlinien eine Grundimmunisierung gegen Diphtherie, Tetanus, Polio, Pertussis, Pneumo- und Meningokokken. Sinnvolle Erweiterungen sind z.B. Hämophilus influenzae B, Influenza, Hepatitis B und – derzeit diskutiert – möglicherweise auch humane Papillomaviren. Als Lebendimpfungen wird die Impfung gegen Masern, Mumps, Röteln (ggf. auch Varizella-Zoster-Virus) erst 2 Jahre nach Transplantation empfohlen. Detaillierte Informationen finden sich in Kapitel 30.3 [Zaia et al. 2009].

GVHD

In der Frühphase nach allogener Transplantation sind das frühzeitige Erkennen von akuter und/oder chronischer GVHD sowie das Steuern der Immunsuppression nach individuellem GVHD und Relapse-Risiko wesentliche Aufgaben. Hierzu ist es notwendig, den Patienten systematisch regelmäßig körperlich zu untersuchen. Die umfängliche Erfahrung des Untersuchers mit allen seltenen Formen der GVHD ist zur klinischen Einordnung der Symptome unerlässlich. Ein zusätzlicher standardisierter Symptomfragebogen und eine Anleitung des Patienten zur verantwortungsbewussten Selbstbeobachtung sind wertvolle zusätzliche Instrumente. Nähere Informationen zur GVHD sind in Kapitel 21 nachzulesen. Regelmäßige Computertomografien der Lunge (hohe Auflösung und mit Expirationsserie) und Lungenfunktionsuntersuchungen (mit CO-Diffusionskapazität) zur Identifizierung einer nichtinfektiösen pulmonalen Komplikation (Bronchiolitis obliterans, GVHD etc.) haben sich in der klinischen Routine bewährt [Solh et al. 2011]. Ebenso sind Routinevorstellungen von Patienten mit GVHD in entsprechenden Fachdisziplinen (Augenheilkunde, Kieferchirurgie, Hals-Nasen-Ohren-Heilkunde, Zahnheilkunde, Frauenheilkunde, Dermatologie) zur Evaluation schwieriger Differenzialdiagnosen und zum Screening auf Sekundärmalignome im Bereich der chronischen GVHD hilfreich.

Stoffwechsel
Insbesondere nach allogener Stammzelltransplantation finden sich vielfältige, in ihrer Pathogenese nicht eindeutig geklärte Veränderungen. So steigt bspw. das Risiko für kardiovaskuläre Ereignisse deutlich an [Armenian et al. 2011]. Störungen des Fettstoffwechsels, Schilddrüsenfunktionsstörungen, Osteoporose, aseptische Osteonekrosen sowie verminderte Geschlechtshormonspiegel sind weit verbreitet [Tauchmanova et al. 2002; McClune et al. 2011; Schulte und Beelen 2004]. Sekundäre Hämosiderose bedingt durch chemotherapieinduzierte Polytransfusionen sind die Regel bei transplantierten Patienten [Majhail et al. 2010]. Einzelheiten zu Stoffwechselveränderungen werden in Kapitel 30.4 näher erläutert.

Lebensqualität
Neben den bereits erwähnten Langzeitfolgen gewinnt mit zunehmendem Abstand zur Transplantation die Lebensqualität zunehmend an Bedeutung. Hier sind transplantationsspezifische Einschränkungen, wie Fatigue (chronisches Müdigkeitssyndrom) und kognitive Einschränkungen, insbesondere in der sozialen und beruflichen Wiedereingliederung, sowie für die Entwicklung des Selbstbildes problematisch [Sostak et al. 2003; Tichelli et al. 2013]. Schwierigkeiten in der Partnerschaft, auch durch veränderte Sexualität bzw. sexuelle Funktionsstörungen, Ängste und Depressionen als Ausdruck einer komplexen Krankheitsverarbeitung sind für Patienten und Ärzte eine zunehmende Herausforderung, der nur in enger interdisziplinärer Zusammenarbeit verschiedenster Fachdisziplinen begegnet werden kann (vgl. Kap. 30.7).

Zusammenfassung

Die Nachsorge stammzelltransplantierter Patienten stellt in ihrer Vielfalt an Themengebieten hohe organisatorische und inhaltliche Anforderungen an Patient und Behandler. Unterschiedlichste Problemfelder, Fachdisziplinen und Organisationsstrukturen müssen koordiniert werden. Diese spannende und verantwortungsvolle Aufgabe sollte möglichst nach eng abgestimmten Richtlinien und Leitlinien erfolgen, in denen die unterschiedlichen Aufgaben, Untersuchungen und Konsultationen zu festen Zeitpunkten definiert und Verantwortlichkeiten geregelt werden. Eine Möglichkeit, einen Teil der Verantwortung für die eigene Nachsorge auch in die Hände des Patienten zu geben, ist bspw. ein Nachsorge-Patientenpass (s. Abb. 30.1). Individuelle Risiken des Patienten, wie Vorerkrankungen, Vortherapien, Konditionierung, GVHD etc., und lokale Versorgungsvoraussetzungen müssen je-

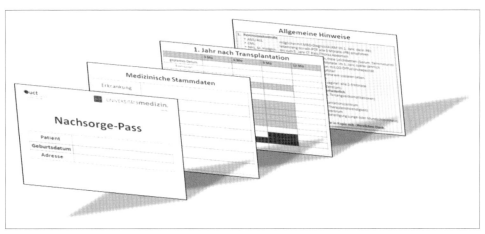

Abb. 30.1: Nachsorge-Patientenpass

weils berücksichtigt werden. Dem verantwortlichen Transplantationszentrum kommt hierbei durch seine Erfahrung eine wesentliche koordinative und beratende Funktion zu, um die Qualität und Sicherheit der Versorgung aller transplantierten Patienten sicherzustellen.

Literatur

Armenian SH et al., Predictors of late cardiovascular complications in survivors of hematopoietic cell transplantation. Biol Blood Marrow Transplant (2011), 16, 1138–1144

Majhail NS, Lazarus HM, Burns LJ, A prospective study of iron overload management in allogeneic hematopoietic cell transplantation survivors. Biol Blood Marrow Transplant (2010), 16, 832–837

Majhail NS et al., Recommended Screening an Preventove Practices for Long-Term Survivors after Hematopoietic Cell Transplantation. Biol Blood Marrow Transplant (2012), 18, 348–371

McClune BL et al., Screening, prevention and management of osteoporosis and bone loss in adult and pediatric hematopoietic cell transplant recipients. Bone Marrow Transplant (2011), 46, 1–9

Rizzo JD et al., Solid cancers after allogeneic hematopoietic cell transplantation. Blood (2009), 113, 1175–1183

Schulte CM, Beelen DW, Avascular osteonecrosis after allogeneic hematopoietic stem-cell transplantation: diagnosis and gender matter. Transplantation (2004), 78, 1055–1063

Solh M et al., Late-onset noninfectious pulmonary complications in adult allogeneic hematopoietic cell transplant recipients. Transplantation (2011), 91, 798–803

Sostak P et al., Prospective evaluation of neurological complications after allogeneic bone marrow transplantation. Neurology (2003), 60, 842–848

Sun CL et al., Prevalence and predictors of chronic health conditions after hematopoietic cell transplantation: a report from the Bone Marrow Transplant Survivor Study. Blood (2010), 116, 3129–3139

Tichelli A et al., Increase of suicide and accidental death after hematopoietic stem cell transplantation: a cohort study on behalf of the Late Effects Working Party of the European Group for Blood and Marrow Transplantation (EBMT). Cancer (2013), 119, 2012–2021

Tauchmanova L et al., High prevalence of endocrine dysfunction in long-term survivors after allogeneic bone marrow transplantation for hematologic diseases. Cancer (2002), 95, 1076–1084

Wingard JR et al., Long-term survival and late deaths after allogeneic hematopoietic cell transplantation. J Clin Oncol (2011), 29, 2230–2239

Zaia J et al., Viral disease prevention after hematopoietic cell transplantation. Bone Marrow Transplant (2009), 44, 471–482

30.2 Infektionsprophylaxe

Hartmut Bertz

Einleitung

Die Infektionsprophylaxe trägt zur Reduktion der transplantassoziierten Morbidität und Mortalität bei [Socié et al. 1999]. Die nachstehenden Empfehlungen sollten immer das lokale Resistenzspektrum der Keime in Betracht ziehen. Im Nachfolgenden werden für bestimmte Keime und Infektionen Prophylaxestrategien dargestellt; Impfungen sind in Kapitel 30.3 aufgeführt.

Risikofaktoren

Die Inzidenz der späten Posttransplantinfektionen ist abhängig von dem Grad der chronischen GVHD, dem Patientenalter, Komorbiditäten, vorausgegangenen Infektionen, der Keimkolonisation, der GVHD-Prophylaxe sowie der aktuellen immunsuppressiven Therapie. Monoklonale Antikörper und die Gabe von hoch dosiertem Cortison stellen ein besonderes Risiko dar ebenso wie eine Mukositis des gesamten Magen-Darm-Traktes sowie GVHD-assoziierte Organdysfunktionen.

Allgemeine Maßnahmen

Die Basismaßnahme ist die intensive Händehygiene, die im täglichen Leben auch das Vermeiden des Händeschüttelns beinhaltet [Boyce et al. 2002]. Durch das Vermeiden von bestimmten Lebensmitteln wird die Aufnahme von Bakterien und Pilzen vermieden (s. Kap. 30.5).

Medikamentöse Prophylaxe

Bakterien
Es besteht ein vermehrtes Risiko, an verkapselten Erregern (Haemophilus influenza, Streptokokkuspneumonie) zu erkranken [Kulkarni et al. 2000]. Besonders gefährdet sind Patienten mit chronischer GVHD, Hochdosis-Cortison und einem funktionellen Aspleniesyndrom (z.B. mit Howel-Jolly-Bodies). Neben den Impfungen ist bei sog. Durchbruchinfektionen die regelmäßige lebenslange Medikation mit einem pneumokokkenwirksamen Antibiotikum erforderlich.

Viren
Vor HSZT sollte eine serologische Diagnostik bez. Herpes-simplex-Virus und Varizella-Zoster-Virus beim Patienten durchgeführt werden. Bei Positivität sollte eine Langzeit-Aciclovir-Prophylaxe 3 × 200–400 mg/d erfolgen [Erard et al. 2007]. Abhängig von der immunsuppressiven Medikation zeigen sich Vorteile dieser Prophylaxe auch bis zu einem Jahr nach HSZT, um später auftretende VZV-Infektionen zu vermeiden. Prophylaktische Maßnahmen gegen CMV- oder EBV-Reaktivierungen werden nicht empfohlen. Wichtig ist in diesem Zusammenhang jedoch die regelmäßige PCR-Diagnostik.

Pilze
Die systemische Candidiasis bei Patienten unter HSZT ist durch Fluconazol vermeidbar [Slavin et al. 1995]. Eine Sekundärprophylaxe mit einer Aspergillus-wirksamen Substanz (liposomales Amphotericin, Caspofungin, Voriconazol) wird bei vorangegangener invasiver Aspergillose empfohlen ebenso bei Hochdosiskortikoid/Immunsuppressionstherapie.

Pneumocystis-jirovecii-Pneumonie
Nach hämatopoetischer Regeneration und unter fortgesetzter immunsuppressiver Medikation bzw. verminderten Lymphozyten-

zahlen ist eine PjP-Prophylaxe dringend erforderlich. Trimetroprim/Sulfamethoxazol ist die effektivste und somit Standardtherapie [Podzamczer et al. 1995]. Sie ist auch gleichzeitig wirksam gegen Toxoplasmose-Reaktivierung. Als Alternative stehen die Kombination Dapson/Pyrimethamin [Sangiolo et al. 2005], Pentamidin-Inhalation [Vasconcelles et al. 2000] oder Atovaquone zur Verfügung.

Tuberkulose

Patienten mit V.a. abgelaufene Tuberkulose (Alter, Anamnese, Herkunft, radiologische Veränderungen) sollten eine kontinuierliche Prophylaxe mit Isoniacid erhalten [Aljurf et al. 1999].

Immunglobuline

Die generelle Gabe von Immunglobulinen unter HSZT kann nicht empfohlen werden. Bei vermehrten Infekten oder und IgG-Spiegeln < 400 mg/dl sollten polyvalente Immunglobuline entsprechend CVID-Patienten transfundiert werden [Sneller et al. 1993].

Akute GVHD

Bei höhergradiger aGVHD sollten die Patienten neben intensiven hygienischen Maßnahmen eine antivirale Prophylaxe mit Aciclovir und bei Darm-GVHD eine Chinolon-Prophylaxe erhalten. Dies gilt speziell bei ausgeprägter Störung der Mukosabarriere. In randomisierten Studien zeigte sich eine Posaconazol-Prophylaxe bei höhergradiger aGVHD von Vorteil [Ullmann et al. 2007].

Chronische GVHD

Abhängig von der Intensität der immunsuppressiven Medikation und den im Blut gemessenen Lymphozytensubpopulationen sollte eine antiinfektiöse Prophylaxe gegen Bakterien, Pilze und Viren durchgeführt werden.

Literatur

Aljurf M et al., Mycobacterium tuberculosis infection in allogeneic bone marrow transplantation patients. Bone Marrow Transplant (1999), 2, 551–554

Boyce JM, Pittet D, Guideline for Hand Hygiene in Health-Care Settings. MMWR Recomm Rep.(2002), 51, 1–45

Erard V C et al., One-year acyclovir prophylaxis for preventing varicella-zoster virus disease after hematopoietic cell transplantation: no evidence of rebound varicella-zoster virus disease after drug discontinuation. Blood (2007), 110, 3071–3077

Kulkarni S et al., Chronic graft versus host disease is associated with long-term risk for pneumococcal infections in recipients of bone marrow transplants. Blood (2000), 95, 3683–3686

Podzamczer D et al., Intermittent trimethoprim-sulfamethoxazole compared with dapsone-pyrimethamine for the simultaneous primary prophylaxis of Pneumocystis pneumonia and toxoplasmosis in patients infected with HIV. Ann Intern Med (1995), 122, 755–761

Sangiolo D et al., Toxicity and efficacy of daily dapsone as Pneumocystis jiroveci prophylaxis after hematopoietic stem cell transplantation: a case-control study. BBMT (2005), 11, 521–529

Slavin MA et al., Efficacy and safety of fluconazole prophylaxis for fungal infections after marrow transplantation a prospective randomized, double blind stugy JID (1995), 171, 1545–1552

Sneller MC et al., NIH conference New insights into CVID Ann Intern Med (1993), 118, 720–730

Socié G et al., Long-term survival and late deaths after allogeneic bone marrow transplantation. Late Effects Working Committee of the IBMT Registry. NEJM (1999), 341, 14–21

Ullmann AJ et al., Posaconazole or Fluconazole for prophylaxis in severe graft-versus-host disease NEJM (2007), 356, 335–347

Vasconcelles MJ et al., Aerosolized pentamidine as pneumocystis prophylaxis after bone marrow transplantation is inferior to other regimens and is associated with decreased survival and an increased risk of other infections. Biol Blood Marrow Transplant (2000), 6, 35–43

30.3 Impfungen

Hartmut Bertz

Einleitung

Impfungen sind wichtig zur Vermeidung von Infektionen während der Posttransplantationsphasen. Sowohl die EBMT [Ljungman et al. 2009], die deutschsprachige Arbeitsgemeinschaft für chronische GvHD [Hilgendorf et al. 2011] als auch die CDC (Centers for Disease Control and Prevention) [Sullivan et al. 2001] haben hierzu Richtlinien herausgegeben. Verkapselte Erreger können speziell bei funktioneller Asplenie (zum Beispiel bei chronischer GvHD) zu schweren, rasch tödlich verlaufenden Infektionen, meist der oberen Luftwege führen. Abgeschwächte Lebendimpfstoffe dürfen erst 24 Monate nach hämatopoetischer Stammzelltransplantation geimpft werden. Bei Impfung von Familienangehörigen sollte der HSZT-Empfänger 10 Tage Distanz zu Sekreten des Impflings halten. Spezielle Impfungen (Gelbfieber, Dengue-Fieber, Tollwut) sollten nur nach individueller Entscheidung in Absprache mit dem Transplantationszentrum verabreicht werden.

Für die nachfolgenden Indikationen siehe Tabelle 30.1

Tab. 30.1: Impfungen nach HZT

	Art des Impfstoffes	Empfehlung	Empfohlener Zeitpunkt nach HZT	Titerbestimmung der Antikörper vor Impfung
Tetanus-Toxoid	Todimpfstoff	Ja	(6–) 12 Monate	Nein
Diphtherie-Toxoid	Todimpfstoff	Ja	(6–) 12 Monate	Nein
Polio IPV	Todimpfstoff	Ja	(6–) 12 Monate	Nein
Pneumokokken	Todimpfstoff	Ja	(6–) 12 Monate	Nein
Hämophilus influenza	Todimpfstoff	Ja	(6–) 12 Monate	Nein
Pertussis	Todimpfstoff	Nicht generell	(6–) 12 Monate	Nein
Meningokokken	Todimpfstoff	Nicht generell	(6–) 12 Monate	Nein
Influenza	Todimpfstoff	Ja	> 3 Monate nach (saisonabhängig)	Nein
Hepatitis A	Todimpfstoff	Nicht generell	(6–) 12 Monate	Ja; bei familiärer oder beruflicher Exposition
Hepatitis B	Todimpfstoff	Ja	(6–) 12 Monate	
Masern	Lebendimpfstoff	Einzelfälle	≥ 2 Jahre; ohne IS	Empfohlen
Mumps	Lebendimpfstoff	Einzelfälle	≥ 2 Jahre; ohne IS	Empfohlen
Röteln	Lebendimpfstoff	Einzelfälle	≥ 2 Jahre; ohne IS	Empfohlen
Varizellen	Lebendimpfstoff	Nicht generell	≥ 2 Jahre; ohne IS	Nein
(A)H1N1	Todimpfstoff	Ja	(6–) 12 Monate	Nein
FSME	Todimpfstoff	Einzelfälle	(6–) 12 Monate	Nein

IPV = inaktivierte Polio-Vakzine, FSME = Frühsommer-Meningoenzephalitis, IS = Immunsuppression

Streptococcus pneumoniae (Pneumokokken)

Die Infektinzidenz beträgt zwischen 1–10% im ersten Jahr nach HSZT. Die Impfung wird bisher mit einer 23-Serotypen(23 S)-Polysaccharidvakzine durchgeführt. Das Ansprechen ist eher gering, speziell bei Patienten mit chronischer GVHD (cGvHD) [Kulkarni et al. 2000]. Eine 7-S-Konjugatvakzine führt zu einer besseren Immunantwort [Meisel et al. 2007]. Inzwischen steht auch ein 13-valenter Konjugatimpfstoff zur Verfügung. **Impfempfehlung**: Impfung von 3 Dosen Konjugatvakzine 23 ab Monat 3–6 im Abstand von einem Monat. Patienten ohne cGVHD sollten ab Monat 12 eine Boosterimpfung mit der Polysaccharidvakzine (23 S) erhalten, Patienten mit cGVHD mit der Konjugatvakzine [Cordonnier et al. 2009]. Auffrischimpfung alle 5 Jahre.

Haemophilus influenza

Infektionen treten gehäuft zwischen Monat 3 und 12 auf. Eine Impfung mit Konjugatimpfstoff wird empfohlen, zum Beispiel enthalten in Pentavac als Teil eines für Kinder zugelassenen Kombinationsimpfstoffes. Hauptproblem ist der häufig fehlende Impferfolg, bedingt durch GVHD, Immunsuppressiva und Zeitpunkt der Vakzination. **Impfempfehlung**: Impfung ab Monat 6 nach HZT; 3 Impfdosen im Abstand von 1 Monat.

Neisseria meningitidis (Meningokokken)

Eine tetravalente Meningokokkenimpfung für Erwachsene HSZT-Empfänger ist verfügbar [Parkkali et al. 2001]. Chronische GVHD hat keinen Einfluss auf den Impferfolg. **Impfempfehlung**: Eine Impfung gegen Meningitis nach HSZT wird nur für Risikopatienten empfohlen.

Bordetella pertussis (Keuchhusten)

Zunehmend treten auch bei älteren Kindern und Erwachsenen Infektionen auf [Hewlett und Edwards 2005]; in vielen Ländern erfolgt deshalb eine Impfung mittels Kombinationsimpfstoff, z.B. der 5fach-Impfung Pentavac. **Impfempfehlung**: Die Pertussis-Impfung wird allenfalls für Kinder < 7 Jahre empfohlen; Beginn Monat 6; 3 Impfdosen im Abstand von 1 Monat.

Tetanus, Diphtherie, Polio

Der Verlust der Immunität gegen Tetanus, Diphtherie und Polio ist in mehreren Untersuchungen gezeigt worden. Eine Reimmunisation ist deshalb erforderlich. **Impfempfehlung**: Alle Patienten sollten mit 3 Dosen adsorbiertem Tetanus- und Diphtheria-Toxoid in Kombination mit inaktiviertem Poliovirus geimpft werden (auch in Pentavac enthalten). Beginn der Impfung Monat 6; 3 Dosen im Abstand von einem Monat. Auffrischimpfung alle 10 Jahre.

Hepatitis A

Hepatitis A kann zu Erkrankungen nach HSZT führen, wenn ein vorher bestehender Impfschutz verloren geht. **Impfempfehlung**: keine generelle Impfempfehlung. Risikopatienten sollten geimpft werden. Kombination mit Hepatitis-B-Impfung möglich, Impfungen mit 3 Dosen; Beginn Monat 6.

Hepatitis B

Eine Hepatitis-B-Reaktivierung kann bei vorhergehender HBsAg-Positivität nach HSZT wieder auftreten. Eine frühe Impfung könnte dann sinnvoll sein; ansonsten kann die Impfung später erfolgen. Erhält ein HBsAg-negativer Empfänger ein HBsAg-positives Transplantat, sollte die Impfung des Empfängers vor der Transplantation erfolgen, außerdem hat sich die Kombination von Hepatitis-B-Hyper-IgG + Lamivudine zur Vermeidung einer Hepatitis-B-Virus-Reaktivierung unter HZT bewährt [Le et al. 2009]. **Impfempfehlung**: Hepatitis-B-Impfung wird empfohlen ab Monat 6–12.

Influenza

Influenza ist eine schwerwiegende Infektion und kann viele Jahre nach HSZT auftreten, speziell bei Patienten mit cGVHD. Daten zur Sicherheit und Effizienz der Influenzaimpfung sind vorhanden [Ljungman und Avetisyan 2008]. **Impfempfehlung**: Alle HSZT-Empfänger sollten jährlich im Herbst (September/Oktober) eine saisonale Influenza-Impfung erhalten ab 3–6 Monate nach HSZT. Die Impfung der Familienmitglieder der HSZT-Empfänger und des betreuenden medizinischen Fachpersonals wird dringend empfohlen.

Masern, Mumps, Röteln und Varizellen

Impfempfehlung: Impfungen mit Lebendimpfstoffen sollten frühestens 24 Monate nach Transplantation bei Patienten ohne chronische GvHD und ohne immunsuppressive Therapie erfolgen [Ljungman et al. 1989]. Dann ist die Impfung nachweislich sicher und effektiv. Eine Titerbestimmung vor der Impfung hat sich bewährt.

Neue Grippe A(H1N1); „Schweinegrippe"

Ist in den neuen saisonalen Grippeimpfstoffen enthalten.

Literatur

Cordonnier C et al., Infectious Diseases Working Party of the European Group for Blood and Marrow Transplantation. Randomized study of early versus late immunization with pneumococcal conjugate vaccine after allogeneic stem cell transplantation. Clin Infect Dis (2009), 48, 1392–1401

Godoi ER et al., Loss of hepatitis A virus antibodies after bone marrow transplantation. BMT (2006), 38, 37–40

Hilgendorf I et al., Vaccination of allogeneic haematopoietic stem cell transplant recipients: report from the international consensus conference on clinical practice in chronic GVHD. Vaccine (2011), 29(16), 2825-2833

Hewlett EL, Edwards KM, Clinical practice. Pertussis – not just for kids. N Engl J Med (2005), 352, 1215–1222

Kulkarni S et al., Chronic graft versus host disease is associated with long-term risk for pneumococcal infections in recipients of bone marrow transplants. Blood (2000), 95, 3683–3686

Le Q et al., Lamivudine prophylaxis and hepatitis B vaccination for prevention of hepatitis B virus reverse seroconversion in long-term survivors after allogeneic stem cell transplantation. Biol Blood Marrow Transplant (2009), 15, 886–887

Ljungman P et al., Efficacy and safety of vaccination of marrow transplant recipients with a live attenuated measles, mumps, and rubella vaccine. J Infect Dis (1989), 159, 610–615

Ljungman P, Avetisyan G, Influenza vaccination in hematopoietic SCT recipients. BMT (2008), 42, 637–641

Ljungman P et al., Vaccination of hematopoietic cell transplant recipients. BMT (2009), 44, 521–526

Meisel R et al., Pneumococcal conjugate vaccine provides early protective antibody responses in children after related and unrelated allogeneic hematopoietic stem cell transplantation. Blood (2007), 109, 2322–2326

Parkkali T et al., Tetravalent meningococcal polysaccharide vaccine is immunogenic in adult allogeneic BMT recipients. BMT, (2001), 27, 79–84

Sullivan KM et al., Centers for Disease Control and Prevention; Infectious Diseases Society of America; American Society for Blood and Marrow Transplantation Practice Guidelines and beyond. Preventing opportunistic infections after hematopoietic stem cell transplantation: Hematology Am Soc Hematol Educ Program (2001), 392–421

30.4 Endokrinologie und Stoffwechsel

Wolf Rösler

Einleitung

Mit der weiter zunehmenden Anzahl hämatopoetischer Stammzelltransplantationen steigt die Zahl langzeitig überlebender Patienten. Leider hat sich gezeigt, dass in der Gruppe dieser Langzeitüberlebenden die Sterblichkeit gegenüber der Normalbevölkerung deutlich erhöht bleibt. Dies ist u.a. auch auf metabolische und endokrine Spätkomplikationen nach HSZT zurückzuführen, die grundsätzlich einer Intervention zugänglich sind und im Folgenden detaillierter betrachtet werden sollen.

Schilddrüsenfunktionsstörungen

Eine subklinische Schilddrüsenunterfunktion mit erhöhtem basalem TSH und normalem fT4 (freies Thyroxin) entsteht bei etwa 7–15% der Patienten innerhalb eines Jahres nach HSZT. Bei 10–20% aller Patienten entwickelt sich eine manifeste Hypothyreose, meist innerhalb von 4 Jahren nach HSZT. Aus diesem Grund empfiehlt sich eine jährliche Kontrolle des basalen TSH beginnend ein Jahr nach HSZT. Bei nur leicht erhöhtem TSH sollte vor Beginn einer Substitutionstherapie eine Befundkontrolle innerhalb von 2–3 Monaten erfolgen, um eine transiente zentrale TSH-Erhöhung ohne Schilddrüsenerkrankung auszuschließen. Bei steigendem TSH oder manifester Hypothyreose muss eine Substitutionstherapie eingeleitet werden, gefolgt von einer TSH- und fT4-Kontrolle nach 6–8 Wo. Ziel ist eine Einstellung des TSH-Spiegels im unteren Normbereich. Die Entwicklung einer Autoimmunthyreoiditis ist selten und v.a. im Zusammenhang mit einer GVHD beschrieben.

Diabetes mellitus und metabolisches Syndrom

Kardiovaskuläre Ereignisse, wie Apoplex, koronare Herzerkrankung und arterielle Verschlusskrankheit, treten insbesondere nach allogener HSZT früher und häufiger auf als in der Normalbevölkerung, ohne dass die Ursache hierfür genau bekannt wäre. Vermutet wird eine direkte, bei chronischer GVHD dauerhafte Endothelschädigung durch alloreaktive T-Zellen und durch Immunsuppressiva. Die Inzidenz kardiovaskulärer Ereignisse wird mit etwa 22% innerhalb von 25 Jahren nach HSZT angegeben [Tichelli 2008]. Insbesondere das Risiko für eine Dyslipidämie und für einen Diabetes mellitus ist nach HSZT erhöht [Griffith 2010]. Darüber hinaus finden sich arterielle Hypertonie, fortgesetzter Nikotinkonsum und körperliche Inaktivität als kardiovaskuläre Risikofaktoren. Dies führt neben anderen Ursachen, wie Sekundärmalignomen, dazu, dass Langzeitüberlebende nach HSZT eine reduzierte Lebenserwartung im Vergleich zur Normalbevölkerung aufweisen. Aus diesem Grund ist eine frühzeitige Anleitung zu einem gesunden Lebensstil mit ausreichender körperlicher Aktivität, gesunder Ernährung, Gewichtskontrolle und Nikotinkarenz unabdingbar. Blutdruckkontrollen und Nüchternmessungen von Blutfetten und Glukose sollten wenigstens jährlich erfolgen und vorliegende kardiovaskuläre Risikofaktoren frühzeitig, ggf. auch medikamentös behandelt werden. Hierbei ist zu beachten, dass die Kombination von Ciclosporin mit einigen Statinen wegen des hohen Rhabdomyolyserisikos kontraindiziert ist.

Nebennierenrindeninsuffizienz

Eine primäre Nebennierenrindeninsuffizienz nach HSZT ist selten. Allerdings führt eine chronische Steroidbehandlung zur Suppression der Hypophysen-Nebennierenrinden-Achse, die sich nach Beendigung der Steroidmedikation nur allmählich erholt [Majhail 2012]. Gerade nach lang dauernder Steroidbehandlung besteht deshalb das Risiko, dass sich eine klinisch relevante Nebennierenrindeninsuffizienz entwickelt, sodass in dieser Situation die Durchführung eines ACTH-Tests (adrenocorticotropes Hormon) sinnvoll sein kann. Insbesondere bei interkurrenten akuten Erkrankungen sollte bei Patienten mit auffälligem ACTH-Test nach Beendigung einer Langzeittherapie mit Steroiden an eine ausreichende Substitution mit Hydrocortison gedacht werden.

Infertilität und gonadale Insuffizienz

Siehe Kapitel 30.6

Osteoporose

Osteopenie und Osteoporose sind häufige Komplikationen nach HSZT. Die Diagnosestellung erfolgt durch Knochendichtemessung meist mittels Dual-Röntgen-Absorptiometrie (DXA, dual energy X-ray absorptiometry). Als Osteoporose bezeichnet man eine Abweichung des T-Scores um mehr als –2,5 Standardabweichungen (SD, standard deviation). Ein T-Score zwischen –1,0 und –2,5 wird als Osteopenie bezeichnet. Knochendichtewerte von < –1,5 SD werden bei 24–50% der Patienten 2–12 Monate nach allogener HSZT gefunden. Als Risikofaktoren gelten eine Steroidbehandlung, prolongierte Immunsuppression mit Calcineurininhibitoren, Hochdosischemotherapie, Ganzkörperbestrahlung, höheres Alter, Hypogonadismus, Malabsorption, Niereninsuffizienz und Immobilisation, wobei die kumulative Steroiddosis im Rahmen einer GVHD-Behandlung sicher am schwersten wiegt. Das Risiko osteoporotischer Frakturen steigt deutlich, wenn mehr als 5 mg/d Prednisolon über mehr als 3 Monate gegeben werden [Hautmann 2011]. Für alle Patienten nach allogener HSZT wird eine Knochendichtemessung 1 Jahr nach Transplantation empfohlen, für Patienten unter prolongierter Steroidtherapie bereits nach etwa 3 Monaten. Zur Prävention wird neben körperlicher Aktivität, Nikotinkarenz, möglichst konsequenter Reduktion einer Steroidtherapie und der Behandlung eines Hypogonadismus v.a. die ausreichende Zufuhr von Calcium (800–1200 mg/d) und Vitamin D (wenigstens 800 IU/d) empfohlen. So sollten alle Patienten unter Steroiden eine tägliche Prophylaxe mit 1000 IU Vitamin D3 (Cholecalciferol) und 1000–1200 mg Calcium erhalten. Andere Patienten sollten nur bei Nachweis eines entsprechenden Mangels behandelt werden. Zur Therapie einer bereits manifesten Osteoporose sind Vitamin D und Calcium allein nicht ausreichend. Hier zeigen Studien den Nutzen einer Bisphosphonatbehandlung, sodass diese Therapie für Patienten mit osteoporotischer Fraktur oder einer Knochendichte < –1,5 SD erfolgen sollte. Wegen der geringeren Nebenwirkungsrate und der besseren langfristigen Therapieadhärenz werden oft intravenöse Bisphosphonate bevorzugt, wobei wegen des Risikos einer Osteonekrose des Kiefers vorher eine zahnärztliche Untersuchung erfolgen muss. Bei gastrointestinaler GVHD, Immobilisation oder

Schluckstörungen sind orale Bisphosphonate kontraindiziert. Die optimale Art und Dauer einer Bisphosphonattherapie sind nicht definiert. In einigen Studien wurde Zoledronat in einer Dosierung von 4 mg i.v. alle 3 Monate für mindestens 1 Jahr eingesetzt [Hausmann 2012]. Die prophylaktische Anwendung von Bisphosphonaten bei prolongierter Steroidbehandlung bleibt wegen der unzureichenden Datenlage optional.

Eisenüberladung

In Abhängigkeit von der Transfusionsanamnese besteht bei Patienten nach HSZT das Risiko einer Eisenüberladung mit den Folgen einer sekundären Hämochromatose. Serum-Ferritin als guter Parameter für die Eisenbeladung ist als Akutphaseprotein eventuell falsch erhöht, sodass zur definitiven Klärung einer vermuteten Eisenüberladung die Messung des Lebereisengehalts durch MRT oder Leberbiopsie erfolgen sollte. Ab einem Lebereisengehalt von etwa > 7 mg/g Trockengewicht sollte eine Therapie mit Eisenchelatoren oder – bei stabiler Erythropoese – mit Aderlässen begonnen werden. Bei nur geringer Eisenüberladung kann bei Transfusionsunabhängigkeit ein spontaner Rückgang der Eisenbeladung abgewartet werden.

Zusammenfassung und Ausblick

In der Langzeitnachsorge nach HSZT besteht die Hoffnung, durch Prophylaxe und frühzeitige Therapie endokriner und metabolischer Spätfolgen eine Verringerung der späten Morbidität und Mortalität erreichen zu können. Die bestmögliche Anpassung der genannten diagnostischen und therapeutischen Maßnahmen bedarf künftig dringend kontrollierter Studien, die zu diesem Gebiet bislang kaum vorliegen.

Literatur

Griffith M et al., Dyslipidemia after allogeneic hematopoietic stem cell transplantation: evaluation and management. Blood (2010), 116, 1197–1204

Hausmann A et al., Bone Loss after Allogeneic Haematopoietic Stem Cell Transplantation: A Pilot Study on the Use of Zoledronic Acid. Chemotherapy Research and Practice Volume 2012 (2012), Article ID 858590. DOI:10.1155/2012/858590

Hautmann A et al., Metabolic bone diseases in patients after allogeneic hematopoietic stem cell transplantation: Report from the Consensus Conference on Clinical Practice in chronic graft-versus-host disease. Transplant International (2011), 24, 867–879

Majhail NS et al., Recommended screening and preventive practices for long-term survivors after hematopoietic cell transplantation. Bone Marrow Transplant (2012), 47, 337–341

Tichelli A et al., Late cardiovascular events after allogeneic hematopoietic stem cell transplantation: a retrospective multicenter study of the Late Effects Working Party of the European Group for Blood and Marrow Transplantation. Haematologica (2008), 93, 120 3–1210

30.5 Ernährung und Ernährungstherapie

Hartmut Bertz

Einleitung

Ernährungsbetreuung und -beratung sind wichtige Säulen der supportiven Therapie während der hämatopoetischen Stammzelltransplantation. Ausführliche Empfehlungen zur Ernährung bei HSZT wurden von den entsprechenden Fachgesellschaften publiziert [August und Huhmann 2009; Bozzetti und Forbes 2009].

Ernährungsmedizinische Besonderheiten während der HSZT

Bei Aufnahme zur HSZT sollte bei jedem Patienten ein Ernährungsstatus erhoben werden, um eine existierende oder zukünftig mögliche Mangelernährung auszuschließen. Diese hat nachweislich Auswirkungen auf das Langzeitüberleben bei HSZT [Deeg et al. 1999; Horsley, Bauer, Gallagher 2005]. Der Body-Mass-Index (BMI) ist nicht ausreichend, es sollte der Nutrition Risk Score (NRS, Nutritional Risk Screening) 2002 [Kondrup et al. 2003] genutzt werden, da bei diesem nicht nur der aktuelle BMI, sondern auch der Gewichtsverlust, physische Aktivität und die geplante Intervention berücksichtigt werden. Gesamteiweiß, Albumin, Transferrin oder CRP können für den Ernährungsstatus zusätzlich genutzt werden. Bei jedem Patienten sollte eine frühzeitige Ernährungsbetreuung eingeleitet werden.

Während der Konditionierungsphase sind Übelkeit, Erbrechen und eine therapieinduzierte, schmerzhafte Mukositis des oberen Gastrointestinaltrakts ernährungsrelevante Probleme mit reduzierter Nährstoffaufnahme. Die Mukositis des unteren GI-Traktes führt zu Flüssigkeitsverlusten, Malabsorption und Maldigestion mit konsekutivem Verlust von Flüssigkeit, Eiweiß und Mineralstoffen.

Während der Aplasie führen bakterielle, virale oder Pilzinfektionen zusätzlich zur Beeinträchtigung der oralen Nahrungsaufnahme (Herpes-Mukositis, Clostridium-difficile-Kolitis). Additiv kommt es durch Opiatpräparate und Antibiotika zu erneuter Übelkeit, Erbrechen sowie Gastroparese mit nachfolgender Verminderung der oralen Nahrungsaufnahme. Speziell Cyclosporin ist für Magenentleerungsstörungen verantwortlich [Eagle et al. 2001]. Fieber bzw. Gewebetoxizität an der Mukosa führt zu Proteinabbau und veränderter Nährstoffutilisation. Früher wurde der Grundumsatz immer um bis zu 50% höher kalkuliert. Neuere Arbeiten zeigen, dass der Energiebedarf des Patienten abhängig von der Transplantationsphase und -form individuell beurteilt werden muss.

Während des Engraftment erfolgt eine rasche Geweberegeneration mit vermehrtem Nährstoffbedarf. Zu diesem Zeitpunkt besteht die Gefahr der akuten GVHD. Bei Beteiligung des oberen GI-Traktes mit Ösophagitis, Gastritis und Duodenitis treten wieder Übelkeit und Erbrechen schon nach geringster Flüssigkeits- und Nährstoffaufnahme auf. Die aGVHD des unteren GI-Traktes führt zu ausgedehnten Flüssigkeitsverlusten sowie bei hypersekretorischen Diarrhöen zu hohem Proteinverlust. Beachtet werden müssen Elektrolytverschiebungen und Verlust von Spurenelementen, speziell von Zink.

Nach der Entlassung besteht unter fortgesetzter Immunsuppression eine besondere Empfänglichkeit für Infektionserreger. Mögliche kontaminierte Nahrungsmittel sollten vermieden werden (s. Tab. 30.2). Die cGVHD des GI-Traktes führt zu Zottenatrophie und verminderter Nahrungsaufnahme. Dies gleicht dem Kurzdarmsyndrom mit Malabsorption und Malassimilation. Bei cGVHD des Pankreas kann eine exokrine (voluminöse Fettstühle) als auch eine endokrine Pankreasinsuffizienz (Diabetes; Steroiddiabetes) ernährungsmedizinische Langzeitbetreuung erfordern.

Ernährungstherapie

Orale Ernährung

Wenn möglich, sollte die orale Nahrungsaufnahme die Grundlage der Ernährung sein, am besten aufgeteilt auf mehrere kleine Mahlzeiten. Ein Ernährungsteam hilft, mittels intensiver Betreuung während der einzelnen Phasen eine individualisierte Wunschkost anzubieten. Die Nahrungsmittel sollen keimarm (s. Tab. 30.2) und immer

Tab. 30.2: Beispiele für Nahrungsmittel mit Infektionsgefahr

Rohmilch und Rohmilchprodukte

Roher Fisch (Sushi) und rohes Fleisch (Carpaccio, Tartar)

Rohe Eier

Softeis

Ungewaschenes Gemüse und Obst

Nüsse

Meeresfrüchte (Austern, Muscheln)

frisch zubereitet sein. Auf eine besondere Küchenhygiene ist zu achten. Es wird eine fett- und ballaststoffarme (max. 10 g/d Ballaststoffe) sowie laktosearme Kost empfohlen (max. 8 g Laktose/d). Eine ausreichende Zufuhr von Proteinen kann durch Sojadrinks oder -desserts erreicht werden. Additiv stehen bilanzierte Trinknahrungen (Formuladiäten; 1–1,5 kcal/ml) zur Verfügung. Eine Energiezufuhr von 1–1,5 kcal/ml ist dem Präparat entsprechend möglich.

Parenterale Ernährung (PE)

Eine parenterale Ernährung ist einzuleiten, wenn die orale Nahrungsaufnahme über einen Zeitraum von mehr als 3–5 Tagen 500 kcal/d nicht überschreitet [Arends et al. 2007]. Die PE kann entweder additiv zur oralen Aufnahme partiell den Energiebedarf des Patienten decken [Hwang, Chiang, Wang 2001] oder als total parenterale Ernährung (TPE) durchgeführt werden. Zahlreiche Untersuchungen haben gezeigt, dass dies abhängig von der Form der Konditionierung/Transplantation von Vorteil ist. Die Energiezufuhr erfolgt entsprechend der Richtlinien der Deutschen Gesellschaft für Ernährungsmedizin (DGEM); siehe Tabelle 30.3. Die PE kann zur Erhöhung der Transaminasen und Triglyzeride führen; ggf. muss eine fettfreie PE gegeben werden. Eine hoch dosierte PE (> 100% des Bedarfes) ist nicht von Vorteil; besser sollte diese dem optimierten Körpergewicht (= 100%) angepasst werden.

Hyperglykämien sollten ebenso wie Hypoglykämien vermieden werden. Patienten mit wiederholten Hyperglykämien haben vermehrt Infekte, benötigen mehr Thrombozytenkonzentrate und regenerieren später [Sheean et al. 2006]. Entsprechend Intensivpatienten sollte bei PE die Hyperglykämie mittels Insulin behandelt und der Blutzucker in die obere Norm gesenkt werden [Fuji et al. 2009]. Eine minimale orale Nährstoffaufnahme (mindestens 200 ml) wird dringend zur Vermeidung einer weiteren Zottenatrophie empfohlen. Dies gilt auch für höhergradige akute Darm-GVHD.

Enterale Ernährung (EE)

Studien aus der Kinderhämatologie haben Vorteile der EE mittels nasogastraler Sonde gegenüber PE gezeigt [Seguy et al. 2006]: Es traten weniger Fälle von GVHD und Infekten auf. Das Hauptproblem stellt die einliegende Sonde in einer empfindlichen Schleimhautregion dar.

Tab. 30.3: Richtlinien zur Energiezufuhr bei parenteraler Ernährung

Energie	25–30 kcal/kg KG/d
Kohlenhydrate	3–5 g/kg KG
Proteine	1,5 g/kg KG (bei GVHD bis 2 g/kg)
Fette	0,5–0,8 g/kg des optimierten Körpergewichtes
Elektrolyte	Substitution nach Werten
Spurenelemente	Regelmäßige Substitution
Vitamine	Regelmäßige Substitution (A, D, E, K)

Ernährungsmedizinische Besonderheiten

Extensive cGVHD des GI-Traktes kann zu inadäquater Nahrungs- und Nährstoffaufnahme führen. Neben oraler Ernährung, additiven Formulasupplementen besteht die Möglichkeit der ambulanten, partiellen PE, z.B. nach Anlage eines Portsystems.

Weiterhin umstritten ist die orale oder parenterale Gabe von Glutamin, einer nicht essentiellen Aminosäure. Mehrere Publikationen empfehlen die orale bzw. i.v. Gabe. Daten zeigen eine raschere Regeneration der Lymphozyten sowie eine Reduktion der Mukositisinzidenz [Blijlevens et al. 2005]. Ein aktueller Cochrane Review befürwortet die Gabe von Glutamindipeptid i.v. bei Patienten mit schwerer Darm-GVHD [Murray und Pindoria 2009]. Eine weitere Metaanalyse fand eine Verbesserung der Mukositis, weniger Opioidtage und GVHD bei oraler Applikation sowie weniger Infekte und positive Keimnachweise in der Blutkulturen bei i.v. Gabe, aber mit einer erhöhten Rezidivinzidenz [Crowther, Avenell, Culligan 2009]. Dagegen fand sich ein Überlebensvorteil am Tag +180 bei Patienten, die i.v. Glutamindipeptid erhalten hatten [da Gama Torres et al. 2008]. Größere randomisierte Studien sind erforderlich.

Zur Reduktion der inflammatorischen Reaktion wird der Einsatz von Omega-3-ungesättigten Fettsäuren (FS) diskutiert. Bei Inhibition von Zytokinen [Endres 1987] und Lymphozytenaktivitäten könnte der Einsatz von Omega-3-FS-haltigen Fettlösungen von Vorteil sein. Ergebnisse von randomisierten Studien mit größeren Patientenzahlen liegen jedoch noch nicht vor.

Patienten in der Langzeitnachsorge nach HZT sollten auch bez. des Ernährungsstatus nachbeobachtet werden. Mitbedingt durch die immunsuppressive Therapie können auch junge Patienten kardiovaskuläre Komplikationen und ein metabolisches Syndrom entwickeln [Majhail et al. 2009].

Literatur

Arends J et al., Leitlinie Parenterale Ernährung der Deutschen Gesellschaft für Ernährungsmedizin (DGEM): Nichtchirurgische Onkologie. Aktuel Ernaehr Med (2007), 32, Supp 1, S124–S133

August DA, Huhmann MB, American Society for Parenteral and Enteral Nutrition (A.S.P.E.N.) Board of Directors. A.S.P.E.N. clinical guidelines: nutrition support therapy during adult anticancer treatment and in hematopoietic cell transplantation. JPEN J Parenter Enteral Nutr (2009), 33, 472–500

Blijlevens NM et al., A randomised, double-blinded, placebo-controlled, pilot study of parenteral glutamine for allogeneic stem cell transplant patients. Support Care Cancer (2005), 13, 790–796

Bozzetti F, Forbes A, The ESPEN clinical practice Guidelines on Parenteral Nutrition: present status and perspectives for future research. Clin Nutr (2009), 28, 359–364

Crowther M, Avenell A, Culligan DJ, Systematic review and meta-analyses of studies of glutamine supplementation in haematopoietic stem cell transplantation. BMT (2009), 44, 413–425

Da Gama Torres HO et al., Efficacy of glutamine-supplemented parenteral nutrition on short-term survival following allo-SCT: a randomized study. Bone Marrow Transplant (2008), 41, 1021–1027

Deeg HJ et al., Impact of patient weight on non-relapse mortality after marrow transplantation. Bone Marrow Transplant (1995), 15, 461–468

Eagle DA et al., Gastroparesis following bone marrow transplantation. BMT (2001), 28, 59–62

Endres S et al., The effect of dietary supplementation with n-3 polyunsaturated fatty acids on the synthesis of interleukin-1 and tumor necrosis factor by mononuclear cells. NEJM (1989), 320, 265–271

Fuji S et al., Intensive glucose control after allogeneic hematopoietic stem cell transplantation: a retrospective matched-cohort study. Bone Marrow Transplant (2009), 44, 105–111

Horsley P, Bauer J, Gallagher B, Poor nutritional status prior to peripheral blood stem cell transplantation is associated with increased length of hospital stay. BMT (2005), 35, 1113–1116

Hwang TL, Chiang CL, Wang PN, Parenteral nutrition support after bone marrow trans-plantation: comparison of total and partial parenteral nutrition during the early posttransplantation period. Nutrition (2001), 17, 773–775

Kondrup J et al., Nutritional risk screening (NRS 2002): a new method based on an analysis of controlled clinical trials. Clin Nutr (2003), 22, 321–336

Majhail NS et al., High prevalence of metabolic syndrome after allogeneic hematopoietic cell transplantation. Bone Marrow Transplant (2009), 43, 49–54

Murray SM, Pindoria S, Nutrition support for bone marrow transplant patients. Cochrane Database Syst Rev (2009), 21(1)

Seguy D et al., Enteral feeding and early outcomes of patients undergoing allogeneic stem cell transplantation following myeloablative conditioning. Transplantation (2006), 82, 835–839

Sheean PM et al., Adverse clinical consequences of hyperglycemia from total parenteral nutrition exposure during hematopoietic stem cell transplantation. Biol Blood Marrow Transplant (2006), 12, 656–664

30.6 Sexualität

Andreas Mumm, Hans Helge Bartsch

Einleitung

Die hämatopoetische Stammzelltransplantation hat sich in den letzten 2 Jahrzehnten als therapeutisches Verfahren etabliert. Die Zahl der Transplantierten und deren langfristiges Überleben haben deutlich zugenommen; damit gewinnen Aspekte der transplantationsbezogenen Lebensqualität (LQ, life quality) eine zunehmende Bedeutung. Sexualität ist ein Teilaspekt der transplantationsassoziierten Lebensqualität. Sie umfasst weit mehr als sexuelle Aktivität. Sie betrifft unsere geschlechtliche Bestimmtheit, unsere Geschlechterrollen, unsere äußere Erscheinung, unsere sozialen Beziehungen, Emotionen und Fantasien [Yi und Syrjala 2009]. An dieser Stelle beschränken wir uns auf die psychophysischen Störungen sexueller Aktivität im engeren Sinne. Dies sind vermindertes sexuelles Begehren, Erektionsstörungen, trockene Vaginalschleimhaut, Schmerzen beim Geschlechtsverkehr und weitere hormonelle, vaskuläre, neurologische und psychologische Transplantationsfolgen. Seit Masters [Masters und Masters 1966] werden sexuelle Funktionsstörungen 4 Phasen des humanen sexuellen Funktionszirkels zugeordnet (Verlangen, Erregung, Orgasmus, Entspannung). Zu berücksichtigen ist, dass häufig bereits vor der Transplantation sexuelle Funktionsstörungen, bedingt durch Vorerkrankung und Vortherapie, bestanden.

Bedeutung

Sexuelle Funktionsstörungen nach HSZT wurden in der Vergangenheit zumeist im Rahmen von Studien zur transplantationsassoziierten LQ mittels Fragebogen erfasst [Tierney 2009], d.h., dass die Sexualität zumeist nur einen Teilaspekt darstellte und die Methodik hinsichtlich dieser Fragestellung nicht optimal war. Die Studien umfassen häufig sowohl autolog als auch allogen Transplantierte. Es handelt sich weit überwiegend um unkontrollierte Querschnittstudien. Da sich die HSZT seit ihren Anfängen hinsichtlich ihrer Technik, Indikation und behandelter Patientengruppen rasant entwickelt hat, ist die Übertragbarkeit der Ergebnisse zusätzlich eingeschränkt.

Von besonderem Wert sind die prospektiven Studien von Syrjala et al. [Syrjala et al. 2005] und Humphreys et al. [2007 Humphreys et al.]. Hier wird gezeigt, dass sexuelle Funktionsstörungen eine wesentliche Rolle spielen. Vermindertes sexuelles Interesse,

Probleme mit der eigenen äußeren Erscheinung und physische Einschränkungen sind die Hauptproblembereiche. Ein Tiefpunkt wird ca. 6 Monate nach der HSZT erreicht. Bei Männern kommt es binnen 2 Jahren häufig zu einer relevanten Verbesserung. Auch bei Frauen kommt es im Laufe der Zeit zu Verbesserungen, jedoch weniger ausgeprägt. Beide Geschlechter haben, verglichen mit Kontrollen nach 3 bzw. 5 Jahren, häufiger Probleme im Bereich der Sexualität. 5 Jahre nach der HSZT ist bei ca. 50% der Männer und bei ca. 80% der Frauen mit sexuellen Funktionsstörungen zu rechnen. Depressionen korrelieren in relevantem Umfang mit dem Ausmaß sexueller Probleme. Weniger als 50% der Transplantierten geben an, dass die Thematisierung der Auswirkungen der Transplantation auf die Sexualität auf Initiative der Behandler erfolgte. Wurde die Thematik angesprochen, so waren am Ende des Follow-up die Häufigkeit und das Ausmaß sexueller Probleme kleiner.

Ursachen

Das follikelstimulierende Hormon (FSH, follicle-stimulating hormone) ist bei Männern und Frauen posttransplantär erhöht, während das luteinisierende Hormon bei den meisten Frauen erhöht und bei den Männern normal ist. Bei fast allen Frauen findet sich eine ovarielle Insuffizienz, wohingegen nach 1 Jahr bei den Männern die Leydigschen Zellen so weit intakt sind, dass in der überwiegenden Zahl der Fälle normale Testosteronspiegel gemessen werden. Frauen sollten i.d.R. eine Hormonersatztherapie erhalten, bei Männern muss nur einer Minderheit Testosteron substituiert werden. Falls keine Kontraindikation besteht, kann dies ab Tag 100 nach der HSZT geschehen. Bei vorhandenem Testosteronmangel ist der Versuch einer Substitutionstherapie sinnvoll, die Korrelation zwischen dem Erreichen physiologischer Hormonspiegel und einem Behandlungserfolg ist allerdings nur mäßig.

Haut- und Schleimhautveränderungen im Rahmen einer cGVHD können zu sexuellen Funktionsstörungen führen bzw. diese verstärken. Bei Männern kann es zu Veränderungen der Schwellkörper kommen. Therapeutisch werden bei erektiler Insuffizienz PDE-5-Hemmer, intrakavernöse Injektionstherapie oder andere Techniken eingesetzt.

Behandlung und Nachsorge

Im Rahmen der Nachsorge und Rehabilitation sollte die Sexualität mit dem Transplantierten, ggf. gemeinsam mit dem Partner bzw. der Partnerin, thematisiert werden. Bei einer Vertiefung der Thematik werden angesprochen die Häufigkeit und Intensität sexuellen Verlangens, Vorlieben bzw. hilfreiche Techniken, die vaginale Lubrifikation und Dehnbarkeit, die Erektionsfähigkeit, der Orgasmus und die sexuelle Zufriedenheit. Zu einer adäquaten Sexualberatung gehören auch Informationen zu Geschichte und Kontext einer Partnerschaft bzw. zur sexuellen Biografie der Betroffenen. Ein HSZT-Zentrum sollte über ein Netzwerk von Spezialisten für Teilaspekte der Sexualität verfügen. Hierzu gehören spezialisierte Gynäkologen, Urologen, Psychotherapeuten und Fertilitätsmediziner.

Für nicht Wenige ist eine präventive oder therapeutische Fertilitätsberatung und ggf. auch -behandlung von Relevanz. An dieser Stelle soll nur auf das Projekt „Fertiprotect" (2009) und auf relevante Literatur hingewiesen werden [Salooja et al. 2001; Apperly und Reddy 1995].

Zusammenfassung

Der Bereich der Sexualität ist in der Nachsorge und Rehabilitation nach HSZT angemessen zu berücksichtigen. Wie, durch welche Berufsgruppe und in welchem Rahmen, mag von Transplantationszentrum zu Transplantationszentrum verschieden und auch nicht so entscheidend sein. Worauf es ankommt, ist, dass Fragen der Sexualität regelhaft angesprochen werden und ggf. professionelle Hilfe geleistet wird.

Literatur

Apperly JF, Reddy N, Mechanism and management of treatment-related gonadal failure in recipients of high dose chemoradiotherapy. Blood Rev (1995), 9, 93–116

FertiProtect. www.fertiprotect.de

Humphreys CT et al., Sexual functioning in patients undergoing bone marrow transplantation: a longitudinal study. Bone Marrow Transpl (2007), 39, 491–496

KcKee AL, Schover LR, Sexuality Rehabilitation. Cancer Suppl (2001), 92, 1008–1012

Masters WH, Masters VJ (1966), Human sexual response. In: Masters WH, Johnson VE (Eds.), 3–9. Little, Brown, Boston

Salooja M et al., Pregnancy outcomes after peripheral blood or bone marrow transplantation: a retrospective survey. Lancet (2001), 358, 271–276

Schneider M et al., Sexualität nach Knochenmark- und Stammzelltransplantation (2008), Patientenbroschüre der Deutschen Leukämie- & Lymphom-Hilfe. www.leukaemie-hilfe.de

Schover LR, Sexuality and Fertility after Cancer. Hematology (2005), 523–527

Syrjala KL et al., Sexual function changes during 5 years after high-dose treatment and hematopoietic cell transplantation for malignancy, with case-matched controls at 5 years. Blood (2005), 111, 989–996

Tierney DK (2009) Sexuality Following Hematopoietic Cell Transplantation: An Important Health-related Quality of Life Issue. In: Appelbaum FR et al. (Eds.), Thomas' Hematopoietic Cell Transplantation, 4th ed., 515–525. Blackwell Publishing

Yi JC, Syrjala KL, Sexuality after hematopoietic stem cell transplantation. Cancer J (2009), 15, 57–64

30.7 Lebensqualität und Krankheitsverarbeitung

Joachim Weis

Einleitung: Psychosoziale Belastungen und Lebensqualität

Die Stammzelltransplantation ist unter psychosozialer Perspektive für die Patienten in allen Phasen der Transplantation – beginnend mit der Entscheidungsfindung, Spendersuche, Vorbereitung auf die Transplantation, Akutphase der Transplantation sowie Nachsorge – mit vielfältigen psychosozialen Belastungen und Einschränkungen der Lebensqualität verbunden [Broers et al. 2000]. Wenngleich die SZT für viele Patienten die einzige Behandlungsmöglichkeit mit dem Ziel einer Heilung darstellt, beinhaltet sie ein hohes Risiko. Ängste, Unsicherheit über den weiteren Verlauf und Todesbedrohung bedeuten für die Patienten psychosozialen Stress. Auch nach erfolgreichem Abschluss der Behandlung entstehen durch die Medikamenteneinnahme, das Einhalten von Verhaltensregeln, Alltagseinschränkungen und Verhaltensunsicherheiten neue Anforderungen und Belastungen. Die wichtigsten Probleme der Lebensqualität nach SZT lassen sich in den folgenden Punkten zusammenfassen:

▲ Emotionale Probleme (v.a. Depression, Angst, Verunsicherung, Selbstwert)
▲ Körperliche sowie psychische Erschöpfung (Fatigue)
▲ Neuropsychologische Leistungseinschränkungen
▲ Partnerschaftliche Probleme und Sexualität (s. Kap. 30.6)

Emotionale Probleme

In allen Phasen der SZT können emotionale Probleme auftreten, die primär Ausdruck der Krankheitsverarbeitung sind, je nach Schweregrad der psychischen Symptome jedoch auch als psychische Störungen im Sinne einer psychischen Komorbidität diagnostiziert werden [Syrjala et al. 2004]. So können in Abhängigkeit von der Art und dem Ausmaß der Nebenwirkungen Akutkomplikationen oder Folgeprobleme, depressive Verstimmungen mit Rückzugverhalten, regressive Tendenzen, Antriebsprobleme oder Angststörungen auftreten. In diesen Fällen ist i.d.R. eine psychoonkologische Behandlung indiziert, ggf. auch unter Einbeziehung psychopharmakologischer Medikation. Neben psychischen Problemen finden sich jedoch auch Hinweise darauf, dass personale Ressourcen in der Bewältigung der SZT eine wichtige Rolle spielen, die Überwindung der Belastungen ein persönliches Wachstum ermöglichen und langfristig vielen Patienten eine gute Anpassung gelingt [Andrykowski et al. 2005; Syrjala et al. 2004].

Körperliche und psychische Erschöpfung (Fatigue)

Die Fatigue ist eines der häufigsten begleitenden Folgeprobleme nach SZT. Nach bisherigem Kenntnisstand wird Fatigue als ein multifaktoriell bedingtes und komplexes Problem betrachtet [Ahlberg et al. 2003]. Sie äußert sich neben körperlichen Symptomen, wie Müdigkeit, Erschöpfung, Schwäche, auch in emotionalen Aspekten, wie Frustration, Motivationsverlust, Antriebsschwäche, und kognitiven Einschränkungen, wie Konzentrations- und Aufmerksamkeitsstörungen. Der differenzialdiagnostischen Abgrenzung zu Anpassungsstörungen und Depression kommt eine wichtige Bedeutung zu. Bereits während der Akutphase sollte der Fatigue Aufmerksamkeit geschenkt werden, um frühzeitig geeignete Hilfestellungen anbieten zu können. Außerhalb der anämiebedingten Fatigue sind medikamentöse Behandlungen derzeit noch nicht wissenschaftlich abgesichert. Im Bereich supportiver Therapiestrategien haben sich neben einer individuellen Beratung und alltagspraktischen Empfehlungen, wie verbesserte Zeiteinteilung und Planung, v.a. psychoedukative sowie physio- und sporttherapeutische Maßnahmen bewährt, wobei nach bisherigem Kenntnisstand die Kombination von psychoedukativen und physiotherapeutischen Maßnahmen die besten Erfolge erzielt [Jacobsen et al. 2007].

Neuropsychologische Probleme

Im Bereich der neuropsychologischen Folgeprobleme zeigen sich als Folgeprobleme vorrangig Konzentrations- und Aufmerksamkeitsstörungen sowie Einschränkungen im Bereich des Kurzzeitgedächtnisses [Booth-Jones et al. 2005]. Neuropsychologische Folgeprobleme sind im Gesamtzusammenhang der körperlichen und psychosozialen Symptomatik zu verstehen und sollten nie als singuläre Einzelsymptomatiken angegangen werden [Sostak et al. 2003]. Neuropsychologische Störungen sind beeinflusst durch den krankheits- und therapiebedingten Stress, die auftretenden Ängste, Depressionen sowie die oben ausgeführte Fatigue-Problematik. Erste Empfehlungen für die neuropsychologischen Assessmentverfahren bei Tumorpatienten allgemein sowie SZT-Patienten im Besonderen wurden veröffentlicht [Scherwath et al. 2008]. Neuropsychologische Trainingsmaßnahmen sind hinsichtlich der Evaluation und wissenschaftlichen Evidenz noch nicht ausreichend untersucht; erste Studien geben Hinweise darauf, dass Erfolge erzielt werden, wenn sie auf die individuelle Problemlage abgestimmt werden [Poppelreuter et al. 2008].

Erfassung der Lebensqualität und psychischen Befindlichkeit

Neben dem klinischen Urteilsbild verfügen wir heute über eine Vielzahl von spezifischen Verfahren zur Erfassung der Lebensqualität von Tumorpatienten allgemein und der besonderen Belastungen durch die SZT. Mithilfe von standardisierten Fragebögen werden Symptome, Beschwerden oder subjektive Einschränkungen der Funktionalität erfragt. Zu den häufigsten in der Onkologie verwendeten Instrumenten gehören der EORTC QLQ C30-Inventar [Aaronson et al. 1993] sowie der FACIT [Cella et al. 1993]. In der Regel erfolgt bei EORTC- oder FACIT-Ansatz eine Basiserhebung über einen Kernfragebogen (EORTC QLQ C30 oder FACT-G), der dann je nach Fragestellung mit verschiedenen Modulen kombiniert wird. Für die SZT liegen in beiden Systemen spezifische Module vor [Velikova et al. 2007; McQuellon et al. 1999]. Für die psychoonkologische Diagnostik stehen verschiedene Verfahren zur Verfügung (bspw. HADS, PO-Bado oder PHQ), die auch als Screening eingesetzt werden können [Mehnert et al. 2006; Herschbach und Weis 2008]. Darüber hinaus existieren Verfahren zur Bestimmung der spezifischen Belastungen durch die SZT [Syrjala et al. 2004]. Zur Erfassung der tumorbedingten Fatigue können ergänzend multidimensionale Assessmentinstrumente eingesetzt werden, die eine differenzialdiagnostische Eingrenzung der komplexen Fatigue-Problematik erlauben [Ahlberg et al. 2003; Jacobsen et al. 2007; Weis et al. 2007].

Zusammenfassung und Ausblick

Die beschriebenen psychosozialen Belastungen und Einschränkungen der Lebensqualität infolge der SZT müssen im Gesamtkonzept einer integrierten Behandlung und Nachbetreuung der Patienten und ihrer Angehörigen Berücksichtigung finden. Durch standardisierte Instrumente können wir heute die spezifischen Probleme infolge der SZT im Hinblick auf Krankheitsverarbeitung und Lebensqualität über den gesamten Verlauf erfassen. Je nach individueller Bedarfsfeststellung sind psychoonkologische Maßnahmen geeignet, um den Patienten Hilfestellungen zur Krankheitsverarbeitung sowie für die emotionale Stabilisierung und Entlastung zu geben. Durch kognitiv-verhaltenstherapeutische Strategien können zukunfts- und ressourcenorientierte Bewältigungsformen aufgebaut und gestärkt werden. Im Bedarfsfall kann auch eine psychoonkologisch ausgerichtete Psychotherapie indiziert sein. Übergeordnetes Ziel aller Maßnahmen ist die Verbesserung der Lebensqualität sowie psychosozialen Integration der Patienten.

Literatur

Aaronson NK et al., The European organization for research and treatment of cancer QLQ-C30: A quality-of-life instrument for use in international clinical trials in oncology. J Natl Cancer Inst (1993), 85, 365–376

Ahlberg K et al., Assessment and management of cancer related fatigue in adults. Lancet (2003), 262, 640–650

Andrykowski MA et al., Long-term health-related quality of life, growth, and spiritual well-being after haematopoietic stem-cell transplantation. J Clin Oncol (2005), 23, 599–608

Booth-Jones M et al., Characteristics and correlates of cognitive functioning following bone marrow transplantation. Bone Marrow Transplant (2005), 36, 695–702

Broers S et al., Psychological functioning and quality of life following bone marrow transplantation: a 3-year follow-up study. J Psychosom Res (2000), 48, 11–21

Cella DF et al., The functional assessment of cancer therapy (FACT) scale: Development and validation of the general measure. J Clin Oncol (1993), 11, 570–579

Herschbach P, Weis J, Screeningverfahren in der Psychoonkologie: Testinstrumente zur Identifikation betreuungsbedürftiger Krebspatienten. Deutsche Krebsgesellschaft Berlin (2008)

Jacobsen PB et al., Systematic review and meta-analysis of psychological and activity based interventions for cancer related fatigue. Health Psychol (2007), 26, 660–667

McQuellon RP et al., Quality of life measurement in bone marrow transplantation: development of the Functional Assessment of Cancer Therapy-Bone Marrow Transplant (FACT-BMT) scale. Bone Marrow Transplant (1997), 19, 357–368

Mehnert A et al., Die Erfassung psychosozialer Belastungen und Ressourcen in der Onkologie: Ein Literaturüberblick zu Screeningmethoden und Entwicklungstrends. PPmP (2006), 56, 462–479

Poppelreuter M et al., Rehabilitation of therapy-related cognitive deficits in patients after hematopoietic stem cell transplantation. Bone Marrow Transplant (2008), 41, 79–90

Scherwath A et al., Psychometrische Überprüfung einer neuropsychologischen Testbatterie zur Erfassung kognitiver Dysfunktionen bei Krebspatienten: Empfehlungen für ein Basisassessment. Fortschr Neurol Psychiatr (2008), 76, 583–593

Sostak P et al., Prospective evaluation of neurological complications after allogeneic bone marrow transplantation. Neurology (2003), 60, 842–848

Syrjala KL et al., Recovery and long-term function after hematopoietic cell transplantation for leukemia or lymphoma. JAMA (2004), 291, 2335–2343

Velikova G et al., The EORTC QLQ-HDC28: A supplementary module assessing the quality of life during and after high-dose chemotherapy and stem cell transplantation. Eur J Cancer (2007), 43, 87–94

Weis J et al., Development of an EORTC module for the assessment of cancer related fatigue (EORTC FAR-15): Phase III results. Qual Life Res (2007), Suppl, A-106, 221/1624

30.8 Transplantatversagen, Krankheitsrezidiv, Zweittransplantation

Uwe Platzbecker, Hans-Joachim Deeg

Abstoßung des Transplantats (Transplantatversagen – graft failure)

Nach Konditionierung und erfolgter allogener Stammzelltransplantation kommt es i.d.R. nach 12–16 Tagen zu einem Engraftment (Anwachsen) der Stammzellen, was, per definitionem, mit einem Anstieg der neutrophilen Granulozyten im Blut auf mehr als $0{,}5 \times 10^9$/l assoziiert ist. Ein *primäres* Transplantatversagen wird i.d.R. klinisch definiert, wenn dieser Absolutwert spätestens 4 Wo. nach Transplantation nicht erreicht ist, während bei der *sekundären* Form ein Abfall der Neutrophilen erst nach bereits erfolgtem Engraftment beobachtet wird.

Die häufigste Ursache ist eine immunologisch bedingte Abstoßung durch entweder im Patienten auch nach entsprechender Vortherapie verbliebene kompetente T-Zellen oder einen Mangel an Spender T-Zellen im Transplantat selbst. Diese Form wird häufiger bei sog. T-Zell-depletierten Transplantationen beobachtet, die man vorzugsweise bei nicht komplett passendem (HLA-identischem) Spender bzw. Empfänger durchführt. Interessanterweise kann man ein fehlendes Engraftment dann durch eine hohe Zahl an natürlichen Killerzellen vom Spender verhindern. Zudem zeigen Untersuchungen, dass es neben der immunologischen Abstoßung auch ein Transplantatversagen gibt, das möglicherweise auf mangelnde Unterstützung durch das Knochenmarkmikromilieu zurückzuführen ist. Im ersten Fall zeigen Chimärismusuntersuchungen für $CD3^+$-T-Zellen ein Abfallen des Spenderanteils und ein Wiederansteigen des Patientenanteils. Im zweiten Fall finden sich weiterhin 100%

Spenderzellen, aber eine unzureichende Hämatopoese. Solche Verläufe werden z.B. bei Patienten mit Knochenmarkfibrosen (Osteomyelofibrose) beobachtet. In diesem Fall kann mit der Infusion sehr großer Mengen CD34+-Stammzellen die Regenerierung des Blutbildes zumeist erreicht werden [Larocca et al. 2006].

Mit HLA-identischen verwandten oder unverwandten Spendern wird heutzutage ein Transplantatversagen nur noch selten (bei 1–2% aller Transplantationen) beobachtet. Allerdings ist die Rate bei nicht-HLA-identischen Spendern und bei gewissen Risikofaktoren erhöht:
- Niedrige transfundierte Stammzellzahl
- T-Zell-depletiertes Transplantat
- Aplastische Anämie als Grunderkrankung mit vorheriger Transfusionsbehandlung
- Unzureichende Konditionierungsbehandlung

Da das Risiko des Transplantatversagens mittlerweile als sehr gering eingestuft wird, wird heute bei Transplantationen i.d.R. auf die Gewinnung eines autologen Transplantats („backup") verzichtet.

Beim *primären* Transplantatversagen ist i.d.R. eine Retransplantation nach erneuter Konditionierungsbehandlung notwendig. Bei beginnendem *sekundärem* Transplantatversagen und weiterhin dominierendem Spenderchimärismus ist häufig die alleinige Infusion einer zweiten Dosis von Spenderzellen, die sog. Spenderlymphozytengabe (DLI), Therapie der Wahl [Kolb et al. 2004].

Krankheitsrezidiv

Obwohl die allogene Stammzelltransplantation ein potenziell kuratives Verfahren für viele Patienten mit bösartigen hämatologischen Erkrankungen ist, stellt das Krankheitsrezidiv nach wie vor die häufigste Todesursache dar (s. Abb. 30.2).

Wesentliche Einflussgrößen für das individuelle Rezidivrisiko nach Transplantation stellen die Art und das Stadium der Grunderkrankung vor der Transplantation dar. Während Patienten mit einer chronisch myeloischen Leukämie in erster chronischer Phase ein nur minimales Risiko aufweisen, liegt das Rezidivrisiko bei Patienten mit refraktären akuten Leukämien deutlich über 50%. Das Auftreten einer GVHD kann das Rezidivrisiko signifikant vermindern, während eine T-Zell-depletierte Transplantation mit einem höheren Rezidivrisiko einhergeht. Mit der Einführung von dosisreduzierten Konditionierungsschemata konnte zwar die Transplantation auf eine größere Gruppe von Patienten erweitert werden, auf der anderen Seite stieg das Rezidivrisiko im Vergleich zu konventionell (hoch dosiert) konditionierten Patienten deutlich an [Martino et al. 2006]. Deshalb profitieren diese Patienten insbesondere von dem GVL-Effekt; oft assoziiert mit dem Auftreten einer chronischen GVHD nach Transplantation. Allerdings trägt diese bei extensiver Ausprägung zu einer z.T. nicht zu unterschätzenden Morbidität und Mortalität der Patienten bei. Im Fall einer allogenen Stammzelltransplanta-

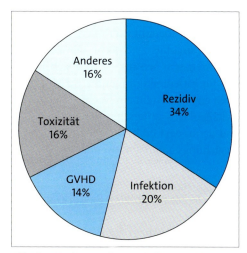

Abb. 30.2: Todesursachen nach allogener Stammzelltransplantation von unverwandten Spendern (nach [van den Brink et al. 2010])

tion sollten deshalb diese Faktoren in Abhängigkeit von der Grunderkrankung in die individuelle Planung einbezogen werden.

Das wichtigste Ziel bleibt es jedoch, ein Rezidiv der Grunderkrankung nach allogener Stammzelltransplantation frühzeitig, d.h. noch vor dem Auftreten hämatologischer Anzeichen, zu erkennen; z.B. aufgrund von molekularen Analysen. Leider eignen sich Analysen des Gesamtchimärismus aus Blut oder Knochenmark wegen der nur geringen Sensitivität nicht für eine frühzeitige Diagnostik des drohenden Rezidivs. Bei einigen hämatologischen Neoplasien (CML, AML) ist man jedoch mittels sensitiver Techniken (PCR) in der Lage, das erkrankungsspezifische molekulare Transkript (z.B. BCR-ABL) nachzuweisen bzw. zu quantifizieren [Radich et al. 2003]. Bei Patienten mit Leukämien, die keinen molekularen Marker aufweisen, jedoch auf ihrer Oberfläche CD34 exprimieren, besteht die Möglichkeit, eine ähnliche Sensitivität mittels der CD34-Spenderchimärismusanalyse zu erreichen. Kommt es zu einem Abfall des Spenderanteils auf unter 80%, besteht 100%iges hämatologisches Rezidivrisiko im Median 8 Wo. nach dem ersten Abfall [Bornhäuser et al. 2009]. Eine weitere Möglichkeit sind sequentielle Analysen von auf der Oberfläche oder intrazytoplasmatisch aberrant exprimierten Proteinen mittels Durchflusszytometrie. Obwohl dieses Verfahren sehr sensitiv ist und sich besonders für Patienten mit lymphatischen Leukämien eignet, besteht ein Nachteil in der Vergleichbarkeit unterschiedlicher Analysen und darin, dass i.d.R. Knochenmark als Untersuchungsmaterial notwendig ist.

Therapie der minimalen Resterkrankung

Im Fall eines Anstiegs der minimalen Resterkrankung wird i.d.R. eine Immuntherapie als Therapie der Wahl angesehen. Das Ziel ist dabei, das Transplantat in der Wahrnehmung seiner immunologischen Fähigkeiten im Sinne eines GVL-Effekts zu stärken. Sollten Patienten zum Zeitpunkt des Auftretens der minimalen Resterkrankung noch unter immunsuppressiver Prophylaxe oder Therapie stehen und unter keiner GVHD-Reaktion leiden, so wird i.d.R. eine zügige Reduktion der Immunsuppression angestrebt. Bei allen anderen Patienten ist die Gabe von DLI Methode der Wahl [Kolb et al. 2004]. Dabei werden kleine Mengen (etwa 1 × 10^6 Zellen/kg KG) im Abstand von 8–12 i.v. verabreicht. Dieser Abstand sollte eingehalten werden, da GVHD-Reaktionen auch verzögert auftreten können. In diesem Fall würden keine weiteren Zellinfusionen gegeben. Die Immuntherapie eignet sich besonders bei Patienten mit Erkrankungen ohne rasche Wachstumskinetik (chronische Leukämien), während nur max. 20% der Patienten mit akuten Leukämien von diesem Verfahren profitieren [Schmid et al. 2007].

Therapie des hämatologischen Rezidivs

Im Fall eines hämatologischen Rezidives ist eine alleinige Immuntherapie i.d.R. nicht ausreichend, um die Erkrankung zurückzudrängen. Die Wahl der Therapie wird im Wesentlichen von der Erkrankung, dem Intervall zwischen Transplantation und Rezidiv sowie dem zu diesem Zeitpunkt vorliegenden klinischen Status des Patienten definiert. Während bei Patienten mit fortgeschrittener CML eine zielgerichtete Therapie mit Tyrosinkinaseinhibitoren der zweiten Generation häufig erfolgversprechend ist, wird bei allen anderen Patienten zumeist eine erneute Chemotherapie verabreicht, gefolgt von einer Retransplantation. Eine zweite Transplantation nach vorheriger zytoreduktiver Konditionierung ist mit einem geringen krankheitsfreien Überleben assoziiert, welches je nach Risikoprofil der Erkrankung und Zustand des Patienten ca. 10–20% beträgt

[Mielcarek et al. 2007]. Prognostisch ungünstig ist dabei, wenn das Rezidiv innerhalb von 6 Monaten nach der ersten Transplantation aufgetreten ist [Platzbecker et al. 2008]. Für Patienten mit Spätrezidiven gilt i.A., dass eine maximal intensive Reinduktionsbehandlung mit dem Ziel einer erneuten Remission angestrebt werden sollte. Außerdem fließen das Alter, der Allgemeinzustand sowie eventuelle Komorbiditäten in den Entscheidungsprozess ein, ob eine erneute Therapie der Erkrankung bis hin zur Zweittransplantation erfolgversprechend sein könnte. Letztendlich muss die Entscheidung zur Retransplantation immer individuell diskutiert werden. Hinsichtlich der Zweittransplantation sollten periphere Blutstammzellen als Stammzellquelle bevorzugt werden, da diese mit einem besseren Transplantat-gegen-Grunderkrankung-Effekt assoziiert sind. Ob der Wechsel auf einen zweiten Spender das Rezidivrisiko nach Zweittransplantation vermindert, ist bisher nicht systematisch gezeigt worden.

Zusammenfassung

Das Rezidiv nach Transplantation stellt bis heute das größte Risiko für den Patienten nach allogener Transplantation dar. In den letzten Jahren konnte aber gezeigt werden, dass auch in der drohenden oder tatsächlichen Rezidivsituation in vielen Fällen eine Behandlung in kurativer Intention möglich ist. Eine wesentliche Rolle spielen hierbei die zelltherapeutischen Ansätze über DLI bis hin zur Zweittransplantation.

Literatur

Bornhäuser M et al., Monitoring of donor chimerism in sorted CD34(+) peripheral blood cells allows the sensitive detection of imminent relapse after allogeneic stem cell transplantation. Haematol-Hematol J (2009), 94, 1613–1617

Kolb HJ et al., Graft-versus-leukemia reactions in allogeneic chimeras. Blood (2004), 103, 767–776

Larocca A et al., A boost of CD34(+)-selected peripheral blood cells without further conditioning in patients with poor graft function following allogeneic stem cell transplantation. Haematol-Hematol J (2006), 91, 935–940

Martino R et al., Retrospective comparison of reduced-intensity conditioning and conventional high-dose conditioning for allogeneic hematopoietic stem cell transplantation using BLA-identical sibling donors in myelodysplastic syndromes. Blood (2006), 108, 836–846

Mielcarek M et al., Outcomes among patients with recurrent high-risk hematologic malignancies after allogeneic hematopoietic cell transplantation. Biol Blood Marrow Tr (2007), 13, 1160–1168

Platzbecker U et al., Second donation of hematopoietic stem cells from unrelated donors for patients with relapse or graft failure after allogeneic transplantation. Haematol-Hematol J (2008), 93, 1276–1278

Radich JP et al., HLA-matched related hematopoietic cell transplantation for chronic-phase CML using a targeted busulfan and cyclophosphamide preparative regimen. Blood (2003), 102, 31–35

Schmid C et al., Donor lymphocyte infusion in the treatment of first Hematological relapse after allogeneic stem-cell transplantation in adults with acute myeloid leukemia: A retrospective risk factors analysis and comparison with other strategies by the EBMT acute leukemia working party. J Clin Oncol (2007), 25, 4938–4945

Van den Brink MS et al., Relapse after allogeneic hematopoietic cell therapy. Biol Blood Marrow Tr (2010), 16, 138–145

30.9 Sekundärmalignome

Eva Maria Wagner, Hans-Joachim Deeg

Einleitung

Zu Beginn der Ära allogener hämatopoetischer Stammzelltransplantation galt die Sorge den akuten Ereignissen und weit weniger den Langzeitkomplikationen. Später wurde deutlich, dass Transplantation die ursprüngliche Erkrankung heilen kann, dass aber gleichzeitig das Risiko einer neuen malignen Erkrankung besteht. Ob diese Zweitmalignome tatsächlich auf die HSZT zurückzuführen sind oder durch zugrunde liegende genetische Voraussetzungen bzw. Behandlung der Primärerkrankung vor der Transplantation beeinflusst werden, ist nicht völlig geklärt. Die Wahrscheinlichkeit, ein Sekundärmalignom nach HSZT zu entwickeln, ist etwa 5–10% innerhalb von 10–15 Jahren [Curtis et al. 1997; Rizzo et al. 2009].

Die Sekundärmalignome können in 3 größere Gruppen zusammengefasst werden [Deeg und Socié 1998]:
- Lymphome, einschließlich der sog. lymphoproliferativen Erkrankungen (PTLD)
- Myeloide Erkrankungen (myelodysplastisches Syndrom, MDS; akute myeloische Leukämie)
- Solide Tumoren

Lymphome

PTLD wurden zuerst als Komplikation nach Organtransplantation beschrieben, bevor Einzelfälle nach allogener HSZT beobachtet wurden [Gossett et al. 1979; Schubach, Miller, Thomas 1985]. Zelluläre und molekulare Studien zeigen ein heterogenes Bild der Erkrankung, typischerweise aber sind diese Lymphome mit EBV-Genomintegration assoziiert und entwickeln sich in Spender-B-Lymphozyten [Landgren et al. 2009].

Gewöhnlich entwickelt sich ein B-Zell-PTLD innerhalb der ersten 6–9 Monate nach Transplantation. Die kumulative Inzidenz ist 1–2%. Eine Analyse von 26 901 Patienten zeigte 127 Patienten mit PTLD; 83% wurden während des ersten Jahres nach HSZT diagnostiziert [Landgren et al. 2009]. In multivariater Analyse war PTLD signifikant mit T-Zell-Depletion des transplantierten Knochenmarks, Verabreichung von ATG und Transplantat von unverwandten oder HLA-nichtidentischen Spendern assoziiert. Es bestand auch ein signifikanter Zusammenhang mit akuter und chronischer GVHD. Zusätzlich zeigte diese Analyse, dass das Risiko bei Patientenalter über 50 Jahre und in Patienten, die ein Zweittransplantat erhielten, höher ist. Das Risiko war niedriger, wenn zur T-Zell-Depletion Antikörper verwendet wurden, die nicht nur T-Zellen, sondern auch B-Zellen eliminierten (z.B. Campath). Die PTLD-Inzidenz war niedrig (0,2%) in 21 686 Patienten ohne Risikofaktoren, stieg aber auf 1,1%, 3,6% und 8,1% an, wenn 1, 2, 3 oder mehr Risikofaktoren vorlagen.

PTLD werden generell im Zusammenhang mit gestörter T-Zell-Funktion beobachtet. Da etwa 95% aller erwachsenen Personen mit EBV infiziert sind und EBV latent in B-Lymphozyten persistiert, kann es zur B-Zell-Proliferation kommen, wenn die T-Zell-Kontrolle wegfällt. Das latent membrane protein 1 (LMP1) ist eines der EBV-Proteine, die als Onkogen zur B-Zell-Immortalisierung beitragen, indem es vermutlich über Expression von BCL-2 (B-cell lymphoma 2) den programmierten Zelltod verhindert [Kingma et al. 1996]. Zytotoxische T-Zell-Vorstufen kommen innerhalb der ersten Monate nach Transplantation nur in geringer Frequenz vor, das T-Zell-Repertoir normalisiert sich erst nach 9–12 Monaten [Storek et al. 2001]. Das erste Jahr ist somit die höchste Risikoperiode für die Entwicklung von B-Zell-PTLD. Studien in immundefizienten Mäusen (SCID-Mäuse) zeigten, dass der Transfer von

EBV-spezifischen zytotoxischen Zellen zur Elimination der EBV-infizierten, proliferierenden B-Zellen führen kann [Lacerda et al. 1996]. Die Bestimmung von EBV-DNA im peripheren Blut dient nach Transplantation als Screeningmethode [Rooney et al. 1995]. Ein Anstieg der EBV-DNA kann als Anzeichen einer sich entwickelnden EBV-assoziierten Proliferation gedeutet und mit anti-CD20-monoklonalen Antikörpern, z.B. Rituximab, behandelt werden [Kuehnle et al. 2000]. Experimentelle Studien zeigen, dass auch die Verabreichung von EBV-spezifischen zytotoxischen T-Zellen, ähnlich wie im Mausmodell, die Entwicklung von PTLD verhindern oder schon existierende PTLD erfolgreich behandeln kann [Rooney et al. 1998]. Therapeutisch verabreichte zytotoxische T-Zellen können durch genetische Manipulation gegen eine Hemmung durch Calcineurininhibitoren geschützt werden, sodass Immunsuppression trotz EBV-PTLD eingesetzt werden kann, ohne den therapeutischen Effekt der Zellen zu gefährden [Brewin et al. 2009; De Angelis et al. 2009].

Lymphoproliferative Erkrankungen, die von T-Zellen ausgehen, treten gewöhnlich später, oft Jahre nach der Transplantation, auf und sind typischerweise EBV-negativ. Ob eine Beziehung zu anderen Viren, einschließlich HIV, besteht, ist unklar [Zutter et al. 1990; Curtis et al. 1999].

Einige Fälle von Non-Hodgkin-Lymphomen mit klassischer Histologie sind nach HSZT beschrieben worden. Die Inzidenz ist gering. In einer Multicenterstudie mit fast 20 000 Patienten wurden chronische GVHD und intensive Behandlung der chronischen GVHD als einzige Risikofaktoren identifiziert [Curtis et al. 1999].

Auch Morbus Hodgkin wurde nach Transplantation beobachtet [Rowlings et al. 1999]. Die meisten Fälle zeigten eine gemischtzellige Histologie, und in vielen Patienten war EBV-DNA nachzuweisen. Diese Fälle treten später auf als die klassische PTLD und sind nicht mit den für PTLD typischen Risikofaktoren verbunden. Gewöhnlich haben diese Patienten eine gute Prognose, ähnlich der in nicht transplantierten Patienten. Die Ätiologie des Morbus Hodgkin nach HSZT ist nicht geklärt. Die Behandlung für diese Lymphome sollte den etablierten Schemata folgen.

MDS und AML

Fialkow et al. und Thomas et al. berichteten von 2 Patienten mit ALL, die nach Ganzkörperbestrahlung (TBI) und Knochenmarktransplantation von HLA-identischen Geschwistern innerhalb von 2–4 Monaten erneut eine Leukämie, die von Spenderzellen ausging, zeigten [Fialkow et al. 1971; Thomas et al. 1972]. Die Spender waren nach wie vor gesund. Ähnliche Fälle wurden später berichtet. Die meisten dieser Patienten waren mit TBI und Chemotherapie konditioniert worden. Die Leukämierezidive traten 6 Monate bis 3 Jahre nach der Transplantation auf [Deeg et al. 1984; Hertenstein et al. 2005]. Der Mechanismus, der zur Leukämie-Entwicklung in Spenderzellen führt, ist nicht geklärt. Es wurde postuliert, dass Spenderzellen durch Antigenstimulation des Empfängergewebes transformiert wurden, dass das „Microenvironment" des erkrankten Patienten Signale übermittelte, die zur Leukämie-Entwicklung beitrugen, oder dass eine Fusion mit leukämischen Zellen des Patienten zu einer Transfektion führte. Ob das Microenvironment eine Rolle spielt, ist zurzeit Gegenstand intensiver Forschung [Mhyre et al. 2009; Barcellos-Hoff, Park, Wright 2005].

Die Entwicklung von MDS und AML scheint in Patienten, die mit autologen Stammzellen transplantiert wurden, von größerer Bedeutung zu sein. So liegt deren Inzidenz bei 1% bis mehr als 20% innerhalb der ersten 2–4 Jahre nach autologer Transplantation [Traweek et al. 1996]. Sekundäre

MDS und AML sind auch nach konventioneller Chemotherapie beobachtet worden. Da praktisch alle autolog transplantierten Patienten vorher mit Chemotherapie oder Bestrahlung behandelt worden waren, zeigen die autologen Stammzellen, die zur Transplantation verwendet werden, häufig Schädigungen durch diese Vorbehandlung. Durch Beobachtungen in Hiroshima und Nagasaki ist klar, dass Bestrahlungsexposition zu Knochenmarksmalignomen führt (Häufigkeits-Peak bei etwa 4–5 Jahren). Risikofaktoren für die Entwicklung von MDS/AML sind fortgeschrittenes Alter zum Zeitpunkt der Transplantation, Therapie mit Topoisomeraseinhibitoren, alkylierende Therapie und Bestrahlung, möglicherweise die Methode der Stammzellmobilisierung (mit Etoposid), aber auch Konditionierung für die Transplantation mit TBI [Metayer et al. 2003]. Neuere Daten zeigen eine höhere Frequenz der MDS/AML, wenn periphere Blutstammzellen zur Transplantation verwendet werden, im Vergleich zu Knochenmark [Gorin et al. 2009].

Metayer et al. untersuchten 2739 Patienten, die in den Jahren 1989–1995 für Morbus Hodgkin oder NHL autolog transplantiert wurden [Metayer et al. 2003]. Sie fanden 56 Fälle von MDS/AML und verglichen diese Patienten mit 868 Kontrollen. Eine multivariate Analyse zeigte, dass das Risiko für MDS/AML signifikant abhängig war von der Intensität der Chemotherapie vor der Transplantation. Eine TBI von 12 Gy oder weniger war in dieser Analyse nicht mit einem erhöhten Risiko verbunden.

Die Beobachtung, dass viele Patienten bereits vor der Konditionierung für die Transplantation klonale chromosomale Abnormalitäten in ihren hämatopoetischen Stammzellen zeigen [Traweek et al. 1994], spricht dafür, dass tatsächlich die Therapie, die vor Transplantation gegeben wird, einen maßgeblichen Einfluss auf die Komplikationen nach der Transplantation ausübt.

Die Prognose der MDS/AML nach autologer Transplantation ist nicht gut. Die einzige Therapie, die überhaupt Erfolge erzielte, ist eine allogene HSZT mit Überlebensraten von 0–24% 3 Jahre nach Transplantation [Witherspoon und Deeg 1999; Yakoub-Agha et al. 2000]. Wir untersuchten Patienten mit behandlungsinduzierter AML/MDS am Fred Hutchinson Cancer Research Center zwischen 1971 und 1989. Die Überlebensrate 5 Jahre nach Transplantation war 8% für Patienten, die mit TBI konditioniert wurden, 19% für Patienten mit Busulfan- + Cyclophosphamid-Konditionierung und 30% für Patienten, bei denen die Busulfan-Dosis auf die Plasmakonzentration abgestimmt wurde [Witherspoon et al. 2001]. Die Rezidivrate 5 Jahre nach Transplantation war 40% für AML und RAEB-T (refractory anemia with excess blasts in transformation), 26% für RAEB und 0% für refraktäre Anämie. Die Nicht-Rezidiv-Mortalität mit den verschiedenen Konditionierungsregimen war 42–58%.

Solide Tumoren

Solide Tumoren sind nach autologen, syngenen und allogenen HSZT beschrieben worden. Charakteristischerweise treten diese sekundären Malignome Jahre oder sogar Jahrzehnte nach Transplantation auf [Witherspoon et al. 1989; Kolb et al. 1999]. Ursprüngliche Berichte schätzen die Inzidenz 10–15 Jahre nach Transplantation auf 2–6%. Die umfangreichste Studie untersuchte 28 874 Patienten, bei denen 189 solide Tumoren beobachtet wurden [Rizzo et al. 2009]. Das Risiko stieg mit der Beobachtungszeit und war nach 15 Jahren dreifach höher als in der Vergleichspopulation. Ähnliche Beobachtungen liegen auch nach autologer Transplantation vor [Friedman et al. 2004].

Die häufigsten Tumoren entstehen im Mundhöhlenbereich, Speicheldrüsen, Leber,

Haut, Gehirn, Schilddrüse, Brust, Knochen und Bindegewebe.

Alle Daten weisen darauf hin, dass zytotoxische Therapie, besonders Bestrahlung, ein essenzieller Faktor ist [Socié et al. 2000; Neglia et al. 2001]. Dazu kommen vermutlich genetische Prädispositionen, virale Infektionen, GVHD und Behandlung der GVHD mit immunsuppressiver Therapie. Die oben genannte Studie in 28 874 allogenen Transplantatempfängern berichtete, dass das Auftreten von Nicht-Plattenepithelkarzinomen nach TBI stark vom Alter des Patienten abhängig war [Rizzo et al. 2009]. Unter Patienten, die jünger als 30 Jahre waren, war das relative Risiko für diese Karzinome 9fach höher als in den nicht bestrahlten Patienten, während das Risiko in älteren Patienten nur 1,1fach erhöht war. Zusätzlich waren chronische GVHD und männliches Geschlecht Faktoren für die Entstehung von Plattenepithelkarzinomen.

Die bei weitem häufigsten Karzinome entstehen in der Haut bzw. Schleimhäuten und sind hauptsächlich Basalzellkarzinome, Plattenepithelkarzinome und Melanome [Leisenring et al. 2006; Schwartz et al. 2009]. Sie machen 55–60% aller Zweitmalignome aus. Schwartz et al. untersuchten 6306 Patienten, die im Alter bis zu 65 Jahren transplantiert wurden. In 3870 Patienten war TBI Bestandteil der Konditionierung, 2436 Patienten wurden allein mit Chemotherapie konditioniert. Die Beobachtungszeit reichte von 100 Tagen bis 36,2 Jahren. Die altersspezifische Rate von Basalzellkarzinomen in der nicht bestrahlten Patientengruppe war höher als in 2 gesunden Populationskohorten. Die Inzidenzrate stieg mit dem Alter an, war 8fach niedriger in Nicht-Kaukasiern und höher in den Geburtskohorten der letzten Jahrzehnte [Schwartz et al. 2009]. Bezieht man diese Effekte in die Analyse ein, waren keine signifikanten Unterschiede in Abhängigkeit vom Alter zum Zeitpunkt der Transplantation zu beobachten. Das erhöhte Risiko für Basalzellkarzinome mit Bestrahlung war am stärksten in den jüngsten Patienten (jünger als 10 Jahre); in Patienten, die älter als 40 Jahre waren, wurde kein gesteigertes Risiko beobachtet. Insgesamt war das Risiko per Bestrahlungsdosiseinheit bei Transplantationspatienten ähnlich dem anderer Populationen, die unter unterschiedlichen klinischen Bedingungen bestrahlt wurden.

In einer zweiten Studie unseres Zentrums analysierten wir 4810 Patienten, die allogen transplantiert wurden und mindestens 100 Tage überlebten. Insgesamt traten 158 Basalzellkarzinome und 95 Plattenepithelkarzinome auf. Die kumulativen Inzidenzraten für diese beiden Karzinome waren 6,5% und 3,4%. TBI war ein signifikanter Risikofaktor für Basalzellkarzinome, besonders in Patienten, die jünger als 18 Jahre zum Zeitpunkt der Transplantation waren. Patienten mit geringer Hautpigmentation (Kaukasier) hatten ein erhöhtes Risiko, ein Basalzellkarzinom zu entwickeln. Akute GVHD erhöhte das Risiko des Plattenzellkarzinoms, während Patienten, die chronische GVHD entwickelten, ein erhöhtes Risiko für Basalzellkarzinom und für Plattenepithelkarzinom hatten [Schwartz et al. 2009]. Diese Studie zeigte, dass unbeeinflussbare Faktoren, wie Alter und Hautpigmentation, einen signifikanten Effekt auf die Entwicklung von Karzinomen haben. Das Risiko wird durch die Verabreichung von Ganzkörperbestrahlung und die Entwicklung von GVHD modifiziert.

Friedman und Kollegen untersuchten das Risiko für die Entwicklung eines Mammakarzinoms in 3337 weiblichen Patienten, die mindestens 5 Jahre nach allogener HSZT an 83 Zentren überlebt hatten [Friedman et al. 2008]. 52 Patientinnen entwickelten ein Mammakarzinom, 5,7–24,8 (Median 12,5) Jahre nach Transplantation. Die kumulative Häufigkeit 25 Jahre nach Transplantation war 11%. Sie war höher in Patienten, die TBI erhalten hatten (17% vs. 3%). In multivariabler Analyse waren das Intervall seit der

Transplantation (> 20 Jahre Hazard Ratio, HR 10,8) assoziiert sowie TBI (HR 4,0) und Alter unter 18 Jahre zum Zeitpunkt der Transplantation (HR 9,5). Die HR für Tod im Zusammenhang mit Mammakarzinom war 2,5.

Diese wie einige andere Berichte mit kleineren Patientenzahlen stimmen darin überein, dass alle Patienten sowohl nach autologer wie auch nach allogener (und syngener) HSZT lebenslang bez. der Entwicklung von Zweitmalignomen beobachtet werden sollten.

Zusammenfassung

Während solide Tumoren sowohl nach autologer als auch nach allogener HSZT auftreten, treten lymphoproliferative Erkrankungen fast nur nach allogener Transplantation auf. Hämatologische Malignome sind etwas häufiger bei autologen Transplantatempfängern. Dieses Muster ist nicht überraschend, da sowohl bei allogener als auch autologer Transplantation der ganze Körper chemotherapie- oder bestrahlungsexponiert ist und dies die stärksten Risikofaktoren für die Entwicklung solider Tumoren sind. Lymphoproliferative Erkrankungen andererseits sind hauptsächlich auf immunologische Reaktionen zwischen Spenderzellen und Empfänger zurückzuführen und treten somit gehäuft nach allogener Transplantation auf. Im Fall der allogenen Transplantation sind hämatopoetische Stammzellen chemotherapie- oder bestrahlungsnaiv, während meist bereits vor der Asservierung autologer hämatopoetischer Stammzellen eine toxische Exposition der Zellen stattfand – dies könnte das erhöhte Risiko für MDS/AML nach autologer HSZT erklären.

Es gibt einige nicht veränderbare Faktoren, wie genetische Prädisposition und Alter, die die Entstehung von Sekundärmalignomen begünstigen. Alle Daten weisen jedoch darauf hin, dass die Vermeidung von TBI das Risiko einer Tumorentwicklung nach Transplantation reduzieren sollte. Ob die niedrig dosierte TBI, wie sie in letzter Zeit für die sog. nichtmyeloablative Transplantation verwendet wird, das Risiko vermindert, bleibt noch abzuwarten. Die Daten von Hiroshima und Nagasaki jedoch warnen zur Vorsicht, da sehr niedrige Strahlendosen dort ebenfalls das Krebsrisiko erhöhten [Iijima, Gushima, Imahori 1981]. Die Vermeidung der GVHD muss ein Ziel zur Malignomprävention sein, da besonders die chronische GVHD und Langzeitbehandlung mit immunsuppressiver Therapie mit erhöhtem Malignomrisiko einhergehen. Systematischer Schutz gegen direkte Sonnenbestrahlung (aktinische Bestrahlung) könnte sinnvoll sein. Bisherige Beobachtungen zeigen glücklicherweise, dass Patienten mit Sekundärmalignomen nach HSZT ähnliche Heilungschancen haben wie andere Patienten mit entsprechenden Tumoren, wenn diese frühzeitig erkannt werden.

Das Risiko, einen soliden Tumor zu entwickeln, der auf die Transplantation selbst zurückzuführen ist, steigt mehr als 10 Jahre nach der Transplantation steil an. Alle Patienten sowohl nach autologer wie auch allogener (und syngener) Transplantation sollten daher lebenslang bez. der Entwicklung von Zweitmalignomen beobachtet und einer Therapie zugeführt werden.

Literatur

Barcellos-Hoff MH, Park C, Wright EG, Radiation and the microenvironment – tumorigenesis and therapy (Review). Nature Reviews Cancer (2005), 5, 867–875

Brewin J et al., Generation of EBV-specific cytotoxic T cells that are resistant to calcineurin inhibitors for the treatment of posttransplantation lymphoproliferative disease. Blood (2009), 114, 4792–4803

Curtis RE et al., Solid cancers after bone marrow transplantation. N Engl J Med (1997), 336, 897–904

Curtis RE et al., Risk of lymphoproliferative disorders after bone marrow transplantation: a multi-institutional study. Blood (1999), 94, 2208–2216

De Angelis B et al., Generation of Epstein-Barr virus-specific cytotoxic T lymphocytes resistant to the immunosuppressive drug tacrolimus (FK506). Blood (2009), 114, 4784–4791

Deeg HJ et al., Secondary malignancies after marrow transplantation. Exp Hematol (1984), 12, 660–666

Deeg HJ, Socié G, Malignancies after hematopoietic stem cell transplantation: many questions, some answers. Blood (1998), 91, 1833–1844

Fialkow PJ et al., Leukaemic transformation of engrafted human marrow cells in vivo. Lancet (1971), 1, 251–255

Friedman DL et al., Second malignant neoplasms following hematopoietic stem cell transplantation. Int J Hematol (2004), 79, 229–234

Friedman DL et al., Increased risk of breast cancer among survivors of allogeneic hematopoietic cell transplantation: a report from the FHCRC and the EBMT-Late Effect Working Party. Blood (2008), 111, 939–944

Gorin NC et al., Higher incidence of relapse with peripheral blood rather than marrow as a source of stem cells in adults with acute myelocytic leukemia autografted during the first remission. J Clin Oncol (2009), 27, 3987–3993

Gossett TC et al., Immunoblastic sarcoma in donor cells after bone-marrow transplantation. N Engl J Med (1979), 300, 904–907

Hertenstein B et al., Development of leukemia in donor cells after allogeneic stem cell transplantation – a survey of the European Group for Blood and Marrow Transplantation (EBMT). Haematologica (2005), 90, 969–975

Iijima S, Gushima K, Imahori S (Eds.) (1981) Hiroshima and Nagasaki: The Physical, Medical, and Social Effects of the Atomic Bombings. Basic Books, New York

Kingma DW et al., Epstein-Barr virus latent membrane protein-1 oncogene deletions: correlations with malignancy in Epstein-Barr virus-associated lymphoproliferative disorders and malignant lymphomas. Blood (1996), 88, 242–251

Kolb HJ et al., Malignant neoplasms in long-term survivors of bone marrow transplantation. Late Effects Working Party of the European Cooperative Group for Blood and Marrow Transplantation and the European Late Effect Project Group. Ann Intern Med (1999), 131, 738–744

Kuehnle I et al., CD20 monoclonal antibody (rituximab) for therapy of Epstein-Barr virus lymphoma after hemopoietic stem-cell transplantation. Blood (2000), 95, 1502–1505

Lacerda JF et al., Human Epstein-Barr virus (EBV)-specific cytotoxic T lymphocytes home preferentially to and induce selective regressions of autologous EBV-induced B cell lymphoproliferations in xenografted C.B-17 scid/scid mice. J Exp Med (1996), 183, 1215–1228

Landgren O et al., Risk factors for lymphoproliferative disorders after allogeneic hematopoietic cell transplantation. Blood (2009), 113, 4992–5001

Leisenring W et al., Nonmelanoma skin and mucosal cancers after hematopoietic cell transplantation. J Clin Oncol (2006), 24, 1119–1126

Metayer C et al., Myelodysplastic syndrome and acute myeloid leukemia after autotransplantation for lymphoma: a multicenter case-control study. Blood (2003), 101, 2015–2023

Mhyre A et al., Stroma-dependent apoptosis in clonal hematopoietic precursors correlates with expression of PYCARD. Blood (2009), 113, 649–658

Neglia JP et al., Second malignant neoplasms in five-year survivors of childhood cancer: childhood cancer survivor study. J Natl Cancer Inst (2001), 93, 618–629

Rizzo JD et al., Solid cancers after allogeneic hematopoietic cell transplantation. Blood (2009), 113, 1175–1183

Rooney CM et al., Early identification of Epstein-Barr virus-associated posttransplantation lymphoproliferative disease. Br J Haematol (1995), 89, 98–103

Rooney CM et al., Infusion of cytotoxic T cells for the prevention and treatment of Epstein-Barr virus-induced lymphoma in allogeneic transplant recipients. Blood (1998), 92, 1549–1555

Rowlings PA et al., Increased incidence of Hodgkin's disease after allogeneic bone marrow transplantation. J Clin Oncol (1999), 17, 3122–3127

Schubach WH, Miller G, Thomas ED, Epstein-Barr virus genomes are restricted to secondary neoplastic cells following bone marrow transplantation. Blood (1985), 65, 535–538

Schwartz JL et al., Basal cell skin cancer following total body irradiation and hematopoeitic cell transplantation. Radiat Res (2009), 171, 155–163

Socié G et al., New malignant diseases after allogeneic marrow transplantation for childhood acute leukemia. J Clin Oncol (2000), 18, 348–357

Storek J et al., Immune reconstitution after allogeneic marrow transplantation compared with blood stem cell transplantation. Blood (2001), 97, 3380–3389

Thomas ED et al., Leukaemic transformation of engrafted human marrow cells in vivo. Lancet (1972), 1, 1310–1313

Traweek ST et al., Clonal karyotypic hematopoietic cell abnormalities occurring after autologous bone marrow transplantation for Hodgkin's disease and non-Hodgkin's lymphoma. Blood (1994), 84, 957–963

Traweek ST et al., Myelodysplasia and acute myeloid leukemia occurring after autologous bone marrow transplantation for lymphoma. Leuk Lymphoma (1996), 20, 365–372

Witherspoon RP et al., Secondary cancers after bone marrow transplantation for leukemia or aplastic anemia. N Engl J Med (1989), 321, 784–789

Witherspoon RP, Deeg HJ, Allogeneic bone marrow transplantation for secondary leukemia or myelodysplasia. Haematologica (1999), 84, 1085–1087

Witherspoon RP et al. (2001) Secondary leukemia or myelodysplasia treated by bone marrow transplantation. In: Büchner T et al. (Eds.) Acute Leukemias VIII: Prognostic Factors and Treatment Strategies, 655–659. Springer, Berlin

Yakoub-Agha I et al., Allogeneic bone marrow transplantation for therapy-related myelodsyplastic syndrome and acute myeloid leukemia: a long-term study of 70 patients-report of the French Society of bone marrow transplantation. J Clin Oncol (2000), 18, 963–971

Zutter MM et al., Secondary T-cell lymphoproliferation after marrow transplantation. Am J Clin Pathol (1990), 94, 714–721

31 Rehabilitation, Physiotherapie, Krankheitsbewältigung

Daniel Wolff, Thomas Daikeler, Pia Heußner

Einleitung

Die allogene hämatopoetische Stammzelltransplantation stellt bei vielen Patienten die einzige Therapie mit einer langfristigen Heilungschance dar, ist jedoch mit einer nicht unerheblichen Morbidität assoziiert. Daher sind wichtige Komponenten der Therapie eine effektive Rehabilitation inklusive der Physiotherapie zur Verbesserung der physischen Leistungsfähigkeit sowie eine psychoonkologische Unterstützung bei der Krankheitsbewältigung.

Rehabilitation

Die allogene HSZT ist eine kurative Therapie, die regelmäßig mit einer temporären erheblichen Einschränkung der körperlichen, psychischen und neurokognitiven Leistungsfähigkeit assoziiert ist. Während in der Frühphase nach der Transplantation im Anschluss an die Regeneration der Blutbildung die Mobilisierung der Patienten im Vordergrund steht, erfolgt im weiteren Verlauf die Rehabilitation mit dem Ziel einer Besserung langfristiger Einschränkungen sowie einer schulischen/beruflichen Rehabilitation [Bartsch et al. 2000; Bartsch, Finke, Mumm 2001]. Bei Adoleszenten und jungen Erwachsenen erfolgt darüber hinaus die Rehabilitation mit dem Ziel, Entwicklungsdefizite auszugleichen, da es in der frühen Phase nach Transplantation sowie bei Komplikationen regelhaft zu Regressionsphänomenen kommt. Aus diesem Grund sollte die Rehabilitation von Adoleszenten in Einrichtungen mit einer speziellen Expertise bei Adoleszenten erfolgen.

Aufgrund der spezifischen Probleme von Patienten nach allogener HSZT werden an die betreuenden Rehabilitationseinrichtungen spezielle Anforderungen gestellt, mit dem Ziel, Risiken während der Rehabilitation zu reduzieren und eine möglichst effektive Therapie zu erreichen. Diese Anforderungen bestehen in einer Expertise der Rehabilitationseinrichtung basierend auf einer regelmäßigen Betreuung von Patienten nach allogener HSZT, einer engen Kooperation mit den behandelnden Transplantationszentren und einem spezifischen Hygienemanagement, welches den erhöhten Infektionsrisiken der betreffenden Patienten Rechnung trägt (inklusive Richtlinien zur Ernährung und Physiotherapie).

Frühe Rehabilitation

Vor allem Patienten mit Komplikationen nach allogener HSZT (Z.n. schweren Infektionen und/oder akuter GVHD) können von einer frühen Rehabilitation im Sinne einer Anschlussheilbehandlung profitieren. Dabei ist das primäre Ziel eine Mobilisierung der betreffenden Patienten, um diese vor der weiteren ambulanten Therapie in die Lage zu versetzen, sich im Alltag selbständig zu versorgen. Die Voraussetzungen für eine frühe Betreuung in einer Rehabilitationsklinik sind neben den oben genannten eine engmaschige klinische und paraklinische Kontrolle der Patienten sowie seitens des Patienten eine zuvor erreichte effektive Therapie der Komplikationen. Eine anhaltend aktive GVHD oder unkontrollierte Infektionen stellen Kontraindikationen zur Rehabilitation dar. Darüber hinaus sollte bei Komplikationen eine kurzfristige Vorstellung am Transplantationszentrum gewährleistet sein, was bei der Auswahl der Rehabilitationseinrichtung berücksichtigt werden muss. Die berufliche Rehabilitation spielt in der Frühphase nach Transplantation eine untergeordnete Rolle. Bei Kindern erfolgt die frühe Rehabilitation dagegen mit dem Ziel, eine möglichst rasche Wiedereingliederung in den Alltag, insbesondere die Schule, zu erreichen und Entwicklungsdefizite möglichst frühzeitig zu korrigieren.

Späte Rehabilitation

In der Intermediär- und Spätphase erfolgt die Rehabilitation hauptsächlich mit dem Ziel einer beruflichen Rehabilitation bzw. zur Begutachtung und Therapie langfristiger physischer, psychischer und neurokognitiver Defizite. Auch hier spielt die Expertise der Rehabilitationszentren eine große Rolle, da die betreffenden Patienten nicht selten multimorbid sind, insbesondere nach chronischer GVHD weiterhin erhöhte Infektionsrisiken bestehen und die sozialmedizinische Beratung der Patienten spezifische Kenntnisse der Langzeitprobleme von Transplantationspatienten erfordert. Wie auch in der Frühphase nach Transplantation ist eine wichtige Voraussetzung zur Rehabilitation die effektive Kontrolle einer zuvor bestehenden chronischen GVHD unter einer möglichst geringen Immunsuppression, da bspw. bei Patienten mit hohen Tagesdosen an Steroiden kaum eine Verbesserung der Leistungsfähigkeit zu erreichen ist. Aufgrund der Multimorbidität sollte eine Betreuung in Rehabilitationszentren mit interdisziplinärer Versorgung angestrebt werden, da insbesondere muskuloskelettale Probleme und neurologische Defizite relativ häufig eine fächerübergreifende Betreuung erfordern.

Physiotherapie

Muskuloskelettale Probleme nach allogener HSZT

Die allogene HSZT beeinflusst in vielfältiger Art und Weise den Bewegungsapparat der Patienten. Immobilisierung und Medikamente können eine Osteoporose ebenso wie eine Muskelschwäche fördern. Die chronische GVHD ist ein zusätzlicher Risikofaktor für diese Komplikationen. Während in der Frühphase nach Transplantation der positive Effekt der Physiotherapie gut belegt ist [Wiskemann et al. 2014] und zu einer Verbesserung der Lebensqualität, Leistungsfähigkeit und Reduktion der Dauer der stationären Behandlung führt, existieren bisher nur wenige Studien zum Einsatz der Physiotherapie im Langzeitverlauf nach Transplantation (insbesondere bei der chronischen GVHD), wobei die Physiotherapie ein essenzieller Behandlungsbestandteil ist [Li, Chan, Geber 2009].

Steroidmyopathie

Steroide sind ein essenzieller Bestandteil der Behandlung der GVHD und werden oft über einen längeren Zeitraum eingesetzt. Eine unter Steroidtherapie auftretende proximal betonte Muskelschwäche ist häufig das erste Zeichen einer Steroidmyopathie. Die Patienten können schlechter aus dem Sitzen aufstehen und berichten über Schwierigkeiten beim Arbeiten über Kopfhöhe. Differenzialdiagnostisch ist hier an eine Polymyositis zu denken. Eine Abgrenzung gelingt häufig über die Bestimmung der Kreatininkinase, eine elektromyografische Untersuchung, eine Kernspintomografie oder, falls nötig, über eine Muskelbiopsie.

Physiotherapeutisch stehen die Kräftigung der Muskulatur und das Gleichgewichtstraining (Sturzgefährdung) im Vordergrund, wobei die Kraftintensität submaximal sein sollte, um eine zusätzliche Schädigung der Muskulatur zu vermeiden. Des Weiteren kommen Techniken zur Stabilisierung der großen Gelenke zum Einsatz.

Osteoporose

Immobilisierung, Medikamente (Steroide), GVHD und das zunehmende Alter der transplantierten Patienten begünstigen das Auftreten einer Osteoporose nach HSZT. Schmerzen oder Frakturen sind die Hauptsymptome der Osteoporose. Idealerweise sollte man die Diagnose früher stellen; dies gelingt durch regelmäßiges Screening (DEXA) von Patienten mit entsprechenden Risikofaktoren. Neben der Optimierung der medikamentösen Therapie und der obligaten Substitution von Calcium und Vitamin D spielt hier die Physiotherapie eine wichtige Rolle. Die Physiotherapie zielt auf eine Stabilisierung des Halteapparates ab. Zur Senkung der Frakturinzidenz werden die Rückenextensoren bevorzugt gestärkt. Das Training sollte mit Gewichten oder gegen Widerstände durchgeführt werden. Die Sturzprävention umfasst das Training der Gleichgewichtsreaktionen.

Avaskuläre Knochennekrosen

In bis zu 20% aller Patienten nach allogener HSZT tritt eine Osteonekrose auf. Besonders gefährdet sind Patienten mit GVHD und Patienten nach Steroidtherapie im Rahmen der Grunderkrankung. Häufig sind die großen gewichttragenden Gelenke betroffen. Das Hauptsymptom ist der Schmerz, und die Diagnose lässt sich am besten mittels Kernspintomografie stellen. Therapeutisch kommen neben der Analgesie eine Entlastung der Extremität sowie eine Reduktion der Steroidtherapie (falls möglich) infrage. In fortgeschrittenen Fällen bleibt nur der Gelenkersatz. Auf alle Fälle sollte eine traumatologisch-orthopädische Beurteilung bei Diagnosestellung erfolgen.

GVHD

Das muskuloskelettale System kann im Rahmen einer GVHD sehr ausgedehnt betroffen sein. Pathologien betreffen die Muskulatur, die Faszien und die Gelenke.

Ein lokalisiertes Gewebsödem kann u.a. auch durch eine GVHD hervorgerufen werden. Kofaktoren sind Gefäßabflussstörungen (venös, lymphatisch) oder Medikamente. Hier kommen Lymphdrainage und Kompressionsbandagen z.T. sequentiell im Rahmen einer Komplexen Physikalischen Entstauungstherapie (KPE) mit Erfolg zum Einsatz.

Die Fasziitis der GVHD führt zu einer zunehmenden Verhärtung und dadurch zu einer Einschränkung der Gelenkbeweglichkeit und letztlich dann zu Kontrakturen. Eine frühe physiotherapeutische Intervention zur Erhaltung des Bewegungsumfangs der Gelenke ist sinnvoll. Passive Gelenksmobilisation, tiefe Faszienfriktion und aktive Übungen zur Erweiterung des Bewegungsumfangs werden angewandt.

Allgemein gilt, dass ein Training der Ausdauerleistung vor, während und nach HSZT jeweils dosiert durchgeführt werden sollte. Dies verbessert nicht nur generell den Verlauf der Behandlung, sondern fördert auch die Lebensqualität.

Zu den physiotherapeutischen Techniken zur Behandlung der Komplikationen nach HSZT siehe Tabelle 31.1.

Krankheitsverarbeitung

Krankheitsverarbeitung ist ein subjektiver und individueller Prozess, der in Ergebnis

Tab. 31.1: Physiotherapeutische Techniken zur Behandlung der Komplikationen nach HSZT

Ziele	Maßnahmen
Gelenkbeweglichkeit verbessern	• Manuelle Therapie • Allgemeine Mobilisation • Passive und aktive Muskeldehnungen
Tonusregulation	• Massage der Muskulatur
Gewebeverschieblichkeit verbessern	• Bindegewebsmassage • Friktionen • Hautfalten abheben/Hautrollen
Kraft verbessern	• Gerätetraining (MTT) • PNF • Heimübungen

MTT = Medizinische Trainingstherapie, PNF = Propriozeptive neuromuskuläre Faszilitation

und Dauer sehr variabel verläuft. Daraus folgen ganz unterschiedliche Endpunkte abhängig vom individuellen Verarbeitungs- und Krankheitsverlauf [Schwarz und Singer 2008; Heußner 2012]. Verleugnung als psychischer Abwehrmechanismus spielt in der Bewältigung von Situationen mit existentieller Bedrohung eine zentrale Rolle, so auch in der Verarbeitung potenziell tödlicher Erkrankungen und risikoreicher Behandlungen. Die Verleugnung dient dabei dem Erhalt von Autonomie und Kontrolle über die Angst. Die Möglichkeit der Verleugnung bietet Menschen die Chance, sich objektiv gefährlichen Lebenssituationen zu stellen, die bei ausschließlich rationaler Betrachtung als zu risikoreich, unsinnig, gar verantwortungslos oder unerträglich abgelehnt werden müssten [Heußner 2012; Clarke 2011; Tausch 2009].

Die Mehrzahl der Patienten, die sich einer HSZT unterziehen, ist bereits seit einigen Monaten bis hin zu Jahren mit ihrer Erkrankung konfrontiert, sodass der Anpassungsprozess an eine potenziell existenziell bedrohliche Erkrankung bereits in Gang gesetzt ist. Mit der Entscheidung zur HSZT setzen die Betroffenen all ihre Hoffnungen auf diese Maßnahme und sind bereit, viele Anstrengungen und Komplikationen in Kauf zu nehmen. Die autologe HSZT wird dabei ähnlich einer intensiven Chemotherapie bewältigt, fehlt ihr doch v.a. die Herausforderung und das Risiko der körperlichen und psychischen Auseinandersetzung mit den fremden Zellen. Stammt der allogene Spender aus der Familie, so kann die emotionale Beziehungsqualität zwischen Empfänger und Spender eine große Rolle spielen. Dankbarkeit oder Versagensängste als schlechter Empfänger, der nicht gut mit dem Geschenk der fremden Zellen umgeht, sowie Schuldgefühle des Spenders bei negativem Ausgang (Transplantatversagen, GVHD, Rezidiv) bieten ein weites Spektrum an Emotionen und Konflikten. Bei unverwandten Fremdspendern stellt das Aushalten des Nichtwissens um Person, Herkunft und ggf. Kulturkreis des Spenders die besondere Herausforderung dar.

Die häufig zugespitzte und überhöhte Hoffnung auf Heilung vieler allogener Transplantationspatienten führt zur partiellen Verleugnung empfangener und verfügbarer Informationen. Auch wenn die Zeit der Vorbereitungen bis zum Tag 0 der Transplantation und die Unvorhersagbarkeit des Transplantationsverlaufs Stress auslösen [Mumm und Viereck 2009; Fife et al. 2000; Siston et al. 2001; Lesko 1994], so müssen Unsicherheit und Sorgen oder Ängste möglichst stabil abgewehrt werden, um sich auf die Prozedur einlassen zu können. Im Verlauf der Transplantation erreichen die vielfältigen Belastungen durch Isolation, Nebenwirkungen, Trennung von Angehörigen (jüngere Kinder), Langeweile, schwere Infektionen, Verlegungen auf Intensivstationen, GVHD aber oft ein Ausmaß, das die Abwehr- und Anpassungsmechanismen vieler Patienten und auch Angehörigen überfordern kann [Mumm und Viereck 2009] und mitunter zu depressiven Reaktionen, Mutlosigkeit und Demoralisation führt. Ein kontinuierliches psychoonkologisches Angebot der Begleitung, Krisenintervention und Psychotherapie durch gut ausgebildete, in das Stationsteam integrierte Psychoonkologen sollte deshalb für Patienten und nahe Angehörige verfügbar sein, im optimalen Fall vor, während und nach der Transplantation.

Zusammenfassung und Ausblick

Die Rehabilitation von Patienten nach allogener HSZT inklusive einer effektiven Physiotherapie und begleitenden psychologischen Betreuung bei der Krankheitsverarbeitung sind elementare Bestandteile der Transplantation und erfolgen mit dem Ziel, eine möglichst vollständige Wiederherstellung der psychischen und physischen Leistungsfähigkeit zu erreichen. Aufgrund der häufig bestehenden Multimorbidität und des nach Transplantation bestehenden Immundefekts erfordern die Rehabilitation und Physiotherapie eine spezielle Expertise bei der Betreuung von Transplantationspatienten sowie eine enge Kooperation mit dem Transplantationszentrum.

Literatur

Bartsch HH, Finke J, Mumm A (2001) Hämatopoetische Stammzelltransplantation – Neue Konzepte in der Rehabilitation und Nachsorge transplantierter Patienten. Karger, Basel

Bartsch HH et al., Rehabilitation von Patienten nach allogener hämatologischer Stammzelltransplantation. Onkologe (2000), 6, 44–51

Clarke DM (2011) Psychological adaptation, Demoralization and Depression in People with Cancer. In: Kissane D, Maj M, Sartorius N (Hrsg.), Depression and Cancer, 37–50. Wiley-Blackwell, Oxford

Fife BL et al., Longitudinal study of adaptation to the stress of bone marrow transplantation. J Clin Oncol (2000), 18, 1539–1549

Heußner P (2012) Krankheitsverarbeitung. In: Fegg, Gramm, Pestinger (Hrsg.), Psychologie und Palliative Care, 71–78. Kohlhammer, Stuttgart

Lesko LM, Bone marrow transplantation: support of the patient and his/her family. Support Care Cancer (1994), 2, 35–49

Li L, Chan L, Geber LH (2009) Rehabilitation Evaluation and Treatment of Patients with chronic Graft-versus-Host Disease. In: Vogelsang GB, Pavletic SZ, Chronic graft-versus-Host Disease – Interdisciplinary Management, Cambridge University Press, New York

Mumm F, Viereck C (2009) Allogene periphere Blutstammzelltransplantation (PBSCT). In: Heußner P et al. (Hrsg.), Tumormanual Psychoonkologie, Empfehlungen zur Diagnostik, Therapie und Nachsorge, 146–150. TZM München, Zuckschwerdt

Schwarz R, Singer S (2008) Die Auseinandersetzung mit dem Kranksein. In: Schwarz R, Singer S (Hrsg.), Einführung psychosoziale Onkologie, 82–103. Ernst Reinhardt, München

Siston AK et al., Psychosocial adjustment of patients and caregivers prior to allogeneic bone marrow transplantation. Bone Marrow Transplant (2001), 27, 1181–1188

Tausch D, Das Nicht-Haltbare aushalten – Wirklich als Person anwesend sein. Gesprächspsychotherapie und personenzentrierte Beratung (2009), 2/09, 66–70

Wiskemann J et al., Efficacy of exercise training in SCT patients – who benefits most? Bone Marrow Transplant (2014) [in press]

32 Pathologie der Graft-versus-Host-Disease

32.1 Haut

Mirjana Ziemer, Uwe Hillen, Ralf Georg Meyer

Einleitung

Die Histopathologie ist ein wichtiges Instrument in der Diagnostik der kutanen GVHD. Die Etablierung diagnostischer Standards ist seit der ersten Beschreibung [Lerner et al. 1974] vorangeschritten, und Kriterien für die Diagnose einer aktiven chronischen GVHD sind definiert worden [Shulman et al. 2006].

Wichtige histopathologische Definitionen im Kontext einer kutanen GVHD

Junktionszone: Verbindungszone zwischen Epidermis und Dermis. Typische Veränderungen bei der GVHD finden sich oft entlang der Junktionszone der bedeckenden, aber auch adnexbezogenen Epidermis (Haarfollikel, Schweißdrüsen).

Interface-Dermatitis: Veränderungen an der epidemodermalen Junktionszone mit vakuolärer Degeneration (vakuoläre Interface-Dermatitis), z.T. mit dicht angrenzendem bandförmigen lymphozytären Entzündungsinfiltrat (lichenoide Interface-Dermatitis) sowie Apoptosen von Keratinozyten

Hypergranulose: Verdickung des Stratum granulosum der Epidermis, des Haarfollikelinfundibulums und des oberen Abschnittes eines Schweißdrüsenausführungsganges

Hyperkeratose: verdickte Hornschicht (Stratum corneum)

Parakeratose: im Gegensatz zur Orthokeratose-Verhornung, in der die Korneozyten noch Reste der Zellkerne aufweisen (Hinweis auf gestörte Ausdifferenzierung der Keratinozyten)

Sklerose: Vermehrung von Kollagenfasern bei verminderter Anzahl von Fibroblasten

Hautbiopsie: Indikation, klinische Informationen und Biopsiemethode

Eine Hautbiopsie stellt einen minimal invasiven Eingriff dar, der mit einem sehr geringen Komplikationsrisiko einhergeht. Bedenkt man, dass ca. 7% der Patienten, die mit einer ausschließlich klinisch diagnostizierten GVHD behandelt werden, tatsächlich eine andere Dermatose haben [Jacobsohn et al. 2001], sollte man die Biopsie bei jedem Patienten anstreben, dem sichere diagnostische Merkmale [Shulman et al. 2006] fehlen.

Histopathologie der akuten GVHD

Die aGVHD ist v.a. durch eine **vakuoläre Interface-Dermatitis** gekennzeichnet (s. Abb. 32.1). In der ganz frühen Phase findet sich lediglich ein spärliches oberflächliches lymphozytäres Infiltrat. Im weiteren Verlauf findet man je nach Schweregrad zusätzlich eine vakuoläre Degeneration der epidermalen und adnexbezogenen Junktionszone. Es folgen **Keratinozytenapoptosen**, ggf. mit anlagernden Lymphozyten (sog. Satellitennekrosen), die sich sowohl innerhalb der Epidermis als insbesondere auch im Adnexepithel nachweisen lassen. Bei schweren Verläufen kann es zur Epidermisnekrose und Epidermolyse kommen. Es bestehen begleitend

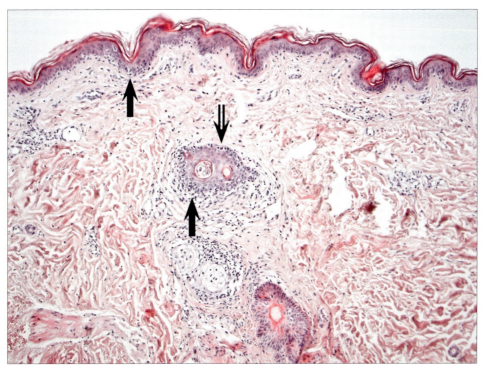

Abb. 32.1: GVHD der Haut mit vakuolärer Degeneration der epidermalen und v.a. adnexbezogenen Junktionszone und zahlreichen assoziierten Lymphozyten (→). Einzelne apoptotische Keratinozyten (⇒) (Hämatoxylin-Eosin, Originalvergrößerung × 100)

eine kompaktere Hyperkeratose und Hypergranulose. Das Ausmaß der lymphozytären Entzündung und die Anzahl der Keratinozytenapoptosen (histopathologische Graduierung der akuten GVHD nach Lerner) korrelieren nicht automatisch mit dem klinischen Schweregrad und Verlauf.

Histopathologie der chronischen GVHD

Die cGVHD wird traditionell in eine **Lichenplanus-artige** (epidermale) und eine **sklerotische** (dermale) **Variante** unterteilt. Tatsächlich zeigen Biopsien häufig epidermale und dermale Veränderungen. Die Histopathologie umfasst prinzipiell die gleichen Veränderungen wie bei der aGVHD, diese sind jedoch häufig eindrücklicher als bei der aGVHD. Das lymphozytäre Infiltrat ist meist ausgeprägter, z.T. bandförmig mit dem Bild einer sog. **lichenoiden Interface-Dermatitis**. Eine rein histopathologische Abgrenzung zur aGVHD ist nicht möglich. Minimalkriterien, die zur Diagnosestellung einer aktiven cGVHD erforderlich sind, umfassen Apoptosen in der Basalzellschicht oder dem Stratum spinosum, dem Haarfollikel oder den oberen Anteilen der Schweißdrüsen ± ein lichenoides Entzündungsinfiltrat ± vakuoläre Veränderungen ± Satellitennekrosen [Shulman et al. 2006].

Die dermalen und z.T. bis ins Fettgewebe reichenden Veränderungen entsprechen je nach Tiefenausmaß denen eines Lichen sclerosus oder einer Morphea/Sklerodermie. In frühen Stadien findet sich dabei ein betont perivaskuläres lymphoplasmazelluläres Infiltrat. Späte Stadien zeichnen sich durch eine Homogenisierung und Verbreiterung der Kollagenfasern bei gleichzeitigem Verlust der Adnexstrukturen aus. Bei Befall der Subkutis zeigt sich eine Verbreiterung der Fettgewebssepten. Abzugrenzen ist eine Fasziitis.

Differenzialdiagnose

Die Differenzialdiagnose der Haut-GVHD umfasst v.a. Virusinfektionen und diverse Arzneimittelrektionen, darunter schwere Hautreaktion im Sinne eines Stevens-Johnson-Syndroms oder einer **toxisch epidermalen Nekrolyse** (s. Tab. 32.1) [Ziemer und Mockenhaupt 2012].

Zusammenfassung

Die Haut ist ein primärer Manifestationsort vieler Komplikationen der Stammzelltransplantation und das am häufigsten von der GVHD betroffene Organ. Für eine adäquate Therapie bedarf es einer sorgfältigen klinischen und histopathologischen Diagnose. Da selbst diese nicht immer eindeutige Er-

Tab. 32.1: Klinisch-histopathologische Differenzialdiagnosen

Krankheitsbild	Klinik	Histopathologie
Makulopapulöses arzneimittelinduziertes Exanthem	Makulopapulöses Exanthem	Vakuoläre Interface-Dermatitis z.T. mit einzelnen apoptotischen Keratinozyten; keine wesentliche Adnexepithelbeteiligung; lymphozytäres Infiltrat mit Eosinophilen und/oder Neutrophilen
Virales Exanthem	Makulopapulöses Exanthem	Zumeist geringes, lymphozytäres Infiltrat, i.d.R. ohne Interface-Dermatitis und ohne apoptotische Keratinozyten
Stevens-Johnson-Syndrom/toxisch epidermale Nekrolyse	In der Regel arzneimittelinduziertes makulopapulöses Exanthem mit rasanter Ausbreitung, flächenhafter Epidermolyse und Schleimhautbeteiligung	Zahlreiche apoptotische Keratinozyten in allen Epidermislagen bis zur Epidermisnekrose unter Adnexepithelbeteiligung; zumeist sehr spärliches, lymphozytäres Infiltrat
Staphylococcal scalded skin syndrome	Flächige Erytheme mit staphylotoxinbedingter oberflächlicher Epidermolyse	Oberflächliche Akantholyse innerhalb des Stratum granulosum bei fehlendem oder sehr spärlichem lymphozytärem Infiltrat
Drug reaction with eosinophilia and systemic symptoms (DRESS)	Arzneimittelinduziertes und mit HHV-6-Reaktivierung assoziiertes makulopapulöses Exanthem mit Fieber, Lymphadenopathie, Blutveränderungen, Organbeteiligung	Sehr unterschiedliche histopathologische Manifestationsformen beschrieben, GVHD-ähnliche Veränderungen möglich
Authentischer Lichen planus	Disseminierte, im Gegensatz zur GVHD nicht schuppende, lichenoide Papeln an Prädilektionsstellen	Lichenoide Interface-Dermatitis mit Hypergranulose und nekrotischen Keratinozyten; im Gegensatz zur GVHD keine Parakeratose
Arzneimittelinduzierter Lichen planus	Disseminierte, zumeist schuppende lichenoide Papeln ohne Prädilektionsstellen	Histopathologie identisch zur lichenoiden GVHD (s.o.)
Morphea/Lichen sclerosus/systemische Sklerodermie	Umschriebene bis generalisierte, oberflächliche oder tiefer gehende Sklerose	Oberflächliche bis tiefe Sklerose ohne Zeichen einer Interface-Dermatitis

gebnisse liefert, ist eine Kenntnis der relevanten Differenzialdiagnose für die Steuerung und ggf. Anpassung des therapeutischen Vorgehens entscheidend. Bei jeder Therapieänderung sollte nach Möglichkeit eine klinische und histologische Dokumentation des Befundes erfolgen.

Literatur

Jacobsohn DA et al., Clinical importance of confirming or excluding the diagnosis of chronic graft-versus-host disease. Bone Marrow Transplant (2001), 28, 1047–1051

Lerner KG et al., Histopathology of graft-vs-host reaction (GvHR) in human recipients of marrow from HL-A-matched sibling donors. Transplant Proc (1974), 6, 367–371

Shulman HM et al., Histopathologic diagnosis of chronic graft-versus-host disease: National Institutes of Health Consensus Development Project on Criteria for Clinical Trials in Chronic Graft-versus-Host Disease: II. Pathology Working Group Report. Biol Blood Marrow Transplant (2006), 12, 31–47

Ziemer M, Mockenhaupt M (2012) Severe cutaneous drug reactions. In: Khopkar U (Ed.), Skin Biopsy. Tech – Open Access Publisher, Rijeka, Croatia

32.2 Darm

Gustavo Baretton

Hintergrund und Einführung

Die GVHD bezieht häufig den GI-Trakt mit ein und ist die führende Ursache für Mortalität und Morbidität in dieser Patientengruppe. Heute wird unter GVHD ein klinisches Syndrom verstanden, das sich mit Organschädigungen von Haut, Leber, GI-Trakt und (seltener) der Lunge manifestiert [Washington und Jagasia 2009].

Klassifizierung der GVHD

Im GI-Trakt sind lediglich der Nachweis eines Ösophagus-Web, einer Striktur oder eines konzentrischen Stenoserings diagnostische Kriterien einer chronischen GVHD, nicht jedoch eine exokrine Pankreasinsuffizienz, Anorexie, Übelkeit, Erbrechen, Diarrhö, Gewichtsverlust und Wasting-Syndrom.

Die Befunde im GI-Trakt (und in der Leber) erlauben keine klare Unterscheidung zwischen akuter und chronischer GVHD. Zur Diagnose einer GVHD ist überdies die Kenntnis klinischer Angaben erforderlich (s. Tab. 32.2 und 32.3).

Histomorphologie

Akute GVHD

Die pathomorphologischen Veränderungen bei GVHD im GI-Trakt sind seit der Einführung der HSZT in die Klinik bekannt [Lerner et al. 1974]; jedoch haben die Fortschritte im Monitoring und in der Therapie von HSZT-Patienten dazu geführt, dass heute bereits in früheren Stadien der V.a. eine GVHD geäußert wird und die histomorphologischen Veränderungen diskreter ausgeprägt sein können als in früheren Untersuchungen. Der histopathologische Schlüsselbefund der akuten GVHD im GI-Trakt ist der Nachweis von apoptotischen Zelluntergängen im Schleimhautepithel; dabei sind die Apoptosen bei der GVHD besonders prominent im regeneratorischen Kompartiment der Drüsen oder Krypten ausgeprägt. Apoptosen im Oberflächenepithel spielen wegen ihrer geringen Spezifität dagegen keine Rolle. Bei voller Ausprägung weisen die apoptotischen Zellen intrazytoplasmatische Vakuolen auf, die Kernstaub oder karyorrhektischen Debris enthalten – sie wurden auch als „Exploding crypt"-Zellen bezeichnet. Goldstandard zur Diagnostik ist die HE-Histologie (Hämatoxylin-Eosin) an (mindestens 8) Schnittstufen;

Tab. 32.2: Differenzialdiagnose der GVHD im GI-Trakt [Washington und Jagasia 2009]

Diagnose	Histomorphologische Befunde	Kommentar
Konditionierungsregime	Apoptosen von Krypten- und/oder Drüsenepithelien; erhöhte mitotische Aktivität; Regeneration von Kryptenepithelien	Auftreten in der frühen Periode post transplantionem (bis Tag 20); schwere Schädigung ≥ Tag 20 entspricht wahrscheinlich GVHD, da sich Chemotherapie- und Bestrahlungseffekte typischerweise von diesem Tag an bessern.
Cytomegalievirus	Vermehrte Apoptosen von Epithel- (und Endothel-)Zellen; nukleäre Einschlüsse können selten sein.	Kann synchron mit einer GI-GVHD vorkommen
Kryptosporidium	Vermehrte Apoptosen von Epithelzellen	Selten in Biopsien von HSZT-Patienten
Mycophenolat-Mofetil	Kolitis mit vermehrten Apoptosen von Kryptenepithelien; fokale Ulzera; gemischtzelliges entzündliches Zellinfiltrat in der Lamina propria mucosae	Nachweis von Apoptosekörperchen in anderer Lokalisation als im Kolon spricht für eine GVHD.
Protonenpumpeninhibitoren	Vermehrte Apoptosen von Drüsenepithelien in der gastralen Antrummukosa ohne entzündliche Reaktion	Biopsien aus Arealen mit belegzellhaltiger Drüsenzone (Korpus/Fundus) können bei Patienten mit PPI-Therapie informativer sein als Antrumbiopsien.

PPI = Protonenpumpeninhibitor

Tab. 32.3: Wichtige klinische Informationen im Zusammenhang mit der Interpretation von Biopsiebefunden bez. GVHD [Heymer 2002]

1. Grunderkrankung des Patienten?
2. Z.n. Bluttransfusion(en)?
3. Falls durchgeführt: Datum und Art der HSZT?
4. Art des Konditionierungsregimes vor HSZT?
5. Aktuelle Blutzellwerte?
6. Aktuelle Medikation (potenziell toxische Medikamente, PPI etc.)?
7. Datum und Lokalisation der Biopsie?
8. Fragestellung an den Pathologen?

das Schleimhautstroma zeigt typischerweise nur ein schütteres rundzelliges entzündliches Infiltrat, evtl. mit vereinzelten eosinophilen und neutrophilen Granulozyten. Während bei geringem Schweregrad die Apoptosekörperchen den einzigen morphologischen Hinweis auf eine GVHD darstellen, zeigen höhergradige Fälle eine Dilatation von Drüsen oder Krypten mit Auskleidung durch Regeneratepithel, sog. Kryptenabszesse und eine erosive Epitheldestruktion.

Im Magen sind die Apoptosekörperchen kleiner und weniger auffällig als im Kolon; im Magenkorpus finden sie sich besonders im Bereich des Drüsenhalses, im Antrum eher in den tieferen Drüsenabschnitten; differenzialdiagnostisch sind vermehrte Apoptosen in der Antrummukosa bei PPI-Therapie zu bedenken.

Im Duodenum und im übrigen Dünndarm sind häufig diskrete Kryptenverplumpungen nachweisbar; Apoptosekörperchen sind im Bereich des Kryptenhalses und -grundes deutlicher ausgeprägt als auf der Zottenoberfläche.

Differenzialdiagnostisch kommt eine Reihe von medikamentösen und infektiösen Ursachen bei HSZT-Patienten in Betracht, die eine GVHD im GI-Trakt vortäuschen können; entsprechende klinische Angaben sind daher unbedingt erforderlich. Außerdem ist zu berücksichtigen, dass eine CMV-Infektion und eine GVHD simultan vorliegen können; da die charakteristischen nukleären Einschlüsse bei CMV gelegentlich schwer erkennbar sind, ist die Durchführung einer CMV-Immunhistologie obligat.

Chronische GVHD

Spezifische histologische Veränderungen für eine chronische GVHD des GI-Traktes gibt es nicht. Destruktion von Krypten oder Drüsen, Kryptenarchitekturstörungen, Fibrose der Lamina propria mucosae und Ulzera sind Ausdruck einer lang dauernden aktiven Erkrankung oder spiegeln die Dauer der Schädigung wider, sind jedoch keineswegs spezifisch für eine chronische GVHD. Lediglich bindegewebige Webs im oberen Ösophagus werden als diagnostisch für eine chronische GVHD betrachtet.

Optimale Lokalisation für die Biopsie-Entnahme

Es besteht z.T. eine ausgeprägte Diskordanz zwischen den Befunden von Biopsien aus dem oberen und dem unteren GI-Trakt bei der GVHD-Diagnostik (bis zu 45%); eine allgemein gültige Empfehlung für den optimalen Ort der Biopsie-Entnahme gibt es daher nicht. Es hat sich jedoch gezeigt, dass bei diskordanten Befunden im GI-Trakt im Magen häufiger Befunde einer GVHD vorlagen als in distaleren Abschnitten. Bezüglich des Kolorektums liegen kontroverse Angaben vor: Während in einer Studie bei alleiniger Durchführung von Rektumbiopsien nur 62% der Fälle mit GI-GVHD erfasst worden wären, zeigt eine andere Studie, dass gerade das distale Kolon eine geeignete Entnahmelokalisation für den Nachweis einer GI-GVHD darstellt, dabei stimmen Befunde aus dem Rektum i.d.R. mit denen aus proximaleren Kolonabschnitten überein.

Histologische Graduierung

Der Nutzen einer histologischen Graduierung der GVHD wird kontrovers diskutiert; bislang hat sich noch kein allgemein akzeptiertes Grading-System durchgesetzt. Am häufigsten wird das Schema nach Lerner [Lerner et al. 1974] verwendet (s. Abb. 32.2).

Grad 1: isolierte Apoptosen von Epithelzellen ohne Kryptenverlust
Grad 2: Verlust einzelner (nicht benachbarter) Krypten (exploding crypts)
Grad 3: Verlust von 2 oder 3 benachbarten Krypten/fokale Erosion
Grad 4: extensiver Kryptenverlust mit Denudierung der Schleimhaut

In der Regel korreliert der histologische Schweregrad der GI-GVHD nicht mit den endoskopischen Befunden oder dem klinischen Befund, jedoch ist ein hochgradiger Kryptenverlust mit Stuhlmengen von > 1 l/d assoziiert und meist steroidrefraktär [Melson et al. 2007]. Die fehlende Übereinstimmung zur Endoskopie/Klinik lässt sich durch die fokale Ausprägung der histologischen Befunde und die diskontinuierliche, fleckförmige Verteilung der GVHD im GI-Trakt erklären.

Ausblick/Empfehlungen für die Befundabfassung

Bei den subtilen histologischen Veränderungen bei einer GI-GVHD ist es nicht verwunderlich, dass die abschließende histologische

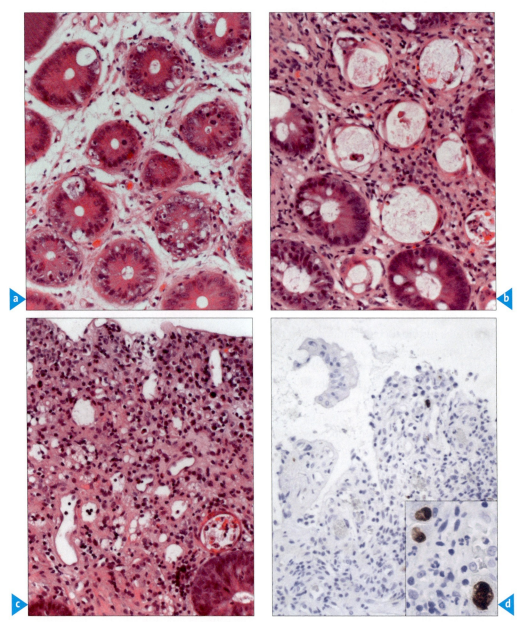

Abb. 32.2: Histologie der GVHD im GI-Trakt; **a:** GVHD Grad I nach Lerner mit vermehrten Apoptosen in den Kryptenepithelien ohne Kryptenverlust (20 ×); **b:** GVHD Grad II–III nach Lerner mit Verlust einzelner, teils benachbarter Krypten (20 ×); **C:** GVHD Grad IV nach Lerner mit ausgeprägtem Kryptenverlust und Denudierung der Schleimhaut; **D:** CMV-Infektion; immunhistologischer Nachweis von CMV-Antigen in Endothelien des Schleimhautstromas bei intestinaler GVHD (20 ×; Insert 40 ×)

Beurteilung nicht eindeutig ausfällt. Der Kliniker sollte die grundsätzlichen Diagnosekriterien kennen und sich bewusst sein, dass klinische Informationen die Interpretation des bioptischen Befundes beeinflussen können. Im Konsens sollte eine Terminologie für die Abfassung des Biopsiebefundes gefunden werden, die dem Kliniker eine Entscheidungsgrundlage für die immunsuppressive Therapie liefert. Vom NIH-Consensus Project zur GVHD werden dabei folgende diagnostische Kategorien empfohlen:

- „Keine GVHD" (für Biopsien ohne Anhalt für GVHD)
- „Mögliche GVHD" (für Fälle mit Anhaltspunkten für GVHD, aber auch anderen potenziellen Ursachen für die Befunde)
- „Vereinbar mit GVHD" (zwar klare histologische Hinweise auf eine GVHD, aber gleichzeitig Vorliegen einschränkender Faktoren)
- „GVHD" (eindeutige Anhaltspunkte für eine GVHD)

Die limitierenden Faktoren oder die klinischen Angaben, welche die abschließende Beurteilung beeinflussen, sollten in Form eines „Kommentars" erwähnt werden. Die Graduierung ist optional, aber sinnvoll [Washington und Jagasia 2009].

Literatur

Heymer B (2002) Clinical and diagnostic pathology of graft-versus-host disease. Springer, Berlin Heidelberg
Lerner KG et al., Histopathology of graft-vs.-host reaction (gvhr) in human recipients of marrow from hl-a-matched sibling donors. Transplant Proc (1974), 6, 367–371
Melson J et al., Crypt loss is a marker of clinical severity of acute gastrointestinal graft-versus-host disease. Am J Hematol (2007), 82, 881–886
Washington K, Jagasia M, Pathology of graft-versus-host disease in the gastrointestinal tract. Hum Pathol (2009), 40, 909–917

32.3 Leber

Thomas Longerich

Einleitung

Leberfunktionsstörungen treten (vorübergehend) bei den meisten Patienten nach einer allogenen hämatopoetischen Stammzelltransplantation auf, und eine GVHD kann isoliert in der Leber auftreten [Ma et al. 2004a]. Eine schwere Leber-GVHD wird bei 2–10% der alloHSZT-Patienten beobachtet [Gooley et al. 2010; Jagasia et al. 2012]. Insbesondere die zytokinvermittelte Leberschädigung unmittelbar nach alloHSZT wird durch intensitätsreduzierte Konditionierungsregime und eine Ursodeoxycholsäure-Prophylaxe (UDCA, ursodeoxycholic acid) verringert. Die Leberbiopsie ist eine invasive diagnostische Maßnahme, die (insbesondere bei thrombopenen Patienten) mit einem relevanten Blutungsrisiko assoziiert ist. Die Indikation zur Leberbiopsie muss daher im klinischen Kontext gestellt werden, und das Biopsie-Ergebnis sollte einen Einfluss auf das weitere Patientenmanagement haben. Die Leberbiopsie kann perkutan, (mini-)laparoskopisch oder transjugulär gewonnen werden, wobei die Wahl der Technik sowohl von der klinischen Konstellation als auch von der Expertise des Biopsierenden abhängig ist.

Morphologie der Leber-GVHD

Die histologischen Veränderungen einer Leber-GVHD sind keinesfalls pathognomonisch und bedürfen immer der Interpretation im gegebenen klinischen und labormedizinischen Kontext. Das in der Biopsie fixierte Schädigungsbild spiegelt eine Momentaufnahme eines dynamischen Prozesses wider, der durch mannigfaltige Effekte (z.B. Erkrankungsdauer, Immunsuppression, Komorbiditäten etc.) moduliert wird. Die frühe Leber-GVHD entwickelt sich typischerweise zum Zeitpunkt der Knochenmarkrekonstitution und ist klinisch durch eine progressive Cholestase gekennzeichnet. Insbesondere in dieser Frühphase (oder nach Infusion von Donorlymphozyten, DLI) können auch Transaminasenerhöhungen auftreten [Akpek et al. 2002]. Frühe GVHD-Manifestationen zeigen ein uncharakteristisches Schädigungsbild [Shulman et al. 1988]; im Verlauf kommt es zu den typischen Veränderungen: entzündlicher portaler Infiltration, erheblichen degenerativen Gallengangsveränderungen (Polaritätsverlust, Kernatypien, intraepitheliale Lymphozytose, Epithelzellverlust bis zur Denudierung der biliären Basalmembran) (s. Abb. 32.3, a/b); mit in Anbetracht der Schwere der Gallengangsschädigung nur geringer begleitender duktulärer Reaktion [Quaglia et al. 2007]. Im Gegensatz zu anderen Organen werden Apoptosen praktisch nicht beobachtet [Shulman et al. 2006]. Die Leber-GVHD stellt einen dynamischen Prozess dar, der über degenerative Gallengangsschäden zur Duktopenie und einer (kanalikulären) Cholestase sowie einer (meist geringen) Leberfibrose führt [Strasser et al. 1999; Shulman et al. 2006]. Da die Leber-GVHD ein dynamischer, teilweise rückbildungsfähiger Prozess ist, der zeitlich variabel verläuft, sollte der Begriff chronische Leber-GVHD vermieden werden und stattdessen von einer GVHD mit oder ohne Duktopenie gesprochen werden.

Daneben kann sich die Leber-GVHD als Hepatitis manifestieren und ggf. mit erhöhten antinukleären Antikörpern (ANA) einhergehen [Strasser et al. 2000; Ogose et al. 2003; Melin-Aldana et al. 2007]. Die hepatitische GVD weist eine Parenchymschädigung in Form von Einzelzell- und Gruppennekrosen bei nur geringen Gallengangsveränderungen auf. Weiterhin können eine Bilirubinostase, eine portale oder perisinusoidale Fibrose und eine Endothelitis nachweisbar sein. Häufig finden sich hiervon unabhängig eine hepatozelluläre Siderose oder eine Leberzellverfettung. Da die hepatitische GVHD fleckförmig ausgeprägt sein kann, schließt eine negative Biopsie die Diagnose nicht grundsätzlich aus, sofern die Transaminasen mindestens 10fach erhöht sind. Die Diagnose einer hepatitischen GVHD kann letztlich nur im direkten interdisziplinären Informationsaustausch gestellt werden, da andere Differenzialdiagnosen (insbesondere Medikamententoxizität und Infektionen) ausgeschlossen werden müssen. Eine hepatitische GVHD kann nach Weglassen der Immunsuppression auftreten, ist jedoch häufig nach DLI (ca. 50% der Fälle, s. Abb. 32.3, C/D) zu beobachten [Akpek et al. 2002; Ma et al. 2004b]. Hierbei muss bedacht werden, dass sich das hepatitische Schädigungsbild erst einige Wochen nach Infusion manifestiert, da die alloreaktiven Lymphozyten in dieser Zeit expandiert werden.

Ein histopathologisches Scoringsystem zur Bewertung der Leber-GVHD kann zurzeit aufgrund fehlender prognostischer Relevanz nicht empfohlen werden.

Differenzialdiagnostisch muss eine GVHD der Leber von medikamentös-toxischen Schäden abgegrenzt werden, wobei chronisch-cholangitische Medikamentenschäden im Gegensatz zur GVHD häufig mit einer duktulären Reaktion einhergehen. Neben medikamentös-toxischen Schäden vom hepatitischen Typ stellen infektiöse Hepatitiden immer eine relevante Differenzialdiagnose zur hepatitischen GVHD dar. Aufgrund der reduzierten Abwehrlage muss auch an atypische Hepatitiserreger (Adenovirus, CMV, EBV, HSV) gedacht werden, sodass hier serologische, immunhistologische und/oder molekularpathologische Erregernachweise notwendig werden. Längerfristige totale parenterale Ernährung schädigt die Leber. Bei Kindern dominieren hier eine chronische extraazinäre Cholestase mit duk-

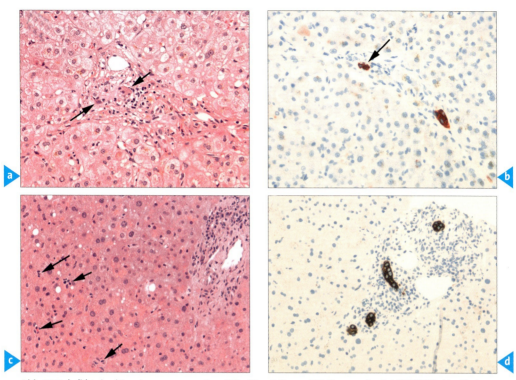

Abb. 32.3: (a/b) Leberbiopsie wegen massiver Bilirubinerhöhung 160 Tage nach alloHSZT (HLA-identischer Bruder) bei ALL-Rezidiv. (a) Schwergradige degenerative Gallengangsveränderung mit oxyphiler Metaplasie (**Pfeile**) und Gangdestruktion. (b) In der CK7-Immunhistologie lediglich Nachweis eines atrophen Gallengangsresiduums. Der Befund ist typisch für eine GVHD der Leber. (c/d) Leberbiopsie wegen unklarer Hepatitis 290 Tage nach alloHSZT bei CLL. Zweimalige Donorlymphozyteninfusion und Erhöhung der Cortisondosis. (c) Gering entzündlich infiltriertes Portalfeld mit nur gering degenerativ veränderten Gallengängen. Zahlreiche, teils in Resorption befindliche Einzelzellnekrosen (**Pfeile**) und arealweise kleinzellige Regeneration. (d) Die Gallengänge stellen sich regelhaft (CK) dar. Originalvergrößerung: 200fach. Der Befund spricht in der gegebenen klinischen Konstellation für eine hepatitische GVHD der Leber.

tulärer Reaktion und hepatozellulärer und kanalikulärer Bilirubinostase sowie ggf. cholestatischen Pseudorosetten; bei Erwachsenen zeigen sich neben einer perivenulären Bilirubinostase eine (großtropfige) Verfettung sowie eine portale und perisinusoidale Fibrose. Beim sinusoidalen Obstruktionssyndrom (früher: venookklusive Erkrankung) lassen sich histologisch neben blutgestauten Sinusoiden exzentrische Fibrosierungen/Obliterationen der Zentralvenen nachweisen, sodass sich morphologisch keine Schwierigkeiten in der Abgrenzung zur GVHD ergeben. Eine Eisenüberladung und/oder eine Fettlebererkrankung sind grundsätzlich als komorbide Faktoren anzusehen.

Zusammenfassung und Ausblick

Die Interpretation von Leberbiopsien allogen transplantierter Patienten ist ein komplexes und schwieriges Unterfangen und bedarf neben einer standardisierten technischen Aufarbeitung und einer systematischen Evaluation einer entsprechenden Expertise sowie einer Interpretation im klinisch-labormedizinischen Kontext. Wichtige Informationen sind Leberwerte, infektiologische Parameter, potenziell lebertoxische Medikamente, totale parenterale Ernährung, Zeit und die Art der hämatopoetischen Zelltransplantation bzw. des Konditionierungsregimes und etwaige DLI. Die direkte klinisch-pathologische Kommunikation ist essenziell für eine gute Biopsieinterpretation, welche durch standardisierte Anforderungsbögen unterstützt werden kann. Hierbei muss berücksichtig werden, dass der in den letzten Jahren vollzogene Wandel im klinischen und therapeutischen Management auch die hepatische Präsentation der GVHD verändert (z.B. hepatitische GVHD nach DLI) hat.

Literatur

Akpek G et al., Hepatitic variant of graft-versus-host disease after donor lymphocyte infusion. Blood (2002), 100, 3903–3907

Gooley TA et al., Reduced mortality after allogeneic hematopoietic-cell transplantation. N Engl J Med (2010), 363, 2091–2101

Jagasia M et al., Risk factors for acute GVHD and survival after hematopoietic cell transplantation. Blood (2012), 119, 296–307

Ma SY et al., Liver graft-versus-host disease after donor lymphocyte infusion for relapses of hematologic malignancies post allogeneic hematopoietic stem cell transplantation. Bone Marrow Transplant (2004a), 34, 57–61

Ma SY et al., Hepatic graft-versus-host disease after hematopoietic stem cell transplantation: clinicopathologic features and prognostic implication. Transplantation (2004b), 77, 1252–1259

Melin-Aldana H et al., Hepatitic pattern of graft versus host disease in children. Pediatr Blood Cancer (2007), 49, 727–730

Ogose T et al., Autoimmune hepatitis following allogeneic PBSCT from an HLA-matched sibling. Bone Marrow Transplant (2003), 31, 829–832

Quaglia A et al., Histopathology of graft versus host disease of the liver. Histopathology (2007), 50, 727–738

Shulman HM et al., Histopathologic diagnosis of chronic graft-versus-host disease: National Institutes of Health Consensus Development Project on Criteria for Clinical Trials in Chronic Graft-versus-Host Disease: II. Pathology Working Group Report. Biol Blood Marrow Transplant (2006), 12, 31–47

Shulman HM et al., A coded histologic study of hepatic graft-versus-host disease after human bone marrow transplantation. Hepatology (1988), 8, 463–470

Strasser SI et al., Chronic graft-versus-host disease of the liver: presentation as an acute hepatitis. Hepatology (2000), 32, 1265–1271

Strasser SI et al., Cirrhosis of the liver in long-term marrow transplant survivors. Blood (1999), 93, 3259–3266

IV Klinische Einsatzgebiete

33 Akute Leukämien 225
    33.1   Akute myeloische Leukämie – 225
            Martin Bornhäuser
    33.2   Akute lymphatische Leukämie – 232
            Dietrich W. Beelen, Hans Martin

34 Chronische Leukämien 237
    34.1   Chronische myeloische Leukämie – 237
            Thoralf Lange, Dietger Niederwieser
    34.2   Chronische lymphatische Leukämie – 242
            Johannes Schetelig, Peter Dreger

35 Leukämien in der Pädiatrie 248
    Rupert Handgretinger, Thomas Klingebiel

36 Myeloproliferative Neoplasien 252
    Nicolaus Kröger

37 Multiples Myelom 258
    Hermann Einsele, Hartmut Goldschmidt

38 Myelodysplastische Syndrome 265
    Arnold Ganser, Stefanie Buchholz

39 Lymphome 271
    39.1   B-Zell-Lymphome – 271
            Bertram Glaß
    39.2   T-Zell-Lymphome – 275
            Josef Birkmann, Martin Wilhelm
    39.3   ZNS-Lymphome – 279
            Jürgen Finke, Gerald Illerhaus
    39.4   Hodgkin-Lymphom – 282
            Kai Hübel, Andreas Engert

40 Erworbene Anämien/nichtmaligne hämatologische Erkrankungen 287
    Hubert Schrezenmeier, Britta Höchsmann, Dietrich W. Beelen

41 Angeborene/hereditäre Anämien 292
    Selim Corbacioglu

42 Angeborene Immundefekte 297
    Manfred Hönig, Wilhelm Friedrich

43	**Stoffwechselkrankheiten**	**301**
	Karl-Walter Sykora	
44	**Solide Tumore (Erwachsene)**	**305**
	Dietger Niederwieser, Axel R. Zander	
45	**Solide Tumore (Kinder)**	**309**
	Olga Moser, Dagmar Dilloo	
46	**Autoimmunerkrankungen**	**315**
	Ina Kötter	

33 Akute Leukämien

33.1 Akute myeloische Leukämie

Martin Bornhäuser

Einleitung

Die hämatopoetische Stammzelltransplantation ist ein etabliertes Therapieverfahren bei Patienten mit akuter myeloischer Leukämie, welches seinen Stellenwert vorwiegend in der Postremissionstherapie hat. Wie die Statistik des europäischen Transplantationsregisters zeigt, stellt die AML eine stark gestiegene Indikation zur allogenen HSZT dar [Gratwohl et al. 2009]. Im Gegensatz hierzu ist die Zahl der in Europa durchgeführten autologen HSZT bei der AML seit 2003 rückläufig (s. Abb. 33.1).

Der allogene GVL-Effekt ist bei der AML von besonderer Bedeutung (s. Kap. 22). Bedingt durch diesen Effekt liegt die Rezidivwahrscheinlichkeit nach allogener HSZT wesentlich niedriger als nach autologer HSZT (15% vs. 40%).

Wie bei allen anderen Therapieverfahren für die AML erfolgt die Risikogruppierung für die o.g. Indikationen heute in erster Linie nach dem Karyotyp der Leukämie bei Erstdiagnose. Zusätzlich sind molekulare Marker, wie z.B. Mutationen in den Genen FLT3, NPM1 und CEBPA, bereits als prognostische Marker in retrospektiven Studien gut dokumentiert [Schlenk et al. 2008]. Ihr prädiktiver Wert für die Effektivität der autologen bzw. allogenen Transplantation wird in den kommenden Jahren in prospektiven Studien geklärt werden müssen, in denen diese Marker als Stratifizierungsmerkmale einfließen.

Generell ist es jedoch wichtig, dass frühzeitig nach Diagnosestellung bei Patienten mit AML bis ca. 65 Jahre sofort eine HLA-Ty-

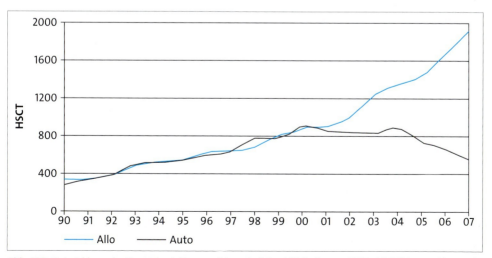

Abb. 33.1: Entwicklung der Transplantationsverfahren bei der AML in Europa 1990–2007 [Gratwohl A et al. (2009)]

pisierung des Patienten und der Geschwister, ggf. auch weiterer erstgradiger Verwandter erfolgen sollte. Die Ergebnisse dieser Analysen sollten bereits während der Induktionstherapie vorliegen, um die weiteren Therapieoptionen prüfen zu können. Hinsichtlich der HLA-Typisierung sollten möglichst 10 Loci (HLA-A, B, C, DRB1 und DQB1) untersucht werden. Bei Einleitung einer Fremdspendersuche muss unbedingt eine mittel- bis hochauflösende DNA-basierte HLA-Typisierung veranlasst werden. Bei der Spenderauswahl sollte weitestgehend der Konsens der Deutschen Arbeitsgemeinschaft für Blut- und Knochenmarktransplantation (www.dag-kbt.de) und der Deutschen Gesellschaft für Immungenetik (www.dgi.de) berücksichtigt werden (www.dag-kbt.de/KonsensusSpenderauswahl/Konsensus).

Nachdem über mehrere Jahrzehnte Knochenmark die klassische Stammzellquelle bei allogener HSZT war, sind inzwischen PBSZ als meist verwendete Stammzellquelle etabliert. Insbesondere bei AML scheint die Rezidivrate bei peripherer Blutstammzelltransplantation (PBSZT) geringer zu sein [Bensinger et al. 2001]. Bei Verwendung eines unverwandten Spenders muss hinsichtlich der Auswahl der Transplantatquelle eine Abwägung zwischen dem zu erwartenden Rezidivrisiko und der erhöhten Inzidenz von chronischer GVHD bei Verwendung von PBSZ abgewogen werden [Anasetti et al. 2012].

Allogene Stammzelltransplantation in erster kompletter Remission und im Rezidiv

Die kooperative Studiengruppe aus den Niederlanden und der Schweiz (HOVON/SAKK) konnte eindeutig zeigen, dass v.a. jüngere Patienten mit AML in erster CR von dem Vorhandensein eines HLA-identen Familienspenders profitieren [Cornelissen et al. 2007] (s. Abb. 33.2). Der Vorteil war in einer entsprechenden Metaanalyse auch für das Gesamtüberleben nach 4 Jahren sichtbar. Wie bereits in vorhergehenden Studien gezeigt, lag der Vorzug der allogenen PBSZT in der Reduktion der Rezidivrate im Vergleich zur autologen PBSZT bzw. konventionellen Chemotherapie.

Auch wenn durch neuere Immunsuppressiva und bessere Spenderauswahlkriterien das Risiko für schwere akute GVH-Reaktionen kalkulierbarer erscheint, hat insbesondere nach unverwandter PBSZT die chronische GVHD mit entsprechenden infektiösen Komplikationen einen negativen Effekt auf das Gesamtüberleben. Aufgrund der ausgeprägten Bedeutung des GVL-Effekts hat die T-Zell-Depletion (s. Kap. 19.2) als Prophylaxe gegenüber der GVHD außerhalb von Studien keinen Eingang in die klinische Routine gefunden. Standard in der GVHD-Prophylaxe auch bei AML ist unverändert die Kombination aus Cyclosporin A und Methotrexat an Tag 1, 3, 6 (und 11).

Als konventionelle Konditionierungsregime vor allogener HSZT bei AML werden am häufigsten die Kombinationen Busulfan/Cyclophosphamid und Ganzkörperbestrahlung/Cyclophosphamid eingesetzt (s. Kap. 17.1). Die Ergebnisse der bisher vorliegenden vergleichenden Studien legen nahe, dass beide Regime ähnliche Langzeitergebnisse erwarten lassen, während sich die extramedulläre Toxizität etwas unterscheidet [Socié et al. 2001].

Wichtig zu erwähnen ist, dass bei 50% der Patienten mit Hochrisiko-AML in den meisten Studien trotz vorhandenen Spenders die Transplantation nicht durchgeführt werden konnte, da entweder keine Remission erreicht wurde bzw. in der Frühphase schwere Komplikationen aufgetreten waren. Um auch für diese Patienten die allogene HSZT zu ermöglichen, wurden in jüngerer Zeit Therapiekonzepte geprüft, bei denen die allogene Transplantation in der Aplasie nach Chemotherapie als Bestandteil der Indukti-

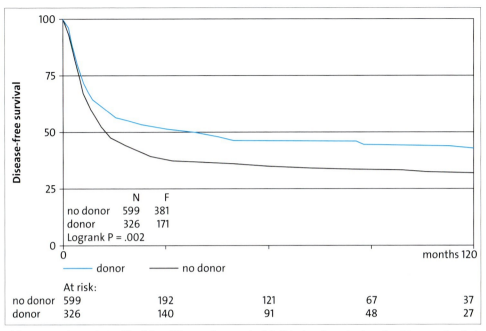

Abb. 33.2: Leukämiefreies Überleben (disease-free survival) bei Vorhandensein eines Familienspenders bei Patienten mit AML und Hochrisikozytogenetik [© Cornelissen et al. 2007]. Donor/no donor = Patient mit/ohne HLA-identem Familienspender

onstherapie durchgeführt wurde. Die ersten Erfahrungen mit dieser Therapiemodalität bei Hochrisikopatienten sind vielversprechend und werden zurzeit prospektiv multizentrisch validiert [Platzbecker et al. 2006].

Nachdem sich die Ergebnisse der allogenen HSZT von unverwandten Spendern inzwischen zunehmend denen mit verwandten Spendern annähern (s. Abb. 33.3), wird inzwischen in vielen Zentren bei Patienten mit Hochrisikozytogenetik auch in erster Remission eine HSZT von einem unverwandten Spender durchgeführt [Schetelig et al. 2008].

Im Fall eines Rezidivs der AML nach konventioneller Therapie hat die allogene HSZT in der Rezidivtherapie den höchsten Stellenwert. Liegt eine langsame Proliferationskinetik der rezidivierten AML vor und ist ein Spender rasch identifiziert, kann die allogene HSZT auch ohne Rezidivtherapie direkt durchgeführt werden. Zu Beginn der Konditionierung sollten jedoch im peripheren Blut keine Blasten zirkulieren [Wong et al. 2005].

Alternative Transplantatquellen

Eine interessante Alternative stellt Nabelschnurvenenblut dar. In retrospektiven Analysen konnte gezeigt werden, dass auch bei erwachsenen Patienten mit akuten Leukämien Nabelschnurvenenblut als alternative Transplantatquelle mit gleicher Effizienz wie Knochenmark eines unverwandten Spenders eingesetzt werden kann [Rocha et al. 2004]. Eine Nabelschnurbluttransplantation kommt für alle Patienten mit Hochrisikoerkrankung bzw. rezidivierter AML infrage, bei denen kein Spender mit einem HLA-match in 9 von 10 Allelen gefunden wird. Bei Nabelschnurblut werden Mismatch-Konstellationen bei bis zu 4 von 6 Antigenen (A, B und DR) akzeptiert.

Erfolgversprechende Daten bei Patienten mit Hochrisiko-AML ohne kompatiblen Fremd- oder Familienspender konnten auch mit der haploidenten HSZT erzielt werden. In diesem Fall werden als Transplantat peri-

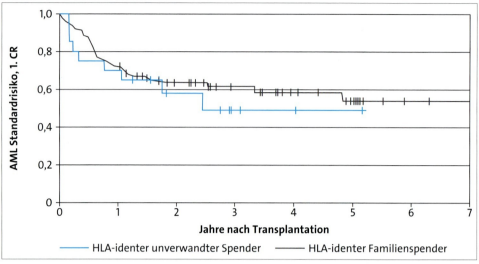

Abb. 33.3: Gesamtüberleben von Patienten > 50 Jahre, die in erster kompletter Remission (CR1) bei zytogenetischem Standardrisiko von einem verwandten (matched sibling donor) oder gut gematchten unverwandten Spender (well matched unrelated) transplantiert werden [Schetelig et al. 2008]

phere Blutstammzellen oder Knochenmark von Familienangehörigen, die nur in einem HLA-Haplotyp mit dem Empfänger übereinstimmen, verwendet (s. Kap. 19.1). Eine erfolgreiche Übertragung von haploidenten Stammzellen erfordert entweder eine ausgeprägte T-Zell-Depletion des Transplantats oder den Einsatz von hoch dosiertem Cyclophosphamid wenige Tage nach Übertragung von Knochenmark [Luznik et al. 2008].

Konditionierung mit reduzierter Intensität

Da der Effekt der allogenen HSZT im Wesentlichen auf den allogenen Immuneffekten, die durch T- und NK-Zellen des Spenders vermittelt werden, beruht, ist es denkbar, dass bei Vorliegen von minimaler Resterkrankung auch eine niedrig dosierte Konditionierungstherapie erfolgversprechend sein könnte, solange das Anwachsen der allogenen Spenderzellen gewährleistet wird. Wie in Abbildung 33.4 dargestellt, basieren neuere Konditionierungsregime zumeist auf Fludarabin oder niedrig dosierter Ganzkörperbestrahlung als immunsuppressivem Wirkprinzip. Diese werden kombiniert mit alkylierenden Substanzen in ebenfalls reduzierter Dosierung oder mit neueren Immunsuppressiva. Auf diese Weise konnten unterschiedliche Regime entwickelt und erfolgreich angewendet werden.

In Abbildung 33.4 ist von links nach rechts die abnehmende extramedulläre Toxizität des jeweiligen Regimes dargestellt. Die bisher minimale Variante ist die Verwendung von 2 Gy Ganzkörperbestrahlung in Kombination mit Cyclosporin A und Mycophenolat-Mofetil. Diese Konditionierung kann bei Patienten bis zum 70. Lebensjahr bzw. bei Patienten mit Begleiterkrankungen durchgeführt werden.

Nachdem bei der AML aus Sorge vor einer erhöhten Rezidivneigung primär etwas intensivere Regime zur Anwendung gekommen waren [Bornhauser et al. 2003; de Lima et al. 2004], konnten auch mit der minimalen Konditionierung im Rahmen einer multizentrischen Studie sehr ermutigende Ergebnisse erreicht werden [Hegenbart et al. 2006]. Besonders erfolgversprechende Befunde bei Patienten mit AML in Remission

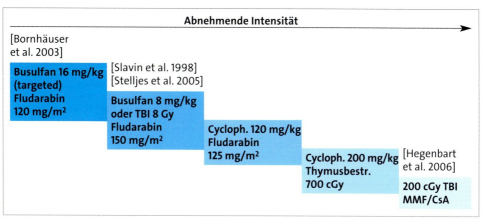

Abb. 33.4: Formen der dosisreduzierten Konditionierung. TBI = Ganzkörperbestrahlung, Cycloph. = Cyclophosphamid, MMF = Mycophenolat-Mofetil, CsA = Cyclosporin A

erbrachte die Verwendung einer intermediären Ganzkörperbestrahlungsdosis von 8 Gy und Fludarabin [Stelljes et al. 2005]. Dieses Protokoll wurde in einer prospektiv randomisierten Studie gegen einen Standard (12 Gy TBI/120 mg/kg Cyclophosphamid) getestet. Hierbei konnte eine signifikante Reduktion der Frühsterblichkeit in den ersten 12 Monaten, insbesondere bei Patienten > 40 Jahre, bei vergleichbarem Überleben nachgewiesen werden [Bornhauser et al. 2012] (s. Abb. 33.5).

Autologe Blutstammzelltransplantation

Wie bereits angedeutet, scheint die autologe HSZT der konsolidierenden Therapie mit hoch dosiertem ARA-C gegenüber gleichwertig zu sein. Eine aktuelle Analyse der Studienallianz Leukämie (SAL) weist darauf hin, dass eine bestimmte Subgruppe von Patienten < 60 Jahre mit intermediärem Risiko besonders von der autologen HSZT zu profitieren scheint [Pfirrmann et al. 2012]. Individuelle Faktoren, die bei einzelnen Patienten für die Durchführung einer autologen HSZT sprechen, könnten infektiöse Komplikationen in vorausgegangenen Therapiezyklen sein, wobei der Vorteil der autologen HSZT in einer deutlich kürzeren Neutropeniedauer liegt. Die autologen Blutstammzellen sollten bei der AML, wenn möglich, in der Erholungsphase nach der ersten Postremissionstherapie oder im Steady state gewonnen und kryokonserviert werden. Die Konditionierungstherapie vor autologer HSZT erfolgt i.d.R. ebenfalls mit Busulfan/Cyclophosphamid und Ganzkörperbestrahlung/Cyclophosphamid (s. Kap. 10.1).

Die autologe HSZT kommt bei Niedrigrisiko-Zytogenetik auch im Rezidiv, bzw. in 2. Remission infrage. Besonders positive Ergebnisse konnten in 2. CR mit der autologen HSZT bei der akuten Promyelozytenleukämie AML FAB M3 erreicht werden [de Botton et al. 2005]. Generell ist auch bei den anderen Entitäten eine autologe Transplantation in 2. CR möglich. Jedoch sollte vor der autologen HSZT mit einer Rezidivtherapie eine erneute Remission angestrebt werden.

Zusammenfassung und Ausblick

Die allogene HSZT nach konventioneller oder dosisreduzierter Konditionierung stellt das Therapieverfahren mit dem geringsten Rezidivrisiko bei Patienten mit AML dar. In Abwägung zum therapieassoziierten Risiko

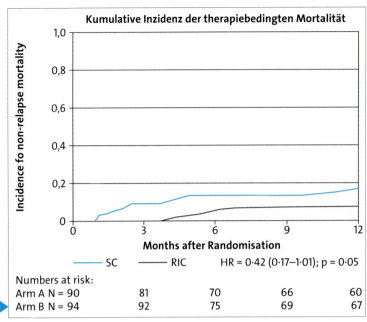
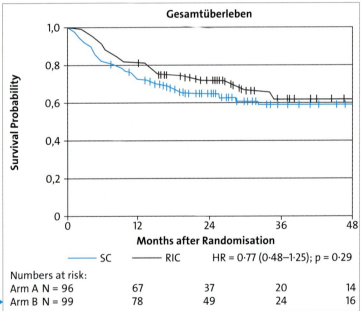

Abb. 33.5: a) Im randomisierten Vergleich führt eine Konditionierung mit reduzierter Intensität (RIC) zu einer signifikant geringeren therapieassoziierten Mortalität in den ersten 12 Monaten nach Transplantation im Vergleich zur Standardkonditionierung (SC). b) Hinsichtlich des Gesamtüberlebens findet sich in den ersten 4 Jahren kein signifikanter Vorteil für eines der beiden Konditionierungsverfahren.

erfolgt die allogene Transplantation routinemäßig bei Patienten mit intermediärem und hohem Risiko (definiert durch Zytogenetik und Molekularbiologie). Bei Patienten im Rezidiv einer AML sollte in jedem Fall die allogene HSZT angestrebt werden. Da sich die Ergebnisse der Transplantation von einem verwandten bzw. unverwandten Spender zunehmend angleichen, müssen aktuelle Studien den Stellenwert der allogenen HSZT bei o.g. Patienten in erster CR und intermediärem Risiko neu belegen [Cornelissen et al. 2012]. Die Verfügbarkeit alternativer Transplantatquellen und weniger intensiver Konditionierungstherapien wird in den kommenden Jahren eine Erweiterung der Indikation zur allogenen HSZT bei älteren Patienten und Patienten ohne HLA-kompatible Spender erlauben.

Literatur

Anasetti C et al., Peripheral-blood stem cells versus bone marrow from unrelated donors. N Engl J Med (2012), 367, 1487–1496

Bensinger WI et al., Transplantation of bone marrow as compared with peripheral-blood cells from HLA-identical relatives in patients with hematologic cancers. N Engl J Med (2001), 344, 175–181

Bornhauser M et al., Reduced-intensity conditioning versus standard conditioning before allogeneic haemopoietic cell transplantation in patients with acute myeloid leukaemia in first complete remission: a prospective, open-label randomised phase 3 trial. Lancet Oncol (2012), 13, 1035–1044

Bornhauser M et al., Conditioning with fludarabine and targeted busulfan for transplantation of allogeneic hematopoietic stem cells. Blood (2003), 102, 820–826

Cornelissen JJ et al., The European LeukemiaNet AML Working Party consensus statement on allogeneic HSCT for patients with AML in remission: an integrated-risk adapted approach. Nat Rev Clin Oncol (2012), 9, 579–590

Cornelissen JJ et al., Results of a HOVON/SAKK donor versus no-donor analysis of myeloablative HLA-identical sibling stem cell transplantation in first remission acute myeloid leukemia in young and middle-aged adults: benefits for whom? Blood (2007), 109, 3658–3666

De Botton S et al., Autologous and allogeneic stem-cell transplantation as salvage treatment of acute promyelocytic leukemia initially treated with all-trans-retinoic acid: a retrospective analysis of the European acute promyelocytic leukemia group. J Clin Oncol (2005), 23, 120–126

De Lima M et al., Once-daily intravenous busulfan and fludarabine: clinical and pharmacokinetic results of a myeloablative, reduced-toxicity conditioning regimen for allogeneic stem cell transplantation in AML and MDS. Blood (2004), 104, 857–864

Gratwohl A et al., The EBMT activity survey 2007 with focus on allogeneic HSCT for AML and novel cellular therapies. Bone Marrow Transplant (2009), 43, 275–291

Hegenbart U et al., Treatment for acute myelogenous leukemia by low-dose, total-body, irradiation-based conditioning and hematopoietic cell transplantation from related and unrelated donors. J Clin Oncol (2006), 24, 444–453

Luznik L et al., HLA-haploidentical bone marrow transplantation for hematologic malignancies using nonmyeloablative conditioning and high-dose, posttransplantation cyclophosphamide. Biol Blood Marrow Transplant (2008), 14, 641–650

Pfirrmann M et al., Prediction of post-remission survival in acute myeloid leukaemia: a post-hoc analysis of the AML96 trial. Lancet Oncol (2012), 13, 207–214

Platzbecker U et al., Reduced intensity conditioning allows for up-front allogeneic hematopoietic stem cell transplantation after cytoreductive induction therapy in newly-diagnosed high-risk acute myeloid leukemia. Leukemia (2006), 20, 707–714

Rocha V et al., Transplants of umbilical-cord blood or bone marrow from unrelated donors in adults with acute leukemia. N Engl J Med (2004), 351, 2276–2285

Schetelig J et al., Matched unrelated or matched sibling donors result in comparable survival after allogeneic stem-cell transplantation in elderly patients with acute myeloid leukemia: a report from the cooperative German Transplant Study Group. J Clin Oncol (2008), 26, 5183–5191

Schlenk RF et al., Mutations and treatment outcome in cytogenetically normal acute myeloid leukemia. N Engl J Med (2008), 358, 1909–1918

Socié G et al., Busulfan plus cyclophosphamide compared with total-body irradiation plus cyclophosphamide before marrow transplantation for myeloid leukemia: long-term follow-up of 4 randomized studies. Blood (2001), 98, 3569–3574

Stelljes M et al., Conditioning with 8-Gy total body irradiation and fludarabine for allogeneic hematopoietic stem cell transplantation in acute myeloid leukemia. Blood (2005), 106, 3314–3321

Wong R et al., Prognostic factors for outcomes of patients with refractory or relapsed acute myelogenous leukemia or myelodysplastic syndromes undergoing allogeneic progenitor cell transplantation. Biol Blood Marrow Transplant (2005), 11, 108–114

33.2 Akute lymphatische Leukämie

Dietrich W. Beelen, Hans Martin

Einleitung

Die akute lymphatische Leukämie stellt in Deutschland die dritthäufigste Indikation zur allogenen Stammzelltransplantation dar. Sie umfasst ca. 15% aller Indikationen für diese Therapiemaßnahme (mehr als 300 Patienten pro Jahr). Die Indikationsstellung erfolgt gemäß dem initialen prognostischen Krankheitsprofil risikostratifiziert im Rahmen der primären Postremissionstherapie (PPRT) oder nach einem leukämischen Rückfall. Der Stellenwert einer konsolidierenden HDT mit autologer SZT ist in der PPRT weiterhin unklar. In fortgeschrittenen ALL-Stadien hat eine autologe SZT keinen therapeutischen Stellenwert.

Allogene Stammzelltransplantation

Vollremission

Die Indikationsstellung zur allogenen SZT erfolgt in der PPRT bei primär ungünstigem prognostischem Krankheitsprofil (sog. *Hoch-* und *Höchstrisiko*-ALL) gemäß den in Abbildung 33.6 dargestellten Krankheitscharakteristika. Maßgeblich sind neben der initialen Leukozytenzahl (bei B-Linien-ALL) der Immunphänotyp, zytogenetische und molekulare Anomalien der leukämischen Zellen sowie das Ansprechen auf die Induktionstherapie [Gökbuget und Hoelzer 2009].

Der Nachweis von minimaler leukämischer Resterkrankung (MRD) hat eine wachsende Bedeutung für eine differenzierte Indikationsstellung zur allogenen SZT im Verlauf der PPRT [Gökbuget et al. 2012a]. Dieser Nachweis erfolgt durch quantitative Verlaufsanalysen molekularer Rearrangements im Bereich der T-Zell- und/oder B-Zell-Rezeptorkettengene, welche die individuellen leukämischen Zellklone spezifisch charakterisieren. Voraussetzung hierfür ist der Nachweis informativer leukämischer Genrearrangements bereits bei der Diagnosestellung, die dann bei Patienten mit B- und T-Linien-ALL zum MRD-Nachweis an definierten Zeitpunkten im Verlauf der PPRT eingesetzt werden können [Brüggemann et al. 2006]. Bei der *Höchstrisiko*-ALL ist die Expressionsstärke

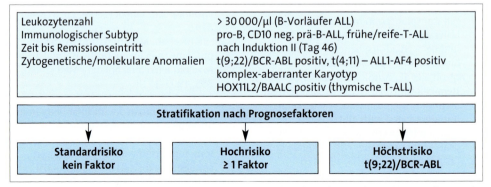

Abb. 33.6: Ungünstige primäre Prognosefaktoren der akuten lymphatischen Leukämie im Erwachsenenalter der GMALL-Studiengruppe

der BCR-ABL-Transskripte für den MRD-Nachweis die Methode der Wahl. Da inzwischen klar ist, dass Patienten mit einem positiven MRD-Nachweis nach Abschluss der Initialtherapie selbst bei primärem Standardrisiko ein deutlich erhöhtes leukämisches Rückfallrisiko bei ausschließlich medikamentöser Therapie aufweisen, stellt ein positiver MRD-Status zukünftig eine weitere Indikation zur allogenen SZT in der PPRT dar [Gökbuget et al. 2012b]. Hingegen haben Patienten, bei denen sehr frühzeitig ein negativer MRD-Status erreicht und erhalten werden kann, selbst bei primärer Hochrisikokonstellation mit alleiniger medikamentöser PPRT-Therapie eine exzellente Langzeitprognose, sodass eine allogene SZT erst im Fall eines leukämischen Rezidivs indiziert ist [Brüggemann et al. 2006].

Trotz der dramatischen Verbesserung der initialen Remissionsraten durch die Einführung der Tyrosinkinaseinibitoren in die Primärtherapie der Philadelphia-Chromosom- bzw. BCR-ABL-positiven-ALL bleibt die allogene SZT für *Höchstrisiko*patienten auch unabhängig von der molekularen Remissionsqualität nicht nur die wirksamste remissionserhaltende Maßnahme in der PPRT, sondern stellt für diese Patientengruppe die einzige kurative Therapieoption dar. Das Erreichen bzw. die Erhaltung eines negativen MRD-Status nach allogener SZT vermindern auch bei Patienten mit *Höchstrisiko*-ALL das Rückfallrisiko. Eine Erhaltungstherapie mit Tyrosinkinaseinibitoren im ersten Jahr nach allogener SZT zielt darauf ab, dieses Risiko auch unabhängig vom MRD-Status zu reduzieren und ist inzwischen ein integraler Bestandteil der Therapie von Patienten mit *Höchstrisiko*-ALL nach allogener SZT [Pfeifer et al. 2013].

Der therapeutische Stellenwert einer konsolidierenden allogenen SZT im Vergleich zur ausschließlich medikamentösen PPRT oder zu einer konsolidierenden autologen SZT wurde durch mehrere Studiengruppen untersucht. Beim Vergleich der publizierten Ergebnisse größerer internationaler Studien (d.h. Einschluss von mindestens 300 Patienten) ist zu berücksichtigen, dass sie teils unterschiedliche Einschlusskriterien bez. der initialen Prognosecharakteristika, insbesondere aber auch Unterschiede bez. der tatsächlichen Umsetzung der allogenen SZT aufweisen. Grundsätzlich war die Durchführung einer allogenen SZT in den publizierten Studien an die Verfügbarkeit eines HLA-identischen Geschwisterspenders gebunden (sog. biologische Randomisation), was eine relativ geringe Realisationsrate der allogenen SZT zur Folge hatte. Ferner ist zu berücksichtigen, dass die Ergebnisse gemäß der Therapieintention verglichen wurden, also auf dem Vergleich von Patienten mit oder ohne einen HLA-identischen Geschwisterspender beruhen [Bassan und Hoelzer 2011]. Siehe auch Tabelle 33.1.

Die Deutsche Multizentrische Studiengruppe zur Therapie der akuten lymphatischen Leukämie im Erwachsenenalter erlaubte hingegen auch den Einschluss von Patienten mit gewebeverträglichen, nicht verwandten Spendern (GMALL-07/2003 Studie). Der Anteil der Transplantationen mit nicht verwandten Spendern und die Realisationsrate der allogenen SZT lagen in dieser Studie jeweils über 70%. Als ein wesentliches Ergebnis dieser Studie konnte nachgewiesen werden, dass der Spendertyp (verwandt vs. nicht verwandt) keinen Einfluss auf das Langzeitüberleben hat. Für *Hochrisiko*patienten verbesserte sich das Langzeitüberleben um ca. 40%, wenn die allogene SZT in der PPRT durchgeführt wurde. Auch wenn die Resultate insbesondere bei Patienten, die 45–55 Jahre alt waren, ungünstiger waren als bei jüngeren Patienten, ließ sich ein altersklassenunabhängiger Überlebensvorteil nach allogener SZT nachweisen. Die bisherigen, allerdings noch sehr begrenzten, Erfahrungen bei älteren Patienten (> 55 Jahre) mit Hoch- und *Höchstrisiko*-ALL deuten ebenfalls auf

Tab. 33.1: Vergleich der allogenen SZT mit medikamentöser primärer Postremissionstherapie oder konsolidierender autologer SZT bei akuter lymphatischer Leukämie im Erwachsenenalter (modifiziert nach [Bassan und Hoelzer 2011])

Studie	Anzahl (Patientenalter)	Risikoprofil	Anzahl SZT/CR1	DFS/OS*	
EORTC-ALL3	340 (33, 14–79)	Alle < 50 J	49/253 (19%)	+ Spender 38% − Spender 37%	n.s.
LALA94	922 (33, 15–55)	HR, Ph neg.	145/399 (36%)	+ Spender 45% − Spender 18%	< .008
MRC-ECOG	1646 (15–64)	Alle < 65 J, Ph neg.	320/1484 (21%)	+ Spender 53% − Spender 45%	= .01
HOVON	433 (NR)	Alle < 55 J	122/288 (42%)	+ Spender 60% − Spender 42%	= .01

* DFS: disease-free survival (krankheitsfreies Überleben); OS: overall survival (Gesamtüberleben); EORTC-ALL3: DFS nach 6 Jahren, LALA94: DFS nach 5 Jahren, MRC-ECOG: OS nach 5 Jahren, HOVON: DFS nach 5 Jahren
HR: Hochrisiko; Ph neg.: Philadelphia-Chromosom negativ

eine Verbesserung des Langzeitüberlebens nach allogener SZT trotz der mit zunehmenden Lebensalter ansteigenden transplantationsassoziierten Risiken hin.

Als Fazit dieser Studienergebnisse kann festgestellt werden, dass die allogene SZT derzeit die wirksamste remissionserhaltende Maßnahme für *Hochrisiko*patienten in der PPRT darstellt. Eine zentrale Fragestellung der Nachfolgestudie der GMALL wird sein, ob durch eine allogene SZT auch bei *Hochrisiko*patienten, die bereits durch die Initialtherapie einen negativen MRD-Status erreicht haben, das Rückfallrisiko im Vergleich zur medikamentösen PPRT weiter gesenkt werden kann. Da eine Heilung durch alleinige medikamentöse Therapie bei einem positiven MRD-Status nach Abschluss der Initialtherapie auch unabhängig von der primären Risikostratifikation unwahrscheinlich ist, sollen zukünftig alle Patienten mit positivem MRD-Status einer allogenen SZT zugeführt werden [Gökbuget et al. 2012a].

Für *Höchstrisiko*patienten bleibt die allogene SZT in der PPRT die einzige kurative Therapieoption, sodass alle *Höchstrisiko*patienten nach Abschluss der Initialtherapie auch unabhängig vom MRD-Status transplantiert werden sollten.

Fortgeschrittene Stadien

Nach einem leukämischen Rückfall ist die ALL eine durch medikamentöse Therapie nicht heilbare Erkrankung. Nur die allogene SZT bietet auch in fortgeschrittenen Stadien insbesondere dann eine realistische Heilungschance, wenn durch eine antileukämische Chemotherapie erneut eine Remission induziert werden kann [Gökbuget et al. 2012b]. Für Patienten mit einem Krankheitsrückfall wurden von der GMALL-Studiengruppe differenzierte Therapie-Empfehlungen formuliert, welche die individuelle Krankheitssituation berücksichtigen (u.a. Patientenalter, Zeitpunkt des Rückfalls, Linienspezifität der leukämischen Zellen). Wie die in Tabelle 33.2 dargestellten Resultate der GMALL-Studiengruppe verdeutlichen, ist das Ansprechen auf eine Rezidivchemotherapie sowohl bei der B-Linien- als auch bei der T-Linien-ALL der bedeutendste Prognosefaktor für die Erfolgsaussicht einer allogenen SZT nach einem Krankheitsrückfall [Gökbuget et al. 2012b].

Daraus ergibt sich, dass nach einem Krankheitsrückfall vor allogener SZT grundsätzlich versucht werden sollte, erneut eine kontrollierte Krankheitssituation zu erreichen, um die Heilungschance durch die allogene SZT zu erhöhen. Neue hocheffektive

Tab. 33.2: Gesamtüberleben nach dem ersten ALL-Rezidiv in Abhängigkeit vom Krankheitsstadium vor allogener Stammzelltransplantation (GMALL-Studiengruppe); modifiziert nach [Gökbuget N et al. 2012b]

Stadium vor allogener SZT	N	Gesamtüberleben*		
		B-Linien-ALL	T-Linien-ALL	Gesamt
2. Remission	65	50% ± 8%	77% ± 12%	56% ± 7%
> 2. Remission	21	51% ± 20%	34% ± 13%	39% ± 11%
Keine Remission	63	18% ± 6%	25% ± 11%	20% ± 5%
Alle Stadien	149	36% ± 5%	43% ± 8%	38% ± 4%
Keine allogene SZT	51	0%	0%	0%

* 3-Jahres-Überlebenswahrscheinlichkeit (± Standardabweichung)

zielgerichtete Therapieansätze, wie z.B. bispezifische monoklonale Antikörper oder chimäre antigenrezeptormodifizierte T-Zellen bei der B-Linien-ALL, können zukünftig dazu beitragen, höhere Remissionsraten nach einem ALL-Rezidiv zu erreichen und dadurch die kurative Erfolgsaussicht nach allogener SZT bei rezidivierten Patienten zu verbessern [Topp et al. 2012; Grupp et al. 2013].

Autologe Stammzelltransplantation

Eine konsolidierende HDT mit autologer SZT hat nach den wenigen verfügbaren prospektiven Studienresultaten im Vergleich zur konventionellen medikamentösen PPRT weder bei *Standard-* noch bei *Hochrisiko*patienten zu einer überzeugenden Verminderung des Rückfallrisikos geführt [Bassan und Hoelzer 2011]. Nach einer aktuelleren retrospektiven Analyse scheint ein negativer MRD-Status des Patienten (in Verbindung mit einem „MRD-negativen" autologen Stammzellpräparat) zu einem signifikant verbesserten Überleben nach autologer SZT beizutragen [Giebel et al. 2010]. Da MRD-negative Patienten auch bei konventioneller PPRT eine deutlich günstigere Prognose aufweisen, bleibt aber unklar, ob eine konsolidierende HDT mit autologer SZT in dieser Patientengruppe einen über den positiven Einfluss des MRD-Status hinausgehenden antileukämischen Effekt hat. Da eine Gewinnung autologer Stammzellen im Rahmen der Primärtherapie der ALL zukünftig die Ausnahme darstellt, wird diese offene Frage letztlich nicht geklärt werden können.

Nach einem Krankheitsrezidiv kann eine konsolidierende HDT mit autologer SZT erwogen werden, sofern durch eine konventionelle Rezidivchemotherapie eine 2. Vollremission induziert werden kann und ein autologes Stammzellpräparat (das im Regelfall in der 1. Vollremission gewonnen wurde) verfügbar ist, um den Zeitraum bis zur Realisierung einer allogenen SZT zu überbrücken. Ansonsten hat die autologe SZT nach einem leukämischen Rezidiv der ALL keinen therapeutischen Stellenwert.

Zusammenfassung und Ausblick

Die allogene SZT ist die derzeit wirksamste antileukämische Therapiemaßnahme in der PPRT bei erwachsenen ALL-Patienten mit *hohem* Rückfallrisiko und führt zu einer deutlich verbesserten Heilungschance im Vergleich zur alleinigen medikamentösen Therapie. Für *Höchstrisiko*patienten ist sie die derzeit einzige kurative Therapieoption. Auch nach einem leukämischen Rückfall bietet die allogene SZT insbesondere dann eine realistische Heilungschance, wenn eine Remission erneut induziert werden kann. Erkennbare Fortschritte bei der Spenderauswahl, der differenzierten Indikationsstellung, den Transplantationstechniken sowie der Prävention und Therapie transplantationsassoziierter Komplikationen lassen erwarten, dass die allogene SZT im Gesamtbehandlungskonzept der ALL weiter an Bedeutung gewinnen wird. Innovative zielgerichtete Therapieansätze können zukünftig dazu beitragen, die Voraussetzungen für die kurative antileukämische Wirkung der allogenen SZT weiter zu verbessern oder diese im Posttransplantationsverlauf zu verstärken.

Literatur

Bassan R, Hoelzer D, Modern therapy of acute lymphoblastic leukemia. J Clin Oncol (2011), 29, 532–543

Brüggemann M et al., German Multicenter Study Group for Adult Acute Lymphoblastic Leukemia, Clinical significance of minimal residual disease quantification in adult patients with standard-risk acute lymphoblastic leukemia. Blood (2006), 107, 1116–1123

Giebel S et al., Status of minimal residual disease determines outcome of autologous hematopoietic SCT in adult ALL. Bone Marrow Transplant (2010), 45, 1095–1011

Gökbuget N et al., German Multicenter Study Group for Adult Acute Lymphoblastic Leukemia, Adult patients with acute lymphoblastic leukemia and molecular failure display a poor prognosis and are candidates for stem cell transplantation and targeted therapies. Blood (2012a), 120, 1868–1876

Gökbuget N et al., German Multicenter Study Group for Adult Acute Lymphoblastic Leukemia, Outcome of relapsed adult lymphoblastic leukemia depends on response to salvage chemotherapy, prognostic factors, and performance of stem cell transplantation. Blood (2012b), 120, 2032–2041

Gökbuget N, Hoelzer D, Treatment of adult acute lymphoblastic leukemia. Semin Hematol (2009), 46, 64–75

Grupp SA et al., Chimeric antigen receptor-modified T cells for acute lymphoid leukemia. N Engl J Med (2013), 368, 1509–1518

Pfeifer H et al., GMALL Study Group, Randomized comparison of prophylactic and minimal residual disease-triggered imatinib after allogeneic stem cell transplantation for BCR-ABL1-positive acute lymphoblastic leukemia. Leukemia (2013), 27, 1254–1262

Topp MS et al., Long-term follow-up of hematologic relapse-free survival in a phase 2 study of blinatumomab in patients with MRD in B-lineage ALL. Blood (2012), 120, 5185–5187

34 Chronische Leukämien

34.1 Chronische myeloische Leukämie

Thoralf Lange, Dietger Niederwieser

Einleitung

Die chronische myeloische Leukämie ist eine Erkrankung der hämatopoetischen Stammzelle, deren Mechanismus in einer dauerhaften Aktivierung der ABL-Tyrosinkinase besteht. Die meisten Patienten werden in der sog. chronischen Phase (CP) der Erkrankung diagnostiziert. Unbehandelt geht die Erkrankung über eine akzelerierte Phase (AP) in eine Blastenphase (BP) über.

Therapie bei Diagnosestellung

Die zielgerichtete Hemmung der ABL-Tyrosinkinase durch Tyrosinkinaseinhibitoren hat die Prognose der CML in CP in den letzten Jahren entscheidend verbessert. Derzeit sind 3 TKI für die Initialtherapie der CML zugelassen: Imatinib (Glivec), Dasatinib (Spycel) und Nilotinib (Tasigna). Das Gesamtüberleben für Patienten mit Imatinib und einer Dosierung von 400–800 mg bzw. 400 mg in Kombination mit Interferon-alpha betrug 95% nach 3 Jahren [Hehlmann et al. 2011]. Neudiagnostizierte CML-Patienten in CP zeigen unter Dasatinib und Nilotinib nach 2–3 Jahren ebenfalls ein Überleben von ca. 95%. Trotz dieser hervorragenden Ergebnisse ist eine der wichtigsten Todesursachen von CML-Patienten weiterhin die Entwicklung einer Resistenz gegenüber TKI mit der Entstehung einer Blastenkrise. Liegt bereits bei Diagnosestellung eine AP oder BP vor, ist die allogene hämatopoetische Stammzelltransplantation Therapie der Wahl. In dieser Situation sollte mit einem TKI bis zum bestmöglichen Ansprechen vorbehandelt werden, wobei Resistenzen bei Patienten mit BP schon nach wenigen Wochen möglich sind. Die Wahl des TKI erfolgt nach evtl. nachweisbaren Mutationen der ABL-Kinasedomäne und der Konstellation aus Komorbiditäten des Patienten und dem zu erwartenden Nebenwirkungsspektrum des TKI.

Therapie bei Versagen von Tyrosinkinaseinhibitoren

Das Versagen von TKI kann durch ein Verfehlen von hämatologischen oder zytogenetischen Ansprechzielen unter Therapie (primäre Resistenz) definiert sein oder durch ein Wiederauftreten (sekundäre Resistenz) von zytogenetischen oder hämatologischen Zeichen der CML [Baccarani et al. 2009]. Bei einer Imatinib-Resistenz wird eine Therapie mit Nilotinib 2 × 400 mg oder Dasatinib 1 × 100 mg parallel mit der Suche nach einem Familienspender oder Fremdspender empfohlen. Ferner erlaubt das molekulare Ansprechen innerhalb von 3 Monaten eine gute Voraussage für den weiteren Verlauf der Erkrankung. Die Zweitlinientherapie wird von mindestens dreimonatlichen Verlaufskontrollen ggf. mit Mutationsanalysen begleitet. Sollte das Ansprechen auf die Zweitlinientherapie nicht optimal sein, ist eine allogene HSZT notwendig. Ist die Imatinib-Resistenz mit dem Nachweis einer T315I-Mutation, einer AP oder BP assoziiert oder hat sich eine Resistenz nach Dasatinib oder Nilotinib Erstlinientherapie manifestiert, sollte eine schnellstmögliche allogene HSZT nach Vorbehandlung mit einem alternativen TKI durchgeführt werden. Die Indikationen zur Suche nach einem verwandten oder unverwandten Stammzellspender und zur Durchführung der allogenen HSZT sind in Tabelle 34.1 zusammengefasst.

Risikoabschätzung und Ergebnisse der allogenen Stammzelltransplantation

Die Ergebnisse der HSZT sind abhängig vom Risikoscore der EBMT und haben sich in den letzten Jahren wesentlich verbessert. Vor der Verfügbarkeit von TKI war die CML die häufigste Indikation zur allogenen HSZT, weshalb der EBMT-Risikoscore zur Abschätzung der transplantationsassoziierten Mortalität und des Gesamtüberlebens zuerst in dieser Patientengruppe etabliert wurde. Anhand der 5 Faktoren Patientenalter, Krankheitsstadium, Zeitintervall von Diagnose bis zur Transplantation, Spendertyp und der Spender/Empfänger-Geschlechterkombination wird ein Punktwert kalkuliert, welcher eine spezifische Risikoabschätzung erlaubt (s. Tab. 34.2). Der EBMT-Risikoscore für CML wurde mehrfach unabhängig revalidiert und konnte eine stetige Verbesserung der Ergebnisse der HSZT über die Zeit in allen Risikokategorien zeigen. Exemplarisch stieg das Gesamtüberleben nach 2 Jahren 1980–1990 im Vergleich zu 2000–2003 in den Risikokategorien 0–1, 2–4 und > 4 Punkten von 54%, 51% und 25% auf 80%, 60% und 38% an [Gratwohl et al. 2006]. Der EBMT-Risikoscore ist unabhängig von der Art der Konditionierung, einer Manipulation des Transplantates oder einer TKI Vortherapie gültig (Gratwohl 2012].

Neben den retrospektiven Analysen der EBMT wurden die Ergebnisse der HSZT in einer prospektiven Studie mit prädefinierten HSZT-Kriterien untersucht. Liegt nach Imatinib-Resistenz immer noch eine CP vor, beträgt das Überleben nach 3 Jahren 94% und

Tab. 34.1: Indikationen zur Suche nach einem verwandten oder unverwandten Stammzellspender und zur Durchführung einer allogenen Stammzelltransplantation

Prozedur	Erstdiagnose	TKI-Versagen
Suche nach einem verwandten Spender	AP BP Patienten < 20 Jahre	Alle Patienten
Suche nach einem unverwandten Spender (wenn kein Familienspender vorhanden)	AP BP	Hämatologisch definiertes Versagen von Imatinib AP BP T315I-Mutationsnachweis Nach Dasatinib/Nilotinib Unter Dasatinib/Nilotinib
Durchführung einer allogenen Stammzelltransplantation	AP* BP*	Nach Imatinib: AP* BP* Nach Dasatinib/Nilotinib: Alle Patienten T315I-Mutationsnachweis

* Nach Vortherapie mit TKI

Tab. 34.2: EBMT-Risikoabschätzung bei CML

Risikofaktor	Klassifikation	Punkte
Patientenalter (Jahre)	< 20	0
	20–40	1
	> 40	2
Krankheitsstadium	CP	0
	AP	1
	BP	2
Zeitintervall von Diagnose bis zur HSZT (Monate)	< 12	0
	> 12	1
Spender	Verwandt	0
	Unverwandt	1
Spender/Empfänger	Alle anderen	0
	Männlicher Empfänger und weiblicher Spender	1

ist damit vergleichbar mit Patienten, die wegen einer potenziell niedrigen transplantationsassoziierten Mortalität (EBMT-Risikoscore 0–1) bereits bei Diagnosestellung elektiv transplantiert wurden (88%) [Saussele et al. 2010]. Die transplantationsassoziierte Mortalität beträgt 8% in dieser Gesamtgruppe; es wurden keine CML-assoziierten Todesfälle beobachtet. In fortgeschrittener Krankheitsphase (AP, BP) beträgt das 3-Jahres-Überleben nur noch 59% und ist damit signifikant schlechter im Vergleich zu Patienten in CP. Es ist deshalb außerordentlich wichtig, die HSZT nach TKI-Versagen in chronischer Phase durchzuführen.

Entwicklung der HSZT für CML in der europäischen und globalen Perspektive

Europäische Perspektive
Während in der Ära vor der Einführung der TKI in die Therapie der CML deutlich über 1500 Patienten/Jahr in Europa allogen transplantiert wurden, hat sich diese Zahl 2010 auf 416 allogene Transplantationen (3,1% aller allogenen HSZT) in den letzten Jahren reduziert. Nach dem Aktivitätsreport der EBMT von 2010 [Passweg et al. 2012] wurden 416 Patienten allogen transplantiert; es wurde nur eine autologe HSZT durchgeführt. Bei 178 Patienten wurde ein HLA-identischer verwandter Spender (43%) und bei 228 Patienten (55%) ein unverwandter Spender genutzt. Zusätzlich wurden 9 haploidentische und eine Zwillingstransplantation durchgeführt. Die Stammzellquelle war Knochenmark (n = 93, 22%), periphere Blutstammzellen (n = 300, 72%) oder Nabelschnurblut (n = 23, 6%). Da die Ergebnisse der allogenen HSZT in CP deutlich besser sind als in fortgeschrittenen Phasen, ist kritisch anzumerken, dass nur 161 Transplantationen (39%) in 1. CP durchgeführt wurden. Die konsequente Identifizierung und Transplantation von Patienten mit TKI-Versagen vor dem Auftreten einer AP oder BP sind die wichtigsten Ziele für die Zukunft.

Globale Perspektive
Gefördert durch die Weltgesundheitsorganisation (WHO) wurde das Worldwide Network for Blood and Marrow Transplantation (WBMT) gegründet, in der inzwischen 146 808 Patienten erfasst wurden, die von 1411 Institutionen aus 72 Ländern von 5 Kontinenten transplantiert wurden [Gratwohl et al. 2013]. Die Anzahl der allogenen HSZT bei CML nahm aus der globalen Perspektive im Zeitraum 2006–2008 von 1334

(6,6% der allogenen HSZT) auf 1109 (4,6%) ab. Es wurden nur vereinzelt autologe Stammzelltransplantationen durchgeführt, deren Anzahl von 2006 (n = 14) auf 2008 (n = 6) nochmals zurückging.

Transplatationsdurchführung

Vor HSZT: Vorbereitung und Stammzellquelle

Nach der Indikationsstellung für eine allogene HSZT sollte jeweils eine Vortherapie mit einem TKI oder auch in Ausnahmefällen eine zytoreduktive Therapie mit dem Ziel des bestmöglichsten Ansprechens vor HSZT erfolgen.

Eine Vortherapie mit Imatinib führt zu keiner Beeinträchtigung der Transplantationsergebnisse [Deininger et al. 2006]. Für Dasatinib und Nilotinib liegen bislang nur vorläufige Daten vor, es gibt jedoch derzeit keinen klaren Hinweis auf zusätzliche Toxizitäten. Der TKI sollte je nach Krankheitsaktivität und Plasmahalbwertszeit vor Beginn der Konditionierung abgesetzt werden.

Die Konditionierung vor Stammzellgabe kann je nach Alter und Komorbidität des Patienten konventionell myeloablativ (MAC, myeloablative conditioning regimen) oder mit RIC erfolgen und ist somit bis ins hohe Alter (75 Jahre) möglich. Letzterer Ansatz basiert v.a. auf dem Graft-versus-Leukämie-Effekt (s. Kap. 22.1), der bei CML besonders wirksam ist.

Bei der Applikation von MAC sollte analog den Empfehlungen bei akuten Leukämien vorrangig eine Konditionierung erfolgen, die eine Ganzkörperbestrahlung (GKB) von ca. 12 Gy beinhaltet, insbesondere, wenn es sich um CML-Patienten mit fortgeschrittener Erkrankung handelt. Eine Alternative stellt Busulfan in einer Dosis von > 8 mg/kg dar, häufig in Kombination mit Cyclophosphamid. Bei einer HSZT von einem unverwandten Spender hat sich der Einsatz von ATG weitgehend durchgesetzt.

Wenn eine Konditionierung mit reduzierter Intensität verwendet wird, kommen unterschiedlichste Konditionierungsschemata zum Einsatz [Crawley et al. 2005]. In einer retrospektiven Analyse waren 84% der Konditionierungen auf Fludarabin basiert, am häufigsten in Kombination mit Busulfan ≤ 8 mg/kg (56%), GKB 2 Gy oder Cyclophosphamid/Melphalan. Eine In-vivo-T-Zell-Depletion mit ATG bei unverwandten Spendern wird häufig bei Nicht-GKB-Konditionierung angewendet, muss aber immer im Kontext mit einer höheren Abstoßungsgefahr und einer möglichen Beeinträchtigung des GVL-Effektes gesehen werden. In-vitro-T-Zell-Depletions-Strategien spielen kaum eine Rolle.

Als Transplantatquelle werden periphere Blutstammzellen bevorzugt (ca. 75%), gefolgt von Knochenmark (ca. 20%) und vereinzelt Nabelschnurblut. Insbesondere bei Patienten mit fortgeschrittener CML sollten periphere Blutstammzellen wegen des höheren T-Zell-Gehaltes im Transplantat bevorzugt werden, weil sich ein potenziell stärkerer GVL-Effekt erwarten lässt. Bei Transplantationen mit RIC und Knochenmark als Stammzellquelle wurden in einigen Untersuchungen höhere Abstoßungsraten beobachtet, in der retrospektiven Analyse der EBMT lag diese Rate jedoch nur bei 3%.

Nach HSZT: Management von Resterkrankung und Toxizität

Management in den ersten 3 Monaten nach HSZT. Insbesondere nach RIC sowie nach myeloablativer Konditionierung und verzögerter Regeneration der peripheren Blutwerte sollte der T-Zell-Spenderchimärismus zwischen Tag 14 und 28 nach HSZT bestimmt werden, um ein ausreichendes Anwachsen des Transplantats zu dokumentieren.

In großen retrospektiven Auswertungen wurde nach HSZT bei CML in ca. 27% der Patienten eine relevante GVHD-Erkrankung

(≥ Grad II) beobachtet [Socié et al. 1999]. Die Reduktion der IS nach HSZT erfolgt mit dem Ziel, den GVL-Effekt individuell für den spezifischen Patienten zur langfristigen Krankheitskontrolle optimal zu nutzen unter gleichzeitiger Vermeidung einer schwergradigen GVHD. Bei Patienten nach HSZT in AP oder BP sollte die Reduktion der IS prinzipiell schneller erfolgen als nach HSZT in CP.

Die Effektivität des GVL-Effekts bei dem individuellen Patienten kann über den Verlauf der BCR-ABL-Transkripte verfolgt werden. Die erstmalige Bestimmung nach HSZT sollte nach ca. 4 Wo. aus Blut oder Knochenmark erfolgen. Ist die BCR-ABL-Bestimmung mit einer technisch ausreichenden Sensitivität der Probe negativ, erfolgt die Reduktion der IS unter dem Ziel der Vermeidung einer schwergradigen GVHD, eine Therapie mit einem TKI ist nicht notwendig. Bedingt durch den GVL-Effekt nach HSZT ist beim BCR-ABL-negativen Patienten nach HSZT die Resterkrankung unter dem Detektionsniveau der Messmethode niedriger als unter Imatinib-Therapie [Lange et al. 2003]. Je nach Rezidivrisiko und BCR-ABL-Menge sollte die Bestimmung von BCR-ABL zunächst ein- bis dreimonatlich wiederholt werden. Ist BCR-ABL 4 Wo. nach HSZT nachweisbar, kann über die Kinetik der BCR-ABL-Transkripte die Rezidivwahrscheinlichkeit berechnet werden [Lange et al. 2004]. Neben einer eher beschleunigten Reduktion der IS sollte möglichst der TKI verabreicht werden, auf den der Patient vor HSZT bei guter Verträglichkeit angesprochen hatte. Bei der Verabreichung der verschiedenen TKI nach HSZT sind oftmals multiple Interaktionen mit Immunsuppressiva, Antibiotika und Antimykotika zu beachten, weshalb aus der praktischen Erfahrung heraus häufiger Dosisanpassungen oder Medikationspausen notwendig sind.

Langzeitmanagement > 3 Monate nach HSZT. Die Häufigkeit einer chronischen GVHD nach HSZT innerhalb der ersten 2 Jahre bei CML beträgt 51%, wobei bei 18% der Patienten die chronische GVHD erfolgreich behandelt und nach 2 Jahren nicht mehr nachweisbar war [Socié et al. 1999]. Die Bestimmung der BCR-ABL-Transkripte sollte bei einem negativen Resultat ca. alle 6 Monate und bei einem positivem Resultat alle 1–3 Monate erfolgen.

Nach Reduktion und Absetzen der IS und einer TKI Therapie steht die Gabe von Donorlymphozyten (DLI) zur Rezidivbehandlung zur Verfügung (s. Kap. 24.1).

Selbst bei Patienten, die 5 Jahre rezidivfrei überlebt haben, ist die hämatologische und zytogenetische Rezidivinzidenz nach 10 Jahren 4%, nach 15 Jahre 7%. Das letzte Rezidiv war nach 18 Jahren festgestellt worden [Goldman et al. 2010]. Insgesamt ist 15 Jahre nach HSZT die Gesamtmortalität von CML-Patienten jedoch identisch zur Normalbevölkerung.

Zusammenfassung und Ausblick

Nachdem die allogene HSZT bei der Primärtherapie der CML in erster chronischer Phase nur noch ganz vereinzelt Anwendung findet, ist sie weiterhin der entscheidende Therapieansatz für Patienten mit schlechtem Ansprechen auf TKI und in akzelerierter und Blastenphase nach Zurückführen der Erkrankung in eine chronische Phase. Bei Patienten in chronischer Phase, die auf TKI nicht optimal ansprechen, ist spätestens bei Versagen der 2. Therapielinie die allogene HSZT indiziert, wobei ein Übergang in eine fortgeschrittenere Krankheitsphase unbedingt vermieden werden muss. Die HSZT sollte zum Zeitpunkt des bestmöglichen Remissionsstatus erfolgen. Nach Anwachsen des Transplantates sollte mittels Quantifizierung von BCR-ABL-Transkripten regelmäßig der aktuelle Krankheitsstatus bestimmt werden, der zusammen mit dem Vorliegen einer GVHD maßgeblich über die Reduktion der Immunsuppression entscheidet. Bei steigender Krankheitsaktivität stehen neben den TKI auch DLI zur erneuten Krankheitskontrolle zur Verfügung. Leider zeigen die Aktivitätsberichte der EBMT vorwiegend Transplantationen bei Patienten mit CML nicht in chronischer Phase und somit eine zu späte Transplantationsindikation. Dieser Punkt erfordert eine besondere Aufmerksamkeit in den nächsten Jahren, damit vielen Patienten nicht die Chance auf Heilung vorenthalten bleibt.

Literatur

Baccarani M et al., Chronic myeloid leukemia: an update of concepts and management recommendations of European LeukemiaNet. J Clin Oncol (2009), 27, 6041–6051

Crawley C et al., Outcomes of reduced-intensity transplantation for chronic myeloid leukemia: an analysis of prognostic factors from the Chronic Leukemia Working Party of the EBMT. Blood (2005), 106, 2969–2976

Deininger M et al., The effect of prior exposure to imatinib on transplant-related mortality. Haematologica (2006), 91, 452–459

Goldman JM et al., Relapse and late mortality in 5-year survivors of myeloablative allogeneic hematopoietic cell transplantation for chronic myeloid leukemia in first chronic phase. J Clin Oncol (2010), 28, 1888–1895

Gratwohl A et al., Quantitative and qualitative differences in use and trends of hematopoietic stem cell transplantation: a Global Observational Study. Haematologica (2013), 98, 1282–1290

Gratwohl A, The EBMT risk score. Bone Marrow Transplant (2012), 47, 749–756

Gratwohl A et al., Allogeneic hematopoietic stem cell transplantation for chronic myeloid leukemia in Europe 2006: transplant activity, long-term data and current results. An analysis by the Chronic Leukemia Working Party of the European Group for Blood and Marrow Transplantation (EBMT). Haematologica (2006), 91, 513–521

Hehlmann R et al., Tolerability-adapted imatinib 800 mg/d versus 400 mg/d versus 400 mg/d plus interferon-alpha in newly diagnosed chronic myeloid leukemia. J Clin Oncol (2011), 29, 1634–1642

Lange T et al., BCR-ABL transcripts are early predictors for hematological relapse in chronic myeloid leukemia after hematopoietic cell transplantation with reduced intensity conditioning. Leukemia (2004), 18, 1468–1475

Lange T, Niederwieser DW, Deininger MW, Residual disease in chronic myeloid leukemia after induction of molecular remission. N Engl J Med (2003), 349, 1483–1484

Passweg JR et al., The EBMT activity survey: 1990–2010. Bone Marrow Transplant (2012), 47, 906–923

Saussele S et al., Allogeneic hematopoietic stem cell transplantation (allo SCT) for chronic myeloid leukemia in the imatinib era: evaluation of its impact within a subgroup of the randomized German CML Study IV. Blood (2010), 115, 1880–1885

Socié G et al., Long-term survival and late deaths after allogeneic bone marrow transplantation. Late Effects Working Committee of the International Bone Marrow Transplant Registry. N Engl J Med (1999), 341, 14–21

34.2 Chronische lymphatische Leukämie

Johannes Schetelig, Peter Dreger

Einleitung

Auch wenn die chronische lymphatische Leukämie bei der Mehrzahl der Patienten in höherem Lebensalter auftritt und einen indolenten Verlauf zeigt, gehen aggressive Verlaufsformen mit einer erheblichen Verkürzung der Lebenserwartung einher. Speziell für diese Patienten werden Therapien benötigt, die die Möglichkeit einer Heilung in Aussicht stellen. Die einzige Therapieoption, mit der dieses Ziel derzeit erreicht werden kann, ist die allogene Stammzelltransplantation. Hierfür spricht die Langzeitbeobachtung von Patienten nach myeloablativer Transplantation. Betrachtete man nur die Patienten, die die ersten 2 Jahre nach einer myeloablativen allogenen SZT überlebten, so lag die Wahrscheinlichkeit des 10-Jahres-rückfallfreien-Überlebens in einer Analyse bei 81% (95% KI, 66–98%). Bezogen auf alle transplantierten Patienten waren 37% (95% KI, 23–50%) der Patienten 10 Jahre nach der Transplantation rückfallfrei [Michallet et al. 2003]. Zwischenzeitlich können diese Zeiträume auch für Patienten überblickt werden, die eine dosisreduzierte SZT erhalten haben. Vorläufige Ergebnisse lassen ein Langzeitüberleben in der gleichen Größenordnung erwarten [Dreger et al. 2009].

Der Schlüssel für diese Beobachtung liegt im transplantatvermittelten immunologischen Effekt, dem sog. Graft-versus-Leukämie-Effekt. Dieser kann besonders gut in der Frühphase nach dosisreduzierter SZT beobachtet werden. Die meisten Patienten weisen nach der SZT im Blut noch messbare MRD auf. Im Verlauf des ersten Jahres nach Transplantation nimmt die MRD i.d.R. kontinuierlich ab. Circa 50–70% der transplantierten Patienten erreichen eine komplette Remission innerhalb des ersten Jahres nach Transplantation [Schetelig et al. 2003; Sorror et al. 2005]. Die Kinetik der Resterkrankung kann zeitlich mit Immunmodulationen assoziiert werden [Ritgen et al. 2004; Ritgen et al. 2008]. So kann bei einzelnen Patienten beobachtet werden, dass bei Reduktion der Immunsuppression – also Förderung möglicher GVL-Effekte – MRD abnimmt, wohingegen bei Intensivierung der Immunsuppression – also Inhibition möglicher immunologischer Effekte – MRD zunimmt. Die Rückfallrate von Patienten, die eine molekulare Remission erreicht haben, liegt in der Größenordnung von 5–10% [Ritgen et al. 2008].

Indikationsstellung

Bei der Indikationsstellung für eine allogene HSZT müssen die geschätzte Lebenszeitverkürzung durch die CLL, die Risiken fortgesetzter Antikörper- oder Chemotherapien gegenüber den erwartbaren Heilungsraten, aber auch therapiebedingten Komplikationen einer allogenen HSZT abgewogen werden.

Die retrospektive Auswertung von Transplantationsdaten legt nahe, dass die Ergebnisse einer Transplantation mit einer zunehmenden Zahl an Vortherapien schlechter werden. In mehreren Analysen hat sich gezeigt, dass Patienten mit chemotherapieresponsiver Erkrankung und geringen Krankheitsmanifestationen zum Zeitpunkt der Transplantation ein signifikant besseres Langzeitüberleben aufweisen. Dennoch kann aufgrund der therapieassoziierten Morbidität und Mortalität nicht zu einer Transplantation möglichst früh im Krankheitsverlauf geraten werden. Als Richtschnur können die in einem Konsensusprozess entwickelten Empfehlungen der EBMT für die Indikationsstellung gelten [Dreger et al. 2007]. Danach wird eine allogene Transplantation bei Therapiepflichtigkeit in folgenden Erkrankungsstadien empfohlen:

- Patienten mit nichtresponsiver Erkrankung oder Rezidiven innerhalb von 12 Monaten nach einer Monotherapie mit Purinanaloga
- Patienten mit Rezidiven innerhalb von 24 Monaten nach Purinanaloga-haltiger Kombinationstherapie
- Patienten mit Deletion 17p

Ein aktualisierter Entwurf dieser Empfehlungen unter Berücksichtigung der neuen Therapieoptionen durch die seit 2014 verfügbaren Medikamente Ibrutinib und Idelalisib wird für 2015 erwartet.

Die Grundlage für diese Empfehlungen sind prognostische Einschätzungen für die beschriebenen Erkrankungsstadien aus Phase-II- und -III-Studien, die den Ergebnissen der allogenen SZT in mehreren voneinander unabhängigen prospektiven Phase-II-Studien gegenübergestellt wurden [Sorror et al. 2008; Stilgenbauer et al. 2009; Khouri et al. 2004], wobei allerdings vergleichende Studien zwischen allogener HSZT und konventionellen Verfahren in definierten Krankheitssituationen bisher fehlen.

Eine spezielle Position nimmt die Empfehlung zur Transplantation von Patienten mit therapiepflichtiger Erkrankung und Deletion 17p ein. Für diese kleine Gruppe von Patienten existieren bislang keine aussagekräftigen prospektiven Studien zur Transplantation. Die Empfehlung basiert im Wesentlichen auf einer großen retrospektiven Analyse der EBMT, in der Langzeitüberleben nach allogener Blutstammzelltransplantation bei 17p-CLL gezeigt werden konnte [Schetelig et al. 2008].

Nach Möglichkeit sollte die allogene HSZT bei Patienten mit CLL in CLL-spezifischen Studienprotokollen erfolgen.

Spendersuche

Nach derzeitigem Erkenntnisstand bestehen hinsichtlich krankheitsfreiem Überleben und Gesamtüberleben keine signifikanten Unterschiede zwischen Patienten, die von einem passenden unverwandten Spender transplantiert wurden, und Patienten, die einen Geschwisterspender haben [Michallet et al. 2009].

Konditionierung und GVHD-Prophylaxe

Gut verträgliche dosisreduzierte Konditionierungsbehandlungen machen die Transplantation auch bei älteren Patienten mit Komorbiditäten zu einer wertvollen Therapieoption. Daten der EBMT zufolge werden ca. 75% der Patienten mit dosisreduzierten Konditionierungsverfahren behandelt.

Die Frage der GVHD-Prophylaxe berührt die Entscheidung, ob eine T-Zell-Depletion ex vivo oder in vivo angestrebt werden sollte. Eine EBMT-Analyse geht dieser Frage mit dem Vergleich zwischen 3 Kohorten von Patienten nach (keine T-Zell-Depletion, In-vivo-T-Zell-Depletion mit ATG und In-vivo-T-Zell-Depletion mit Alemtuzumab) [Schetelig et al. 2009]. Hierbei zeigt sich ein vergleichbares Überleben in den 3 verglichenen Patientenkohorten. Erstaunlicherweise gleicht sich auch die Rate an chronischer GVHD bei langer Nachbeobachtung in den 3 Gruppen an. Wahrscheinliche Ursache hierfür ist die größere Zahl an Spenderlymphozytengaben nach T-Zell-Depletion des Transplantates.

Kontrolle minimaler Resterkrankung

Die engmaschige Kontrolle minimaler Resterkrankung ist entscheidender Bestandteil der Nachsorge. Die Kontrollen sollten abhängig von der Kinetik der MRD in Abständen von 4–8 Wo. erfolgen. Diese notwendige Diagnostik kann entweder mittels Durchflusszytometrie oder mittels idiotypspezifischer PCR aus peripherem Blut erfolgen [Bottcher et al. 2004]. Parallel dazu sollten nodale Manifestationen klinisch oder mit geeigneten bildgebenden Techniken kontrolliert werden. Minimale Resterkrankung verschwindet häufig in dem Zeitfenster zwischen Tag +100 und Tag +365. Das Wissen um persistierende oder steigende Resterkrankung kann in der Abwesenheit klinischer GVHD-Zeichen in diesem Zeitfenster als Argument für eine raschere Reduktion der Immunsuppression herangezogen werden. Weitere Faktoren, die diese Entscheidung beeinflussen sollten, sind die Wahl der GVHD-Prophylaxe und T-Zell-Depletion und somit die erwartbare Frequenz akuter und chronischer GVHD. Der mehrfach negative Nachweis für minimale Resterkrankung – insbesondere ab Tag +100 – deutet auf ein sehr geringes Rezidivrisiko hin [Ritgen et al. 2008; Oelschlaegel et al. 2009]. In dieser Situation kann zu einem sehr vorsichtigen Ausschleichen der Immunsuppression zumal bei bestehender oder stattgehabter GVHD geraten werden.

Komplikationen

Die Hauptkomplikationen nach allogener HSZT stellen Infektionen und GVHD dar. Die Raten für behandlungspflichtige akute GVHD liegen zwischen 35% und 50% ohne T-Zell-Depletion. Eine extensive chronische GVHD tritt je nach verwendetem immunsuppressivem Regime bei bis zu 60% der überlebenden Patienten auf (s. Tab. 34.3). So beobachteten Sorror und Mitarbeiter in einer Studie an 82 Patienten mit CLL eine kumulative 5-Jahres-Inzidenz der extensiven chronischen GVHD von 49% bei verwandten und 53% bei unverwandten Spendern. Allerdings bilden sich bei der Mehrzahl der betroffenen Patienten die klinischen Erscheinungen der chronischen GVHD so weit zurück, dass keine systemische immunsuppressive Behandlung mehr nötig war [Sorror et al. 2008].

Aufgrund der Kombination aus GVHD und Infektionen ist mit einer langfristigen therapiebedingten Mortalität der allogenen SZT zwischen 15% und 30% zu rechnen [Dreger 2009].

Systematische Untersuchungen zur Lebensqualität nach allogener Stammzelltransplantation bei CLL liegen nicht vor. Ergebnisse aus anderen Indikationen lassen allerdings vermuten, dass bei mindestens 25% der Langzeitüberlebenden mit anhaltenden Beeinträchtigungen gerechnet werden muss, wobei die wesentliche Determinante hierfür die aktive, nicht aber die erfolgreich behandelte chronische GVHD ist [Pidala, Anasetti, Jim 2009].

Ergebnisse

Die publizierten Ergebnisse der allogenen HSZT im Rahmen prospektiver Studien sind in Tabelle 34.3 zusammengefasst. Die 4-Jahres-Raten für das Gesamtüberleben und das krankheitsfreie Überleben lagen in diesen Studien zwischen 48% und 70%, bzw. zwischen 34% und 58%. Die entsprechenden Inzidenzen für Krankheitsrückfälle lagen zwischen 30% und 50%.

Zu beachten ist bei dieser Zusammenstellung, dass in die jeweiligen Studien Patienten mit unterschiedlich fortgeschrittenen Erkrankungen und unterschiedlichem Risikoprofil für eine Transplantation eingeschlossen wurden. Von Sorror et al. wurde ein prädiktives Modell basierend auf Informationen über Komorbiditäten und > 5 cm großen Lymphomen propagiert. Durch Kombination dieser beiden Faktoren gelang es den Autoren, die Ergebnisse für überwiegend Fludarabin-refraktäre Erkrankungsstadium aufzufächern. So werden in diesem Modell die 3-Jahres-Überlebensraten für Patienten ohne bulky disease und ohne Komorbidität auf 78% geschätzt, verglichen mit 60% bei Patienten mit Komorbiditäten, aber ohne bulky disease, 43% bei Patienten ohne Komorbiditäten, aber mit bulky disease und 27% bei Patienten mit bulky disease und Komorbiditäten. So groß die Vorbehalte gegenüber derartigen, nicht prospektiv bestätigten prädiktiven Rechenmodellen sein müssen, so machen die Rechnungen dennoch deutlich, dass individuell deutlich bessere oder aber schlechtere Ergebnisse der allogenen HSZT prognostiziert werden müssen [Sorror et al. 2008].

Tab. 34.3: Prospektive Studien zur allogenen HSZT bei CLL

	Dreger et al.	Sorror et al.	Brown et al.	Khouri et al.	Schetelig et al.	Delgado et al.
Zahl behandelter Patienten	90	82	46	39	30	41
Konditionierung	FC-basiert ± ATG[a]	F/TBI2[b]	FB[c]	FCR ± ATG[d]	FB/ATG[e]	FM/CD52[j]
Anteil alternativer Spender[f]	59%	37%	67%	18%	57%	41%
4-Jahres-progressionsfreies-Überleben	42% (30–53)	39% (5y)	34% (2y)	44% (28–61)[g]	58%	45% (27–62) (2y)
4-Jahres-Gesamtüberleben	70% (59–80)	50% (5y)	54% (2y)	48% (28–61)	69%	51% (33–69) (2y)
4-Jahres-nichtrezidivbedingte-Mortalität	21% (11–31)	23% (5y)	17% (2y)	n.e.	15%	26% (14–46) (2y)
Extensive chronische GVHD	52%	49–53%	38%	58%	21%	5%
Beobachtungszeitraum (Jahre)	3.1 (0.6–7.6)[h]	5	1.7	2.3 (0.3–6.7)	3.7 (2.1–5.6)	1.3 (0–5.2)

a = Fludarabin, Cyclophosphamid, plus ATG bei alternativem Spender (n = 65); oder Alemtuzumab, Fludarabin, Ganzkörperbestrahlung 2 Gy (n = 12) oder Fludarabin, Busulfan, Cyclophosphamid, plus ATG bei alternativem Spender (n = 12)
b = Fludarabin, Ganzkörperbestrahlung mit 2 Gy
c = Fludarabin, Busulfan
d = Fludarabin, Cyclophosphamid, Rituximab plus ATG bei alternativem Spender
e = Fludarabin, Busulfan, ATG
f = Andere Spender als HLA-idente Geschwister
g = Gegenwärtiges progressionsfreies Überleben
h = Stand 31.03.2009
j = Fludarabin, Melphalan, Alemtuzumab

Zusammenfassung und Ausblick

Die allogene HSZT ist eine etablierte Therapieoption für Patienten mit fortgeschrittener CLL. In den nächsten Jahren wird v.a. der optimale Transplantationszeitpunkt im Verlauf der Erkrankung Diskussionsthema bleiben. Konsensusempfehlungen, wie bspw. die EBMT-Kriterien, können für die Indikationsstellung zur allogenen SZT als Hilfestellung verwendet werden.

Literatur

Bottcher S et al., Comparative analysis of minimal residual disease detection using four-color flow cytometry, consensus IgH-PCR, and quantitative IgH PCR in CLL after allogeneic and autologous stem cell transplantation. Leukemia (2004), 18, 1637–1645

Brown et al., Predictors of improved progression-free survival after nonmyeloablative allogeneic stem cell transplantation for advanced chronic lymphocytic leukemia. Biol Blood Marrow Transplant (2006), 12, 1056–1064

Delgado J et al., Results of alemtuzumab-based reduced-intensity allogeneic transplantation for chronic lymphocytic leukemia: a

British Society of Blood and Marrow Transplantation Study. Blood (2006), 107, 1724–1730

Dreger P et al., Indications for allogeneic stem cell transplantation in chronic lymphocytic leukemia: the EBMT transplant consensus. Leukemia (2007), 21, 12–17

Dreger P, Allotransplantation for chronic lymphocytic leukemia. Hematology (Am Soc Hematol Educ Program) (2009), 596–603

Khouri IF et al., Nonablative allogeneic stem cell transplantation for chronic lymphocytic leukemia: impact of rituximab on immunomodulation and survival. Exp Hematol (2004), 32, 28–35

Michallet M et al., Conventional HLA-Identical Sibling Bone Marrow Transplantation Is Able To Cure Chronic Lymphocytic Leukemia. A Study from the EBMT and IBMT Registries. Blood (2003), 102, 474a

Michallet M et al., High Impact of HLA matching on overall survival and transplant related mortality in allogeneic hematopoietic stem cell transplantation for CLL: Long-term study from the EBMT registry. Blood (2009), 2286a

Oelschlaegel U et al., Flow cytometric detection of minimal residual disease one year post allogeneic stem cell transplantation predicts outcome in patients with B-CLL. Blood (2009), 202a

Pidala J, Anasetti C, Jim H, Quality of life after allogeneic hematopoietic cell transplantation. Blood (2009), 114, 7–19

Ritgen M et al., Graft-versus-leukemia activity may overcome therapeutic resistance of chronic lymphocytic leukemia with unmutated immunoglobulin variable heavy chain gene status: implications of minimal residual disease measurement with quantitative PCR. Blood (2004), 104, 2600–2602

Ritgen M et al., Quantitative MRD monitoring identifies distinct GVL response patterns after allogeneic stem cell transplantation for chronic lymphocytic leukemia: results from the GCLLSG CLL3X trial. Leukemia (2008), 22(7), 1377–1386

Schetelig J et al., Long-term disease-free survival in patients with angioimmunoblastic T-cell lymphoma after high-dose chemotherapy and autologous stem cell transplantation. Haematologica (2003), 88, 1272–1278

Schetelig J et al., T cell-mediated graft-versus-leukemia reactions after allogeneic stem cell transplantation. Cancer Immunol Immunother (2005), 54, 1043–1058

Schetelig J et al., Allogeneic hematopoietic stem-cell transplantation for chronic lymphocytic leukemia with 17p deletion: a retrospective European Group for Blood and Marrow Transplantation analysis. J Clin Oncol (2008), 26, 5094–5100

Schetelig J et al., In vivo T-cell depletion in allogeneic haematopoietic cell transplantation for chronic lymphocytic leukemia: a retrospective EBMT analysis. Bone Marrow Transplant (2009), 143, S259

Sorror ML et al., Hematopoietic Cell Transplantation After Nonmyeloablative Conditioning for Advanced Chronic Lymphocytic Leukemia. J Clin Oncol (2005), 23, 3819–3829

Sorror ML et al., Five-year follow-up of patients with advanced chronic lymphocytic leukemia treated with allogeneic hematopoietic cell transplantation after nonmyeloablative conditioning. J Clin Oncol (2008), 26, 4912–4920

Stilgenbauer S et al., Subcutaneous alemtuzumab in fludarabine-refractory chronic lymphocytic leukemia: clinical results and prognostic marker analyses from the CLL2H study of the German Chronic Lymphocytic Leukemia Study Group. J Clin Oncol (2009), 27, 3994–4001

35 Leukämien in der Pädiatrie

Rupert Handgretinger, Thomas Klingebiel

Einleitung

Die Leukämien im Kindesalter werden in die akute lymphoblastische Leukämie, Säuglingsleukämien, akute myeloische Leukämie, juvenile myelomonozytäre Leukämie und chronisch myeloische Leukämie eingeteilt. Die Primärbehandlung besteht i.d.R. aus einer intensiven medikamentösen Systemtherapie, die mit kurativer Intention durchgeführt wird. Zusätzlich erhalten Patienten, die unter konventioneller Systemtherapie keine oder nur unzureichende Heilungschancen haben, eine allogene Stammzelltransplantation.

Akute lymphoblastische Leukämie

Die ALL ist die häufigste bösartige Erkrankung im Kindesalter. In Deutschland erkranken jährlich ca. 600 Patienten unter 18 Jahren an einer ALL. Seit Einführung der Chemotherapien wurden im Rahmen vieler nationaler und internationaler Therapiestudien enorme Fortschritte in der Behandlung erzielt, und das krankheitsfreie 5-Jahres-Überleben liegt derzeit in der Größenordnung von 85 % [Schrappe et al. 2013]. Die meisten Patienten (ca. 85 %) erkranken an einer Leukämie der B-Lymphozytenvorläufer (pre-B ALL oder common ALL), ca. 15 % an einer Leukämie der T-Lymphozyten.

Wenn die Leukämie auf die initiale Chemotherapie nur unzureichend anspricht oder wenn es gar zum Rückfall der ALL kommt, sind die Überlebenschancen mit alleiniger nochmaliger Chemotherapie nicht zufriedenstellend. Für einen beträchtlichen Teil dieser Patienten ist die alloSZT (allogene Stammzelltransplantation) die derzeit einzige Alternative mit realistischer Aussicht auf Heilung.

Allogene Stammzelltransplantation in erster Remission

Ein bewährtes Ansprechkriterium in der Ersttherapie ist das Therapieansprechen auf eine Vorphase mit Steroiden, die sog. prednison response. Wenn es zu einem Abfall der leukämischen Blasten im Peripherblut auf < 1000/µl an Tag 8 nach Therapiebeginn kommt, spricht man von einer prednison good response (PGR), während man bei einer Blastenzahl von ≥ 1000/µl von einer prednison poor response (PPR) spricht. Als weiterer Ansprechparameter wird neben der morphologischen Analyse des Knochenmarks am Tag 33 zunehmend die Bestimmung der MRD herangezogen. Hierbei werden molekulargenetische oder durchflusszytometrische Methoden zum hochsensitiven Aufspüren von Leukämiezellen im Knochenmark eingesetzt. Damit gelingt der Nachweis von bis zu einer Leukämiezelle unter 1 Mio. gesunder Zellen.

Über eine Persistenz der MRD, die in den BFM-Therapieprotokollen (Berlin-Frankfurt-Munster Protocols) an Tag 33 (TP1) und in Wo. 12 (TP2) nach Beginn bestimmt wird, lassen sich bereits sehr früh Patienten mit hohem Rückfallrisiko identifizieren. Je nach Konstellation der MRD-Ergebnisse zusammen mit zusätzlichen Risikofaktoren werden diese Patienten bereits in erster Remission ei-

Tab. 35.1: Indikationen zur alloSZT bei ALL in erster Remission

Kriterien	TP1 neg + TP2 neg	TP1 pos ($\geq 10^{-3}$) + TP2 neg ($\leq 10^{-4/5}$)	TP2 $\geq 10^{-3}$	Kein MRD-Ergebnis vorliegend
Keine Remission an Tag 33		Ja	Ja	Ja
t(4;11)	Nein	Ja	Ja	Ja
< 44 Chromosomen	Nein	Ja	Ja	Ja
PPR + T-ALL	Nein	Nein	Ja	Ja
Keine der o.g.	Nein	Nein	Ja	Nein

TP1: MRD Tag +33, TP2: MRD Wo. 12. TP1 $\geq 10^{-3}$ bedeutet, dass eine oder mehr als eine Leukämiezelle unter 1000 Zellen nachgewiesen werden konnte.

ner alloSZT zugeführt. Zusätzliche Risikofaktoren sind die Chromosomentranslokationen t(4;11) und t(9;22) sowie ein hypodiploider Chromosomensatz in den Blasten (< 44 Chromosomen) (s. Tab. 35.1).

Allogene Stammzelltransplantation in zweiter oder höherer Remission

Trotz der sehr guten Behandlungsergebnisse in der Erstbehandlung kommt es bei einem Teil der Patienten zu einem Rückfall der ALL. Bei frühem Rückfall (< 6 Monate nach Beendigung der Therapie) liegt das Überleben mit Chemotherapie allein bei < 20% [Tallen et al. 2010]. Daher werden alle Patienten mit einem frühen Rezidiv einer B-Vorläuferleukämie einer alloSZT zugeführt. Im Fall eines späten Rückfalls (≥ 6 Monate nach Therapie-Ende) sind die Behandlungsergebnisse mit Chemotherapie allein günstiger, und nicht jeder Patient profitiert von der Transplantation. Es kommt bei diesen Patienten insbesondere darauf an, wie gut sie auf die Rezidivtherapie ansprechen. Auch hier spielt die Bestimmung der MRD-Last eine wichtige Rolle, und Patienten, die nach einer Rezidivchemotherapie noch MRD-positiv sind, haben eine schlechte Überlebenschance mit alleiniger Chemotherapie [Eckert et al. 2013]. Daher wird für diese Patienten ebenfalls die Indikation zur alloSZT gestellt, was zu einer signifikanten Verbesserung der Überlebenswahrscheinlichkeit führt. Für Patienten mit Rezidiv einer T-Zellleukämie besteht unabhängig vom Rezidivzeitpunkt eine Indikation für eine alloSZT. Eine Transplantationsindikation besteht ebenfalls bei allen Patienten in dritter oder höherer Remission, da diese Patienten mit alleiniger Chemotherapie keine realistischen Heilungsaussichten haben. Patienten mit chemotherapierefraktärer Leukämie und Nichtremission vor SZT haben mit den derzeitigen konventionellen Transplantationsarten keine Aussicht auf Heilung und sollten nur in Studien und mit neuen Therapieansätzen behandelt werden.

Säuglingsleukämien und Philadelphia-Chromosom-positive (Ph+) ALL

Die Rolle der alloSZT bei Säuglingsleukämien ist nicht klar definiert. Die Prognose der MLL-assoziierten Leukämien inklusive der t(4;11)-Translokation mit MLL-AF4-Fusion scheint v.a. vom Alter abhängig zu sein. In der internationalen Interfant-99-Studie wurde gezeigt, dass Säuglinge mit MLL-Rearrangement im Alter von < 6 Monaten und PPR oder mit hoher initialer Blastenzahl von > 300 × 10^9/l eine sehr schlechte Prognose haben und von einer alloSZT profitieren [Mann et al. 2010].

Während vor der Ära der Tyrosinkinaseinhibitoren die meisten Patienten mit Ph+

ALL in erster Remission transplantiert wurden, hat sich dies durch die Kombination von Chemotherapie und TKI gewandelt. In einer Studie konnte gezeigt werden, dass intensive Chemotherapie und eine anschließende Behandlung mit TKI zu einer krankheitsfreien 3-Jahres-Überlebensrate von 80% führte [Schultz et al. 2009]. Aufgrund der kurzen Beobachtungszeit ist noch keine abschließende Bewertung zur Rolle der SZT bei Ph+ ALL möglich.

Akute myeloische Leukämie

Wie bei der pädiatrischen ALL konnten die Behandlungsergebnisse für die AML über die Jahre drastisch verbessert werden, mit einer derzeitigen Überlebensrate von ca. 70% [Creutzig et al. 2012]. Bei den meisten Patienten wird durch eine initiale aggressive Chemotherapie eine Remission erzielt. Allerdings konnten in den nationalen und internationalen Studien Patienten mit Risikofaktoren identifiziert werden, die mit alleiniger Chemotherapie trotz guten Ansprechens ein hohes Rückfallrisiko haben und bei denen daher eine alloSZT in erster Remission indiziert ist. Zu diesen Risikofaktoren zählen Chromosomenaberrationen, wie die Monosomie 7, 12p, oder Translokationen, wie t(4;11), t(6;11), t(6;9), t(7;12), t(9;22), t(8;16), und die WT1-Mutation mit FLT-ITD. Zusätzlich besteht eine Transplantationsindikation für alle Patienten mit initial chemorefraktärer AML, mit jedem Rezidiv einer AML sowie für Patienten mit therapieassoziierter sekundärer AML (t-AML).

Juvenile myelomonozytäre Leukämie

Da die alleinige Chemotherapie für die meisten Patienten mit dieser Erkrankung nicht kurativ ist, besteht bei diesen Patienten eine Indikation für eine alloSZT. Ob dabei eine vorhergehende Chemotherapie notwendig ist und ob diese mit einer Verbesserung des Überlebens nach Transplantation einhergeht, ist nicht eindeutig geklärt. Die Indikation für eine der Transplantation vorausgehende Chemotherapie hängt vom klinischen Zustand des Patienten vor SZT ab [Strahm et al. 2011].

Chronisch myeloische Leukämie

Während bei erwachsenen Patienten mit CML die Anzahl der Transplantationen nach Einführung des TKI Imatinib drastisch zurückging, besteht bei pädiatrischen Patienten wenig Erfahrung zur Langzeittherapie mit Imatinib oder anderen TKI. Aufgrund des Alters steht bei diesen Patienten die lebenslange Heilung im Vordergrund. Ähnlich zu den Erwachsenen werden TKI auch bei pädiatrischen Patienten primär eingesetzt und eignen sich hervorragend zur Überbrückung, bis ein geeigneter Spender identifiziert werden kann oder bis der Patient in einem reproduktionsfähigen Alter ist, in dem Samen- oder Ovarzellen vor einer möglichen und mit hoher Wahrscheinlichkeit zu einer Infertilität führenden SZT kryokonserviert werden könnten. Im Gegensatz zu den akuten Leukämien besteht hierbei kein zeitlicher Druck, möglichst schnell einen Spender zu finden, da auch Kinder mit CML derzeit über einen längeren Zeitraum mit TKI behandelt werden können. Falls es unter der Behandlung mit Imatinib zu keinem guten Ansprechen oder gar zu einer Resistenz kommt, können auch TKI der zweiten Generation eingesetzt werden. Aufgrund der mangelnden Langzeiterfahrungen damit sollten solche Therapien nur im Rahmen von Studien durchgeführt werden und die Vor- und Nachteile gegenüber der alloSZT abgewogen werden [Suttorp et al. 2012].

Ausblick in die Zukunft

Ziel der laufenden und zukünftigen Forschung wird es sein, die eindrucksvollen Ergebnisse der modernen Leukämietherapie von Kindern noch weiter zu verbessern. Dies umfasst die fortgesetzte Entwicklung neuer wirkungsvoller Medikamente sowie die noch bessere Definition der Patienten, die zur Ausheilung eine alloSZT benötigen. Ebenfalls wird es darauf ankommen, die Transplantationsverfahren effektiver und hinsichtlich der akuten und chronischen Nebenwirkungen verträglicher zu machen.

Literatur

Creutzig U et al., Diagnosis and management of acute myeloid leukemia in children and adolescents: recommendation from an international expert panel. Blood (2012), 16, 3187–3205

Eckert C von et al., Minimal residual disease after induction is the strongest predictor of prognosis in intermediate risk relapsed acute lymphoblastic leukemia – long-term results of trial ALL-REZ BFM P95/96. Eur J Cancer (2013), 49, 1346–1355

Mann G et al., Improved outcome with hematopoietic stem cell transplantation in a poor prognostic subgroup of infants with mixed-lineage-leukemia (MLL)-rearranged acute lymphoblastic leukemia: results from the Interfant-99 study. Blood (2010), 116, 2644–2650

Schrappe M et al., Key treatment questions in childhood acute lymphoblastic leukemia: results in 5 consecutive trials performed by the ALL-BFM study group from 1981 to 2000. Klin Padiatr (2013), 225, S62–S72

Schultz KR et al., Improved early event-free survival with imatinib in Philadelphia chromosome positive acute lymphoblastic leukemia: a children's oncology group study. J Clin Oncol (2009), 27, 5175–5181

Strahm et al., Hematopoietic stem cell transplantation for advanced myelodysplastic syndrome in children: results of the EWOG-MDS 98 study. Leukemia (2011), 25, 455–462

Suttorp M et al., Management of chronic myeloid leukemia in childhood. Curr Hematol Malig Rep (2012), 7, 116–124

Tallen G et al., Long-term outcome in children with relapsed acute lymphoblastic leukemia after time-point and site-of-relapse stratification and intensified short-course multidrug chemotherapy: results of trial ALL-REZ BFM 90. J Clin Oncol (2010), 28, 2339–2347

36 Myeloproliferative Neoplasien

Nicolaus Kröger

Einleitung

Nach der neuen WHO-Klassifikation werden die sog. myeloproliferativen Neoplasien (MPN, myeloproliferative neoplasm) unterteilt in die BCR-ABL-positive chronisch myeloische Leukämie, die chronische Neutrophilenleukämie, die Polycythaemia vera, die primäre Myelofibrose, die essentielle Thrombozytämie, die chronische Eosinophilenleukämie, die Mastozytose und die unklassifizierbare myeloproliferative Neoplasie. Eine Transplantationsindikation besteht jedoch hauptsächlich für die primäre Myelofibrose (PMF, primary myelofibrosis) und die aus der essentiellen Thrombozytämie oder Polycythaemia vera hervorgehende Myelofibrose (sog. Post-ETPV-Myelofibrose).

Die PMF und die sog. Post-ETPV-Myelofibrose sind klonale, hämatopoetische Stammzellerkrankungen [Tefferi 2005]. Die Proliferation ist begleitet von einer zunehmenden Sekretion verschiedener Zytokine, die eine intramedulläre Fibrose, Osteosklerose, Angiogenese und extramedulläre Hämatopoese verursachen. Klinisch ist die Krankheit durch verschiedene Schweregrade von Zytopenien, Hepatosplenomegalie und konstitutionellen Symptomen charakterisiert [Smith Chelmowski, Szabo 1990]. Die Krankheiten haben unterschiedliche klinische Verläufe mit unterschiedlicher Lebenserwartung, von wenigen Monaten bis zu vielen Jahren. In erster Linie ist es eine Erkrankung des älteren Menschen mit einem medianen Alter bei Diagnosestellung von 65 Jahren. Die verschiedenen pharmakologischen Therapieoptionen, wie Wachstumsfaktor, Androgen, Interferon-alpha, oder sog. immunmodulatorische Substanzen, wie Thalidomid, Lenalidomid oder Pomalidomid, haben bisher nur zu einer symptomatischen Linderung geführt [Kröger und Mesa 2008]. Gegenwärtig ist die einzig kurative Therapieoption für Patienten mit primärer oder Post-ETPV-Myelofibrose die allogene Blutstammzelltransplantation.

Allogene Blutstammzelltransplantation nach Standardkonditionierung

Trotz des vermehrten Einsatzes der allogenen Blutstammzelltransplantation in der Behandlung hämatologischer Neoplasien wurde bis vor kurzem die allogene Transplantation bei Patienten mit Myelofibrose nur selten durchgeführt. Hauptgrund war das durch die ausgedehnte Fibrose und Osteosklerose gestörte Mikroenviroment, welches ein höheres Risiko für Engraftment-Failure mit sich bringt. Kleinere Fallbeschreibungen zeigen jedoch, dass es auch bei Patienten mit fortgeschrittenem Krankheitsbild möglich ist, ein suffizientes Engraftment und eine deutliche Fibroseregression im Knochenmark zu erreichen. In den größeren publizierten Studien ist eine therapiebedingte Mortalität von 27 bzw. 34% beschrieben, und das Gesamtüberleben liegt zwischen 47 und 58% [Guardiola et al. 1999; Deeg et al. 2003]. Aufgrund der hohen Morbidität wurde diese Therapieform jedoch nur bei jüngeren Patienten mit einem medianen Alter um 40–50 Jahren durchgeführt [Ballen et al. 2005; Kerbauy et al. 2007]. Tabelle 36.1

36 Myeloproliferative Neoplasien

Tab. 36.1: Myeloablative Standardkonditionierung

Autor	Patientenzahl	Konditionierung	Medianes Alter	Therapieassoziierte Mortalität	Gesamtüberleben
Myeloablative Konditionierung					
Ballen et al. (2005)	170 Familienspender	Verschieden	45	22% (5 J)	39% (5 J)
	117 MUD		47	42% (5 J)	31% (5 J)
	33 alternative Spender		40	27% (5 J)	31% (5 J)
Guardiola et al. (1999)	55	TBI (n = 35) Verschieden (n = 20)	42	27% (1 J)	47% (5 J)
Deeg et al. (2003)	56	Busulfan-Basis (n = 44), TBI-Basis (n = 12)	43	20% (1 J)	58% (3 J)
Kerbauy et al. (2007)	104	TBI-Basis (n = 15), Busulfan-Basis (n = 80), reduziert (n = 9)	49	34% (5 J)	61% (7 J)

zeigt die wesentlichen Therapiestudien mit myeloablativer Konditionierung.

Allogene Blutstammzelltransplantation nach dosisreduzierter Konditionierung

Das Konzept der sog. dosisreduzierten Konditionierung basiert auf der Überlegung, dass die Eradikation der Tumorzellen nicht durch die Hochdosischemo- bzw. Bestrahlungstherapie allein, sondern immunologisch durch den induzierten Graft-versus-Tumor-Effekt erzielt wird. Der mögliche Vorteil dieser Therapie sind die geringere therapiebedingte Morbidität und Mortalität, sodass größere Patientengruppen, insbesondere ältere Patienten, allogen transplantiert werden können. Beweise für diesen immunologisch bedingten Graft-versus-Myelofibrose-Effekt kommen von einzelnen, kleineren Kasuistiken, die zeigten, dass bei rezidivierten Patienten nach allogener Stammzelltransplantation eine deutliche Fibrosereduktion nach der Gabe von Donor-T-Zellen erreicht werden kann [Byrne et al. 2000; Cervantes et al. 2000]. Kleinere Studien zeigten die Durchführbarkeit dieser Therapieform bei Patienten mit Myelofibrose, die nun im Median zwischen 51 und 56 Jahren lag. Die therapiebedingte Mortalität war deutlich gesenkt und lag im überwiegenden Teil der Studien deutlich unter 20% [Rondelli et al. 2005; Kroger et al. 2005]. Die bisher größte, prospektive Studie der EBMT mit 103 Patienten zeigte nach einer Busulfan/Fludarabin-haltigen Konditionierung eine therapiebedingte Mortalität nach 1 Jahr von 16% und ein geschätztes 5-Jahres- krankheitsfreies und Gesamtüberleben von 51 und 67% [Kröger et al. 2009a]. Tabelle 36.2 zeigt die wesentlichen Therapiestudien mit dosisreduzierter Konditionierung bei Patienten mit primärer oder Post-ETPV-Myelofibrose.

Vergleich zwischen myeloablativer und reduzierter Konditionierung

Bisher ist keine prospektive Studie mit dieser Fragestellung durchgeführt worden. Zwei Studien mit relativ kleiner Patientenzahl verglichen retrospektiv die myeloablative mit der dosisreduzierten Konditionierung, wobei in beiden Studien kein signifikanter Unter-

Tab. 36.2: Dosisreduzierte Konditionierung

Autor	Patientenzahl	Konditionierung	Medianes Alter	Therapieassoziierte Mortalität (1 Jahr)	Gesamtüberleben
Reduzierte Konditionierung					
Hessling et al. (2002)	3	Busulfan/Fludarabin	51	0%	100% (1 J)
Devine et al. (2002)	4	Melphalan/Fludarabin	56	0%	100% (1 J)
Hertenstein et al. (2002)	20	TBI oder Fludarabin	50	37%	54% (1 J)
Rondelli et al. (2005)	21	Verschieden	54	10%	85% (2,5 J)
Kröger et al. (2005)	21	Busulfan/Fludarabin	53	16%	84% (3 J)
Bacigalupo et al. (2007)	39	Thiotepa	51		50% (5 J)
Bacigalupo et al. (2010)	46	Thiotepa	51	24% (5 J)	45% (5 J)
George et al. (2008)	6	Busulfan/Fludarabin	51	0% (16 Monate)	100% (16 Monate)
Kröger et al. (2009)	103	Busulfan/Fludarabin	55	16%	67% (5 J)

schied im Gesamtüberleben zwischen beiden Transplantationsformen gezeigt werden konnte [Merup et al. 2006; Patriarca et al. 2008].

Splenektomie vor Transplantation?

Die primäre Myelofibrose oder Post-ETPV-Myelofibrose ist gekennzeichnet durch eine massive Splenomegalie, die ein erhöhtes Risiko für ein verzögertes Engraftment oder auch für graft failure darstellt. Von daher ist die Frage immanent, ob vor der Transplantation eine Splenektomie durchgeführt werden sollte. Die bisherigen retrospektiven Studien zeigten nur, dass die Splenektomie zu einem schnelleren Engraftment bei den Patienten führt, ohne dass dies in einem verbesserten Überleben resultiert [Li et al. 2001]. In einer größeren europäischen Studie war die Splenektomie sogar mit einem erhöhten Rezidivrisiko assoziiert [Kröger et al. 2005]. Zieht man in Betracht, dass selbst in erfahrenen Zentren die operative Entfernung der Milz bei Patienten mit Myelofibrose mit einem nicht unbeträchtlichen Mortalitätsrisiko (ca. 6%) einhergeht [Tefferi et al. 2000], gibt es derzeit keine sicheren Evidenzen, vor der Transplantation die Splenektomie durchzuführen.

Einfluss von Zytogenetik und Molekulargenetik

Chromosomale Veränderungen treten in ca. 30–40% der Patienten mit Myelofibrose auf. In der Regel handelt es sich um die Deletion 20q oder Deletion 13q, die i.d.R. mit relativ guter Prognose assoziiert sind. Andere Abnormalitäten, insbesondere an Chromosom 5, 7 und 17, zeigen ein kürzeres Überleben [Tam et al. 2009]. Eine Studie zeigte einen signifikanten Einfluss von abnormalem Karyotyp auf die Resultate der Stammzelltransplantation [Baurmann et al. 2009]. Im Jahre 2005 wurde eine JAK2V617F-Mutation entdeckt, die bei der Myelofibrose in ca. 50–60% der Fälle detektierbar ist [James et al. 2005]. Im Nicht-Transplantations-Setting wird das Vorkommen der JAK2V617F-Mutation bez. der Krankheitsprognose kontrovers diskutiert. Bei der allogenen Stammzelltransplantation nach dosisreduzierter Konditionierung zeigt der JAK2-Status in der bisher größten durchgeführten Studie einen signifikant positiven Einfluss auf das Gesamtüberleben im Vergleich zu den Patienten mit JAK2-Wildtyp [Kroger et al. 2007].

Evaluation der Remission und residuellen Krankheit post transplantationem

Sequenzielle Untersuchungen an knochenmarkshistologischen Schnitten nach allogener Transplantation zeigen, dass es relativ rasch zu einer Regression der Myelofibrose kommt [Thiele et al. 2005]. Auch die Milzgröße nimmt relativ rasch ab, obgleich der überwiegende Teil der Patienten keine Normalgröße der Milz in der frühen Posttransplantationsphase erreicht. Die Remissionsbeurteilung ist daher in der frühen Phase nach Transplantation oft schwierig und basiert eher auf molekularen Methoden [Kroger at al. 2007; Alchalby et al. 2010]. Mittels sensitiver PCR-Techniken können hier residuelle Erkrankungen früh detektiert werden und auch durch adoptive Immuntherapien wie Spenderlymphozyteninfusionen frühzeitig und erfolgreich behandelt werden [Kröger et al. 2009b].

Transplantationsindikationen und Timing der Transplantation

Aufgrund des variablen klinischen Verlaufs der Erkrankung sind das Risikomanagement und der richtige Zeitpunkt zur Indikation der allogenen Stammzelltransplantation wichtig [Kroger und Mesa 2008]. Verschiedene Risikomodelle wurden in den letzten Jahren entwickelt, wobei das bis dato am meisten gebrauchte Modell der Lille-Score (Dupriez-Score) ist, welcher aufgrund des Hämoglobins (< 10 g/dl) und der Leukozyten (< 4 × 10^9/l oder > 30 × 10^9/l) die Patienten in 3 Risikogruppen klassifiziert [Dupriez et al. 1996]. Hochrisikopatienten sind Patienten, die beide Risikofaktoren und nur ein medianes Überleben von 13 Monaten haben. Patienten mit intermediate risk score, der einen von beiden Risikofaktoren beinhaltet, haben ein medianes Überleben von 26 Monaten. Liegt kein Risikofaktor vor, spricht man von einer Low-Risk-Erkrankung mit einem medianen Überleben von 93 Monaten, sodass nach dem Lille-Score in erster Linie Patienten mit intermediate und high risk als Transplantationskandidaten infrage kommen. Da jedoch in den Studien die Low-risk-Patienten ein besonders gutes Abschneiden mit niedriger therapiebedingter Mortalität und niedrigem Rezidivrisiko zeigen, kann in Ausnahmefällen – bei jüngeren Patienten bzw. eindeutig progredienten Patienten – auch eine „Low risk"-Einstufung eine Transplantationsindikation darstellen. Ein neueres IPSS (International Prognostic Scoring System) wurde jüngst publiziert, welches als Risikofaktoren Hämoglobin (< 10 g/dl), zirkulierende Blasten (≥ 1%), konstitutionelle Symptome, Leukozyten (> 25 × 10^9/l) und Alter (> 60 Jahre) terminiert. Mit dieser IPSS-Klassifikation werden 4 Risikofaktoren unterschieden:

- Low risk – kein Risikofaktor, medianes Überleben 135 Monate
- Intermediate 1 – 1 Risikofaktor, medianes Überleben 95 Monate
- Intermediate 2 – 2 Risikofaktoren, medianes Überleben 48 Monate
- High risk – 3 oder mehr Risikofaktoren, medianes Überleben 27 Monate

Andere Faktoren, die sicherlich auch von prognostischer Bedeutung sind, wie Abhängigkeit von Transfusionen und der Zytogenetik, fließen in dieses Modell jedoch nicht ein. Nach diesem IPSS-Risikomodell sind insbesondere Intermediate-2- und High-risk-Patienten Kandidaten für die allogene Blutstammzelltransplantation [Cervantes et al. 2009].

Literatur

Alchalby H et al., Screening and monitoring of MPL W515L mutation with real-time PCR in patients with myelofibrosis undergoing allogeneic stem cell transplantation. Bone Marrow Transplant (2010), 45(9), 1404–1407

Anderson JE et al., Myeloablation and autologous peripheral blood stem cell rescue results in hematologic and clinical responses in patients with myeloid metaplasia with myelofibrosis. Blood (2001), 98(3), 586–593

Bacigalupo A et al., Allogeneic hemopoietic SCT for patients with primary myelofibrosis: a predictive transplant score based on transfusion requirement, spleen size and donor type. Bone Marrow Transplant (2010), 45, 458–463

Bacigalupo A et al., Allogeneic hemopoietic stem cell transplant for patients with idiopathic myelofibrosis using a reduced intensity Thiotepa based conditioning regimen. Blood (2007), 110, Abstract no. 684

Ballen K et al., Outcome of bone marrow transplantation for myelofibrosis. Blood (2005), 106, Abstract no. 170

Baurmann H et al., Allogeneic haematopoietic cell transplantation for myelofibrosis – close post-transplant surveillance is mandatory [abstract no. V59]. Presented the Corporate Annual Conference '09 of the German, Austrian and Swiss Haematology and Oncology Societies. Mannheim/Heidelberg, Germany; October 2–6 2009

Byrne JL et al., Induction of remission after donor leukocyte infusion for the treatment of relapsed chronic idiopathic myelofibrosis following allogeneic transplantation: evidence for a „graft vs. myelofibrosis" effect. Br J Haematol (2000), 108(2), 430–433

Cervantes F et al., New prognostic scoring system for primary myelofibrosis based on a study of the International Working Group for Myelofibrosis Research and Treatment. Blood (2009), 113(13), 2895–2901

Cervantes F et al., Complete remission of idiopathic myelofibrosis following donor lymphocyte infusion after failure of allogeneic transplantation: demonstration of a graft-versus-myelofibrosis effect. Bone Marrow Transplant (2000), 26(6), 697–699

Deeg HJ et al., Allogeneic hematopoietic stem cell transplantation for myelofibrosis. Blood (2003), 102(12), 3912–3918

Devine SM et al., Allogeneic blood cell transplantation following reduced-intensity conditioning is effective therapy for older patients with myelofibrosis with myeloid metaplasia. Blood (2002), 99(6), 2255–2258

Dupriez et al., Prognostic factors in agnogenic myeloid metaplasia: a report on 195 cases with a new scoring system. Blood (1996), 88(3), 1013–1018

George B et al., A reduced intensity conditioning protocol associated with excellent survival in patients with myelofibrosis. Bone Marrow Transplant (2008), 42(8), 567–567

Guardiola P et al., Allogeneic stem cell transplantation for agnogenic myeloid metaplasia: a European Group for Blood and Marrow Transplantation, Societe Francaise de Greffe de Moelle, Gruppo Italiano per il Trapianto del Midello Osseo, and Fred Hutchinson Cancer Research center Collaborative Studa. Blood (1999), 93(9), 2831–2838

Hertenstein B et al., Non-myeloablative (NMA) stem cell transplantation (SCT) for myeloid metaplasia with myelofibrosis (MMM): a survey from the Chronic Leukemia Working Party of the EBMT (2002), 100, Abstract no. 70

Hessling J et al., Dose-reduced conditioning regimen followed by allogeneic stem cell transplantation in patients with myelofibrosis with myeloid metaplasia. Br J Haematol (2002), 119(3), 769–772

James C et al., A unique clonal JAK2 mutation leading to constitutive signalling causes polycythaemia vera. Nature (2005), 434(7037), 1144–1148

Kerbauy DM et al., Hematopoieticncell transplantation as curative therapy for idiopathic myelofibrosis, advanced polycythaemia vera, and essential thrombocythemia. Biol Blood Marrow Transplant (2007), 13(3), 355–365

Kröger N et al., Allogeneic stem cell transplantation after reduced-intensity conditioning in patients with myelofibrosis: a prospective, multicenter study of the Chronic Leukemia Working Party of the European Group for Blood and Marrow Transplantation (EBMT). Blood (2009a), 144(26), 5264–5270

Kröger N et al., JAK2-V617F-triggered preemptive and salvage adoptive immunotherapy with donor-lymphocyte infusion in patients with myelofibrosis after allogeneic stem cell transplantation. Blood (2009b), 113(8), 1866–1868

Kroger N, Mesa RA, Choosing between stem cell therapy and drugs in myelofibrosis: Leukemia (2008), 22(3), 474–486

Kröger N et al., Monitoring of the JAK2-V617F mutation by highly sensitive quantitative real-time PCR after allogeneic stem cell transplantation in patients with myelofibrosis. Blood (2007), 109(3), 1316–1321

Kröger N et al., Pilot study of reduced-intensity conditioning followed by allogeneic stem cell transplantation from related and unrelated donors in patients with myelofibrosis. Br J Haematol (2005), 128(5), 690–697

Li Z et al., Splenectomy and hemopoietic stem cell transplantation. Blood (2001), 97(7), 2180–2181

Merup M et al., Different outcome of allogeneic transplantation in myelofibrosis using conventional or reduced-intensity conditioning regimens. Br J Haematol (2006), 135(3), 367–373

Patriarca F et al., Allogeneic stem cell transplantation in myelofibrosis: the 20-year experience of the Gruppo Italiano Trapianto di Midollo Osseo (GITMO). Haematologica (2008), 93(10), 1514–1522

Rondelli D et al., Allogeneic hematopoietic stem-cell transplantation with reduced-intensity conditioning in intermediate- or high-risk patients with myelofibrosis with myeloid metaplasia. Blood (2005), 1505(10), 4115–4119

Smith RE, Chelmowski MK, Szabo EJ, Myelofibrosis: a review of clinical and pathologic features and treatment. Crit Rev Oncol Hematol (1990), 10(4), 305–314

Tam et al., The role of cytogenetic abnormalities as a prognostic marker in primary myelofibrosis: applicability at the time of diagnosis and later during disease course. Blood (2009), 113(18), 4171–4178

Tefferi A, Pathogenesis of myelofibrosis with myeloid metaplasia. J Clin Oncol (2005), 23(33), 8520–8530

Tefferi et al., Splenectomy in myelofibrosis with myeloid metaplasia: a single-institution experience with 223 patients. Blood (2000), 95(7), 2226–2233

Thiele J et al., Dynamics of bone marrow changes in patients with chronic idiopathic myelofibrosis following allogeneic stem cell transplantation. Histol Histopthol (2005), 20(3), 879–889

37 Multiples Myelom

Hermann Einsele, Hartmut Goldschmidt

Einleitung

Das multiple Myelom (MM) ist eine den B-Zell-Lymphomen zugehörige, bösartige Erkrankung des blutbildenden Systems. Im Knochenmark findet sich bei Patienten mit MM typischerweise ein erhöhter Anteil monoklonaler Plasmazellen, die Antikörper (Immunglobuline) oder Teile von Antikörpern, sog. Leichtketten, produzieren (s. Abb. 37.1). Diese sind im Serum und/oder Urin als monoklonales Paraprotein oder M-Protein nachweisbar und kommen in ca. 70–80% als spitzer M-Gradient in der Gammabande der Serumelektrophorese zur Darstellung. Bei 15% des MM werden Leichtketten gebildet, welche über die Nieren in den Urin ausgeschieden werden.

Das MM kann zu schwerwiegenden Schädigungen verschiedener Organsysteme, insbesondere des Immunsystems, der Knochen, der Blutbildung und der Niere führen. Erfreulicherweise können mit den heute zur Verfügung stehenden Therapeutika bei der überwiegenden Mehrzahl der Patienten Remissionen erzielt und die Erkrankung kann oftmals für Jahre stabilisiert werden. Dennoch ist eine dauerhafte Krankheitskontrolle (> 10 Jahre) nur bei wenigen Patienten zu erreichen. Nahezu alle Patienten erleiden auch bei gutem initialem Ansprechen Erkrankungsrückfälle und entwickeln Resistenzen gegen die Medikamente.

Epidemiologie

Das MM ist nach den „klassischen" Non-Hodgkin-Lymphomen die zweithäufigste hämatologische Neoplasie in Deutschland. Es umfasst einen Anteil von etwa 1% aller Tumorerkrankungen und 13% der hämatologischen Tumoren bzw. etwa 6000 Neuerkrankungen pro Jahr in Deutschland. Das mediane Erkrankungsalter bei Diagnosestellung beträgt 70 Jahre; 35% der Patienten sind jünger als 65 Jahre, 28% zwischen 65 und 74 Jahre alt und 37% älter als 75 Jahre. Die Inzidenz und Prävalenz des MM steigen mit zunehmendem Alter: Dabei liegt die Inzidenz für unter 40-Jährige < 1/100 000 und für über 80-Jährige > 40/100 000. Männer haben ge-

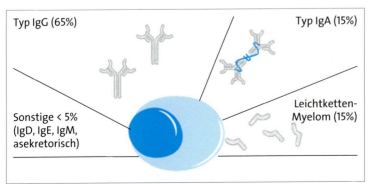

Abb. 37.1: Die Einteilung der MM erfolgt nach dem Typ des pathologisch vermehrt gebildeten Antikörpers bzw. der Leichtkette. Das IgG- und das IgA-MM bilden $3/4$ aller MM-Erkrankungen ab. In etwa 15% der Fälle werden ausschließlich inkomplette Antikörper (Leichtketten) gebildet. Andere Untertypen sind sehr selten.

genüber Frauen mit 5,4 vs. 3,7 Erkrankungen/100 000 Einwohner ein leicht erhöhtes Erkrankungsrisiko [Katalinic und Pritzkuleit 2013].

Die Ätiologie der Erkrankung ist ungeklärt. Begünstigende Faktoren sind die Exposition gegenüber ionisierender Strahlung, Pestiziden und Benzol sowie Adipositas und chronische Infektionen. Es besteht der V.a. eine genetische Prädisposition [Weinhold et al. 2013], da eine geringgradige familiäre Häufung (HR 1,6–2) sowie deutliche Unterschiede im Erkrankungsrisiko zwischen den verschiedenen Ethnien bestehen – am höchsten ist die Inzidenz in der schwarzen Bevölkerung, am niedrigsten in der asiatischen [Greenberg, Vachon, Rajkumar 2012].

Symptomatik

Die Symptome einer MM-Erkrankung sind vielgestaltig und oftmals unspezifisch. Das Spektrum reicht vom asymptomatischen Zufallsbefund bei ca. 30% der Patienten bis hin zum akut schwerkranken Patienten, bspw. mit Anämie, Knochenschmerzen oder Nierenversagen.

Leitsymptome der Erkrankung können sein:
- Erschöpfbarkeit (Fatigue) mit oder ohne Anämie
- Knochen- oder Muskelschmerzen, ggf. mit Hyperkalzämie und pathologischer Frakturneigung
- Schäumender Urin (Bence-Jones-Proteinurie), ggf. mit akuter oder chronischer Nierenfunktionsverschlechterung
- Häufung bakterieller und viraler Infekte, ggf. mit Nachweis eines sekundären Antikörpermangels
- Gewichtsverlust

Diagnostik

Neben Anamnese und körperlicher Untersuchung sind Blut-, Urin- und Knochenmarkuntersuchungen notwendig, zudem muss ein Skelettstatus erhoben werden. Eine Übersicht über die Serum-, Blut- und Urindiagnostik ist in Tabelle 37.1 dargestellt. Die radiologische Diagnostik dient dem Ausschluss von Osteolysen, einer diffusen Knochensalzminderung (Osteopenie/Osteoporose) und einer Frakturgefährdung. Dafür stehen verschiedene Techniken zur Verfügung. Die CT mit der sog. Low-dose-Technik ohne Kontrastmittelgabe bietet eine im Vergleich zur klassischen Projektionsradiografie („Pariser Schema") bessere Spezifität und Sensitivität bei gering erhöhter Strahlendosis. Bei Frühformen des MM erbringt das MRT durch den Nachweis von Knochenmarkläsionen oder extramedullärer Herde zusätzliche Informationen. Die Zytogenetik mittels Fluoreszenz-in-situ-Hybridisierung (FISH, fluorescence in situ hybridization) definiert Risikogruppen. Neue molekularbiologische Methoden, wie die Genexpression oder Sequenzierungstechniken, erbringen neue Gruppierungen von so definierten Myelomuntergruppen. Der Nachweis einer seltenen BRAF-Mutation in den Myelomzellen konnte bereits erfolgreich in eine spezifische Therapie umgesetzt werden [Andrulis et al. 2013].

Prognose

Der Allgemeinzustand des Patienten (ECOG-Status, Alter, Komorbidität) und die Biologie der Erkrankung bestimmen die individuelle Prognose jedes Patienten. Negative prognostische Marker sind u.a. eine erhöhte Plasmazellproliferationsrate, erhöhter Spiegel der Laktatdehydrogenase im Serum, des Beta-2-Mikroglobulins und des C-reaktiven Proteins, eine hohe Knochenmarkinfiltration, vermindertes Albumin, eine extramedulläre

Tab. 37.1: Laborparameter bei der Initialdiagnostik des multiplen Myeloms

Laborparameter
• Blutbild einschließlich Differenzialblutbild
• Elektrolyte (Natrium, Kalium, Calcium)
• Nierenretentionsparameter (Kreatinin inkl. berechneter GFR, Harnstoff)
• Gesamteiweiß und Albumin im Serum
• Serumproteinelektrophorese (SPE) mit Bestimmung des M-Gradienten
• Immunfixationselektrophorese im Serum und Urin
• Immunglobuline (IgG, IgA, IgM) im Serum, quantitativ
• Freie Kappa- und Lambda-Leichtketten im Serum quantitativ inkl. Berechnung des Quotienten
• 24-Stunden-Sammelurin zur Quantifizierung der Eiweißausscheidung und Leichtkettenausscheidung
• LDH, GPT
• Beta-2-Mikroglobulin im Serum

GFR = glomeruläre Filtrationsrate, SPE = Serumproteinelektrophorese

Erkrankung [Rasche et al. 2012] oder eine leukämische Ausschwemmung von Plasmazellen. Zusätzlich erlaubt die zytogenetische Diagnostik die Identifikation von Subgruppen mit erhöhtem Risikoprofil. Mit einer schlechten Prognose vergesellschaftet (hohes Risiko) sind folgende zytogenetische Aberrationen [Fonseca et al. 2009]:

- Die durch eine FISH identifizierte Translokationen t(4;14), t(14;16) und t(14;20), die Deletionen 17p und 1p sowie der Zugewinn von Chromosom 1q
- Die durch eine Chromosomenanalyse identifizierte Monosomie 13/Deletion 13q und die Deletion 17

Indikation zur Therapie

Ein MM wird behandelt, wenn es symptomatisch ist und Endorganschädigungen vorliegen. Vom MM abzugrenzen sind die Monoklonale Gammopathie unbestimmter Signifikanz (MGUS) und das smouldering myeloma (s. Tab. 37.2). Das schwelende Myelom (smouldering myeloma) hat keine Behandlungsnotwendigkeit. Neben den definierten CRAB-Kriterien (Hyperkalzämie, Niereninsuffizienz, Anämie, Knochendestruktion) können auch Symptome, wie Schmerzen, eine B-Symptomatik oder andersartige, MM-bedingte Beschwerden, die Einleitung einer Therapie rechtfertigen. Unspezifische Symptome können dabei durch eine Infektneigung, AL-Amyloidose oder Polyneuropathie bedingt sein, die den Therapiebeginn erzwingen, auch wenn lediglich eine MGUS vorliegt.

Therapeutische Ziele

Ziel jeder MM-Behandlung ist eine rasche Krankheitskontrolle mit Normalisierung der myelombedingten Komplikationen. Beim jüngeren und fitten Patienten wird eine vollständige Eradikation des malignen Plasmazellklons angestrebt, also die molekulare Komplettremission, was als Voraussetzung für eine langfristige Krankheitskontrolle angesehen wird (s. Abb. 37.2). Hier stellt die autologe bzw. allogene Stammzelltransplantation die entscheidende Therapiemöglichkeit für die Induktion einer kompletten Remission dar. Die allogene Stammzelltransplantation wird innerhalb von Studien weiter evaluiert.

Tab. 37.2: Diagnosekriterien für das symptomatische, das smouldering MM und die MGUS der International Myeloma Working Group

	MGUS	Smouldering MM	Symptomatisches MM (behandlungspflichtig)
Monoklonales Protein	< 30 g/l im Serum	≥ 30 g/l im Serum, geringe Mengen (< 1 g/24 h) im Urin möglich	Vorhanden im Serum und/oder Urin
	Und	Und/oder	Und/oder
Prozentualer Anteil der monoklonalen Plasmazellen im Knochenmark	< 10%	≥ 10%	> 10% oder Plasmozytom
	Und	Und	Und
Organschädigung nach CRAB-Kriterien (s.u.)	Keine	Keine	Organschädigung liegt vor.

Eine Myelomerkrankung ist behandlungspflichtig, wenn mindestens eines der CRAB-Kriterien erfüllt ist. Es gilt folgende Definition:
C = Calciumkonzentration im Serum > 10,5 mg/dl, > 2,75 mmol/l
R = Niereninsuffizienz (Kreatinin > 2 mg/dl)
A = Anämie (Hämoglobinkonzentration < 10 g/dl oder 2 g/dl unter dem Normwert)
B = Knochenerkrankung (Osteolysen und/oder Osteoporose)

Therapiestandard

Die standardmäßige Erstlinienbehandlung für den fitten Patienten bis zu einem Alter von 70 Jahren, bei gutem Gesundheitszustand bis etwa 75 Jahren, ist die Behandlung mit Melphalan in hoher Dosis mit nachfolgender autologer Stammzelltransplantation. Zuvor wird eine Induktionstherapie zur Reduktion der Tumorlast durchgeführt. Dieses Vorgehen verlängert das progressionsfreie und das Gesamtüberleben [Barlogie et al. 2007]. Die autologe Transplantation kann als sog. Tandemtransplantation in zeitlich kurzem Abstand von 3–6 Monaten wiederholt werden. Die Tandemtransplantation erbrachte einen deutlichen Vorteil hinsichtlich des progressionsfreien Überlebens für Patienten mit MM [Attal et al. 2003] und wird auch bei Patienten, welche mit Bortezomib oder immunmodulatorischen Substanzen im Rahmen der Induktions- und Erhaltungstherapie behandelt werden, bestätigt (Sonneveld et al. JCO 2013). Neue Studien zeigen weitere Verlängerungen des progressionsfreien und des Gesamtüberlebens durch zusätzliche konsolidierende bzw. erhaltende Therapien mittels neuer Substanzen, wie Proteosominhibitoren (Bortezomib), oder immunmodulierender Substanzen (Thalidomid, Lenalidomid) [McCarthy 2013; Sonneveld et al. 2013].

Allogene Stammzelltransplantation

Die allogene Stammzelltransplantation stellt einen potenziell kurativen Ansatz dar [Einsele et al. 2003; Rosinol et al. 2008]. Sie ist eine Immuntherapie, die insbesondere als konsolidierende bzw. erhaltende Therapie nach tumorreduzierender Behandlung eingesetzt wird, z.B. nach autologer Stammzelltransplantation. Der gegen das Myelom gerichtete Immuneffekt lässt sich durch Gabe von Spenderlymphozyten zu einem späteren Zeitpunkt verstärken [Zeiser et al. 2004]. Die mit dieser Behandlungsoption assoziierte Sterblichkeit ist mit etwa 10% deutlich höher als bei der konventionellen Therapie oder bei autologen Stammzelltransplantationen (< 1%), zudem besteht das Risiko der akuten und chronischen Abstoßungsreaktion. Nicht zuletzt bei noch fitten Patienten mit Hochrisikokriterien (17p-Deletion, extramedulläre Manifestation, Plasmazellleukämie) und Patienten mit raschem Rückfall nach autologer Stammzelltransplantation sollte die allogene Stammzelltransplantation angestrebt werden. Die Therapieform wird in Studien weiterentwickelt.

Stellenwert der autologen Stammzelltransplantation unter Berücksichtigung der neuen Substanzen

Durch die Einführung der neuen Substanzen Bortezomib, Thalidomid und Lenalidomid können bei der konventionellen Therapie die Behandlungsergebnisse signifikant verbessert werden. Deshalb sind Studien aktiviert, welche eine frühe Melphalan-Hochdosistherapie mit einer späten Therapieintensivierung prospektiv prüfen. Am weitesten fortgeschritten sind 2 Studien des italienischen Myelomnetzwerkes, welche einen Vorteil für die frühe Hochdosistherapie hinsichtlich des progressionsfreien Überlebens zeigen. Gay und Kollegen zeigten in einer dieser prospektiven Studien, dass das progressionsfreie Überleben nach Hochdosistherapie mit 38,6 Monaten signifikant länger war als während einer Kombinationstherapie von Lenalidomid, Melphalan und Prednison [Gay et al. 2013]. Eine längere Verlaufsbeobachtung zur Bewertung des Gesamtüberlebens ist notwendig. Durch die frühe Hochdosistherapie wird die Remissionstiefe hinsichtlich der minimal residual disease erhöht, sodass diese Therapieform weiterhin den primären Therapiestandard bei jüngeren Myelompatienten darstellt.

Zusammenfassung und Ausblick

Das multiple Myelom gehört zu den hämatologischen Neoplasien und wird als B-Zell-Lymphom klassifiziert. Es entsteht aus klonalen Plasmazellen, deren erster fassbarer

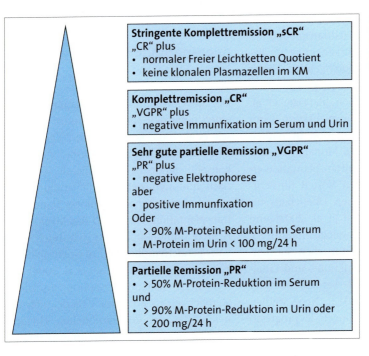

Abb. 37.2: Responsekriterien der International Myeloma Working Group (IMWG); vereinfachte Darstellung)

Stringente Komplettremission „sCR"
„CR" plus
- normaler Freier Leichtketten Quotient
- keine klonalen Plasmazellen im KM

Komplettremission „CR"
„VGPR" plus
- negative Immunfixation im Serum und Urin

Sehr gute partielle Remission „VGPR"
„PR" plus
- negative Elektrophorese
aber
- positive Immunfixation
Oder
- > 90% M-Protein-Reduktion im Serum
- M-Protein im Urin < 100 mg/24 h

Partielle Remission „PR"
- > 50% M-Protein-Reduktion im Serum
und
- > 90% M-Protein-Reduktion im Urin oder < 200 mg/24 h

Ausdruck die Monoklonale Gammopathie unbestimmter Signifikanz ist. Sie erklärt sich aus der Bildung überschüssiger intakter Immunglobulinmoleküle ohne erkennbare Antigenspezifität. Möglich ist auch die Bildung von Immunglobulinleichtketten. Die Symptome des manifesten Myeloms sind vielfältig und häufig uncharakteristisch. Die Diagnostik umfasst die Quantifizierung des monoklonalen Proteins in Serum und Urin, die Untersuchung von Blutbild, Elektrolyten und Nierenfunktion, die Bildgebung des Skeletts und die Knochenmarkdiagnostik. Tragende Säulen der Therapie, bei älteren Patientinnen und Patienten, bei denen eine Stammzelltransplantation nicht durchgeführt werden kann, sind die Alkylanzien Melphalan oder Cyclophosphamid in Kombination mit Glukokortikoiden und den neuen Substanzen (Bortezomib, Thalidomid oder Lenalidomid). Bei Patienten im Alter bis zu 70–75 Jahren ist die Hochdosistherapie gefolgt von einer autologen Stammzelltransplantation die Therapie der Wahl. Bei Patienten, die keine komplette Remission nach Stammzelltransplantation erreichen, ist eine 2. Hochdosistherapie mit autologer Stammzelltransplantation indiziert. Bei jüngeren Hochrisikopatienten, v.a. mit Plasmazellleukämie oder 17p-Deletion, ist die allogene Stammzelltransplantation eine Therapieoption.

Literatur

Andrulis M et al., Targeting the BRAF V600E mutation in multiple myeloma. Cancer Discov (2013), 3, 862–869

Attal M et al., Single versus double autologous stem-cell transplantation for multiple myeloma. N Engl J Med (2003), 349, 2495–2502

Barlogie B et al., Incorporating bortezomib into upfront treatment for multiple myeloma: early results of total therapy 3. Br J Haematol (2007), 138, 176–185

Einsele H et al., Follow-up of patients with progressive multiple myeloma undergoing allografts after reduced-intensity conditioning. Br J Haematol (2003), 121, 411–418

Fonseca R et al., International Myeloma Working Group molecular classification of multiple myeloma: spotlight review. Leukemia (2009), 23, 2210–2221

Gay F et al., Maintenance therapy with lenalidomid significantly improved survival of young newly diagnosed multiple myeloma patients. Blood (2013), 122, (Abstract 2089)

Greenberg AJ, Vachon CM, Rajkumar SV, Disparities in the prevalence, pathogenesis and progression of monoclonal gammopathy of undetermined significance and multiple myeloma between blacks and whites. Leukemia (2012), 26, 609–614

Katalinic A, Pritzkuleit R (2013) Hochrechnung der Institut für Krebsepidemiologie e.V., Lübeck Inzidenz für ICD10: C90 auf Basis der Daten der Krebsregister BY, BR, HB, HH, MV, NI, NW (Reg.-bez. Münster), SL, SN, SH (2005–2009) mit einer Bezugsbevölkerung von ca. 38 Mio. Menschen (46% der Gesamtbevölkerung) [nähere Angaben zur Methodik s.auch www.gekid.de]

McCarthy PL, Part I: the role of maintenance therapy in patients with multiple myeloma undergoing autologous hematopoietic stem cell transplantation. J Natl Compr Canc Netw (2013), 11, 35–42

Rasche L et al., Features of extramedullary myeloma relapse: high proliferation, minimal marrow involvement, adverse cytogenetics: a retrospective single-center study of 24 cases. Ann Hematol (2012), 91, 1031–1037

Rosinol L et al., A prospective PETHEMA study of tandem autologous transplantation versus autograft followed by reduced-intensity conditioning allogeneic transplantation in newly diagnosed multiple myeloma. Blood (2008), 112, 3591–3593

Sonneveld P et al., Bortezomib-based versus nonbortezomib-based induction treatment before autologous stem-cell transplantation in patients with previously untreated multiple myeloma: a meta-analysis of phase III randomized controlled trials. J Clin Oncol (2013), 31, 3279–3287

Weinhold N et al., (2013) The CCND1 c.870G>A polymorphism is a risk factor for t(11;14)(q13;q32) multiple myeloma. Nat Genet (2013), 45, 522–525

Zeiser R et al., Extramedullary vs medullary relapse after autologous or allogeneic hematopoietic stem cell transplantation (HSCT) in multiple myeloma (MM) and its correlation to clinical outcome. Bone Marrow Transplant (2004), 34, 1057–1065

38 Myelodysplastische Syndrome

Arnold Ganser, Stefanie Buchholz

Einleitung

Die hämatopoetische Stammzelltransplantation ist die Therapie mit höchstem kurativen Potenzial in der Behandlung des myelodysplastischen Syndroms. Indikationen und bester Zeitpunkt sind allerdings nicht genau definiert. Einem häufig chronischen und langsamen Verlauf der Niedrigrisiko-MDS stehen eine hohe transplantationsassoziierte Morbidität und Mortalität gegenüber. Die therapieassoziierte Mortalität liegt bei 20–25%, bedingt durch Organtoxizität, Graft-versus-Host-Erkrankung und infektiöse Komplikationen im Rahmen der Stammzelltransplantation. Bei älteren Patienten spielen in diesem Zusammenhang vorbestehende Komorbiditäten eine wichtige Rolle. Gerade die bei MDS-Patienten meist vorliegende sekundäre Hämochromatose erhöht die TRM [Kataoka et al. 2009; Mahindra et al. 2009]. Sorror et al. haben einen spezifischen Score entwickelt, mit dem eine Risikoabschätzung für Patienten mit Vorerkrankungen gelingt [Sorror et al. 2005].

Daten verschiedener Zentren zeigen, dass durch den Einsatz von PBSZ im Vergleich zu Knochenmark die Inzidenz von Transplantatabstoßung und Rezidiven bei Patienten mit MDS gesenkt wird. Dies ist begleitet von schnellerer Regeneration der neutrophilen Granulozyten bei allerdings erhöhter Rate an GVHD. Insgesamt unterscheidet sich das Gesamtüberleben beider Gruppen nicht wesentlich, es liegt eventuell etwas höher zugunsten der Transplantation mit PBSZ, bedingt durch eine geringere Rezidivrate [Deeg et al. 2002].

Indikation und Zeitpunkt der Stammzelltransplantation bei MDS

In einer retrospektiven Analyse der CIBMTR wurden die Krankheitsverläufe von Patienten mit MDS und sekundärer AML ausgewertet. Dabei wurden folgende Therapiestrategien verglichen: Transplantation zum Zeitpunkt der Diagnose des MDS mit Subanalyse nach dem IPSS, Transplantation im Intervall vor leukämischem Progress und Transplantation nach Transformation des MDS in eine akute Leukämie. Anhand dieser Daten profitieren Patienten mit einem MDS im IPSS-Stadium Intermediär-2 und Hochrisiko von einer Transplantation zum Zeitpunkt der Diagnose im Vergleich zur späteren Transplantation. Für die Niedrig- und Intermediär-1-Risikogruppen nach IPSS wurde bei Transplantation im Intervall, d.h. bei Progress, das beste Gesamtüberleben erzielt. Allerdings hatten die Patienten ein besseres Gesamtüberleben, wenn die Transplantation früher als erst zum Zeitpunkt der leukämischen Transformation durchgeführt wurde. Insbesondere galt dies für Patienten im Alter unter 40 Jahren [Cutler et al. 2004].

In einer Analyse der GITMO (Gruppo Italiano Trapianto di Midollo Osseo) wurden die WHO-Klassifikation (s. Tab. 38.1) sowie das WPSS (WHO Classification-Based Prognostic Scoring System) bez. des Gesamtüberlebens nach allogener Stammzelltransplantation untersucht. Das 5-Jahres-Gesamtüberleben betrug 80% für Patienten mit refraktärer Anämie, 57% bei refraktärer Zytopenie, 51% bei refraktärer Anämie mit Blastenexzess (RAEB-1), 28% bei RAEB-2 und

Tab. 38.1: WHO-Klassifikation (Kompetenznetz Leukämien) [www.kompetenznetz-leukaemie.de/content/aerzte/therapie/mds/mds_klassifikation_2008/index_ger.html]

Definition der verschiedenen MDS-Typen und der verschiedenen Typen der Mixed Myelodysplastic/ Myeloproliferative Neoplasias entsprechend den WHO Vorschlägen		
Type	Blood	Marrow
Refractory cytopenia (RCUD) Refractory thrombocytopenia (RT) Refractory neutropenia (RN) Refractory anemia (RA)	< 1% Blasts	< 5% Blasts Unilineage Dysplasia only < 15% Ring Sideroblasts
Refractory anemia with ring sideroblasts (RARS)	< 1% Blasts	< 5% Blasts Dyserythropoiesis only ≥ 15% Ring Sideroblasts
Refractory cytopenia with multilineage dysplasia (RCMD) with or without ring sideroblasts	< 1% Blasts < 1000/µl Monocytes	< 5% Blasts Dysplasia in > 10% of other cell lines >/< 15 Ring Sideroblasts No Auer rods No single del (5q)
MDS unclassifiable MDS-U	≤ 1% Blasts	RCUD or RCMD with 1% blasts in blood RCUD with pancytopenia < 10% dysplastic cells One or more cell lines with cytogenetic Evidence of clonality
MDS with 5q-anomaly	≤ 1% Blasts	< 5% Blasts, no Auer rods Mononuclear Megakaryocytes Isolated del(5q)
Refractory anemia with excess of blasts I (RAEB I)	Cytopenia < 5% Blasts no Auer rods < 1000/µl Monocytes	Unilineage or multilineage Dysplasia 5–9% Blasts No Auer rods
Refractory anemia with excess of blasts II (RAEB II)	Cytopenia < 19% Blasts Auer rods + or − < 1000/µl Monocytes	Unilineage or multilineage Dysplasia 10–19% Blasts Auer rods + or −
Chronic myelomonocytic leukemia I (CMML I)	< 5% Blasts > 1000/µl Monocytes	< 10% Blasts Dysplasia in 1–2 cell lines No t(9;22) No bcr/abl
Chronic myelomonocytic leukaemia II (CMML II)	< 20% Blasts > 1000/µl Monocytes	< 20% Blasts Dysplasia in 1–2 cell lines No t(9;22) No bcr/abl
Refractory anemia with ring sideroblasts and thrombocytosis (RARS-T)	< 1% Blasts Platelets > 600 000/µl	< 5% Blasts Dysplasis of 1–3 cell lines ≥ 15% Ring Sideroblasts Often Jak-2 Mutations

25% bei sekundärer Leukämie nach MDS (P = 0,001). Auch die 5-Jahres-Wahrscheinlichkeit für Rezidive war in den Untergruppen signifikant verschieden (P < 0,01). Die Transfusionsabhängigkeit war zudem mit einem kürzeren Gesamtüberleben und einer erhöhten TRM assoziiert. Aufgrund dieser Datenlage haben sowohl WHO-Klassifikation als auch WPSS zur Prognoseabschätzung nach allogener SZT einen Stellenwert.

Für sekundäre MDS und CMML (chronische myelomonozytäre Leukämie) mit Leukozytose ist der IPSS nicht anwendbar, daher bleibt eine Risikostratifizierung in diesen Fällen weiterhin schwierig. In einem neu erstellten Modell wurden bei neu diagnostiziertem MDS und auch sekundärem MDS folgende Faktoren als unabhängige ungünstige Prognosefaktoren identifiziert: schlechter Allgemeinzustand, höheres Alter, Thrombozytopenie, Anämie, erhöhte Blastenpopulation im Knochenmark, Leukozytose, Veränderungen im Bereich des Chromosoms 7 oder ein komplex aberranter Karyotyp (≥ 3 chromosomale Veränderungen) oder ein früher Beginn von Transfusionspflichtigkeit [Kantarjian et al. 2008]. Einige dieser Kriterien werden im revidierten IPSS (IPSS-R) berücksichtigt [Greenberg et al. 2012].

Zusammenfassend sind Intermediär-2- und Hochrisiko-MDS nach IPPS Indikationen für die sofortige Stammzelltransplantation. Nach neueren Prognosemodellen sollten aber auch eine frühe Transfusionsabhängigkeit und bestimmte chromosomale Aberrationen, insbesondere auch die Monosomie 7, die Indikation zur allogenen Stammzelltransplantation frühzeitig stellen lassen. Daneben sind bei jüngeren Patienten sicherlich auch ausgeprägte und klinisch relevante Thrombozytopenien und Neutropenien bei ansonsten vorliegendem Niedrigrisikoprofil Indikationen für eine allogene SZT. Der IPSS-R ist präziser in der Prognose-Einschätzung unter konservativer Therapie und kann auch zur Indikationsstellung zur Transplantation herangezogen werden, auch wenn prospektive Studien fehlen, die seine Vorhersagekraft unter Transplantation prüfen (s.a. Internetressourcen, s. Tab. 38.2).

Therapie vor Stammzelltransplantation

Patienten mit einem hohen Blastenanteil im Knochenmark oder Hochrisiko-Karyotypen (Monosomie 7, komplexer Karyotyp) können vor der allogenen Stammzelltransplantation zur Zytoreduktion zunächst einer etablierten Induktionstherapie oder auch niedrig dosierten Therapien mit hypomethylierenden Substanzen wie Azacytidin oder Decitabin zugeführt werden, allerdings ist dies nach den Empfehlungen der American Society of Blood and Marrow Transplantation (ASBMT) nicht mehr dringend notwendig. Insbesondere fehlen Daten aus einer prospektiv randomisierten Studie, die die Notwendigkeit einer Induktionschemotherapie bei einem Blastenanteil < 20% belegt. Retrospektive Daten legen nahe, dass die Induktionstherapie mit einer erhöhten Morbidität assoziiert ist, ohne dass die Rezidivrate nach Transplantation gegenüber der nach einer Vortherapie mit Azacytidin oder Decitabin signifikant gesenkt wurde [Gerds et al. 2012]. Es sind weitere klinische Studien not-

Tab. 38.2: Internet-Ressourcen zu den Prognosescores

	Internetadresse
IPSS/WPSS (Kompetenznetz Leukämien)	www.kompetenznetz-leukaemie.de/content/aerzte/scores/prognose/index_ger.html#e34713
IPSS-R Online-Kalkulator	www.mds-foundation.org/ipss-r-calculator

wendig, um solche Patienten zu identifizieren, die von einer Vortherapie profitieren, und hierbei die Entscheidung zwischen Induktionschemotherapie und den neuen hypomethylierenden Substanzen erleichtern.

Autologe und allogene Blutstammzelltransplantation

Die allogene Stammzelltransplantation stellt in der Therapie des MDS die Therapieform mit dem höchsten kurativen Potenzial dar. Demgegenüber stehen die hohe TRM und Morbidität. Dies hat dazu geführt, dass wegen des hohen medianen Alters der Patienten lediglich die Minderheit der Kandidaten mit Hochrisiko-MDS diese kurative Therapie erhalten kann. Durch Modifikationen in der Konditionierung konnte dieser Anteil jedoch in den letzten Jahren deutlich gesteigert werden. In einer Studie mit 184 Patienten wurde die autologe oder allogene Stammzelltransplantation als Konsolidationstherapie nach einer Induktionstherapie mit Idarubicin, Ara-C und Etoposid durchgeführt. In 54% der Fälle konnte nach der Induktionstherapie eine CR erreicht werden. 28 Patienten wurden in erster CR allogen transplantiert, 36 Patienten erhielten in erster CR bei fehlender Verfügbarkeit eines geeigneten Spenders eine autologe Stammzelltransplantation. Das krankheitsfreie 4-Jahres-Überleben lag bei 31% vs. 27% (allogen vs. autolog). Die Stammzelltransplantation in CR nach Induktionstherapie ist eine Möglichkeit der Konsolidationstherapie und zeigt gute Remissionsraten. Aufgrund dieser Daten ist jedoch eine eindeutige Therapie-Empfehlung für das eine oder andere Verfahren nicht möglich.

Allogene Stammzelltransplantation mit myeloablativer Konditionierung

In einer retrospektiven Analyse der EBMT von 2000 wurden die Daten von 1378 Patienten ausgewertet. 885 Patienten wurden von HLA-identen Geschwisterspendern transplantiert, das 3-Jahres-Gesamtüberleben sowie auch das geschätzte Rezidivrisiko lagen hier bei 36%. Es wurden Alter und Stadium der Erkrankung als unabhängige Risikofaktoren in der multivariaten Analyse für krankheitsfreies Überleben, Gesamtüberleben und TRM herausgearbeitet. Die Rezidivrate war am höchsten für Patienten nach autologer Transplantation (55%) und am geringsten bei Transplantation von einem nichtidentischen Familienspender; hier lag die Rezidivrate bei 41% [de Witte et al. 2000].

In der Vielzahl weiterer Studien zur allogenen myeloablativen Transplantation bei MDS wurden sowohl Daten von Patienten mit de novo MDS als auch mit sekundärem MDS, sekundärer AML und CMML analysiert. Aufgrund meistens kleiner Fallzahlen sind weitere Subanalysen nicht möglich gewesen. Im überwiegenden Teil der Studien wurden myeloablative Konditionierungsregime aus einer Kombination von Ganzkörperbestrahlung und Cyclophosphamid oder Busulfan mit Cyclophosphamid eingesetzt, die GVHD-Prophylaxe war meistens Cyclosporin-A-basiert. Als Stammzellquelle wurden sowohl periphere Stammzellen als auch Knochenmarkzellen, aber auch Nabelschnurblut eingesetzt. Das mediane Alter der Patienten lag zwischen 32 und fast 60 Jahren. Das Gesamtüberleben variierte in allen Studien zwischen 30 und 40%. Bezüglich des rezidivfreien Überlebens lagen die Daten der Studien zwischen 29 und 59% bei einer mittleren Nachbeobachtungszeit von 5 Monaten bis > 5 Jahren. Die Rate an Transplantatversagen war in allen Studien gering [de Witte et al. 2000; Chang et al. 2007]. Eine Stammzelltransplantation mit myeloablativem Konditionierungsregime sollte nur bei jüngeren Patienten mit MDS ohne Komorbiditäten durchgeführt werden. Die Frage nach dem Zeitpunkt kann anhand der aktuellen Daten insofern beantwortet werden, dass bei Patienten mit einem MDS im Intermediär-2- und Hochrisikostadium nach IPSS die Indikation zur sofortigen Transplantation gegeben ist, bei Niedrigrisikopatienten (low risk, intermediär 1) dagegen erst bei Zeichen des Progresses, schweren anhaltenden Zytopenien oder Versagen der konservativen Therapie eine Stammzelltransplantation durchgeführt werden sollte [Cutler et al. 2004]. Bei ausgeprägten Zytopenien sollte bei Patienten mit Niedrigrisiko-MDS die allogene Transplantation nach EBMT-Daten möglichst innerhalb des ersten Jahres nach Diagnosestellung erfolgen [de Witte et al. 2009].

Dosisreduzierte Konditionierungsregime

Durch die Einführung dosisreduzierter Regime oder nichtmyeloablativer Transplantationsregime wurde die allogene Stammzelltransplantation auch für ältere Patienten mit Vorerkrankungen möglich. Es kommen insbesondere Fludarabin-basierte Therapieschemata zum Einsatz. In vielen Studien wurde die dosisreduzierte Konditionierung bei älteren Patienten mit MDS, sekundärer AML, CMML und myeloproliferativen Erkrankungen untersucht. Transplantatversagen trat nur selten auf. Auch das Nebenwirkungsprofil sowie das Auftreten einer akuten GVHD von 9–63% entsprachen den Erwartungen. Das Risiko eines Rezidivs variierte zwischen 6 und 61% [Kröger et al. 2003; Schmid et al. 2005].

Zusammenfassung

Die allogene Blutstammzelltransplantation nach myeloablativer oder dosisreduzierter Konditionierung ist eine kurative Therapieoption für Patienten mit MDS. Ältere Patienten werden mit einer dosisreduzierten Konditionierung behandelt. Für jüngere Patienten sollte derzeit außerhalb von Studien ein myeloablatives Konditionierungsregime vorgezogen werden. Allerdings gibt es bislang keinerlei Daten, die einen Vorteil für diese Strategie gegenüber einer dosisreduzierten Konditionierung definitiv beweisen.

Literatur

Chang C et al., Hematopoietic cell transplantation in patients with myelodysplastic syndrome or acute myeloid leukemia arising from myelodysplastic syndrome: similar outcomes in patients with de novo disease and disease following prior therapy or antecedent hematologic disorders. Blood (2007), 110, 1379–1387

Cutler CS et al., A decision analysis of allogeneic bone marrow transplantation for the myelodysplastic syndromes: delayed transplantation for low-risk myelodysplasia is associated with improved outcome. Blood (2004), 104(2), 579–85

De Witte T et al., Allogeneic stem cell transplantation for patients with refractory anaemia with matched related and unrelated donors: delay of the transplant is associated with inferior survival. Br J Haematol (2009), 146, 627–636

De Witte T et al., Haematopoietic stem cell transplantation for patients with myelodysplastic syndromes and secondary acute myeloid leukaemias: a report on behalf of the Chronic Leukaemia Working Party of the European Group for Blood and Marrow Transplantation (EBMT). Br J Haematol (2000), 110, 620–630

Deeg HJ et al., Conditioning with targeted busulfan and cyclophosphamide for hemopoietic stem cell transplantation from related and unrelated donors in patients with myelodysplastic syndrome. Blood (2002), 100, 1201–1207

Gerds AT et al., Pretransplantation therapy with azacitidine vs induction chemotherapy and posttransplantation outcome in patients with MDS. Biol Blood Marrow Transplant (2012), 18, 1211–1218

Greenberg PL et al., Revised international prognostic scoring system for myelodysplastic syndromes. Blood (2012), 120, 2454

Kantarjian H et al., Proposal for a new risk model in myelodysplastic syndrome that accounts for events not considered in the original International Prognostic Scoring System. Cancer (2008), 113, 1351–1361

Kataoka K et al., Influence of pretransplantation serum ferritin on nonrelapse mortality after myeloablative and nonmyeloablative allogeneic hematopoietic stem cell transplantation. Biol Blood Marrow Transplant (2009), 15, 195–204

Kröger N et al., Allogeneic stem cell transplantation after a fludarabine/busulfan-based reduced-intensity conditioning in patients with myelodysplastic syndrome or secondary acute myeloid leukemia. Ann Hematol (2003), 82, 336–342

Mahindra A et al., Elevated pretransplant ferritin is associated with a lower incidence of chronic graft-versus-host disease and inferior survival after myeloablative allogeneic haematopoietic stem cell transplantation. Br J Haematol (2009), 146, 310–316

Schmid C et al., Sequential regimen of chemotherapy, reduced-intensity conditioning for allogeneic stem-cell transplantation, and prophylactic donor lymphocyte transfusion in high-risk acute myeloid leukemia and myelodysplastic syndrome. J Clin Oncol (2005), 23, 5675–5687

Sorror ML et al., Hematopoietic stem cell transplantation (HCT)-specific comorbidity index: a new tool for risk assessment befor allogeneic HCT. Blood (2005), 106, 2912–2919

39 Lymphome

39.1 B-Zell-Lymphome

Bertram Glaß

Einleitung

Die Anwendung der autologen und zunehmend auch der allogenen Stammzelltransplantation beim B-Zell-Non-Hodgkin-Lymphom ist in vielen klinischen Situationen ein Standardverfahren und für die autologe SZT eines der Hauptanwendungsgebiete. So weist das Deutsche Register Stammzelltransplantation für das Jahr 2012 991 (32% aller autoSZT) autologe und 272 (9,5% aller aloSZT) allogene SZT bei NHL aus. Dem sehr heterogenen Charakter der NHL entsprechend unterscheidet sich die Anwendung in Erst- und Rezidivbehandlung je nach Subtyp allerdings erheblich und kann nur in Bezug auf die histologischen Subtypen besprochen werden.

Erstlinientherapie

Aggressive B-NHL

Nach der Verbesserung der Therapie-Ergebnisse durch Einführung der primären Immunchemotherapie ist eine Diskussion der autologen SZT nur noch für Patienten mit intermediär hohem oder hohem Risiko nach dem internationalen prognostischen Index sinnvoll, da das progressionsfreie Überleben (PFS, progression-free survival) für die Niedrigrisikopatienten bei > 75% und das Gesamtüberleben (OS) bei > 85% zu sehen ist.

Nach dem großen Erfolg der autologen SZT in der Rezidivtherapie der aggressiven B-NHL, speziell in der Zeit vor Einführung der therapeutischen B-Zell-Antikörper (Rituximab), hat es eine große Zahl von Versuchen gegeben, diese Modalität in der Primärtherapie aggressiver NHL zu etablieren. Die Situation nach Etablierung der Immunchemotherapie als Standard der Primärbehandlung beleuchten 4 aktuelle prospektiv randomisierte Studien. Es zeigt sich zusammenfassend kein eindeutiger Vorteil für die Hochdosistherapie. Der Vorteil besteht entweder nur für bestimmte Endpunkte (PFS), nicht aber für das Gesamtüberleben, oder nur für Subgruppen von Patienten [Stiff et al. 2013]. Die besten Therapie-Ergebnisse wurden mit der Non-Transplant-Therapie R-CHOEP innerhalb der deutschen Therapiestudie erzielt [Schmitz et al. 2012], sodass eine weitere Untersuchung der autologen SZT in der Primärtherapie dieser Erkrankungen nicht Erfolg versprechend erscheint.

Indolente B-NHL (follikuläre Lymphome)

Die Anwendung der autologen SZT in der primären Therapie der indolenten NHL, speziell beim follikulären NHL, ist nicht Standard. Eine Metaanalyse der 4 randomisierten Studien, die es hierzu gibt, weist einen erheblichen Vorteil hinsichtlich des PFS, nicht aber hinsichtlich des Gesamtüberlebens nach [Schaaf et al. 2012]. Zusätzlich ist zu beachten, dass die Studien i.d.R. vor der Einführung der Immunchemotherapie beim follikulären NHL durchgeführt wurden. Dies lässt den kurz- oder mittelfristigen Nachweis eines Überlebensvorteils in potenziellen zukünftigen Studien nahezu unmöglich erscheinen. Andererseits findet diese Metaanalyse, anders als vielfach vermutet, auch keinen signifikanten Nachteil hinsichtlich der Rate von sekundären Malignomen oder der behandlungsbezogenen Mortalität, sodass die autologe SZT bei einzelnen Patienten in speziellen Situationen (Hochrisikosituation, subjektiv hohe Bedeutung eines langen therapiefreien Intervalls) als klinische Option in der Erstlinienbehandlung diskutiert werden kann.

Mantelzelllymphome
Beim Mantelzelllymphom sind eine konsolidierende Hochdosistherapie und autologe SZT für jüngere Patienten als Standardbehandlung etabliert. Diskussionsgegenstand ist die Frage der Altersgrenze und die Frage, ob ein besonders indolenter und wenig dynamischer Krankheitsverlauf bei einer kleinen Teilpopulation der Patienten mit hinreichender Sicherheit für einen Verzicht hierauf definiert werden kann. Eine randomisierte Studie des European MCL Network zeigte früh einen Vorteil der autologen SZT hinsichtlich des PFS gegenüber der konventionellen Therapie [Dreyling et al. 2005]. In der Langzeitbeobachtung ergibt sich auch ein Vorteil hinsichtlich des OS. Die Einführung des Antikörpers Rituximab verbessert auch die Therapie-Ergebnisse bei nachfolgender konsolidierender autologer SZT. Langzeitergebnisse der Nordischen Lymphomgruppe zeigen ein ereignisfreies Überleben (EFS) von 56% und ein OS von 70% nach 7 Jahren [Geisler et al. 2012]. Die Studie zeigt auch, dass ein anhaltendes Rezidivrisiko besteht und die Therapie für die Mehrzahl der Patienten kaum kurativ sein dürfte.

Therapie der rezidivierten und refraktären Erkrankung

Aggressive B-NHL
Für Patienten mit chemotherapiesensitivem Rezidiv stellen die Hochdosistherapie und autologe SZT nach Induktion mit einer platinhaltigen Salvage-Therapie seit der sog. Parma-Studie, die die Überlegenheit gegenüber einer Non-Transplant-Therapie nachwies, den Standard dar [Philip et al. 1995]. Die Untersuchungen der CORAL-Studiengruppe aus jüngerer Zeit zeigen, dass nach einer Erstlinientherapie, die Rituximab beinhaltet, nur knapp die Hälfte der Patienten wenigstens eine partielle Remission erreicht und speziell für Patienten mit einem Frührezidiv (< 12 Monate Remissionsdauer) das ereignisfreie Überleben bei nur etwa 17% liegt [Gisselbrecht et al. 2009]. Auch Patienten mit bestimmten genetisch definierten Risikofaktoren profitieren kaum von dieser Therapiestrategie [Cuccuini et al. 2012]. Daher gewinnt für Hochrisikorezidive die allogene SZT zunehmend an Interesse. In einer prospektiven Phase-II-Studie konnte bei Patienten mit Hochrisikorezidiven nach Hochdosistherapie und allogener SZT ein PFS und OS von 39% erreicht werden. Bei Verwendung eines HLA-vollkompatiblen Spenders konnte ein PFS von 64% beobachtet werden [Glass et al. 2012]. Demgegenüber sind die Ergebnisse der allogenen SZT nach Konditionierung geringerer Intensität und/oder T-Zell-Depletion beim *refraktären* aggressiven NHL eher enttäuschend [Thomson et al. 2009].

Indolente B-NHL
Für das follikuläre Lymphom liegt eine prospektive randomisierte Studie vor, die für die Hochdosistherapie und autologe SZT einen Vorteil gegenüber einer konventionellen Therapie nachweist [Schouten et al. 2003]. Die Studie hat einige methodische Schwächen, z.B. eine lange Rekrutierungsdauer, und sie fand vor Einführung des Rituximab

in die Primärtherapie statt. Es gibt jedoch einige weitere prospektive Studien aus jüngerer Zeit sowie retrospektive Kohortenanalysen [Rohatiner et al. 2007], die zeigen, dass sich mit dieser Therapiestrategie langfristige Remissionen bei akzeptabler Toxizität für einen großen Teil der Patienten erzielen lassen. Bei nachfolgender Erhaltungstherapie mit Rituximab wird in einer aktuell publizierten prospektiven Studie ein 10-Jahres-PFS von 54% berichtet. Das Gesamtüberleben dieser Patienten betrug 73% [Pettengell et al. 2013]. Die autologe SZT stellt für jüngere Patienten mit chemosensitivem Rezidiv eines follikulären NHL eine der wichtigsten Therapiemöglichkeiten dar. Auch für einige seltenere indolente Lymphome, wie z.B. den M. Waldenström, liegen positive Kohortenstudien oder Registeranalysen vor [Kyriakou et al. 2010]. Analysen der minimalen Resterkrankung und das langzeitig bestehende Rezidivrisiko lassen allerdings Zweifel aufkommen, ob für einen nennenswerten Anteil der Patienten mit indolenten NHL eine endgültige Heilung auf diesem Wege erreicht wird. Für Rezidive nach autologer SZT oder bei Nichtverfügbarkeit eines autologen Transplantates stellt die allogene SZT eine gut untersuchte Option dar. Hier scheint im Gegensatz zur Situation bei aggressiven NHL die dosisreduzierte Konditionierung eine sinnvolle Wahl zu sein. In einer Studie unter Verwendung von T-Zell-depletierten Transplantaten und einer dosisreduzierten Konditionierung konnte ein PFS von 76% nach 4 Jahren erzielt werden [Thomson et al. 2010]. Es gibt Hinweise, dass nach allogener SZT im Gegensatz zur autologen SZT langfristig Negativität für minimale Resterkrankung bei einem größeren Teil der Patienten beobachtet wird.

Mantelzelllymphome
Die Ergebnisse der Hochdosistherapie und autologen SZT beim Mantelzelllymphom im Rezidiv sind mit Werten des PFS um 30% nach einigen Jahren im Gegensatz zum Einsatz in der Erstlinientherapie eher enttäuschend [Vandenberghe et al. 2003]. Dies ist eines der wesentlichen Argumente für die Einführung der autologen SZT als Standardelement der Erstlinientherapie gewesen. Die autologe Transplantation spielt in der Rezidivbehandlung nur für Patienten mit chemosensitivem Rezidiv nach längerer Remissionsdauer, vorzugsweise ohne vorangegangene autologe SZT, eine Rolle. Für die anderen Patienten bleibt die allogene SZT eine wertvolle Therapieoption. Bei Patienten mit chemosensitivem Rezidiv nach autologer SZT werden mit dosisreduzierter Konditionierung gute Ergebnisse (PFS 50% und OS 53% nach 2 Jahren) erzielt [Le et al. 2012]. Für Patienten mit refraktärer Erkrankung ist die Prognose wesentlich ungünstiger. Die Anwendung einer myeloablativen Konditionierung vor allogener SZT ist eine mögliche Option.

Ausblick

Stammzelltransplantationsverfahren haben einen wichtigen Stellenwert in der Behandlung von B-Zell-Lymphomen. Der Zeitpunkt des Einsatzes unterscheidet sich allerdings abhängig von der zugrunde liegenden Lymphomentität erheblich. Zudem führen neue Therapieoptionen zu immer neuen Anpassungen der Therapiealgorithmen. Trotzdem bleibt für viele Patienten die allogene SZT die einzige kurative Therapieoption, sodass insbesondere bei indolenten Lymphomen immer wieder zwischen der Perspektive einer chronisch rezidivierenden Lymphomerkrankung und dem Risiko der allogenen SZT abgewogen werden muss.

Literatur

Cuccuini W et al., MYC+ diffuse large B-cell lymphoma is not salvaged by classical R-ICE or R-DHAP followed by BEAM plus autologous stem cell transplantation. Blood (2012), 119, 4619–4624

Dreyling M et al., Early consolidation by myeloablative radiochemotherapy followed by autologous stem cell transplantation in first remission significantly prolongs progression-free survival in mantle-cell lymphoma: results of a prospective randomized trial of the European MCL Network. Blood (2005), 105, 2677–2684

Geisler CH et al., Nordic MCL2 trial update: six-year follow-up after intensive immunochemotherapy for untreated mantle cell lymphoma followed by BEAM or BEAC + autologous stem-cell support: still very long survival but late relapses do occur. Br J Haematol (2012), 158, 355–362

Gisselbrecht C et al., R-ICE versus R-DHAP in relapsed patients with CD20 diffuse large B-cell lymphoma (DLBCL) followed by autologous stem cell transplantation: CORAL study. J Clin Oncol (2009), 27, 15s

Glass B et al., High-dose chemotherapy followed by allogeneic stem cell transplantation in high-risk relapsed and refractory aggressive non-Hodgkin lymphoma: Results of a prospective study of the German high-grade non-Hodgkin lymphoma study group. ASCO Meeting Abstracts (2012), 30, 8004

Kyriakou C et al., High-dose therapy and autologous stem-cell transplantation in Waldenstrom macroglobulinemia: the Lymphoma Working Party of the European Group for Blood and Marrow Transplantation. J Clin Oncol (2010), 28, 2227–2232

Le GS et al., Reduced-intensity conditioning allogeneic stem cell transplantation for relapsed/refractory mantle cell lymphoma: a multicenter experience. Ann Oncol (2012), 23, 2695–2703

Pettengell R et al., Rituximab purging and/or maintenance in patients undergoing autologous transplantation for relapsed follicular lymphoma: a prospective randomized trial from the lymphoma working party of the European group for blood and marrow transplantation. J Clin Oncol (2013), 31, 1624–1630

Philip T et al., Autologous bone marrow transplantation as compared with salvage chemotherapy in relapses of chemotherapy-sensitive non-Hodgkin's lymphoma. N Engl J Med (1995), 333, 1540–1545

Rohatiner AZ et al., Myeloablative therapy with autologous bone marrow transplantation for follicular lymphoma at the time of second or subsequent remission: long-term follow-up. J Clin Oncol (2007), 25, 2554–2559

Schaaf M et al., High-dose therapy with autologous stem cell transplantation versus chemotherapy or immuno-chemotherapy for follicular lymphoma in adults. Cochrane Database Syst Rev (2012), 1, CD007678

Schmitz N et al., Conventional chemotherapy (CHOEP-14) with rituximab or high-dose chemotherapy (MegaCHOEP) with rituximab for young, high-risk patients with aggressive B-cell lymphoma: an open-label, randomised, phase 3 trial (DSHNHL 2002-1). Lancet Oncol (2012), 13(12), 1250–1259

Schouten HC et al., High-dose therapy improves progression-free survival and survival in relapsed follicular non-Hodgkin's lymphoma: results from the randomized European CUP trial. J Clin Oncol (2003), 21, 3918–3927

Stiff PJ et al., Autologous transplantation as consolidation for aggressive non-Hodgkin's lymphoma. N Engl J Med (2013), 369, 1681–1690

Thomson KJ et al., Favorable long-term survival after reduced-intensity allogeneic transplantation for multiple-relapse aggressive non-Hodgkin's lymphoma. J Clin Oncol (2009), 27, 426–432

Thomson KJ et al., T-cell-depleted reduced-intensity transplantation followed by donor leukocyte infusions to promote graft-versus-lymphoma activity results in excellent long-term survival in patients with multiply relapsed follicular lymphoma. J Clin Oncol (2010), 28, 3695–3700

Vandenberghe E et al., Outcome of autologous transplantation for mantle cell lymphoma: a study by the European Blood and Bone Marrow Transplant and Autologous Blood and Marrow Transplant Registries. Br J Haematol (2003), 120, 793–800

39.2 T-Zell-Lymphome

Josef Birkmann, Martin Wilhelm

Einleitung

Periphere T-Zell-Lymphome sind relativ seltene Erkrankungen, die lediglich 10–15% aller Non-Hodgkin-Lymphome repräsentieren. Die häufigsten Subtypen sind das periphere T-Zell-Lymphom – NOS (not otherwise specified), das angio-immunoblastische Lymphom (AIL) und das großzellig anaplastische T-Zell-Lymphom. Klinisch gehören diese Erkrankungen zu den aggressivsten aller lymphatischen Neoplasien, wobei man aber die kutanen T-Zell-Lymphome als eine Untergruppe mit einem sehr indolenten Verlauf abgrenzen muss [Gisselbrecht et al. 1998].

Das Ansprechen und Überleben nach konventioneller Chemotherapie (z.B. dem CHOP-Protokoll) sind deutlich schlechter als bei den B-Zell-Lymphomen: Das 5-Jahres-Überleben liegt je nach Subtyp nur zwischen 5 und 30% der Patienten [International T-cell Lymphoma Project 2008]. Auch hier gibt es Ausnahmen: Das großzellig anaplastische, ALK-positive Lymphom (ALK+ ALCL, anaplastic large cell lymphoma) und das NK-/T-Zell-Lymphom vom nasalen Typ (früher Midline-Granulom) sprechen auf eine Anthracyclin-basierte Chemotherapie bzw. Bestrahlung mindestens so gut wie die B-Zell-Lymphome an [Gascoyne et al. 1999]. Von 2007 bis 2013 wurde im Rahmen einer großen europäischen Multicenterstudie versucht, die Ergebnisse der konventionellen Chemotherapie mit dem CHOP-Protokoll durch die Hinzunahme des anti-CD52-Antikörpers Alemtuzumab zu verbessern. Nach den bisherigen Erfahrungen ist zu erwarten, dass eine höhere Ansprechrate durch eine erheblich höhere Toxizität (v.a. opportunistische Infektionen, EBV-assoziierte Lymphoproliferation erkauft) wird.

Autologe Stammzelltransplantation

Die autologe Transplantation ist heute der Standard bei rezidivierenden B-Zell-Lymphomen. Insofern lag es nahe, zu überprüfen, ob diese *Dosisintensivierung* zu einem verbesserten Ergebnis der Primärtherapie von T-Zell-Lymphomen führt. Bisher gibt es allerdings keine randomisierten Studien, die diesbezüglich eine definitive Antwort zulassen.

Bei der Mehrzahl der vorliegenden Untersuchungen handelt sich um retrospektive Daten, die auch aufgrund des häufigen Einschlusses von prognostisch besseren Untergruppen (wie den ALK+ ALCL) schwierig zu interpretieren sind. Übereinstimmend konnte aber gezeigt werden, dass der den T-Zell-Lymphomen zugrunde liegende Immundefekt keinen Einfluss auf die transplantationsassoziierte Mortalität hat. Diesbezüglich sind die Ergebnisse in etwa mit denen bei B-Zell-Lymphomen vergleichbar. Ein weiterer Nachteil dieser retrospektiven Daten ist, dass nur Patienten in Remission, bei denen die Transplantation überhaupt durchgeführt werden konnte, analysiert wurden, und somit die Ergebnisse nur eine prognostisch günstige Gruppe betreffen.

In Tabelle 39.1 werden die Ergebnisse von 5 prospektiven Studien, die nur periphere T-Zell-Lymphome eingeschlossen und die autologe Stammzelltransplantation als Erstlinientherapie durchgeführt haben, dargestellt (s. Tab. 39.1). In der kleinen Serie von Rodríguez wurden 19 von 26 Patienten transplantiert, was zu einem 3-Jahres-Gesamtüberleben bzw. progressionsfreier Zeit von 85% bzw. 59% führte [Rodríguez et al. 2007]. Corradini publizierte eine gepoolte Analyse von 2 prospektiven Phase-II-Studien. Nach einer medianen Nachbeobachtungszeit von 76 Monaten betrug das geschätzte 12-Jahres-Überleben 34% der Patienten. Allerdings wurden in dieser Studie auch ALK+ ALCL eingeschlossen [Corradini et al. 2006]. Eine spanische Gruppe berich-

Tab. 39.1: Prospektive Studien zur Erstlinientherapie mit autologer Transplantation

Autor	N	Konditionierung	Ansprechen	Überleben
Corradini [Corradini et al. 2006]	62	Chemotherapie	74% CR/PR	34% (12 Jahre)
Mercadal [Mercadal et al. 2008]	41	Chemotherapie	58% CR/PR	39% (4 Jahre)
D'Amore [D'Amore et al. 2012]	160	Chemotherapie	72% CR/PR	51% (5 Jahre)
Rodriguez [Rodriguez et al. 2007]	19	Chemotherapie	84% CR/PR	60% (3 Jahre)
Reimer [Reimer et al. 2009]	83	Chemo/Bestrahlung	66% CR/PR	48% (3 Jahre)

tete über ein 4-Jahres-Gesamtüberleben von 39%, allerdings war in dieser Studie die Transplantationsrate wesentlich niedriger als in den anderen publizierten Studien [Mercadal et al. 2008].

In unserer eigenen Studie konnte bei 83 Patienten eine Gesamtansprechrate von 79% erreicht werden. Nach einer medianen Nachbeobachtungszeit von 33 Monaten betrug die geschätzte 3-Jahres-Gesamtüberlebensrate 48% [Reimer et al. 2009]. Die Überlebenskurven nach dieser relativ kurzen Beobachtungszeit zeigen dabei kein klares Plateau, allerdings traten 80% aller Rezidive innerhalb der ersten 24 Monate nach der Transplantation auf. Inzwischen wurden 28 weitere Patienten nach diesem Protokoll behandelt und alle 111 Patienten erneut ausgewertet; nunmehr mit einer medianen Nachbeobachtungszeit von 57 Monaten [Birkmann et al., submitted 2014]. Die Gesamtüberlebensrate zeigt nach diesem langen Follow-up ein Plateau bei 42%, was den Schluss nahe legt, dass mit der Strategie einer konventionellen Chemotherapie mit unmittelbar anschließender Konsolidierung durch Hochdosistherapie mit autologer Stammzelltransplantation Langzeitremissionen bei peripheren T-Zell-Lymphomen erreicht werden können.

Die von der Nordic Lymphoma Group publizierten Daten einer ebenfalls prospektiven Studie [D'Amore et al. 2012] weisen in die gleiche Richtung: 160 Patienten mit meist fortgeschrittenem PTCL wurden nach einer intensiven konventionellen Therapie

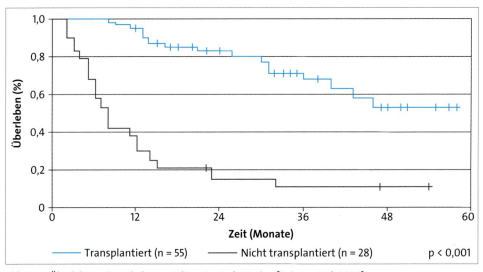

Abb. 39.1: Überleben mit und ohne autologe Transplantation [Reimer et al. 2009]

Tab. 39.2: Prospektive Studien zur Rezidivtherapie mit allogener Transplantation

Autor	N	Konditionierung	Ansprechen	Überleben	TRM
Corradini [Corradini et al. 2004]	17	Dosisreduziert	71% CR	81% (3 Jahre)	1/17
Wulf [Wulf et al. 2005]	10	Dosisreduziert	70% CR	70% (7 Monate)	1/10

mit einer autologen Stammzelltransplantation konsolidiert. Nach einer medianen Nachbeobachtungszeit von 60 Monaten lag das Gesamtüberleben bei 51% und das progressionsfreie Überleben bei 44%.

Zusammenfassend zeigen die Ergebnisse aller prospektiven Studien einer autologen Transplantation als Erstlinientherapie, dass ein Langzeitüberleben möglicherweise durch das aggressivere Vorgehen erreicht werden kann. Betrachtet man nur die Patienten, bei denen aufgrund des Ansprechens auf die Chemotherapie eine autologe Transplantation durchgeführt werden konnte, so lag in unserer Studie die 3-Jahres-Überlebensrate bei 71%, im Gegensatz zu 11% bei den Patienten ohne durchgeführte Transplantation (s. Abb. 39.1) [Reimer et al. 2009].

Allogene Stammzelltransplantation

Der Stellenwert der allogenen Transplantation ist aufgrund fehlender randomisierter Studien bei den peripheren T-Zell-Lymphomen weiterhin noch nicht eindeutig definiert. Es gibt zahlreiche retrospektive Untersuchungen im Wesentlichen in der Rezidiv- bzw. refraktären Situation. Hierbei konnte demonstriert werden, dass ein Graft-versus-Lymphoma-Effekt auch bei den T-Zell-Lymphomen durch eine allogene Transplantation erzielt werden kann [Kyriakou et al. 2009; Corradini et al. 2004; Schmitz et al. 2014].

Die vorliegenden Untersuchungen zeigten auch übereinstimmend, dass eine konventionelle Konditionierung aufgrund ihrer hohen Toxizität bei dem bei T-Zell-Lymphom vorliegenden Immundefekt eine erhöhte Rate an transplantationsassoziierter Mortalität hervorruft. In 2004 veröffentlichten Corradini et al. die Ergebnisse einer prospektiven Studie bei 17 Patienten, die im Rezidiv mittels allogener Stammzelltransplantation nach dosisreduzierter Konditionierung transplantiert wurden [Corradini et al. 2004]. Knapp die Hälfte der Patienten hatte vorher bereits eine autologe Stammzelltransplantation erhalten. Die transplantationsassoziierte Mortalität lag in dieser Studie bei 6% und somit deutlich niedriger als mit konventioneller Vorbehandlung (s. Tab. 39.2). In der Publikation zeigte sich auch ein Plateau in der Überlebenskurve bei 80%, in einer nicht veröffentlichten späteren Analyse bei 52%.

Ermutigt durch diese Daten startete die Deutsche Studiengruppe Hochmaligne Non-Hodgkin-Lymphome (DSHNHL) 2007 eine prospektive randomisierte Multicenterstudie, die den Stellenwert der allogenen im Vergleich zur autologen Stammzelltransplantation in der Primärtherapie peripherer T-Zell-Lymphome klären sollte. Die Rekrutierung wurde 2014 vorzeitig beendet, da die Zwischenauswertung ergab, dass der primäre Studienendpunkt (Verbesserung des ereignisfreien Überlebens durch eine allogene Stammzelltransplantation in der Primärtherapie) nicht erreichbar sein würde, und dass eine unerwartet hohe Komplikationsrate zu verzeichnen war [DSHNHL, persönliche Mitteilung]. Die Auswertung der 104 Patienten wird für 2017 erwartet.

Zusammenfassung und Ausblick

Die Resultate der bisher durchgeführten (allerdings nicht randomisierten) Phase-II-Studien zur Rolle der autologen Transplantation in der Primärbehandlung von peripheren T-Zell-Lymphomen legen den Schluss nahe, dass durch aggressivere Behandlungen die Ergebnisse im Vergleich zu konventioneller Chemotherapie verbessert werden können. Allerdings trifft dies nur für chemosensitive Patienten zu; ca. $^1/_3$ aller T-Zell-Lymphome ist primär refraktär oder spricht nur kurzzeitig auf die Behandlung an und profitiert sicherlich nicht von dieser Form der Transplantation [Kyriakou et al. 2008; Reimer et al. 2009] (s. Abb. 39.1).

Die allogene Transplantation ist eine vielversprechende Behandlung für ausgewählte Patienten im Rezidiv auch nach autologer Transplantation und zeigt eindeutig einen Graft-versus-Lymphoma-Effekt [Kyriakou et al. 2009; Wulf et al. 2005]. Nach den bislang vorliegenden Daten ist ihr Stellenwert in der Primärtherapie nicht etabliert, kann aber für ausgewählte Hochrisikopatienten in Betracht gezogen werden.

Für beide Behandlungsformen liegen weiterhin keine Ergebnisse randomisierter Studien vor. Trotz fehlender randomisierter Studien hat derzeit die Strategie einer intensiven konventionellen Chemotherapie, gefolgt von einer Hochdosistherapie mit autologer Stammzelltransplantation die höchste Evidenz für das Erreichen von Langzeitremissionen in der Primärtherapie. Für einen Teil der Patienten, die für eine so intensive Therapie nicht in Frage kommen, stehen sehr wahrscheinlich bald neue Substanzen zur Verfügung wie das anti-CD30-Antikörperkonjugat Brentuximab Vedotin, der Histon-Deacetylase-Inhibitor Romidepsin und der Folat-Inhibitor Pralatrexat [Moskowitz et al. 2014]. Diese Substanzen werden neben der allogenen Stammzelltransplantation auch eine zunehmende Rolle in der Rezidivtherapie spielen.

Literatur

Corradini P et al., Graft-versus-lymphoma effect in relapsed peripheral T-cell non-Hodgkin's lymphomas after reduced-intensity conditioning followed by allogeneic transplantation for hematopoietic cells. J Clin Oncol (2004), 22, 2172–2176

Corradini P et al., Long-term follow-up of patients with peripheral T-cell lymphomas treated up-front with high-dose chemotherapy followed by autologous stem cell transplantation. Leukemia (2006), 20, 1533–1538

Birkmann J et al., CHOP chemotherapy followed by upfront high-dose chemotherapy with autologous stem cell transplantation in peripheral T cell lymphoma. Submitted for publication 2014

D'Amore F et al., Upfront Autologous Stem-Cell Transplantation in Peripheral T-Cell Lymphoma: NGL-T-01. J Clin Oncol (2012), 30(25), 3093–3099

Gascoyne RD et al., Prognostic significance of anaplastic lymphoma kinase (ALK) protein expression in adults with anaplastic large cell lymphoma. Blood (1999), 93, 3913–3921

Gisselbrecht C et al., Prognostic significance of T-cell phenotype in aggressive non-Hodgkin's lymphomas. Groupe d'Etudes des Lymphomes de l'Adulte (GELA). Blood (1998), 92, 76–82

International T-cell Lymphoma Project, International peripheral T-cell and Natural Killer/T-cell lymphoma study: Pathology findings and clinical outcomes. J Clin Oncol (2008), 26, 4124–4130

Kyriakou C et al., Allogeneic stem cell transplantation is able to induce long-term remissions in angioimmunoblastic T-cell lymphoma: A retrospective study from the Working Party of the European Group for Blood and Marrow Transplantation. J Clin Oncol (2009), 27, 3951–3958

Kyriakou C et al., High-dose therapy and autologous stem-cell transplantation in angioimmunoblastic lymphoma: complete remission at transplantation is the major determinant of outcome – Lymphoma Working Party of the European Group for Blood and Marrow Transplantation. J Clin Oncol (2008), 26, 218–224

Mercadal S et al., Intensive chemotherapy (high-dose CHOP/ESHAP regimen) followed by autologous stem-cell transplantation in previously untreated patients with in peripheral T-cell lymphoma. Ann Oncol (2008), 19, 958–963

Moskowitz AJ et al., How I treat the peripheral T-cell lymphomas. Blood (2014), 123(17), 2636–2644

Reimer P et al., Autologous stem-cell transplantation as first-line therapy in peripheral T cell lymphomas: results of a prospective multicenter study. J Clin Oncol (2009), 27, 106–113

Rodríguez J et al., Frontline autologous stem cell transplantation in high-risk peripheral T-cell lymphoma: a prospective study from The Gel-Tamo Study Group. Eur J Haematol (2007), 79, 32–38

Schmitz N et al., Allogeneic transplantation in T cell lymphomas. Semin Hematol (2014), 51(1), 67–72

Wulf G et al., Reduced intensity conditioning and allogeneic stem cell transplantation after salvage therapy integrating alemtuzumab for patients with relapsed peripheral T-cell non-Hodgkin's lymphoma. Bone Marrow Transplant (2005), 36, 271–273

39.3 ZNS-Lymphome

Jürgen Finke, Gerald Illerhaus

Einleitung

Mit einer Inzidenz von 1–2 Fällen pro 1 Mio. Menschen pro Jahr stellen die primären Lymphome des zentralen Nervensystems (PCNSL, primary central nervous system lymphoma) eine eher seltene Entität dar. Die Inzidenz nimmt in den letzten Jahren deutlich zu, mit einem Altersgipfel im 5.–7. Lebensjahrzehnt bei immunkompetenten Patienten. Die verbesserte Diagnostik mittels MRT und stereotaktischer Biopsie sowie das Bewusstsein um die verbesserten Therapiemöglichkeiten führten zu einer deutlich gestiegenen Wahrnehmung dieser Lymphomentität. Bei Patienten mit AIDS sind die PCNSL häufig EBV-assoziiert.

Konventionelle Systemtherapie

Sorgfältige Phase-II-Studien zeigten den wichtigen therapeutischen Stellenwert von Hochdosis-Methotrexat, aber auch bei alleiniger Gabe die Limitationen dieses Ansatzes mit einer CR-Rate von ca. 30–40% und einem Rezidivrisiko nach Erreichen einer CR von über 50% [Sierra del Rio et al. 2009]. Die Kombination von Methotrexat (MTX 3,5 g/m^2) plus Cytarabin (ARA-C 2×2 g/m^2 an 2 Tagen) führte in einer neuen randomisierten Studie zu einer Verbesserung der CR-Rate gegenüber MTX allein von 18 auf 46% und einem krankheitsfreien Überleben von 38 vs. 20% [Ferreri et al. 2009].

Neuere Therapiestudien beschäftigen sich mit der Frage: Erstens, wie kann die Rate von kompletten Remissionen durch Verbesserung einer Kombinations-Induktions-Chemotherapie optimiert werden, und zweitens, wie kann das Rezidivrisiko durch Optimierung einer Konsolidierungstherapie verringert werden [Morris und Abrey 2009].

In den 1990er Jahren wurden durch innovative Ansätze sequentiell ZNS-liquorgängige Chemotherapeutika, wie Hochdosis-Metotrexat und Ara-C, sowie die Ganzhirnbestrahlung kombiniert [De Angelis und Iwamoto 2006]. In anderen Ansätzen wurde versucht, durch hoch dosierte Systemkombinationstherapie und eine intensive Therapie des Liquorraumes durch Chemoapplikation via Omayareservoir den Verzicht auf eine Hirnbestrahlung zu kompensieren [Pels et al. 2003a].

Den genannten Therapieansätzen ist gemeinsam eine erfreulich hohe Ansprechrate, allerdings gingen Chemotherapieapplikationen über das Omayareservoir mit einer hohen Rate an infektiösen Komplikationen einher [Pels et al. 2003a]. Der Verzicht auf die intrathekale Therapie führte bei gleicher systemischer Chemotherapie zu einer hohen Rate an Frührezidiven [Pels et al. 2009]. Während intensivere Therapien zu einer verbesserten Remissionsrate führten, wurden trotzdem Spätrezidive beobachtet [Gavrilovic et al. 2006]. Die Sequenz der engen Abfolge von Chemo- und Strahlentherapie sowie die intrathekale Gabe vor und nach Strahlentherapie oder gar systemische hoch dosierte AraC-Zytostatikagabe nach Ganzhirnbestrahlung führten zu einer deutlich erhöhten Leukenzephalopathierate, weswegen diese Therapieansätze in den letzten Jahren zunehmend verlassen wurden [Correa et al. 2009].

Ziel der gegenwärtigen Bestrebungen ist, die Toxizität dieser geschilderten Ansätze möglichst zu minimieren, insbesondere durch Verzicht der Ganzhirnbestrahlung bzw. deutliche Dosisreduktion eben dieser.

Eine deutsche randomisierte Studie, die den Stellenwert einer konsolidierenden Ganzhirnbestrahlung in kompletter Remission nach systemischer Hochdosis- Methotrexatgabe (4 g/m^2) randomisiert prüfte, konnte bei einer CR-Rate von ca. 30% nach MTX keinen wesentlichen Benefit für eine konsolidierende Strahlentherapie im Hinblick auf das Gesamtüberleben zeigen, das progressionsfreie Überleben hingegen war in der Gruppe der Bestrahlten signifikant höher [Thiel et al. ASCO 2010]. Gegenwärtiger Standard ist bis dato die Sequenz einer MTX-haltigen Chemotherapie gefolgt von einer Ganzhirnbestrahlung.

Hochdosistherapie

Analog zu den Erfahrungen bei Patienten mit systemischen hochmalignen Lymphomen konnte eine französische Arbeitsgruppe das kurative Potenzial einer Hochdosis Busulfan/Cyclophosphamid/Thiotepa-Konditionierungstherapie, gefolgt von autologer PBSZT für Patienten mit chemosensitivem Rezidiv eines PCNSL zeigen [Soussain et al. 2008]. Die Machbarkeit und Effektivität der Hochdosischemotherapie mit Alkylanzien, gefolgt von Auto-PBSZT im Rahmen der Primärtherapie des PCNSL konnten durch verschiedene Studiengruppen nachgewiesen werden [Illerhaus et al. 2006: Abrey et al. 2003; Montemurro et al. 2007; Illerhaus et al. 2008].

Die Intensität der initialen Chemotherapie sowie die Art und die Dosis der applizierten Substanzen im Rahmen der Hochdosistherapie scheinen möglicherweise eine größere Rolle beim Erfolg dieses Therapieansatzes zu spielen. Kombinationen mit Thiotepa zusammen mit BCNU oder Busulfan scheinen dabei bessere Ergebnisse zu erzeugen als das für die autologe Transplantation von systemischen Lymphomen etablierte BEAM-Protokoll [Colombat et al. 2006; Abrey et al. 2003].

Im Rahmen der konventionellen Therapie des PCNSL kommt in den letzten Jahren der monoklonale Antikörper Rituximab, der gegen das CD20-Molekül der überwiegend hochmalignen B-Zell-Lymphome des PCNSL gerichtet ist, zum Einsatz [Pels et al. 2003b]. Auch wenn die Liquorspiegel von Rituximab im Bereich von ca. 1% der Serumspiegel liegen, wurde durch alleinige Gabe oder in Kombination mit Zytostatika ein Ansprechen von PCNSL gesehen, sodass Rituximab in verschiedene derzeit laufende Studien Eingang gefunden hat [Morris und Abrey 2009].

Rationale

Folgende Gründe sprechen für den Einsatz der Hochdosischemotherapie und autologer PBSZT für die Therapie von Patienten mit primären ZNS-Lymphomen:
- ▲ Prinzipiell chemosensible Lymphomentität: Dosis-Wirkungs-Korrelation.
- ▲ Die malignen Vorstufen der PCNSL dürften systemischen Ursprungs (Knochen-

mark, periphere lymphatische Organe?) sein [Jahnke et al. 2006].
- Standard-Lymphomkombinationschemotherapien, wie CHOP, sind nicht ausreichend wirksam. Hoch dosierte liquorgängige Substanzen sind wirksamer als Mono- oder Kombinationstherapie (hydrophil mit Hochdosis MTX und Hochdosis Ara-C), höher dosierte Alkylanzien sind extrem lymphotoxisch, wobei deren Anwendung durch die bereits im mittleren Dosisbereich rasch eintretende ausgeprägte Stammzelltoxizität limitiert ist.
- Die autologe Stammzelltransplantation umgeht diese Haupttoxizität und erlaubt damit den Einsatz hoch dosierter Alkylanzien bzw. Nitroseharnstoffe, wie BCNU, Busulfan, Thiotepa, Lomustin.
- Der Einsatz hoch dosierter liquorgängiger, hydrophiler und lipophiler Substanzen erübrigt die zusätzliche und potenziell neurotoxische intrathekale Gabe von Zytostatika.
- Eine effektive (Chemo- und Immun-) Therapie könnte die neurotoxische Ganzhirnbestrahlung erübrigen.
- Der gezielte sequentielle bzw. Kombinationseinsatz der gewählten Substanzen muss so optimiert sein, dass auch durch die PCNSL-Erkrankung initial oft stark neurologisch eingeschränkte Patienten behandelt werden können.

Diese Überlegungen führten dazu, die Kombination von BCNU und Thiotepa mit autologer PBSZT als Konsolidierungstherapie einzusetzen nach einer Induktionstherapie mit MTX und AraC [Illerhaus et al. 2006]. Im Rahmen einer multizentrischen Phase-II-Studie in zusätzlicher Kombination mit Rituximab wird dieser Therapieansatz derzeit geprüft [Illerhaus et al. 2008]. Die Ganzhirnbestrahlung ist dabei lediglich Patienten vorbehalten, die einen deutlich messbaren Restbefund nach Hochdosistherapie aufweisen. Eine im Jahre 2010 angelaufene internationale randomisierte Phase-II-Studie testet den Stellenwert einer MTX/AraC-haltigen Induktionstherapie [Ferreri et al. 2009] in Kombination mit Thiotepa und Rituximab, gefolgt von einer zweiten Randomisierung für Patienten mit Response, wobei im Standardarm die dosisreduzierte konsolidierende Ganzhirnbestrahlung im Vergleich zur Hochdosis BCNU/Thiotepa-Konditionierung, gefolgt von auto-PBSZT im Prüfarm zur Anwendung kommt.

Zusammenfassung und Ausblick

Für Patienten bis zu einem Alter von ca. 70 Jahren ohne Kontraindikationen ist die Hochdosischemotherapie mit autologer PBSCT eine vielversprechende Therapiemöglichkeit, sowohl im Rahmen der Primär- als auch der Rezidivtherapie. Spätrezidive nach autologer Transplantation scheinen ebenfalls durch eine erneute Hochdosischemotherapie mit anderen Substanzen in der Konditionierung in erneute Langzeitremission zu gelangen. Der Stellenwert der Hochdosischemotherapie mit autologer Stammzelltransplantation hängt vom optimierten Einsatz der verwendeten Substanzen ebenso ab wie die Entwicklung im Fachgebiet bez. neuer Substanzen bzw. Kombinationen im Kontext der konventionellen Therapie. Der Stellenwert der Hochdosischemotherapie gegenüber der Ganzhirnbestrahlung wird derzeit in einer internationalen randomisierten Phase-II-Studie getestet.

Literatur

Abrey LE et al., Intensive methotrexate and cytarabine followedby high-dose chemotherapy with autologous stem-cell rescue in patients with newly diagnosed primary CNS lymphoma: an intent-to-treat analysis. J Clin Oncol (2003), 21, 4151–4156

Colombat P et al., High-dose chemotherapy with autologous stem cell transplantation as first-line therapy for primary CNS lymphoma in patients younger than 60 years: a multicenter phase II study of the GOELAMS group. Bone Marrow Transplant (2006), 38, 417–420

Correa DD et al., Prospective cognitive follow-up in primary CNS lymphoma patients treated with chemotherapy and reduced-dose radiotherapy. J Neurooncol (2009), 91, 315–321

De Angelis LM, Iwamoto FM, An update on therapy of primary central nervous system lymphoma. Hematology. Am Soc Hematol Educ Program (2006), 311–316

Ferreri AJ et al., High-dose cytarabine plus high-dose methotrexate versus high-dose methotrexate alone in patients with primary CNS lymphoma: a randomised phase 2 trial. Lancet (2009), 374, 1512–1520

Gavrilovic IT et al., Long-term follow-up of high-dose methotrexate-based therapy with and without whole brain irradiation for newly diagnosed primary CNS lymphoma. J Clin Oncol (2006), 24, 4570–4574

Illerhaus G et al., High-dose chemotherapy with autologous stem-cell transplantation and hyperfractionated radiotherapy as first-line treatment of primary CNS lymphoma. J Clin Oncol (2006), 24, 3865–3870

Illerhaus G et al., High-dose chemotherapy and autologous stem-cell transplantation without consolidating radiotherapy as first-line treatment for primary lymphoma of the central nervous system. Haematologica (2008), 93, 147–148

Jahnke K et al., Detection of subclinical systemic disease in primary CNS lymphoma by polymerase chain reaction of the rearranged immunoglobulin heavy-chain genes. J Clin Oncol (2006), 24, 4754–4757

Montemurro M et al., Primary central nervous system lymphoma treated with high-dose methotrexate, high-dose busulfan/thiotepa, autologous stem-cell transplantation and response-adapted whole-brain radiotherapy: results of the multicenter Ostdeutsche Studiengruppe Hamato-Onkologie OSHO-53 phase II study. Ann Oncol (2007), 18, 665–671

Morris PG, Abrey LE, Therapeutic challenges in primary CNS lymphoma. Lancet Neurol (2009), 8, 581–592

Pels H et al., Early relapses in primary CNS lymphoma after response to polychemotherapy without intraventricular treatment: results of a phase II study. J Neurooncol (2009), 91, 299–305

Pels H et al., Primary central nervous system lymphoma: results of a pilot and phase II study of systemic and intraventricular chemotherapy with deferred radiotherapy. J Clin Oncol (2003a), 21, 4489–4495

Pels H et al., Treatment of CNS lymphoma with the anti-CD20 antibody rituximab: experience with two cases and review of the literature. Onkologie (2003b), 26, 351–354

Sierra del Rio MD et al., Primary CNS lymphoma in immunocompetent patients. Oncologist (2009), 14, 526–539

Soussain C et al., Intensive chemotherapy followed by hematopoietic stem-cell rescue for refractory and recurrent primary CNS and intraocular lymphoma: Societe Francaise de Greffe de Moelle Osseuse-Therapie Cellulaire. J Clin Oncol (2008), 26, 2512–2518

39.4 Hodgkin-Lymphom

Kai Hübel, Andreas Engert

Einleitung

Im Gegensatz zu vielen anderen Lymphomerkrankungen ist die Prognose für die große Mehrzahl der Patienten mit *Hodgkin-Lymphom* exzellent: Unabhängig vom Stadium erreichen mehr als 80% der Patienten nach initialer konventioneller Chemotherapie, ggf. kombiniert mit Strahlentherapie, eine komplette Remission; Patienten in frühen Stadien erzielen sogar zu über 90% eine vollständige Rückbildung aller Krankheitsmanifestationen (Übersicht in [Hübel, Thomas, Diehl 2005]). Aufgrund dieser Ergebnisse stellt eine Hochdosistherapie mit nachfolgender Stammzelltransplantation keine Therapieoption in der Erstlinientherapie auch fortgeschrittener Stadien des Morbus Hodgkin-Lymphoms dar. Die Frage nach den Möglichkeiten einer hämatopoetischen Stammzellentherapie stellt sich erst bei Patienten, welche ein Rezidiv erleiden oder auf die initiale Therapie nicht ansprechen.

Autologe Stammzelltransplantation

Heute gilt die Hochdosistherapie mit autologer Stammzelltransplantation als Standardtherapie für Patienten mit rezidiviertem oder primär progredientem Hodgkin-Lymphom. Hierzu trägt neben einer geringen TRM von deutlich unter 5% die Überlegenheit dieses Therapieverfahrens gegenüber einer alleinigen konventionellen Chemotherapie bei, welche in randomisierten Studien belegt wurde.

Die bisher größte Studie mit dieser Fragestellung war die *HD-R1-Studie* der Deutschen Hodgkin Studiengruppe (GHSG, German Hodgkin Study Group) [Schmitz et al. 2002]. 161 chemosensitive Patienten mit rezidiviertem Hodgkin-Lymphom im Alter zwischen 16 und 60 Jahren erhielten zunächst 2 Zyklen DEXA-BEAM (*BEAM*: BCNU, Etoposid, Ara-C, Melphalan) und wurden anschließend randomisiert für 2 weitere Zyklen DEXA-BEAM oder Hochdosis-BEAM und nachfolgende Transplantation hämatopoetischer Stammzellen. Nach einem Beobachtungszeitraum von 3 Jahren waren 55% der Patienten in der Hochdosisgruppe krankheitsfrei, gegenüber 34% in der DEXA-BEAM-Gruppe (p = 0,019). Eine Subgruppenanalyse bei Patienten mit Frührezidiv (Remission < 12 Monate; 41% vs. 12%, p = 0,008) und mit Spätrezidiv (Remission > 12 Monate; 75% vs. 44%, p = 0,025) zeigte vergleichbare Unterschiede zwischen den Gruppen.

Im Jahre 1986 wurde erstmals die *Norton-Simon-Hypothese* publiziert, in der die Vermutung aufgestellt wurde, dass es für die Wirksamkeit einer Chemotherapie günstiger wäre, die einzelnen Therapiezyklen in kürzeren Zeitabständen zu geben, um das Regenerationsintervall für die malignen Zellen so gering wie möglich zu halten [Norton und Simon 1986]. Diese Hypothese diente als Grundlage zur Entwicklung der *sequentiellen Hochdosistherapie*, bei der effektive Zytostatika einschließlich einer Hochdosistherapie mit Stammzellrückgabe unter Einsatz von Wachstumsfaktoren in kurzer Abfolge gegeben werden. In der „Kölner sequentiellen Hochdosis-Studie" wurde dieser Therapieansatz bei 102 Patienten mit rezidiviertem oder refraktärem Hodgkin-Lymphom untersucht [Josting et al. 2005]. Zunächst erhielten die Patienten 2 Zyklen DHAP (Dexamethason, Ara-C, Cisplatin) zur Tumorreduktion. Patienten, die hierunter zumindest eine partielle Remission erreichten, erhielten in kurzen Zeitabständen eine sequentielle Hochdosistherapie mit Endoxan, gefolgt von Methotrexat + Vincristin und Etoposid. Daran schloss sich ein myeloablatives BEAM mit autologer Stammzellrückgabe an. Nach einer medianen Beobachtungszeit von 30 Monaten waren 59% aller Patienten krankheitsfrei (Gesamtüberleben: 78%). In der Gruppe der Frührezidive lagen die entsprechenden Zahlen bei 62% und 81%, bei den Spätrezidiven bei 65% und 81% und bei primär progredienten Patienten bei 41% und 48%. In einer Multivarianzanalyse korrelierten das Ansprechen auf DHAP und die Dauer der ersten Remission mit dem krankheitsfreien Überleben. Hinsichtlich des Gesamtüberlebens waren das Ansprechen auf DHAP, die Dauer der ersten Remission sowie die Anämie prognoserelevant.

Basierend auf diesen vielversprechenden Ergebnissen entwickelte die DHSG gemeinsam mit der EORTC, der Grupo Español de Linfomas/Trasplante Autólogo de Médula Ósea (GEL/TAMO) und der EBMT die *HD-R2-Studie* [Glossmann et al. 2002]. Ziel war der randomisierte Vergleich zwischen 2 Kursen DHAP gefolgt von Hochdosis-BEAM und autologer Transplantation (Arm A) mit der sequentiellen Hochdosistherapie gemäß der Kölner Hochdosis-Studie (s.o., Arm B). In Arm A wurde also auf die Gabe von hoch dosiertem Endoxan, Methotrexat + Vincristin und auf Etoposid bewusst verzichtet. Eingeschlossen wurden Patienten mit histologischem Früh- oder Spätrezidiv des Hodgkin-Lymphoms sowie Patienten im zweiten Rezidiv ohne bisherige Hochdosistherapie. Die Randomisation in einen der beiden Therapiearme erfolgte, wenn nach 2 Zyklen DHAP mindestens eine stabile Krankheitssituation erreicht wurde. Von insgesamt 284 Patienten konnten 241 Patienten randomisiert werden. In Arm A erreichten 83% der Patienten nach Durchlaufen des gesamten Protokolls eine komplette Remission gegenüber 84% in Arm B [Josting et al. 2010]. Eine partielle Remission erzielten sowohl in Arm A als auch in Arm B 6% der Patienten ; progredient waren jeweils 8% der Patienten.. Toxizitäten traten häufiger unter der intensivierten Therapie auf; am häufigsten wurden Leukopenie, Thrombopenie und Mukositis beobachtet. Schließlich zeigten auch die Überlebenskurven nach 3 Jahren (Progressionsfreies Überleben Arm A 72% vs Arm B 67%; Gesamtüberleben 87% vs 80%) keinen Vorteil für einen Behandlungsarm. Somit musste der Therapieansatz der sequentiellen Hochdosistherapie beim Hodgkin-Lymphom wieder verlassen werden.

Tabelle 39.3 fasst wichtige prospektive Studien zur autologen Transplantation beim M. Hodgkin zusammen.

Allogene Stammzelltransplantation

Einen erneuten Rückfall nach autologer Stammzelltransplantation erleiden ca. 50% aller Patienten, häufig schon im ersten Jahr. Nicht selten sind diese Patienten jung sowie in einem guten Allgemeinzustand und treten mit einer hohen Erwartungshaltung an den Arzt heran. Als potenziell kurative Behandlungsoption wird jedoch nur die allogene

Tab. 39.3: Ausgewählte prospektive Studien zur Hochdosistherapie mit einfacher autologer Stammzelltransplantation beim rezidivierten oder progredienten Hodgkin-Lymphom

Studie	N	Therapieregime	Ergebnis
Horning 1997	119	TBI/Endoxan/VP-16 BCNU/Endoxan/VP-16 CCNU/Endoxan/VP-16	4 Jahre: EFS 48%, OS 52%
Ferme 2002	157	2–3 Zyklen MINE + BEAM	5 Jahre: FFTF 46%, OS 56%
Schmitz 2002	161	Arm A: 4 × DEXA-BEAM[1)] Arm B: 2 × DEXA-BEAM + BEAM	3 Jahre: Arm A: FFTF 34%, OS 65% Arm B: FFTF 55%, OS 71%[2)]
Josting 2005	102	2 × DHAP + Endoxan (Tag 37) + MTX/Vincristin (Tag 51) + VP-16 (Tag 58) + BEAM (Tag 80)	30 Monate: FFTF 59%, OS 78%
Evens 2007	48	Carboplatin/Endoxan/VP-16/TLI[3)]	5 Jahre: EFS 44%, OS 48%
Josting 2010	176	Arm A: 2 × DHAP + BEAM Arm B: analog Josting 2005	3 Jahre: Arm A: FFTF 71%, OS 87% Arm B: FFTF 65%, OS 80%[4)]

[1)] Konventionelle Therapie ohne Transplantation; [2)] kein signifikanter Unterschied im OS; [3)] TLI, wenn nicht vorbestrahlt; [4)] kein signifikanter Unterschied im FFTF und OS
Therapieregime: TBI, MINE (Mitoguazone, Ifosfamid, Vinorelbin, Etoposid), BEAM (BCNU, Etoposid, Ara-C, Melphalan), DEXA: Dexamethason, DHAP (Dexamethason, Ara-C, Cisplatin), MTX, TLI (total lymphoid irradiation)
Ergebnis: EFS, OS, FFTF (freedom from treatment failure/ohne Therapieversagen)

Stammzelltransplantation angesehen. Die Verfügbarkeit eines kompatiblen Spenders vorausgesetzt, sind freilich auch hierbei die Resultate bisher unbefriedigend.

Grundsätzlich gilt: Je effektiver die Tumorkontrolle vor der Transplantation, desto besser die Resultate. Somit sollte zunächst versucht werden, das Lymphom erneut in eine Remission zu bringen. Dadurch wird auch Zeit für eine eventuell noch erforderliche Spendersuche gewonnen. Ein bewährtes Regime stellt z.B. IGEV (Ifosfamid, Gemcitabin, Vinorelbin, Prednison) dar; hierunter wurden Ansprechraten von über 80%, darunter über 50% komplette Remissionen, in der Rezidivsituation berichtet [Santoro et al. 2007].

Eine häufig eingesetzte dosisreduzierte Konditionierungstherapie vor Transplantation ist die Kombination aus Melphalan und Fludarabin. Dieses Regime stellt eine gute Verbindung zwischen nachgewiesener Lymphomwirkung und Immunsuppression zur Verhinderung einer Transplantatabstoßung dar. Anderlini et al. behandelten 58 Patienten mit rezidiviertem oder progredientem Hodgkin-Lymphom mit Melphalan und Fludarabin, gefolgt von einer allogenen Stammzelltransplantation [Anderlini et al. 2008]. Die kumulative 100-Tage- und 2-Jahres-TRM betrugen 7% und 15%, die kumulative Inzidenz der akuten Abstoßungsreaktion (GVHD) betrug 28% und die der chronischen GVHD 73%. Das ereignisfreie Überleben lag nach 2 Jahren bei 32%, das Gesamtüberleben bei 64%. Die Unterschiede zwischen verschiedenen Spendertypen (Familienspender, Fremdspender) waren zu vernachlässigen. Dieser Therapieansatz wurde auch von anderen Arbeitsgruppen bestätigt [Alvarez et al. 2006].

Diese Daten belegen sowohl die Machbarkeit der allogenen Transplantation beim Hodgkin-Lymphom als auch die dringende Notwendigkeit einer Therapieoptimierung.

Zusammenfassung und Ausblick

Heute gilt die Hochdosistherapie mit nachfolgender autologer Stammzelltransplantation als Standardtherapie beim rezidivierten oder refraktären Hodgkin-Lymphom. Die gegenwärtigen Studien fokussieren dabei auf die optimale Behandlungsstrategie vor der Transplantation oder auf die Möglichkeit einer Remissionserhaltung nach Hochdosistherapie. Inwieweit neue Therapieansätze, z.B. eine Behandlung mit dem CD30-Antikörper Brentuximab, den Stellenwert der Hochdosistherapie beeinflussen, bleibt abzuwarten.. Die allogene Stammzelltransplantation mit dosisreduzierter Konditionierung ist eine Therapieoption im Rezidiv nach autologer Transplantation, jedoch kann nur ein kleiner Teil der Patienten hiervon dauerhaft profitieren. Weitere Studien sind gefordert.

Literatur

Alvarez I et al., Nonmyeloablative stem cell transplantation is an effective therapy for refractory or relapsed Hodgkin lymphoma: results of a Spanish prospective cooperative protocol. Biol Blood Marrow Transplant (2006), 12, 172–183

Anderlini P et al., Fludarabine-melphalan as a preparative regimen for reduced-intensity conditioning allogeneic stem cell transplantation in relapsed and refractory Hodgkin's lymphoma: the updated M.D. Anderson Cancer Center experience. Haematologica (2008), 93, 257–264

Evens AM, Altman JK, Mittal BB et al., Phase I/II trial of total lymphoid irradiation and high-dose chemotherapy with autologous stem-cell transplantation for relapsed and refractory Hodgkin's lymphoma. Ann Oncol (2007), 18, 679–688

Ferme C, Mounier N, Divine M et al., Intensive salvage therapy with high-dose chemotherapy for patients with advanced Hodgkin's disease in relapse or failure after initial chemotherapy: results of the Groupe d'Etudes des Lymphomes de l'Adulte H89 trial. J Clin Oncol (2002), 20, 467–475

Glossmann JP et al., A randomized trial of chemotherapy with carmustine, etoposide, cytarabine, and melphalan (BEAM) plus peripheral stem cell transplantation (PBSCT) vs single-agent high-dose chemotherapy followed by BEAM plus PBSCT in patients with relapsed Hodgkin's disease (HD-R2). Ann Hematol (2002), 81, 424–429

Horning SJ, Chao NJ, Negrin RS et al., High-dose therapy and autologous hematopoietic progenitor cell transplantation for recurrent or refractory Hodgkin's disease: analysis of the Stanford University results and prognostic indices. Blood (1997), 89, 801–813

Hübel K, Thomas RK, Diehl V (2005) Morbus Hodgkin. In: Hiddemann W, Dreyling M, Stein H, Lymphome, 52–75. Thieme, Stuttgart, New York

Josting A et al., Dose intensity of chemotherapy in patients with relapsed Hodgkin's lymphoma. J Clin Oncol (2010), 28, 5074–5080

Josting A et al., Cologne high-dose sequential chemotherapy in relapsed and refractory Hodgkin lymphoma: results of a large multicenter study of the GHSG. Ann Oncol (2005), 16, 116–123

Norton L, Simon R, The Norton-Simon hypothesis revisited. Cancer Treat Rep (1986), 70, 163–169

Santoro A et al., Ifosfamide, gemcitabine, and vinorelbine: a new induction regimen for refractory and relapsed Hodgkin's lymphoma. Haematologica (2007), 92, 35–41

Schmitz N et al., Aggressive conventional chemotherapy compared with high-dose chemotherapy with autologous haemopoietic stem-cell transplantation for relapsed chemosensitive Hodgkin's disease: a randomized trial. Lancet (2002), 359, 2065–2071

40 Erworbene Anämien/nichtmaligne hämatologische Erkrankungen

Hubert Schrezenmeier, Britta Höchsmann, Dietrich W. Beelen

Einleitung

Aplastische Anämie (AA, aplastic anemia) und andere erworbene Anämien können durch eine allogene Stammzelltransplantation geheilt werden. Neben der SZT stehen jedoch auch andere Therapien zur Verfügung. Die Verzögerung der SZT kann zu schlechteren Ergebnissen führen. Hieraus resultiert eine besondere Herausforderung, die korrekte Differenzialindikation für die SZT zu stellen und diese zum richtigen Zeitpunkt durchzuführen.

Aplastische Anämie

Die AA kann durch Immunsuppression oder allogene SZT behandelt werden. In den letzten 20 Jahren hat sich die Überlebenswahrscheinlichkeit für die allogene SZT deutlich verbessert, ganz besonders gilt dies für die SZT von unverwandten Spendern (MUD, matched unrelated donor).

Indikation und Spenderauswahl

Die Indikation für eine SZT hängt vom Schweregrad der Erkrankung (insbesondere der Zahl neutrophiler Granulozyten), dem Alter des Patienten und der Verfügbarkeit eines HLA-identischen Stammzellspenders ab. Bei Patienten mit schwerer AA (SAA) ist bis zu einem Alter von etwa 25 Jahren und bei sehr schwerer AA (VSAA) bis zu einem Alter von etwa 40 Jahren die SZT die Therapie der ersten Wahl, wenn ein HLA-identischer Geschwisterspender verfügbar ist [Marsh et al. 2009]. Sind diese Kriterien nicht erfüllt, erfolgt primär eine Immunsuppression, deren Goldstandard in der Kombination aus ATG, Cyclosporin A und Kortikosteroiden besteht [Frickhofen et al. 2003]. Bei ausbleibendem Ansprechen auf diese Therapie ist eine MUD-SZT bei Patienten ≤ 50 Jahren eine Therapieoption (s. Abb. 40.1) [Marsh et al. 2009; Peinemann et al. 2009]. Es sollte in hochauflösender Typisierung mindestens eine 9/10 Übereinstimmung vorliegen (HLA-A, -B, -C, -DRB1, -DQB1).

Stammzellquelle

Mit PBSZ konnte gegenüber Knochenmark zwar eine schnellere hämatopoetische Rekonstitution erreicht werden, aber nach HLA-identer Geschwister-SZT trat eine höhere Inzidenz der cGVHD auf, und die Überlebenswahrscheinlichkeit war signifikant schlechter (73% vs. 85% nach 5 Jahren) [Schrezenmeier et al. 2007]. In einer Analyse von EBMT/CIBMTR war dies nur bei Patienten ≤ 20 Jahre signifikant. Dagegen war in einer Auswertung des DRST (www.drst.de) die nachteilige Auswirkung von PBSZ auf die cGVHD-Inzidenz und das Gesamtüberleben in allen Altersgruppen nachweisbar [Schrezenmeier et al. 2009a]. Bisher gibt es nur wenige Daten zur Rolle der Stammzellquelle bei MUD. Die DRST-Daten zeigen bei MUD – im Gegensatz zur HLA-identen Geschwister-SZT – keinen nachteiligen Einfluss von PBSZ auf cGVHD oder Überleben [Schrezenmeier et al. 2009a].

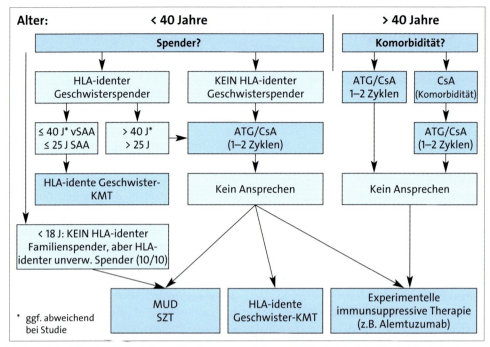

Abb. 40.1: Entscheidungsalgorithmus für allogene SZT vs. Immunsuppression bei AA in Abhängigkeit von Alter, Schweregrad, Spenderverfügbarkeit, Komorbidität und Therapieansprechen. Bei Patienten mit syngenem Spender sollte – abweichend vom obigen Schema – immer eine primäre SZT angestrebt werden.

Konditionierung

Die Standardkonditionierung bei HLA-identischer Geschwister-SZT ist Hochdosis-Cyclophosphamid (Cy) (50 mg/kg KG an 4 Tagen). Mehrere retrospektive Analysen und Fallserien zeigten sehr gute Ergebnisse für die Kombination von Cy + ATG. Eine prospektive, randomisierte, multizentrische Studie der CIBMTR konnte im Vergleich von ATG + Cy vs. Cy allein keinen Unterschied bei Transplantatversagen, GVHD oder Überleben zeigen [Champlin et al. 2007]. Dennoch ist, besonders bei Patienten, welche durch Transfusionen vorsensibilisiert sind, die Kombination von Cy + ATG die am häufigsten eingesetzte Konditionierung [Schrezenmeier et al. 2009]. Bei MUD führen nichtmyeloablative Regime zu sehr guten Ergebnissen, insbesondere eine Kombination von Fludarabin, niedrig dosiertem Cy und ATG [Bacigalupo et al. 2005]. Bei Empfängern > 14 Jahre sollte zur Vermeidung einer Abstoßung zusätzlich eine Ganzkörperbestrahlung mit 2 Gy erfolgen.

GVHD-Prophylaxe

In einem randomisierten Vergleich von CsA vs. CsA + Methotrexat bei HLA-identer Geschwister-SZT gab es keinen Unterschied in der Inzidenz schwerer aGVHD und cGVHD, in der Gruppe mit der Kombination CsA + MTX war das Überleben jedoch signifikant besser [Locatelli et al. 2000]. CsA sollte nach Transplantation mindestens 9 Monate fortgesetzt und nur unter engmaschiger Chimärismuskontrolle ausgeschlichen werden. Stabiler gemischter Chimärismus ist mit niedrigem GVHD-Risiko und exzellentem Überleben assoziiert. Dagegen droht bei progressivem gemischtem Chimärismus eine späte Abstoßung [Lawler et al. 2009].

Aplastische Anämie: Zusammenfassung und Ausblick

Die Überlebenswahrscheinlichkeit nach HLA-identer Geschwister-SZT beträgt bei jungen Patienten über 90%. Das Patientenalter ist der entscheidende prognostische Faktor. Daher wurde in der EBMT für Patienten > 30 Jahre mit HLA-identer Geschwister-SZT eine neue Studie mit einer modifizierten Konditionierung (Fludarabin, Cy, ATG und 2-Gy-TBI) initiiert [Lawler et al. 2009; Maury et al. 2009]. Durch eine optimierte Spenderauswahl basierend auf hochauflösender HLA-Typisierung und durch modifizierte Konditionierungsschemata (v.a. ATG- und Fludarabin-basiert) haben sich die Ergebnisse für die MUD-SZT im letzten Jahrzehnt deutlich verbessert. In einzelnen Auswertungen werden ebenfalls Überlebenswahrscheinlichkeiten nahe oder über 90% erreicht [Schrezenmeier et al. 2009]. Damit stellt sich zunehmend die Frage, die MUD auch in die Primärtherapie einzubinden (bei jungen Patienten, (V)SAA, 10/10 passender Spender).

Paroxysmale nächtliche Hämoglobinurie (PNH)

Indikation und Spenderauswahl

Die allogene SZT ist die einzige kurative Therapie der PNH (paroxysmal nocturnal hemoglobinuria). Aufgrund der hohen transplantationsassoziierten Morbidität und Mortalität wird jedoch nur ein kleiner Teil der Patienten mit PNH transplantiert. Empfehlungen für eine allogene SZT bei PNH sind [Parker et al. 2005]):
- Überlappungssyndrom mit SAA, sodass sich die Indikation aus der AA ergibt
- Schwere, wiederkehrende hämolytische Krisen oder schwere chronische, therapierefraktäre Hämolyse
- Schwere, trotz Prophylaxe auftretende thromboembolische Komplikationen

Eine retrospektive Auswertung der EBMT zeigt, dass eine signifikante Assoziation zwischen Überleben und der Indikation für die SZT bei PNH besteht (rekurrierende hämolytische Krisen > SAA > Thromboembolien) [de Latour et al. 2010]. In einer Fallkontrollstudie war das Überleben der wegen Thrombosen transplantierten Gruppe schlechter als in der nur supportiv behandelten Gruppe [de Latour et al. 2010].

Stammzellquelle, Konditionierung, GVHD-Prophylaxe

In dieser Indikation sind nur retrospektive Registerstudien und Berichte mit kleiner Fallzahl und heterogenen Ergebnissen verfügbar (s. Literaturübersicht bei [Schrezenmeier und Höchsmann 2009b]). In einer Analyse der CIBMTR betrug die Überlebenswahrscheinlichkeit nach Geschwister-SZT nur 56% (nach 2 Jahren), in einer Analyse der EBMT 68% (nach 5 Jahren) [de Latour et al. 2010]. Es bestand kein Unterschied im Überleben zwischen Geschwisterspendern und MUD. Ein eindeutiger Einfluss der Stammzellquelle bzw. des Konditionierungsregimes lässt sich nicht erkennen. Die eingesetzten Konditionierungsregime sind allerdings sehr heterogen. Bei PNH mit AA wird meist ATG + Cy eingesetzt, bei hämolytischer PNH ohne hämatopoetische Insuffizienz am häufigsten Busulfan + Cy. In den letzten Jahren wurden Fallserien mit vielversprechenden Ergebnissen mit dosisreduzierter Konditionierung publiziert [Schrezenmeier und Höchsmann 2009].

PNH: Zusammenfassung und Ausblick

Seit 2007 steht neben den rein supportiven Maßnahmen, wie chronischer Erythrozytentransfusion und oraler Antikoagulation, erstmals eine zielgerichtete Nicht-Transplantations-Therapie zur Verfügung: der monoklonale Antikörper Eculizumab, welcher den Komplementfaktor C5 effizient inhibiert [Schrezenmeier und Höchsmann 2009]. Noch gibt es keine ausreichenden Daten zum Vergleich der effektiven Therapien allogene SZT vs. Eculizumab bez. des Langzeitüberlebens. Gleiches gilt für die Frage sequentieller Therapie, d.h. allogene SZT bei Eculizumab-vorbehandelten Patienten. Um solche Fragen beantworten zu können, ist es für diese seltene Erkrankung wichtig, möglichst alle Patienten in dem PNH-Register, einer nichtinterventionellen Beobachtungsstudie, zu erfassen (www.pnhsource.org oder h.schrezenmeier@blutspende.de).

Hämatologische Immunzytopenien

Unter dem Begriff der hämatologischen Immunzytopenien (HIZ) werden sehr heterogene Krankheitsbilder oder -symptome zusammengefasst, die eine oder mehrere Zellreihen der Hämatopoese betreffen können. Die HIZ können eigenständige Krankheitsentitäten (primäre HIZ) darstellen oder im Gefolge anderer benigner bzw. maligner Systemerkrankungen auftreten (sekundäre HIZ). Für den ganz überwiegenden Anteil dieser Erkrankungen ist eine Immunpathogenese durch autoreaktive T-Zell-Klone oder autoantikörperproduzierende B-Zell-Klone nachgewiesen oder zu postulieren. Hieraus leitet sich das Konzept einer intensiven, vorrangig immunsuppressiven Konditionierungstherapie mit autologer oder allogener SZT ab. Die therapeutischen Wirkungen der autologen SZT bei HIZ beruhen auf einer intensivierten Immunsuppression mit dem Ziel einer weitgehenden Elimination autoreaktiver T- und B-Zell-Klone. Ziel einer allogenen SZT bei HIZ ist eine irreversible Zerstörung des erkrankten Immunsystems (Immunablation) mit nachfolgendem vollständigem Ersatz durch das Spenderimmunsystem.

Autologe Stammzelltransplantation

In einer retrospektiven Analyse der EBMT wurden seit 1996 insgesamt nur 37 Patienten mit unterschiedlichen Formen (AIHA, autoimmune hemolytic anemia; ITP, idiopathic thrombocytopenic purpura u.a.) von HIZ erfasst [Farge et al. 2010]. Bei dem überwiegenden Anteil erfolgte eine Elimination der T-Zellen des Transplantates ex vivo. Ein anhaltendes Ansprechen bestand nach 3 Jahren bei 34% der Patienten (3-Jahres-Gesamtüberleben 80%). Da keine vergleichende Analyse mit konventionell-medikamentösen und/oder supportiven Therapieansätzen zur Verfügung steht, ist eine Bewertung dieser Ergebnisse derzeit nicht möglich.

Allogene Stammzelltransplantation

Im EBMT-Register wurden seit 1996 insgesamt 28 allogene SZT bei primären HIZ dokumentiert [Passweg und Rabusin 2008]. Im Vergleich zur autologen SZT ist die transplantationsassoziierte Mortalität nach allogener SZT ca. 3fach höher. Allerdings liegt der Anteil von anhaltend ansprechenden Patienten über 50%, sodass die allogene SZT möglicherweise ein höheres kuratives Potenzial bei HIZ besitzt.

Hämatologische Immunzytopenien: Zusammenfassung und Ausblick

Bislang liegen für beide Modalitäten der hämatopoetischen SZT weltweit nur äußerst limitierte Erfahrungen bei HIZ vor, sodass der therapeutische Stellenwert für beide Verfahren der SZT derzeit unklar ist. Folglich kann die Indikation zur SZT nur auf individueller Basis gestellt werden und besteht grundsätzlich nur bei refraktären HIZ nach Ausschöpfung aller konventionellen Therapieverfahren und unmittelbarer vitaler Bedrohung infolge der Ausprägung der Zytopenie. Eine autologe SZT kann nur bei primären HIZ in Betracht gezogen werden, während eine allogene SZT auch als kausale Therapie bei sekundären HIT im Rahmen maligner Systemerkrankungen, wie z.B. bei CLL mit autoimmunhämolytischer Anämie, zu erwägen ist.

Literatur

Bacigalupo A et al., Fludarabine, cyclophosphamide and anti-thymocyte globulin for alternative donor transplants in acquired severe aplastic anemia: a report from the EBMT-SAA Working Party. Bone Marrow Transplant (2005), 36, 947–950

Champlin RE et al., Bone marrow transplantation for severe aplastic anemia: a randomized controlled study of conditioning regimens. Blood (2007), 109, 4582–4585

De Latour RP et al., Stem cell transplantation for paroxysmal nocturnal hemoglobinuria: a study of the AAWP EBMT and the French Society of Haematology. Bone Marrow Transplant (2010), 45(Suppl 2), S31–S32

Farge D et al., Autologous hematopoietic stem cell transplantation for autoimmune diseases: an observational study on 12 years' experience from the European Group for Blood and Marrow Transplantation Working Party on Autoimmune Diseases. Haematologica (2010), 95, 284–292

Frickhofen N et al., Antithymocyte globulin with or without cyclosporin A: 11-year follow-up of a randomized trial comparing treatments of aplastic anemia. Blood (2003), 101, 1236–1242

Lawler M et al., Serial chimerism analyses indicate that mixed haemopoietic chimerism influences the probability of graft rejection and disease recurrence following allogeneic stem cell transplantation (SCT) for severe aplastic anaemia (SAA): indication for routine assessment of chimerism post SCT for SAA. Br J Haematol (2009), 144, 933–945

Locatelli F et al., Cyclosporin A and short-term methotrexate versus cyclosporin A as graft versus host disease prophylaxis in patients with severe aplastic anemia given allogeneic bone marrow transplantation from an HLA-identical sibling: results of a GITMO/EBMT randomized trial [In Process Citation]. Blood (2000), 96, 1690–1697

Marsh JC et al., Guidelines for the diagnosis and management of aplastic anaemia. Br J Haematol (2009), 147, 43–70

Maury S et al., Improved outcome of patients older than 30 years receiving HLA-identical sibling hematopoietic stem cell transplantation for severe acquired aplastic anemia using fludarabine-based conditioning: a comparison with conventional conditioning regimen. Haematologica (2009), 94, 1312–1315

Parker C et al., Diagnosis and management of paroxysmal nocturnal hemoglobinuria. Blood (2005), 106, 3699–3709

Passweg JR, Rabusin M, Hematopoetic stem cell transplantation for immune thrombocytopenia and other refractory autoimmune cytopenias. Autoimmunity (2008), 41, 660–665

Peinemann F et al., Unrelated donor stem cell transplantation in acquired severe aplastic anemia: a systematic review. Haematologica (2009), 94, 1732–1742

Schrezenmeier H et al., Allogeneic stem cell transplantation for acquired aplastic anemia: Better outcome with bone marrow as compared to peripheral blood in HLA-matched sibling donor transplantation and improved outcome over time after matched unrelated donor transplantation. A retrospective analysis of transplants reported to the German Registry for Stem Cell Transplantation (DRST). Blood (2009a), 114, abstract 876

Schrezenmeier H, Höchsmann B, The Management of paroxysmal nocturnal hemoglobinurie – recent advances in diagnosis and treatment, and new hope for patients. European Hematology (2009b), 1, 12–18

Schrezenmeier H et al., Worse outcome and more chronic GVHD with peripheral blood progenitor cells than bone marrow in HLA-matched sibling donor transplants for young patients with severe acquired aplastic anemia. Blood (2007), 110, 1397–1400

41 Angeborene/hereditäre Anämien

Selim Corbacioglu

Einleitung

Angeborene/vererbte Anämien (HAA, hereditary aplastic anaemia) werden bei etwa 20% der Patienten mit Knochenmarksinsuffizienz diagnostiziert. Es sind insgesamt seltene Erkrankungen mit sehr heterogenen genetischen Veränderungen. Im Gegensatz zu erworbenen aplastischen Anämien werden sie durch nichthämatologische Begleiterkrankungen kompliziert und haben ein deutlich höheres Risiko für Sekundärmalignome. Neben der klassischen aplastischen Anämie, bei der es fast immer zum Verlust aller blutbildenden Zellen im Knochenmark mit einer schweren Anämie, Thrombopenie und Neutropenie kommt, gibt es Erkrankungen mit primär nur einem selektiven Ausfall einer der 3 Zelllinien, welche im Verlauf auch in eine komplette aplastische Anämie münden können. Die meisten HAA werden durch die assoziierten Stigmata bereits im Kleinkindesalter diagnostiziert, bevor die Symptome einer Knochenmarksinsuffizienz in Form von Müdigkeit, Blässe, Blutungszeichen, v.a. Petechien, seltener gehäuften Infekten, auftreten. Die momentan einzige kurative Therapie ist eine allogene Stammzelltransplantation, die aber ohne Kenntnis der Grunderkrankung mit fatalen Folgen assoziiert sein kann. Zunehmend werden bei vermeintlich erworbenen AA bei Erwachsenen Gendefekte ohne die klassischen Stigmata der HAA nachgewiesen. Dabei ist es besonders im Hinblick auf eine Stammzelltransplantation wichtig, HAA sicher von erworbenen oder sog. idiopathischen zu unterscheiden. Dies betrifft die Auswahl des richtigen Familienspenders ohne genetische Belastung, die Wahl der Transplantationsbedingungen, die Nachsorge und die Gesamtprognose. Aufgrund der oft assoziierten Chromosomenbrüchigkeit muss das Konditionierungsregime mit Sorgfalt gewählt werden. Gute Transplantationsergebnisse können mit sog. Reduced-toxicity-Regimen erzielt werden. Die Differenzialdiagnosen (s. Tab. 41.1) einer HAA sind umfassend und würden den Fokus des Kapitels überschreiten, sodass nur 4 repräsentative Erkrankungen, die Fanconi-Anämie (FA), die Dyskeratosis congenita (DC), das Diamond-Blackfan-Syndrom (DBA) und das Shwachman-Bodian-Diamond-Syndrom (SBDS) vorgestellt werden.

Tab. 41.1: Erkrankungen, die bei ca. 75% der angeborenen Anämien zusätzlich diagnostiziert werden

- Fanconi-Anämie
- Dyskeratosis congenita
- Diamond-Blackfan-Syndrom
- Shwachman-Diamond-Syndrom
- Cartilage-hair-Hypoplasie
- Pearson-Syndrom
- Amegakaryocytic Thrombocytopenia (einschließlich TAR-Syndrom)
- Dubowitz-Syndrom
- Retikuläre Dysgenesie
- Rogers-Syndrom
- Familiäre aplastische Anämie

TAR = thrombocytopenia-absent radius

Fanconi-Anämie

Die FA ist mit 1/350 000 Geburten und 25% der HAA die häufigste Erkrankung dieser Gruppe mit einer hohen Prävalenz bei Aschkenasim und der weißen Bevölkerung Südafrikas. Kennzeichnend sind die typischen Fehlbildungen (s. Tab. 41.2), die aber nur 75% aller FA-Patienten aufweisen, sodass eine FA auch im fortgeschrittenen Erwachsenenalter unbedingt differenzialdiagnostisch ausgeschlossen werden muss. Fünfzehn genetische Defekte sind bei einer FA bekannt und werden autosomal rezessiv bzw. X-chromosomal (FANCB, Fanconi anemia, complementation group B) vererbt. Der Phänotyp variiert stark in Abhängigkeit von der Art und dem Grad des genetischen Defektes. Zumindest ein Teil der Genprodukte (FANCD1, FANCJ, FANCN, BRCA1, RAD51, Mre11 und andere) sind nachweislich an einem DNA-Reparatur-Komplex beteiligt. Die Verdachtsdiagnose einer FA wird durch den Nachweis einer erhöhten Chromosomenbrüchigkeit bestätigt. Hierzu werden die Zellen des Patienten in Kurzkultur mit DNA-Crosslinkern, wie Diepoxybutan und Mitomycin C, inkubiert.

Eine Transplantationsindikation besteht bei transfusionsbedürftiger Anämie, Thrombozytopenie und insbesondere bei einer absoluten Neutropenie. Für die Spende kommen neben Geschwister- und Fremdspendern zunehmend auch Nabelschnurblut sowie haploidente Transplantkonzepte zum Einsatz. Aufgrund der erhöhten Chromosomenbrüchigkeit muss das Konditionierungsregime angepasst werden, um letal-toxische Nebenwirkungen zu vermeiden. Beste Transplantationsergebnisse mit einem 5-Jahres-Gesamtüberleben von 76% konnten mit Fludarabin-basierten Regimen bei Kindern unter 10 Jahren ohne klonale Evolution (MDS/AML) und einem Geschwisterspender erzielt werden. Auch mit unverwandten Spendern erreicht man mittlerweile ein Gesamtüberleben von 64%. Begleitend werden als myeloablative Therapie zunehmend intravenös verabreichtes Busulfan, optimiert durch Serumspiegelbestimmungen sowie alternativ Treosulfan eingesetzt. Die häufigsten Todesursachen nach Transplantation sind eine GVHD (34%), Infektionen (27%) und zu einem geringeren Anteil Sekundärmalignome (10%). So kann die FA zwar durch eine Stammzelltransplantation geheilt werden, das deutlich erhöhte Risiko, an Sekundärmalignomen, wie MDS, AML, Karzinomen des Intestinal- und Urogenitaltraktes zu erkranken, bleibt bestehen.

Tab. 41.2: Stigmata bei Patienten mit Fanconi-Anämie

- Pigmentationsdefekt (> 50%) (Hyper- und Hypopigmentationen, sog. Café-au-lait-Flecken und ash-leaf spots)
- Kleinwuchs (50%)
- Skelettale Anomalien (hypoplastische Extremitätenknochen, Skoliosen) (40%)
- Mikrozephalie, Mikrophtalmie (25%)
- Renale Defekte (A- und Dysgenesien) (20%)
- Niedriges Geburtsgewicht (10%), Wachstumsretardierung
- Gastrointestinale Probleme und Appetitlosigkeit (10%)
- Auffällige sekundäre Geschlechtsmerkmale (10%)
- Herzfehler (u.a. Ventrikelseptumdefekte, VSD) (10%)

Dyskeratosis congenita

Die klassische DC ist eine autosomal dominant, rezessiv bzw. X-chromosomal vererbte Erkrankung, bei der es zu einer verfrühten Verkürzung der Telomere kommt. Diese chromosomalen Endstücke bestehen aus repetitiven Hexamersequenzen (TTAGGGG) und einem Shelterin-Proteinkomplex, die von einem Telomerreparaturkomplex gewartet werden. Unter physiologischen Bedingungen führt die asymmetrische Zellteilung zu einer Verkürzung und damit zu einem physiologischen Alterungsprozess aller Zellen, an dessen Ende die Apoptose steht. Mutationen können alle an diesem Reparaturkomplex beteiligten Gene betreffen. Das Bild der DC ist geprägt von den Symptomen einer HAA des Kindesalters, jedoch ist die klassische Form der DC mit typischen angeborenen Auffälligkeiten assoziiert (s. Tab. 41.3), welche so eine AA ankündigen können. Die unterschiedlichen Varianten und Ausprägungen sind auf Mutationsvarianten identischer Gene zurückzuführen. Sonderformen mit einem sehr frühen Erkrankungsbeginn und einem besonders schweren Verlauf mit ZNS-Beteiligung sind das Revesz syndrome (RS, Revesz syndrome) und insbesondere das Hoyeraal-Hreidarsson Syndrome (HHS). Das klassische Engramm einer DC besteht aus der mukokutanen Trias Pigmentationsstörungen, Nageldystrophie und orale Leukoplakie. Dieses obligate Trias musste in den letzten Jahren zunehmend revidiert werden, da insbesondere bei TERT- und TERC-Mutationen, anders als bei der klassischen Dyskerin-Mutation, diese sichtbaren Merkmale nicht obligat sind. Daher sollten bei allen Patienten jeglichen Alters, die neben den Symptomen einer AA ein myelodysplastisches Syndrom/AML, eine chronisch makrozytäre Anämie, eine unklare Lungenfibrose oder Leberzirrhose aufweisen, die Telomerlängen untersucht werden. Es konnte gezeigt werden, dass die bei „erworbenen" Anämien oft erfolgreich eingesetzte Androgentherapie zu einer Aktivierung des Telomerasekomplexes durch Hochregulation des TERT-Gens führt, sodass mutmaßlich erworbenen AA eine TERT-Mutation zugrunde liegen kann. Diagnostiziert werden die verkürzten Telomere durch eine Flow-FISH-Analyse einzelner Zellen bzw. durch PCR mit telomerspezifischen Primern und einen Vergleich mit alterstypischen Perzentilen. Da auch hier, wie bei der FA, das Problem der Chromosomenbrüchigkeit mit schweren transplantationsassoziierten Komplikationen einhergeht, sollten ähnliche Konditionierungsregime mit reduzierter Toxizität verwendet werden. Besonders zu berücksichtigen ist die krankheitsbedingte pulmonale Fibrose, deren Verlauf durch pulmonal-toxische Regime und eine GVHD ungünstig beeinflusst werden kann. Ähnlich wie bei der FA ist in der Nachsorge auf Sekundärmalignome zu achten.

Tab. 41.3: Typische angeborene Auffälligkeiten bei klassischer Dyskeratosis congenita

- Auffällige Hautpigmentation (40%)
- Nageldystrophie (30%)
- Orale Leukoplakie (30%)
- Epiphora (Tränengangsverschluss) (30%)
- Lernschwierigkeiten (25%)
- Pulmonale Fibrose (20%)
- Kleinwuchs (20%)
- Extensive Karies, Zahnverlust (17%)
- Frühzeitiges Ergrauen, Haarverlust (17%)
- Ösophageale Strikturen (17%)
- Malignome (AML, epitheliale Karzinome der Zunge, Haut, anogenital) (10%)
- Ataxie, Enteropathien, Mikrozephalie, Hypogonadismus (5%)
- Leberzirrhose (5%)
- Osteoporose, aseptische Nekrosen
- Harnwegsstrikturen (5%)

Diamond-Blackfan-Anämie

Die DBA ist im Gegensatz zu FA und DC eine kongenitale Erkrankung, die in den meisten Fällen im frühen Kindesalter zu einer normochromen makrozytären Anämie mit Verlust der erythroiden Vorläufer und Retikulozytopenie führt. Die Hälfte der Patienten zeigt typische Stigmata, wie Minderwuchs, kraniofaziale Dysmorphien, Herzfehler, Skelettveränderungen und Anomalien des Urogenitaltraktes. Auch bei der DBA besteht ein erhöhtes Malignomrisiko, das aber geringer ist als bei der FA oder der DC. Beobachtet werden neben der Expansion zu einer schweren AA v.a. MDS/AML, Kolonkarzinome, Osteosarkome und Erkrankungen des weiblichen Genitaltraktes. Während die meisten DBA sporadisch auftreten, werden 10% autosomal dominant vererbt. Molekulargenetisch konnten bis dato 9 Gendefekte des ribosomalen Proteinkomplexes als Ursache für eine DBA identifiziert werden, wobei die RPS19 Mutation die erste und mit einer Inzidenz von 25% häufigste Mutation ist. Bei etwa der Hälfte der Patienten kann keine Mutation nachgewiesen werden. Der selektive Verlust der roten Reihe ist ursächlich noch nicht geklärt, scheint aber mit einer linienspezifischen Akkumulation des Tumorsuppressorgens p53 assoziiert zu sein. Die Ursache der kanzerogenen Prädisposition ist ebenso unklar. Neben einem eindeutigen Knochenmarksbefund hilft diagnostisch der Nachweis einer unreifen Erythropoese in Form eines deutlich erhöhten Hämoglobin F und einer verstärkten Expression des „I"-Antigens der Erythrozyten. Während 80% der Patienten initial auf eine Steroidtherapie ansprechen, erreichen nur 20% eine dauerhafte Remission. Alternativ konnte in diversen Modellen gezeigt werden, dass L-Leucin den DBA-Phänotyp therapeutisch beeinflussen kann, möglicherweise durch eine Reduktion der p53-Expression. Die einzige momentan kurative Option einer DBA ist eine Stammzelltransplantation, für die ähnliche Bedingungen wie bei FA und DC gelten.

Shwachman-Bodian-Diamond-Syndrom

Das SBDS ist nach der FA und der DBA die häufigste HAA, die deutliche Parallelen zur DBA hat. Von der DBA unterscheidet sich das SBDS durch eine in der frühen Kindheit beginnende exokrine Pankreasinsuffizienz mit konsekutiver Malabsorption, Mangel an fettlöslichen Vitaminen und Malnutrition. Das SBDS ist nach der zystischen Fibrose die häufigste Ursache einer exokrinen Pankreasinsuffizienz bei Kindern. Bei der Hälfte der Patienten erholt sich diese im Verlauf. Der hämatologische Phänotyp ist dominiert von einer isolierten Neutropenie (98%), jedoch können auch Anämien (42%), Thrombopenien (34%) und AA (20%) auftreten. Bei 90% der Patienten kann eine Mutation des SBDS-Gens identifiziert werden, wobei die genaue Funktion des Gens unklar ist. Wie bei der DBA ist das Hämoglobin F deutlich erhöht. 75% der Patienten zeigen Skelettanomalien sowie einen gestörten systemischen Knochenmetabolismus, der zu Osteoporosen und vertebraler Instabilität führen kann. Die Inzidenz von Sekundärmalignomen, v.a. MDS und AML, liegt bei 5–10%. Einige Patienten zeigen kognitive Defizite. Eine Transplantationsindikation besteht bei Patienten mit absoluter Neutropenie, die nicht mehr auf eine G-CSF-Therapie ansprechen, beziehungsweise bei einer Beteiligung der anderen Zellreihen transfusionsabhängig werden. Eine mild verlaufende Pankreasinsuffizienz kann im Kindesalter verpasst werden. Ein SBDS, das sich als Panzytopenie im Erwachsenenalter präsentiert, kann daher als erworbene AA fehldiagnostiziert werden. Ähnlich wie bei den anderen HAA sollten Konditionierungsregime mit reduzierter Toxizität zum Einsatz kommen. Neben der Geschwisterspende werden in erfahrenen Zentren zunehmend auch Transplantationen mit alternativen Spendern wie Nabelschnurblut und haploidente Transplantationen von einem Elternteil bei SBDS-Patienten angeboten.

Zusammenfassung und Ausblick

Die HAA sind eine sehr heterogene Gruppe sehr seltener Erkrankungen, die sich durchaus erst im Erwachsenenalter klinisch manifestieren können und nicht immer die wegweisenden Merkmale aufweisen. Einige dieser Erkrankungen sprechen trügerischerweise auf Steroide und Androgentherapien an, was bei der Indikationsstellung zur Stammzelltransplantation zu fatalen Konsequenzen führen kann. Aus diesem Grund sollten HAA bei jedem Verdachtsfall einer erworbenen aplastischen Anämie unbedingt differentialdiagnostisch ausgeschlossen werden. Neben dem nichthämatopoetischen Phänotyp ist ein Großteil der HAA mit einer erhöhten Inzidenz für Sekundärmalignome assoziiert, was insbesondere in der Nachsorge der Patienten nach Stammzelltransplantation Berücksichtigung finden muss. Weiterhin ist bei diesen primär nichtmalignen Erkrankungen eine GVHD besonders unerwünscht, da sie zu schwersten transplantationsassoziierten Komplikationen führt. Daher sollten Maßnahmen die eine GVHD provozieren vermieden werden. Insbesondere die Gabe von Spenderlymphozyten (DLI) bei drohendem Transplantatverlust sollte, anders als bei malignen Erkrankungen, wohl überlegt sein. Es bleibt abzuwarten, inwieweit sich alternative Transplantationskonzepte wie die haploidente Stammzelltransplantation mit ihrem deutlich geringeren GVHD-Risiko als erweiterte Therapieoption durchsetzen werden.

Literatur

Calado RT et al., Sex hormones, acting on the tert gene, increase telomerase activity in human primary hematopoietic cells. Blood (2009), 114, 2236–2243

De Latour R et al., Party FACotSAAW, the Pediatric Working Party of the European Group for B, Marrow T: Allogeneic hematopoietic stem cell transplantation in fanconi anemia: The European group for blood and marrow transplantation experience. Blood (2013), 122, 4279–4286

Güngör T et al., on behalf of the Inborn Errors Working Party of the European Society for B, Marrow T: Reduced-intensity conditioning and hla-matched haemopoietic stem-cell transplantation in patients with chronic granulomatous disease: A prospective multicentre study. Lancet (2013)

Mugishima H et al., Aplastic Anemia Committee of the Japanese Society of Pediatric H: Hematopoietic stem cell transplantation for diamond-blackfan anemia: A report from the aplastic anemia committee of the japanese society of pediatric hematology. Pediatr Transplant (2007), 11, 601–607

Vlachos A et al., Incidence of neoplasia in diamond blackfan anemia: A report from the diamond blackfan anemia registry. Blood (2012), 119, 3815–3819

42 Angeborene Immundefekte

Manfred Hönig, Wilhelm Friedrich

Einleitung

Angeborene Immundefekte sind eine heterogene Gruppe seltener hereditärer Erkrankungen, die sich meist im Kindesalter und z.T. schon im frühen Säuglingsalter durch rezidivierende und ungewöhnlich schwer verlaufende Infektionen manifestieren. Einige dieser Erkrankungen qualifizieren aufgrund ihrer schlechten Prognose zur hämatopoetischen Stammzelltransplantation als einer potenziell kurativen Therapie. Der klinische Zustand des Patienten zum Zeitpunkt der Transplantation ist dabei ein prognostisch signifikanter Faktor und hängt wesentlich von der Häufigkeit und Schwere der durchgemachten oder bestehenden Infektionen ab. Eine rechtzeitige Indikationsstellung kann daher entscheidend für den Erfolg der HSZT sein [Antoine et al. 2003].

Die zunächst weitgehend klinische Klassifikation der angeborenen Immundefekte wurde in den letzten Jahren durch die Klärung der molekulargenetischen Grundlagen wesentlich ergänzt. In regelmäßigen Abständen wird diese Klassifikation durch ein Expertengremium aktualisiert [Notarangelo et al. 2009]. Tabelle 42.1 zeigt ohne Anspruch auf Vollständigkeit eine Aufstellung primärer Immundefekte, bei denen die Stammzelltransplantation als therapeutische Option breit akzeptiert ist. Die Prognose der Erkrankungen hat sich in den vergangenen Jahren wesentlich verbessert. Eine möglichst frühe Diagnosestellung, verbesserte konservative Therapieoptionen, aber auch Fortschritte in der HSZT sind hier wichtige Einflussgrößen [Antoine et al. 2003]. Erst mit der Möglichkeit der Langzeitbeobachtung nach Überwindung des Immundefektes werden nichthämatologische Manifestationen einiger dieser Erkrankungen in ihrer vollen Ausprägung evident. Hierzu zählen insbesondere neurologische Manifestationen bei den durch Enzymdefekte verursachten Immundefekten (ADA; PNP, purine nucleoside phosphorylase) [Hönig et al. 2007] und die Innenohrschwerhörigkeit bei der retikulären Dysgenesie [Pannicke et al. 2009].

Schwerer kombinierter Immundefekt (SCID)

Exemplarisch sollen in den folgenden Abschnitten bei 2 angeborenen Immundefekterkrankungen grundlegende Überlegungen und die Durchführung der Stammzelltransplantation umrissen werden.

Beim SCID liegt ein kombinierter Ausfall sowohl der T-zellulären als auch der spezifischen humoralen Immunität vor. Häufig fallen die Kinder bereits in den ersten Lebensmonaten durch eine chronische Gedeihstörung auf der Basis rezidivierender intestinaler Infektionen auf. Daneben führen schwere akute respiratorische Infektionen – z.T. verursacht durch opportunistische Erreger, wie z.B. Pneumocystis jirovecii, zu lebensbedrohlichen Krisen. Die Diagnose kann meist phänotypisch durch den Mangel an T-Zellen sowie oft auch an B-Zellen gestellt werden. Ca. 90% der Patienten mit SCID tragen eine Mutation in einem definierten Gen (s. Tab. 42.1), was eine genetische Bestätigung der klinischen und immunphänotypischen Diagnose erlaubt. Zudem ist

Tab. 42.1: Liste der angeborenen Immundefekte, für die eine HSZT eine etablierte Therapieoption darstellt (kein Anspruch auf Vollständigkeit)

Erkrankungsgruppe	Phänotyp	Definierte genetische Defekte
(Schwerer) Kombinierter Immundefekt (S)CID	Eingeschränkte bis fehlende Funktionen der T- und B-Lymphozyten, bei einigen Formen auch der NK-Zellen	IL2RG, JAK3, IL7RA, CD45, CD3D, RAG1, RAG2, DCLRE1C, DNA Ligase IV, ADA, PNP, AK2, ZAP70
Hyper-IgM-Syndrom	Mangel an IgG bei erhöhtem oder normalem IgM, T-Zell-Defekt, Neutropenie	CD40L, CD40
MHC-Klasse-II-Defizienz	Mangel an $CD4^+$-T-Zellen, Einschränkung der T- und B-zellulären Funktion	C2TA, RFX5, RFXAP, RFXANK
Wiskott-Aldrich-Syndrom (WAS)	Eingeschränkte Funktion der T-, B- und NK-Lymphozyten, Monozyten, Ekzem, Thrombopenie	WASP
Septische Granulomatose (CGD)	Defekt der Sauerstoffradikalbildung in Phagozyten	CYBB, CYBA, NCF1, NCF2
Familiäre Lymphohistiozytose (FHL)	Funktionsdefekt zytotoxischer T-Zellen und NK-Zellen	PRF1, UNC13D, STX11
Chédiak-Higashi syndrome (CHS)	Funktionsdefekt zytotoxischer T-Zellen, NK-Zellen und Granulozyten (Riesengranula)	LYST
Griscelli syndrome type 2	Funktionsdefekt zytotoxischer T-Zellen und NK-Zellen	RAB27A
Leukozytenadhäsionsdefekt Typ 1 (LAD)	Defekt der Endoteladhärenz der Granulozyten, Funktionsdefekt zytotoxischer T-Zellen und NK-Zellen	INTG2

FHL = familial hemophagocytic lymphohistiocytosis, LAD = leukocyte adhesion deficiency

die Möglichkeit einer genetischen Beratung der Familie gegeben.

Durch die schwere Defizienz der spezifischen Immunität fehlt oft die Fähigkeit zur Transplantatabstoßung. Dies kann in der Therapie berücksichtigt werden. Insbesondere bei schwerkranken Patienten stellt somit eine Transplantation ohne Konditionierung eine attraktive Option dar. Hierbei kann es auch ohne Ansiedlung von Stammzellen im Knochenmark des Empfängers zur Etablierung eines funktionellen Spender-T-Zell-Systems kommen – ein entscheidender Schritt für die Überwindung lebensbedrohlicher viraler oder opportunistischer Infektionen [Patel et al. 2000].

In die therapeutischen Überlegungen müssen bei Patienten mit SCID unbedingt maternale T-Zellen einbezogen werden [Müller et al. 2001]. Sie werden intrauterin auf das Kind übertragen und können wegen der fehlenden T-zellulären Immunfunktionen nicht abgestoßen werden. In der Diagnostik und der HLA-Typisierung können sie irreführend sein, zu einer schweren GVHD-ähnlichen Symptomatik führen und ein (von der Mutter) HLA-differentes Transplantat abstoßen.

Traditionell hat die HLA-haploidentische Stammzelltransplantation in der Therapie von Patienten mit SCID einen hohen Stellenwert, da etablierte alternative Therapieoptionen zur Stammzelltransplantation bislang fehlen und die rasche Spenderverfügbarkeit prognostisch entscheidend sein kann. Erst die Methode der T-Zell-Depletion in der Transplantataufarbeitung als Voraussetzung zur haploidentischen Stammzelltransplantation eröffnete somit für praktisch alle Patienten eine Therapieoption.

Die klinische Verdachtsdiagnose eines SCID stellt auch heute noch einen pädiatrischen Notfall dar. Ohne Aufschub sollte zur Sicherung der Diagnose und weiteren Therapieplanung Kontakt mit einem erfahrenen Zentrum aufgenommen und die Verlegung dorthin angestrebt werden. Bereits während der Vorbereitung der Transplantation sind eine Unterbringung in einer vor Infektionen geschützten Umgebung (Laminar-Air-Flow-Einheit) und der Beginn einer Prophylaxe gegen opportunistische Infektionen essentiell.

Septische Granulomatose

Bei der septischen Granulomatose (CGD, chronic granulomatous disease) besteht ein Defekt des NADPH-Oxidase-Komplexes in Phagozyten. Je nach betroffenem Bestandteil ist eine X-chromosomale oder autosomal rezessive Vererbung gegeben. Phagozytierte Pathogene können nicht – wie sonst üblich – durch aktive Sauerstoffmetabolite abgetötet werden, schwere rezidivierende bakterielle und mykotische Infektionen in den ersten Lebensjahren sind die Folge. Hinzu tritt die Ausbildung von Granulomen, welche aufgrund ihres verdrängenden Wachstums zu funktionellen Organschädigungen führen können. Darüber hinaus leiden Patienten mit CGD unter Autoimmunphänomenen, wie einer chronisch inflammatorischen Enteritis (ähnlich einem M. Crohn) oder Arthritiden [Kang und Malech 2009]. Eine Transplantationsindikation ist bei der septischen Granulomatose nicht zwingend gegeben und hängt u.a. von der Verfügbarkeit eines HLA-identischen Spenders ab. Bei einer engen Betreuung und guter Compliance der Patienten kann durch prophylaktische und supportive Maßnahmen ein komplikationsarmer Verlauf mit einer Lebenserwartung von mehreren Jahrzehnten erreicht werden [van der Berg 2009]. Eine Indikation zur Transplantation wird dann gesehen, wenn diese Maßnahmen unzureichend wirksam sind oder zusätzliche, nichtinfektiöse schwere Komplikationen auftreten. Anders als beim SCID ist von einer unbeeinträchtigten spezifischen Immunität mit der Fähigkeit zur Transplantatabstoßung auszugehen. Eine immunsuppressive und myeloablative Konditionierung ist somit Voraussetzung für ein Stammzellengraftment, wodurch defizitäre Phagozyten durch Zellen des Spenders ersetzt werden.

Zusammenfassung

Bei allen angeborenen Immundefekten mit potenziell lebensbedrohlichen Komplikationen, die mit herkömmlichen Maßnahmen einschließlich regelmäßiger Substitutionsbehandlung mit Immunglobulinpräparaten nicht ausreichend sicher verhütet werden können, besteht die Indikation zur Stammzelltransplantation. Mit der Diagnose eines SCID besteht hiernach eine absolute Transplantationsindikation. Bei Immundefekterkrankungen mit relativer Indikation zur Transplantation hängt die Entscheidung von der Infektanamnese, der Spenderverfügbarkeit und dem klinischen Zustand des Patienten ab. Die Abwägung dieser Parameter und somit die Festlegung einer individuellen Therapiestrategie sollten erfahrenen Zentren vorbehalten bleiben.

Richtlinien zur Transplantation primärer Immundefekte werden in regelmäßigen Abständen von der Working Party Inborn Errors (IEWP) der EBMT verfasst.

Literatur

Antoine C et al., Long-term survival and transplantation of haemopoietic stem cells for immunodeficiencies: report of the European experience 1968-99. European Group for Blood and Marrow Transplantation; European Society for Immunodeficiency. Lancet (2003), 361, 553–560

Hönig M et al., Patients with adenosine deaminase deficiency surviving after hematopoietic stem cell transplantation are at high risk of CNS complications. Blood (2007), 109, 3595–3602

Kang EM, Malech HL, Advances in treatment for chronic granulomatous disease. Immunol Res (2009), 43, 77–84

Müller SM et al., Transplacentally acquired maternal T lymphocytes in severe combined immunodeficiency: a study of 121 patients. Blood (2001), 98, 1847–1851

Notarangelo LD et al., Primary immunodeficiencies: 2009 update. International Union of Immunological Societies Expert Committee on Primary Immunodeficiencies. J Allergy Clin Immunol (2009), 124, 1161–1178

Pannicke U et al., Reticular dysgenesis (aleukocytosis) is caused by mutations in the gene encoding mitochondrial adenylate kinase 2. Nat Genet (2009), 41, 101–105

Patel DD et al., Thymic function after hematopoietic stem-cell transplantation for the treatment of severe combined immunodeficiency. N Engl J Med (2000), 342, 1325–1332

Van den Berg JM et al., Chronic granulomatous disease: the European experience. PLoS One (2009), 4, e5234

43 Stoffwechselkrankheiten

Karl-Walter Sykora

Einleitung

Stoffwechselkrankheiten entstehen durch Enzymdefekte. Funktionswichtige Stoffwechselprodukte können vom Körper entweder nicht hergestellt oder nicht abgebaut werden. Akkumulation von Stoffwechselprodukten im Gewebe führt zu Funktionsstörungen, die abhängig vom Enzym und vom exprimierenden Gewebe zu unterschiedlicher Symptomatik führen. Die Adenosindesaminase wird hauptsächlich in Lymphozyten exprimiert, und ihr Mangel bewirkt einen Immundefekt. Die meisten Enzymdefekte manifestieren sich allerdings in mehreren Geweben des Körpers, wodurch eine Symptomatik meistens im ZNS, aber auch Knochen, in der Leber, Milz und anderen Organen entsteht. Die Knochenmarktransplantation (KMT) ist in der Lage, das defekte Enzym in der Hämatopoese und Lymphopoese zu ersetzen und damit entweder die Synthese des defekten Stoffwechselproduktes zu ermöglichen oder das defekte Enzym bereitzustellen und eingelagerte Stoffwechselprodukte abzubauen.

Lysosomale Speichererkrankungen

Lysosomale Speichererkrankungen beruhen auf Mutationen in Genen des lysosomalen Stoffwechsels, sie führen zur abnormen Speicherung von makromolekularen Substraten und dadurch zur Störung der Zellfunktion. Das Alter bei Erkrankungsbeginn und das Symptomspektrum unterscheiden sich unter den verschiedenen Erkrankungen und hängen von der Proteinfunktion, der Biochemie des Speichermaterials und vom Zelltyp der Speicherung ab.

Die meisten Neugeborenen erscheinen bei Geburt normal. Die klassische Symptomatik ist die einer neurodegenerativen Erkrankung im Kleinkindesalter und in der Kindheit. Nur Erkrankungen, welche auch Substrat in Knochen und Knorpel einlagern, z.B. die Mukopolysaccharidosen (Dysostosis multiplex), sind bei Geburt sichtbar.

Obwohl die meisten lysosomalen Stoffwechselerkrankungen das Nervensystem betreffen, gibt es auch wichtige Ausnahmen. Der relativ häufige Typ I der Gaucherschen Erkrankung (Beta-Glukozerebrosidase-Defekt) führt nur zur Dysfunktion des hämatopoetischen Systems. Gaucher-Zellen infiltrieren Knochenmark und Organe und führen zu Hepatosplenomegalie und Panzytopenie.

Hurler-Syndrom

Das Hurler-Syndrom (Alpha-L-Iduronidase-Defekt) ist eine der häufigsten Mukopolysaccharidosen. Die Verminderung der intellektuellen Fähigkeiten beginnt sehr früh im Leben, der Bailey Mental Development Index fällt üblicherweise innerhalb der ersten 2 Jahre von Normalwerten auf die Werte einer schweren geistigen Retardierung. Aus diesem Grund ist es absolut erforderlich, die Diagnose rechtzeitig zu stellen und bei Verdacht Monosaccharide im Urin zu testen. Die klinischen Symptome bestehen neben der fortschreitenden Retardierung in Hepatosplenomegalie, Hydrocephalus, Herzerkrankungen mit Koronarinsuffizienz und chronischen Luftwegeveränderungen mit Neigung zu Infektionen sowie Hör- und Sehstörungen. Schwere Skelettmissbildungen entstehen bereits intrauterin und können bei Geburt bereits sichtbar sein. Wenn die Kinder rechtzeitig – das heißt so früh wie möglich vor dem Alter von 2 Jahren – transplantiert werden, können diese Symptome rückgängig gemacht werden. Innerhalb von 3–6 Monaten kommt es zur kompletten Rückbildung der Hepatosplenomegalie, zur Verbesserung der Luftwegs- und Hörsituation und zur Stabilisierung der geistigen Entwicklung. Moderne Transplantationsverfahren erreichen heutzutage ein Überleben von um die 90% [Sauer et al. 2009]. Die Wirksamkeit der KMT, insbesondere auf die Verbesserung der geistigen Entwicklung, ist bei der Hurlerschen Erkrankung am besten nachgewiesen. Wir wissen allerdings auch, dass im späteren Verlauf die Skelettmanifestationen der Erkrankung durch die KMT nicht korrigiert werden und es fortschreitende orthopädische Probleme gibt, insbesondere Verschlimmerung der Skoliose und Verschlimmerung oder Behandlungsbedürftigkeit der Hüftdysplasie [Boelens et al. 2007].

Andere lysosomale Speichererkrankungen

Es gibt etwa 75 unterschiedliche lysosomale Speichererkrankungen, von denen nur wenige von der Knochenmarktransplantation profitieren bzw. bei denen eine KMT mit Erfolg durchgeführt worden ist. Erfolgreiche hämatopoetische Stammzelltransplantationen wurden durchgeführt bei der Mannosidose [Mynarek et al. 2012], Fukosidose, Aspartylglucosaminurie, beim Maroteaux-Lamy- und beim Sly-Syndrom.

Auch die Globoidzell-Leukodystrophie oder Krabbesche Erkrankung (Defizienz der Galactosylceramidase) wurde erfolgreich transplantiert. Die Erkrankung manifestiert sich in den ersten Monaten des Lebens, und die Patienten sterben an Krampfanfällen im Opistotonus bei rapid progressiver Neurodegeneration im zweiten Lebensjahr. Das neuropsychologische Ergebnis der langfristig Überlebenden ist jedoch heutzutage noch nicht bekannt. Die häufigsten Mukopolysaccharidosen (MPS) stammen aus der Gruppe der MPS III. Auch hier wurden HSZT durchgeführt. Die Verhinderung der fortschreitenden Neurodegeneration ist allerdings nicht so gut wie bei der Hurlerschen Erkrankung, sodass die Indikation zur Transplantation hier strittig ist.

Leukodystrophien

Leukodystrophien sind angeborene neurodegenerative Erkrankungen, welche die weiße Substanz des Gehirns als Hauptkomponente betreffen – das Myelin [Kohlschütter et al. 2010]. Es handelt sich um eine heterogene Gruppe von seltenen Erkrankungen, die junge Kinder und auch manchmal Erwachsene betreffen. Die Schwere der Erkrankung wird bestimmt durch die axonale Dysfunktion und Destruktion des Myelins. In den meisten Fällen kommt es zu schweren motorischen und kognitiven Verschlechterungen und zum frühzeitigen Tod, meistens 2–5 Jahre nach Beginn der Erkrankung. Die KMT spielt eine Rolle in der Behandlung der folgenden Leukodystrophien.

Adrenoleukodystrophie

Die X-chromosomale Adrenoleukodystrophie (ALD) tritt bei Kindern, Jugendlichen und Erwachsenen auf. Sie ist charakterisiert durch eine progressive Demyelinisierung des zentralen und peripheren Nervensystems, eine Nebenniereninsuffizienz und den Aufbau von sehr langkettigen Fettsäuren. Die ALD wird durch einen Defekt in dem peroxisomalen Transporterprotein ABC-D1 hervorgerufen, welcher für den Transport von sehr langen Fettsäuren (VLCFA, very long chain fatty acid) verantwortlich ist. Die Akkumulation von sehr langen Fettsäureketten stört die Bildung von Neuronen. Die mehrfache Erhöhung der Konzentration der VLCFA im Plasma ist der beste diagnostische Test. Die kindliche Form manifestiert sich in der ersten Lebensdekade als schnelle Verschlechterung der ZNS-Funktion und Tod innerhalb von wenigen Jahren nach Krankheitsbeginn. Die Adrenomyoloneuropathie (AMN) bei Erwachsenen manifestiert sich meistens nur spinal und in den peripheren Nerven, sie beginnt später in der dritten Lebensdekade, wobei sich spinale Symptome langsam über mehrere Jahre entwickeln können. Beide Formen können in derselben Familie auftreten, auch wenn dieselbe Mutation vorliegt. Die Addisonsche Erkrankung kann in beiden Verlaufsformen, aber auch manchmal allein ohne neurologische Symptome, auftreten, trotz einer Erhöhung der VLCFA. Die KMT ist zurzeit die einzige erfolgversprechende Therapie. Es ist dabei sehr wichtig, den richtigen Zeitraum zur Transplantation zu finden. Dieses wird heutzutage durch regelmäßige Kernspintomografien bewerkstelligt, in welchen der Loes-Score bestimmt wird. Dieser zeigt ein Muster der Degeneration in der weißen Substanz und kann zur Evaluation des Fortschreitens der Erkrankung verwendet werden [Kemp, Berger, Aubourg 2012].

Metachromatische Leukodystrophie

Die metachromatische Leukodystrophie (MLD) wird durch einen Defekt des Enzyms Arylsulfatase A hervorgerufen, welches zur Akkumulation von für das Myelin toxischen Metaboliten führt. Sie wird klassischerweise in 3 Verlaufsformen aufgeteilt, die spätinfantile, juvenile und adulte Form. Die spätinfantile Form hat die schnellste Progression vom Symptombeginn bis zu schweren neurologischen Ausfällen, welche sich über den Verlauf von wenigen Monaten entwickeln. Im Gegensatz hierzu haben die juvenile und adulte Form einen langsameren Beginn, wobei sich die Symptome über eine Periode von vielen Jahren manifestieren.

Die Prognose ist schlecht bei Patienten, die bereits symptomatisch sind. Die Patienten mit späterem Krankheitsbeginn im jugendlichen und Erwachsenenalter haben eine bessere Prognose als die infantile Form der Erkrankung. Wenn betroffene Geschwisterkinder existieren, besteht die Möglichkeit der präsymptomatischen HSZT, bei welcher die besten Ergebnisse erwartet werden.

Die spätinfantile MLD präsentiert sich meistens mit Gehschwierigkeiten und Stolpern. Nervenleitgeschwindigkeiten sind signifikant verzögert. In den folgenden Monaten wird dann der Verlust von kognitiven Fähigkeiten sichtbar. Die juvenilen und adulten Formen der MLD manifestieren sich mit Lernschwierigkeiten und psychiatrischen Symptomen, wobei die intellektuellen Fähigkeiten sich langsam über viele Jahre vermindern. Wegen dieser subtilen Veränderungen kommt es oft zu Fehldiagnosen, die ein Aufmerksamkeitsdefizit, eine Schizophrenie oder psychologische Probleme feststellen. Die korrekte Diagnose wird dann nur ungläubig akzeptiert. Die Diagnose wird im Kernspintomogramm gestellt, wo die Demyelinisierung sichtbar ist. Gleichzeitig werden der Nachweis von Sulfatiden im Urin und ein Enzymassay in Leukozyten auf Arylsulfatase A die Diagnose sichern [Krivit et al. 1999].

Andere Stoffwechselerkrankungen

Bei einer Vielzahl von Stoffwechselerkrankungen wurde eine KMT zur Therapie angewendet. Häufig ist es jedoch wegen der Seltenheit der Erkrankung schwer zu sagen, ob der vermeintliche Erfolg der KMT nicht auch durch den natürlichen Verlauf der Erkrankung bei genetischer Heterogenität und variablem Verlauf zu erklären sein könnte. Patienten mit Fukosidose, Aspartylglucosaminurie sowie den Mukopolysaccharidosen vom Typ 6 (Maroteaux-Lamy) sowie 7 (Sly-Syndrom) wurden durch KMT klinisch gebessert.

Alternative Therapien

Die intravenöse Gabe von rekombinanten Enzymen (Enzymersatztherapie) wurde erfolgreich bei mehreren Stoffwechselkrankheiten eingesetzt. Das wichtigste Beispiel hierfür ist die Gaucher-Erkrankung Typ I. Bei dieser Erkrankung, die keine ZNS-, sondern nur hämatopoetische Beteiligung hat, kann durch den intravenösen Enzymersatz die Symptomatik der Erkrankung sehr gut behandelt werden. Auch für die Alpha-Iduronidase gibt es eine Enzymersatztherapie, die zusätzlich vor Transplantation der Hurlerschen Erkrankung zur Verbesserung des klinischen Zustands der Patienten eingesetzt werden kann. Dieses Enzym wird auch bei den leichteren Verlaufsformen des Iduronidase-Mangels ohne ZNS-Beteiligung (Scheiesche Erkrankung) allein eingesetzt. Für mehrere andere Stoffwechselerkrankungen wurden Enzymersatztherapien entwickelt. Auch ist es möglich, durch Chaperon-Therapie oder Substratreduktionstherapie die Erkrankungen zu verbessern.

Zusammenfassung und Ausblick

Das Wichtigste bei der Therapie von Stoffwechselerkrankungen ist es – bei entsprechender Symptomatik, – an sie zu denken und sie zu erkennen, die Diagnostik schnell einzuleiten und die Indikationsstellung und Vorbereitung zur KMT zügig zu betreiben. An Mukopolysaccharidosen sollte man denken, wenn man ein Kleinkind mit Hepatosplenomegalie, Nabelhernie und skelettalen Veränderungen sieht, an die Adrenoleukodystrophien bei Kindern, Jugendlichen und Erwachsenen mit neurologischer Verschlechterung und uncharakteristischen psychischen Symptomen, insbesondere in der Gegenwart einer Nebenniereninsuffizienz. Der Zeitpunkt der Transplantation ist entscheidend. Bei den meisten Stoffwechselerkrankungen sollte er so früh wie möglich nach Diagnose sein, bei den Leukodystrophien zu dem Zeitpunkt, wo die Erkrankung nachgewiesen wurde und noch nicht so weit fortgeschritten ist, dass eine Transplantation nicht mehr wirksam ist. In der Zukunft wird mit der Gentherapie möglicherweise eine effektive kausale Therapie für Stoffwechselerkrankungen zur Verfügung stehen.

Literatur

Boelens JJ et al., Outcomes of hematopoietic stem cell transplantation for Hurler's syndrome in Europe: a risk factor analysis for graft failure. Bone Marrow Transplant (2007), 40, 225–233

Kemp S, Berger J, Aubourg P, X-linked adrenoleukodystrophy: clinical, metabolic, genetic and pathophysiological aspects. Biochim Biophys Acta (2012), 1822, 1465–1474

Kohlschütter A et al., Leukodystrophies and other genetic metabolic leukoencephalopathies in children and adults. Brain Dev (2010), 32, 82–89

Krivit W et al., Bone marrow transplantation for globoid cell leukodystrophy, adrenoleukodystrophy, metachromatic leukodystrophy, and Hurler syndrome. Curr Opin Hematol (1999), 6, 377–382

Mynarek M et al., Allogeneic hematopoietic SCT for alpha-mannosidosis: an analysis of 17 patients. Bone Marrow Transplant (2012), 47, 352–359

Sauer M et al., Allogeneic blood SCT for children with Hurler's syndrome: results from the German multicenter approach MPS-HCT 2005. Bone Marrow Transplant (2009), 43, 375–381

44 Solide Tumore (Erwachsene)

Dietger Niederwieser, Axel R. Zander

Autologe Stammzelltransplantation

Die Rolle der Hochdosischemotherapie mit anschließender autologer SZT ist in der Behandlung solider Tumoren nicht eindeutig definiert. Die meisten Informationen liegen für das Mammakarzinom vor. Insgesamt wurden 15 randomisierte Studien mit 6192 Patienten durchgeführt [Berry et al. 2007]. In einer Metaanalyse wurde gezeigt, dass bei hohem Rezidivrisiko (> 4 befallene Lymphknoten) das krankheitsfreie Überleben und das Gesamtüberleben durch die adjuvante autologe SZT verbessert werden konnten. Die meisten Studien zeigten eine Verbesserung des rezidivfreien Überlebens, einige zeigten einen Trend zu einem besseren Gesamtüberleben, und nur eine einzige Studie zeigte ein besseres rezidivfreies Überleben und Gesamtüberleben nach autologer SZT [Nitz et al. 2005]. Ob diese Ergebnisse auch mit den neuen Taxan-haltigen Therapien und Targeted-Therapien bestehen bleiben, ist offen.

Beim metastasierten Mammakarzinom wurden insgesamt 8 randomisierte Studien mit insgesamt weniger als 1000 Patienten durchgeführt. Die meisten Studien zeigten ein besseres Ansprechen sowie ein verbessertes rezidivfreies Überleben im Hochdosisarm. Im 3-Jahres-Überleben zeigte sich aber kein signifikanter Unterschied zwischen autologer SZT und konventioneller Chemotherapie [Berry et al. 2007]. Insgesamt kann die autologe SZT beim Mammakarzinom weder adjuvant noch bei Metastasierung empfohlen werden [Ljungman et al. 2010].

Bei Keimzelltumoren ist die Hochdosistherapie mit Stammzellsupport als Standardtherapie bei Patienten, die auf 2 Standardregime nicht angesprochen haben bzw. nach einem Ansprechen rezidiviert haben, akzeptiert. In randomisierten Studien konnte sich die Hochdosistherapie jedoch nicht in der Primärbehandlung oder generellen Rezidivbehandlung etablieren [Hartmann et al. 2001]. Ferner bewirkte sie keine Verbesserung des progressionsfreien Überlebens und Gesamtüberlebens beim fortgeschrittenen Ovarialkarzinom [Möbus et al. 2007] und kleinzelligen Bronchialkarzinom [Leyvraz et al. 2008].

Allogene SZT

Während bei der autologen SZT die Dosis-Wirkungs-Beziehung der Chemotherapie das Grundprinzip darstellt, basiert die allogene SZT auf dem Wirkprinzip des immunologischen Graft-versus-solider-Tumor-Effekts [Eibl et al. 1996]. Indizien hierfür sind der Nachweis sog. Minorhistokompatibilitätsantigene (mHAg) bei soliden Tumorzellen, die Anwesenheit von mHAg-spezifischen T-Zellen im Blut von Tumorpatienten nach allogener SZT, die Rückbildung von Lebermetastasen während der GVHD und das Wiederauftreten der Metastasen nach Intensivierung der immunsuppressiven Therapie. Seit ca. 15 Jahren wird die allogene SZT zur Behandlung solider Tumoren klinisch eingesetzt. Ueno et al. stellten die Ergebnisse von 66 weltweit transplantierten Patienten mit metastasierendem Mammakarzinom zusammen und zeigten, dass Patienten mit GVHD eine bessere Tumorkontrolle aufweisen als solche ohne GVHD [Ueno et al. 2008]. Um primär den immunologischen Effekt auszunutzen und gleichzeitig die transplantationsbedingte Mortalität zu verringern, wurde schon sehr früh auf die dosisreduzierte Konditionierung gesetzt. Bishop et al. berichteten über 16 allogene SZT-Patienten mit metastasiertem Mammakarzinom und deren progressionsfreies Überleben von 9% und Gesamtüberleben nach 2 Jahren von 22% [Bishop et al. 2004]. Insgesamt ist die Effektivität der allogenen SZT bei metastasiertem Mammakarzinom mit Ansprechraten von 16–37% und einigen wenigen, lang anhaltenden Remissionen aber eher bescheiden [Demirer et al. 2008]. Nichtsdestotrotz könnte für geeignete Patienten eine autologe SZT zur Tumorreduktion gefolgt von einer allogenen SZT nach dosisreduzierter Konditionierung zur Eradikation der Resterkrankung die besten Erfolgsaussichten liefern [Carella et al. 2005].

In der letzten Dekade wurden erste Studien zur dosisreduzierten allogenen SZT beim metastasierten Nierenzellkarzinom beschrieben und über Ansprechraten von 0–30% berichtet [Childs et al. 2000; Baron et al. 2003]. Insgesamt existieren bisher mehr als 13 Studien mit dieser Indikation, wobei die transplantationsassoziierte Mortalität bei 5–20% und die akute GVHD-Rate um die 50% lagen. Hierbei wurde beobachtet, dass der Graft-versus-Tumor-Effekt viel später als bei hämatologischen Neoplasien eintritt (ca. 3–6 Monate nach SZT), dass das Überleben nach SZT von der tumorbedingten Lebenserwartung unmittelbar vor Transplantation abhängt und dass Patienten mit niederem CRP, LDH und gutem Performancestatus ein mittleres Überleben von 23 Monate erreichen. Durch die Einführung neuer Medikamente beim metastasierten Nierenzellkarzinom ist die Rekrutierung zur allogenen SZT erschwert. Attraktiv erscheint die Untersuchung der Kombination aus Kinaseinhibitoren zur Tumorreduktion und anschließender dosisreduzierter allogener SZT als konsolidierende Immuntherapie.

Die Ergebnisse von Patienten mit metastasiertem Melanom nach allogener SZT waren bisher enttäuschend. Bei Childs et al. hatten von 25 Patienten 5 eine partielle Remission, eine Patientin hatte ein verzögertes Ansprechen mit chronischer GVHD, und kein Patient erreichte ein Ansprechen auf Spenderlymphozyteninfusion bzw. ein Langzeitüberleben [Childs et al. 2002]. Bei einigen Patienten hatte man sogar den Eindruck, dass die Krankheit rascher progredient werden könnte. Das Melanom stellt damit bisher keine Indikation für die allogene SZT dar.

Erfahrungen mit der allogenen SZT existieren auch beim Ovarialkarzinom. Bay et al. beschrieb 5 Patienten, von denen 4 eine Tumorregression unter GVHD zeigten [Bay et al. 2002]. Bei einer Patientin führte die Behandlung mit Methylprednisolon zur Besserung der GVHD, aber auch zum Rezidiv. Erste Berichte zur allogenen SZT beim Pankreaskarzinom waren nicht überzeugend [Kanda et al. 2005]. Im Jahre 2009 wurden auch die Erfahrungen für 30 Patienten mit kolorektalem Karzinom veröffentlicht [Aglietta et al. 2009]. Die Autoren berichteten von einem Patienten mit kompletter Remission (2%), 7 Patienten mit partiellem Ansprechen (18%) und 10 Patienten mit stabiler Erkrankung (26%). Eine Tumorkontrolle wurde somit in 46% der Patienten erreicht. Eine retrospektive Studie der EBMT zur allogenen SZT beim Weichteilsarkom führte zu keiner definitiven Erkenntnis für diese Therapie, vor allem, da die behandelten Sarkome sehr heterogen waren [Grosso et al. 2005].

Zusammenfassung

Zusammenfassend lässt sich feststellen, dass die allogene SZT bei soliden Tumoren weniger effektiv als bei hämatologischen Erkrankungen ist. Dies mag an der geringeren Chemosensitivität liegen, an der möglicherweise geringeren Expression von HLA-Antigenen und assoziierten mHAg sowie an der geringeren vaskulären Durchdringung der soliden Tumoren im Vergleich zu hämatologischen Tumoren. Eine bessere Definition der Patientengruppen mit weniger Tumorlast, eine Lebenserwartung von mehr als 6 Monaten zum Zeitpunkt der SZT und natürlich Einschluss in prospektiven Studien sind die bisher erarbeiteten Punkte, die in zukünftigen Studien berücksichtigt werden müssen. Neue Therapiestrategien beinhalten die Kombination der SZT mit der Infusion in vitro expandierter zytotoxischer T-Lymphozyten sowie KIR-inkompatibler NK-Zellen sowie mit der Impfung gegen Tumorantigene (s. Kap. 24). Proapoptotische Medikamente, die synergistisch mit Strahlentherapie und Chemotherapie wirken, sollten in experimentellen Modellen ausgetestet werden.

Literatur

Aglietta M et al., Reduced-intensity allogeneic hematopoietic stem cell transplantation in metastatic colorectal cancer as a novel adoptive cell therapy approach. The European group for blood and marrow transplantation experience. Biol Blood Marrow Transplant (2009), 15(3), 326–335

Baron F et al., Non-myeloablative stem cell transplantation with low-dose total body irradiation and fludarabine for metastatic renal cell carcinoma. Haematologica (2003), 88(4), 478–80

Bay JO et al., Allogeneic hematopoietic stem cell transplantation in ovarian carcinoma: results of five patients. Bone Marrow Transplant (2002), 30, 95–102

Berry D et al., High-dose chemotherapy with autologous stem-cell support versus standard-dose chemotherapy. Meta-analysis of individual patient data from 15 randomized adjuvant breast cancer trials. Breast Cancer Res Treat (2007), 106 [Suppl 1], S5

Bishop MR et al., Allogeneic lymphocytes induce tumor regression of advanced metastatic breast cancer. J Clin Oncol (2004), 22, 3886–3892

Carella AM et al., Reduced intensity conditioning for allograft after cytoreduced autograft in metastatic breast cancer. Lancet (2005), 366, 318–320

Childs R et al., Non-myeloablative allogeneic stem cell transplantation (NST) for metastatic melanoma; nondurable chemotherapy responses without clinically meaningful graft-vs-tumor (GVT) effects. Blood (2002), 100, 419a

Childs R et al., Regression of metastatic renal-cell carcinoma after nonmyeloablative allogeneic peripheral-blood stem-cell transplantation. N Engl J Med (2000), 343, 750–758

Demirer T et al., Transplantation of allogeneic hematopoietic stem cells: an emerging treatment modality for solid tumors. Nat Clin Pract Oncol (2008), 5, 256–267

Eibl B et al., Evidence for a graft-versus-tumor effect in a patient treated with marrow ablative chemotherapy and allogeneic bone marrow transplantation for breast cancer. Blood (1996), 88, 1501–1508

Grosso F et al., Allogeneic stem cell transplantation in advanced soft tissue sarcomas: a retrospective analysis of the EBMT working party (STWP). Bone Marrow Transplant (2005), (Suppl 2), S53

Hartmann JT et al., Second-line chemotherapy in patients with relapsed extragonadal nonseminomatous germ cell tumros: results of an international multicenter analysis. J Clin Oncol (2001), 19, 1641–1648

Kanda Y et al., Graft-versus-tumor effect against advanced pancreatic cancer after allogeneic reduced-intensity stem cell transplantation. Transplantation (2005), 79, 821–827

Leyvraz S et al., A threefold dose intensity treatment with ifosfamide, carboplatin, and etoposide for patients with small cell lung cancer: a randomized trial. J Natl Cancer Inst (2008), 100, 533–541

Ljungman P et al., European Group for Blood and Marrow Transplantation. Allogeneic and autologous transplantation for haematological diseases, solid tumours and immune disorders: current practice in Europe 2009. Bone Marrow Transplant (2010), 45, 219–234

Möbus V et al., Phase III trial of high-dose sequential chemotherapy with peripheral blood stem cell support compared with standard dose chemotherapy for first-line treatment of advanced ovarian cancer: intergroup trial of the AGO-Ovar/AIO and EBMT. J Clin Oncol (2007), 25, 4187–4193

Nitz UA et al., Comparison of rapidly cycled tandem high-dose chemotherapy plus peripheral-blood stem-cell support versus dose-dense conventional chemotherapy for adjuvant treatment kof high-risk breast cancer: results of a multicentre phase III trial. Lancet (2005), 366, 1935–1944

Ueno NT et al., Allogeneic hematopoietic cell transplantation for metastatic breast cancer. Bone Marrow Transplant (2008), 41, 537–545

45 Solide Tumore (Kinder)

Olga Moser, Dagmar Dilloo

Einführung

Hochdosistherapie mit autologer Stammzelltransplantation (ASZT) wird zur Therapie prognostisch ungünstiger, jedoch chemotherapiesensibler Tumoren eingesetzt. Viele Zytostatika zeigen eine steile Dosis-Wirkungs-Beziehung. Mit einer linearen Konzentrationssteigerung der Medikamente ist z.T. ein logarithmischer Anstieg der Tumorzelltoxizität erreichbar. Dosiseskalation in myeloablative Bereiche stellt somit eine Therapieintensivierung dar, bei der die ASZT der Rekonstitution der Hämatopoese dient.

Die meisten Malignome bei Kindern und Jugendlichen sind chemosensibel und haben gute Heilungsraten. Bei allen Entitäten lassen sich gleichwohl prognostisch schlechte Untergruppen abgrenzen, die eventuell von einer Therapieintensivierung mit HDT/ASZT profitieren können.

Nachfolgend ist die aktuelle Datenlage zur HDT/ASZT bei einzelnen Entitäten beschrieben.

Neuroblastome (NB)

Für HR-NB-Patienten (Kinder > 1 Jahr (J) im Stadium 4 oder mit *MYCN*-Amplifikation) liegt die Wahrscheinlichkeit eines ereignisfreien Überlebens (EFS) trotz Intensitätssteigerung der Therapie nur bei ca. 40% [Maris et al. 2007], sodass HDT/ASZT in die Behandlungskonzepte der HR-NB integriert wurde. Die Wertigkeit dieser Therapieform wurde in randomisierten Prüfungen durch eine signifikante Verbesserung des EFS und einen Trend zur Verbesserung des Gesamtüberlebens belegt (s. Tab. 45.1). Mehrere HDT-Regime wurden geprüft; Busulfan/Melphalan (BU/MEL) war anderen Konditionierungen überlegen. Jüngere sowie Patienten mit CR vor der HDT hatten ein signifikant besseres OS [Ladenstein et al. 2008; Kletzel et al. 2002]. Ganzkörperbestrahlung (TBI) in der Konditionierung zeigte deutlich höhere Toxizität bei vergleichbaren EFS [Miano et al. 2001]. Eine Konsolidierungstherapie mit Anti-GD2-Antikörpern nach einer HDT scheint das OS der Patienten zu verbessern [Simon et al. 2004; Navid, Armstrong, Barfield 2009].

Hirntumoren (HIT)

HIT im Kindesalter bestehen aus heterogenen und nur z.T. chemosensiblen Entitäten. Wegen der Blut-Hirn-Schranke ist die Liquorkonzentration der Zytostatika nach systemischer Gabe oft unzureichend. Wirksame Medikamentenspiegel können durch eine systemische Dosiseskalation oder durch intrathekale/intraventrikuläre Gaben erreicht werden. Die HDT/ASZT wird einerseits zur Verlängerung des EFS bei HR-Patienten, andererseits zum Verzicht auf eine oder zur Verzögerung einer Radiotherapie (RT) bei sehr jungen Kindern eingesetzt, um das Auftreten strahlenbedingter neurokognitiver Defizite zu verhindern.

Tab. 45.1: Randomisierte Studien zur HDT bei Patienten mit Hochrisiko-Neuroblastom

Studie	N	Randomisation HDT vs. konventionelle Chemotherapie	Ergebnis
Matthay et al. 1999	379	CDDP, VP16, MEL + TBI	3 J EFS 34% 3 J OS 43%
		vs. 3 × (DDP, DOX, VP16; IFO)	3 J EFS 22% p = 0,034 3 J OS 44% n.s.
Pritchard et al. 2005	65	MEL	5 J EFS 33% 5 J OS 46%
		vs. keine	5 J EFS 17% p = 0,01 5 J OS 21% p = 0,03
Berthold et al. 2005	295	CDDP, VP16, MEL	3 J EFS 47% 3 J OS 62%
		vs. CYC	3 J EFS 31% p = 0,022 3 J OS 53% p = 0,087

Legenden siehe Tabelle 45.3

Medulloblastome (MB)

Da Patienten mit Metastasen oder Rezidiven nur ein 5-Jahres-EFS von 5–30% haben, wurde bei ihnen Therapieintensivierung durch HDT/ASZT geprüft. Darüber hinaus wurde die HDT/ASZT für sehr junge Kinder aller Tumorstadien als Ersatz für RT eingesetzt (s. Tab. 45.2). Da bisher randomisierte Vergleichsstudien zur HDT vs. intraventrikuläre Therapie fehlen, ist die relative Wertigkeit dieser Behandlungsmodalitäten offen, wenngleich die Prognose beider Therapieansätze vergleichbar erscheint [Rutkowski et al. 2005].

Bei HR- und Rezidivpatienten aller Altersgruppen wird das Erreichen einer minimalen Resterkrankung (Resttumorgröße < 1,5 cm, keine Tumorzellen im Liquor) vor der HDT als wichtigster Prognosefaktor angesehen [Marachelian, Butturini, Finlay 2008].

Andere ZNS-Tumoren

HDT/ASZT bei Kindern mit hochmalignen Gliomen wurde durch erhebliche therapieassoziierte Morbidität und Mortalität beschränkt und zeigte einen Überlebensvorteil (2-Jahres-OS 46%) nur für eine kleine Gruppe mit minimaler Resterkrankung vor der HDT [Massimino et al. 2005]. Einsatz von Temozolomid im HDT-Kontext verspricht ein milderes Toxizitätsprofil bei noch nicht geklärter Wirksamkeit [Gardner et al. 2007].

Die myeloablative Therapie konnte für Kinder mit diffusen intrinsischen Ponsgliomen bei Erstdiagnose (ED) und Rezidiv keinen Überlebensvorteil herbeiführen [Bouffet et al. 2000]. Bei Ependymomen konnte aufgrund bisher kleiner Fallzahlen weder bei ED noch im Rezidiv ein Vorteil der HDT/ASZT nachgewiesen werden [Zacharoulis et al. 2007]. In Fallberichten wurden einzelne Langzeitüberlebende bei Rhabdoidtumoren beschrieben [Bouffet et al. 2007].

Tab. 45.2: HDT bei Medulloblastomen

Studie	N	Einschluss-kriterien	Vortherapie nach OP	RT	Konditionierung	Ergebnis
Rutkowski et al. 2005	43	MB-ED < 3 J	3 × VCR, VP16, CDDP, CYC, HD-MTX + 36 × Intraventrikulär MTX	Keine	Keine	5 J EFS 58% 5 J OS 66%
Cohen et al. 2007	38	MB-ED < 3 J	3 × VCR, VP16, DDP, CYC	Keine	3 × HDT TT, CDDP	3 J EFS 67% 3 J OS 76%
Gajjar et al. 2006	134	MB-ED: SR (86) MET (48) > 3 J		Alle Vor HDT	4 × HDT CYC, VCR, DDP	SR: 5 J EFS 83% HR: 5 J EFS 70%
Grill et al. 2005	79	MB-REZ MB-PD < 5 J	7 × CDDP + PIC VP16 + DDP VCR + CYC	Nach HDT	TT, BU, MEL	R0M0: 5 J EFS 29% R1M0: 5 J EFS 6% M+: 5 J EFS 13%

Legenden siehe Tabelle 45.3

Sarkome

Die Chemosensibilität der pädiatrischen Sarkome legt eine Prognoseverbesserung bei HR-Patienten durch HDT nahe. Vorhandene Studien lassen sich jedoch durch kleine Fallzahlen, unterschiedliche HR-Definitionen und Eingangskriterien für die HDT nur bedingt vergleichen.

Ewing-Sarkome

Mehrere nicht randomisierte Studien haben die HDT/ASZT für die prognostisch ungünstigen Patientengruppen (Metastasen, Frührezidive) evaluiert (s. Tab. 45.3). Dabei wurden negative Prognosefaktoren identifiziert (Alter > 14 Jahre, Tumorvolumen > 200 ml, Knochen- oder KM-Metastasen) [Ladenstein et al. 2010]. Die Ergebnisse lassen keine eindeutige Bewertung der Rolle der HDT/ASZT zu. Die Registeranalysen der EBMT betonen die Relevanz einer CR vor der HDT, weisen auf eine Überlegenheit der BU/MEL-Konditionierung hin und lassen keinen Vorteil einer TBI erkennen [Burdach et al. 2003]. Die erste randomisierte Studie zu HDT/ASZT bei Ewing-Sarkomen Euro-EWING 99 ist noch nicht abgeschlossen.

Rhabdomyosarkome (RMS)

HR-Patienten (> 10 Jahre, alveoläres RMS, KM-Metastasen) haben mit konventioneller Chemotherapie ein 5-Jahres-EFS von 20–30% [Neville et al. 2000]. In einer Metaanalyse der Daten zur HDT/ASZT bei HR-RMS wurde kein signifikanter Vorteil für die HDT gefunden [Weigel et al. 2001]. In einer randomisierten Studie wurde eine Tandem-HDT vs. orale Erhaltungstherapie bei Stadium 4 RMS geprüft. Hier zeigte sich die Erhaltungstherapie (4-Jahres-OS 52%) gegenüber der HDT (4-Jahres-OS 27%) als signifikant überlegen [Klingebiel et al. 2008].

Osteosarkome

Osteosarkome lassen sich wirksam u.a. mit Methotrexat und Anthracyclinen behandeln, deren Dosen aufgrund der nichthämatologischen Toxizität nicht in myeloablative Bereiche gesteigert werden können. Die wenigen Studien zur HDT/ASZT bei Osteosarkomrezidiven [Sauerbrey et al. 2001; Fagioli et al. 2002] zeigten keinen Überlebensvorteil.

Tab. 45.3: HDT bei Ewing-Sarkomen

Studie	N	Einschlusskriterien	Konditionierung	Ergebnisse
Meyers et al. 2001	32	MET	MEL, VP16 + TBI	2 J EFS 20%
Burdach et al. 2003	54	MET REZ	a) Hyper-ME MEL, VP16 + TBI b) Tandem-HDT 2 × MEL, VP16	a) 5 J EFS 22% b) 5 J EFS 29%
Al-Faris et al. 2007	45	MET REZ	a) MEL, VP16, CYC b) Keine HDT*	a) 3 J EFS 39% b) 3 J EFS 32%
Gardner et al. 2008	116	HR MET REZ	MEL ohne TBI MEL, VP16 + TBI CYC, VP16 + TBI	HR 5 J EFS 49% MET 5 J EFS 34% REZ 5 J EFS 14%
Ladenstein et al. 2010	281	MET a) Isol. KM b) Knochen c) KM + Knochen	BU, MEL MEL, MEL	a) 3 J EFS 52% b) 3 J EFS 31% c) 3 J EFS 14%

* Keine Randomisierung
BU: Busulfan, CDDP: Carboplatin, CYC: Cyclophosphamid, DDP: Cisplatin, DOX: Doxorubicin, IFO: Ifosfamid, MEL: Melphalan, MTX: Methotrexat, PIC: Procarbacin, TT: Thiotepa, VCR: Vincristin, VP16: Etoposid, ED: Erstdiagnose, KM: Knochenmark, MET: Metastasiert, M0: ohne Metastasen, M+: mit Metastasen, OP: Operation des Tumors, R0: Komplettresektion, R1: inkomplette Resektion, REF: refraklär, REZ: Rezidiv, RT: Radiotherapie, SR: Standardrisiko

Nephroblastome

Prognostisch sehr ungünstig (3-Jahres-OS < 20%) sind Frührezidive, Rezidive im Bestrahlungsfeld sowie Knochen- oder Hirnmetastasen [Dallorso et al. 2008]. Wegen geringer Patientenzahlen gibt es keine randomisierten Studien zur HDT/ASZT bei Nephroblastomen. Vorhandene Studien mit HR- oder Rezidivpatienten berichten 3-Jahres-EFS von ca. 50% [Kremens et al. 2002; Spreafico et al. 2008].

Hepatoblastome (HB)

HB können mit der Kombination von Chirurgie und Chemotherapie in 75% der Fälle erfolgreich behandelt werden. Durch eine HDT lässt sich ggf. eine Resektabilität der Tumoren erzielen. Es gibt nur wenige Berichte über HDT/ASZT bei HR-Patienten [Katzenstein et al. 2002; Häberle, Bode, von Schweinitz 2003].

Toxizität

Die therapieassoziierte Mortalität wurde historisch mit bis zu 20% angegeben, bis heute sank sie auf < 5%, was dem Erfahrungszuwachs, der Verbesserung der Supportivtherapie und dem Einsatz peripherer Blutstammzellen statt Knochenmark zu verdanken ist. Zur Akuttoxizität zählen Mukositis und Zytopenie. Die Schwere und Dauer der Zytopenie hängen von dem Konditionierungsregime, der Menge/Qualität der Stammzellen und dem Einsatz hämatopoetischer Wachstumsfaktoren ab. Nephrotoxizität ist v.a. nach platinhaltigen Zytostatika möglich. Akute Lungentoxizität wird bei Busulfan und BCNU beschrieben. Langzeitfolgen im Zusammenhang mit HDT/ASZT können besonders bei jungen Patienten schwer ausfallen. Darunter sind Hörminderung, Entwicklungs- und Wachstumsstörungen, Schilddrüsendysfunktion, Sterilität oder verzögerte Pubertät zu nennen. Das Risiko für Sekundärmalignome wird möglicherweise gesteigert.

Zusammenfassung und Ausblick

Die HDT/ASZT bei soliden Tumoren im Kindesalter wird als Therapieintensivierung bei schlechter Prognose eingesetzt. Da aufgrund guter Primärtherapie-Ergebnisse die Anzahl der Patienten, die für eine HDT/ASZT infrage kommen, gering ist, ist es schwer, die HDT-Konzepte für die jeweiligen Patientengruppen in randomisierten Studien zu prüfen. Für die meisten Tumoren fehlt daher die Evidenz aus randomisierten Studien. Derzeit besteht ein Konsens zur HDT/ASZT bei HR-NB. Andere Indikationen werden kontrovers diskutiert, bzw. es liegen noch keine Ergebnisse randomisierter Studien vor. Der Vergleich vorhandener Studien wird durch Unterschiede in den Risikodefinitionen, Vorbehandlungen, Konditionierungen und Selektionsbias erschwert. Die ASZT ist dank medizinischer Fortschritte sicherer geworden, die z.T. weiterhin erheblichen Toxizitäten mahnen jedoch zur sorgfältigen Indikationsstellung.

Neue Therapieoptionen, wie Differenzierungsinduktion, Antiangiogenese oder Immuntherapien, werden auch bei Kindern zunehmend im Kontext der HR-Tumortherapie eingesetzt. Viele dieser Therapiemodalitäten sind nur bei einer minimalen Resterkrankung wirksam. So könnte die zukünftige Rolle der HDT/ASZT auch in der Bodenbereitung neuer Therapieformen im Sinne einer maximalen Tumorreduktion liegen.

Literatur

Al-Faris N et al., Does consolidation with autologous stem cell transplantation improve the outcome of children with metastatic or relapsed Ewing sarcoma? Pediatr Blood Cancer (2007), 49, 190–195

Berthold F et al., Myeloablative megatherapy with autologous stem-cell rescue versus oral maintenance chemotherapy as consolidation treatment in patients with high-risk neuroblastoma: a randomised controlled trial. Lancet Oncol (2005), 6, 649–658

Bouffet E et al., High dose chemotherapy in children with intracranial rhabdoid/teratoid tumorus (AT/RT); review of an institutional experience. Haematologica Rep (2007), 2, (Abstract)

Bouffet E et al., Radiotherapy followed by high dose busulfan and thiotepa: a prospective assessment of high dose chemotherapy in children with diffuse pontine gliomas. Cancer (2000), 88, 685–692

Burdach S et al., High-Dose Therapy for Patients With Primary Multifocal and Early Relapsed Ewing's Tumors: Results of Two Consecutive Regimens Assessing the Role of Total-Body Irradiation. J Clin Oncol (2003), 21, 3072–3078

Cohen BH, Geyer R, A pilot study of intensive chemotherapy with peripheral stem cell support for infants with malignant brain tumors. Haematologica Rep (2007), 2 (Abstract)

Dallorso S et al., EBMT Paediatric Working Party. SCT for Wilms' tumour. Bone Marrow Transplant (2008), 41 Suppl 2, S128–S130. Review

Fagioli F et al., High-dose chemotherapy in the treatment of relapsed osteosarcoma: an Italian sarcoma group study. J Clin Oncol (2002), 20, 2150–2156

Gajjar A et al., Risk-adapted craniospinal radiotherapy followed by high-dose chemotherapy and stem-cell rescue in children with newly diagnosed medulloblastoma (St Jude Medulloblastoma-96): long-term results from a prospective, multicentre trial. Lancet Oncol (2006), 7, 813–820

Gardner S et al., Phase I dose escalation of temozolomide with thiotepa and carboplatin and autologous stem cell infusion in patients with recurrent/refractory malignant brain tumors with minimal residual disease. Haematologica Rep (2007), 2, (Abstract)

Gardner SL et al., Myeloablative therapy with autologous stem cell rescue for patients with Ewing sarcoma. Bone Marrow Transplant (2008), 41, 867–872

Grill J et al., Treatment of medulloblastoma with postoperative chemotherapy alone: An SFOP prospective trial in young children. Lancet Oncol (2005), 6, 573–580

Häberle B, Bode U, von Schweinitz D, Differenzierte Therapieansätze für Hoch- und

Standardrisiko-Hepatoblastome. Ein Zwischenbericht der multizentrischen Studie HB99 der GPOH. Klin Padiatr (2003), 215, 159–165

Katzenstein HM et al., Novel therapeutic approaches in the treatment of children with hepatoblastoma. J Pediatr Hematol Oncol (2002), 24, 751–755

Kletzel M et al., Treatment of high-risk neuroblastoma with triple-tandem high-dose therapy and stem-cell rescue: results of the Chicago Pilot II Study. J Clin Oncol (2002), 20, 2284–2292

Klingebiel T et al., Treatment of children with metastatic soft tissue sarcoma with oral maintenance compared to high dose chemotherapy: report of the HD CWS-96 trial. Pediatr Blood Cancer (2008), 50, 739–745

Kremens B et al., High-dose chemotherapy with autologous stem cell rescue in children with nephroblastoma. Bone Marrow Transplant (2002), 30, 893–898

Ladenstein R et al., EBMT Paediatric Working Party. 28 years of high-dose therapy and SCT for neuroblastoma in Europe: lessons from more than 4000 procedures. Bone Marrow Transplant (2008), 41, Suppl 2, S118–S127

Ladenstein R et al., Primary disseminated multifocal Ewing sarcoma: results of the Euro-EWING 99 trial. J Clin Oncol (2010), 28(20), 3284–3291

Marachelian A, Butturini A, Finlay J, Myeloablative chemotherapy with autologous hematopoietic progenitor cell rescue for childhood central nervous system tumors. Bone Marrow Transplant (2008), 41, 167–172

Maris JM et al., Neuroblastoma. Lancet (2007), 369, 2106–2120

Massimino M et al., Sequential chemotherapy, high-dose thiotepa, circulating progenitor cell rescue, and radiotherapy for childhood high-grade glioma. Neuro Oncol (2005), 7, 41–48

Matthay KK et al., Treatment of high risk neuroblastoma with intensive chemotherapy, radiotherapy, autologous bone marrow transplantation, and 13-cis-retinoic acid. Children's Cancer Group. N Engl J Med (1999), 341, 1165–73

Meyers PA et al., High-dose melphalan, etoposide, total-body irradiation, and autologous stem-cell reconstitution as consolidation therapy for high-risk Ewing's sarcoma does not improve prognosis. J Clin Oncol (2001), 19, 2812–2820

Miano M et al., Megatherapy combining I(131) metaiodobenzylguanidine and high-dose chemotherapy with haematopoietic progenitor cell rescue for neuroblastoma. Bone Marrow Transplant (2001), 27, 571–574

Navid F, Armstrong M, Barfield RC, Immune Therapies for Neuroblastoma. Cancer Biol Ther (2009), 8, 874–882

Neville HL et al., Preoperative staging, prognostic factors, and outcome for extremity rhabdomyosarcoma: a preliminary report from the Intergroup Rhabdomyosarcoma Study IV (1991–1997). J Pediatr Surg (2000), 35, 317–321

Pritchard J et al., High dose melphalan in the treatment of advanced neuroblastoma: results of a randomized trial (ENSG1) by the European Neuroblastoma Study Group. Pediatr Blood Cancer (2005), 44, 348–352

Rutkowski S et al., Treatment of early childhood medulloblastoma by postoperative chemotherapy alone. N Engl J Med (2005), 352, 978–986

Sauerbrey A et al., High-dose chemotherapy (HDC) and autologous hematopoietic stem cell transplantation (ASCT) as salvage therapy for relapsed osteosarcoma. Bone Marrow Transplant (2001), 27, 933–937

Simon T et al., Consolidation treatment with chimeric anti-GD2-antibody ch14.18 in children older than 1 year with metastatic neuroblastoma. J Clin Oncol (2004), 22(17), 3549–3557

Spreafico F et al., Treatment of high-risk relapsed Wilms tumor with dose-intensive chemotherapy, marrow-ablative chemotherapy, and autologous hematopoietic stem cell support: experience by the Italian Association of Pediatric Hematology and Oncology. Pediatr Blood Cancer (2008), 51, 23–28

Weigel BJ et al., Role of high-dose chemotherapy with hematopoietic stem cell rescue in the treatment of metastatic or recurrent rhabdomyosarcoma. J Pediatr Hematol Oncol (2001), 23, 272–276

Zacharoulis S et al., Outcome for young children newly diagnosed with ependymoma, treated with intensive induction chemotherapy followed by myeloablative chemotherapy and autologous stem cell rescue. Pediatr Blood Cancer (2007), 49, 34–40

46 Autoimmunerkrankungen

Ina Kötter

Einleitung

1996 wurde von A. Tyndall und A. Gratwohl eine gemeinsame Initiative der EULAR (European League Against Rheumatism) und EBMT ins Leben gerufen, die sich zum Ziel setzte, zunächst Patienten, die aufgrund ihrer therapierefraktären Autoimmunerkrankung autolog oder allogen knochenmark- oder blutstammzelltransplantiert wurden, in einem Register zu sammeln und langfristig zu beobachten, um später randomisierte Studien folgen zu lassen [Tyndall und Gratwohl 1997]. Aufgrund des als hoch eingeschätzten Risikos transplantationsassoziierter Morbidität und Mortalität wurde zunächst ein autologes Regime mit PBSZT empfohlen.

Die Rationale für dieses Therapieverfahren ist neben zufälligen klinischen Beobachtungen die Vorstellung, dass sich durch die hoch dosierte lympho- oder myeloablative Therapie ein neues, nicht autoreaktives Immunsystem rekonstituiert.

Vorgehensweise

Bei Autoimmunerkrankungen wird angenommen, dass sie durch eine Kombination aus genetischer Prädisposition und Umwelteinflüssen bedingt sind, ein Stammzelldefekt liegt hier nicht eindeutig zugrunde. Insofern ist hier das vorrangige Ziel die Lymphoablation (Entfernung der Lymphozyten), die Suppression der Hämatopoese ist in diesem Fall ein unerwünschter Nebeneffekt. Lymphoablative Dosen von Cyclophosphamid (200 mg/kg KG) ohne Stammzellretransfusion sind bereits zur Behandlung von Autoimmunerkrankungen eingesetzt worden [Brodsky et al. 1998]. Um die Phase der Aplasie zu verkürzen, in der die Gefahr von Infektionen erhöht ist, wird in den meisten Zentren auch bei den lymphoablativen Regimen eine Stammzellmobilisierung und Retransfusion durchgeführt. Cyclophosphamid ist das am häufigsten eingesetzte lymphoablative Zytostatikum bei der autologen Stammzelltransplantation. Weitere auch in Maximaldosen lymphoablative Medikamente sind Fludarabin, Pentostatin und Cladribin. Meist werden, um residuelle autoreaktive Lymphozyten aus dem Körper zu entfernen, zusätzlich ATG oder monoklonale Antikörper gegen T- und B-Lymphozyten, z.B. Alemtuzumab (anti-CD52) oder Rituximab (anti-CD20), zusätzlich eingesetzt. Es ist umstritten, ob ein „Aufreinigen" der mit G-CSF mobilisierten Stammzellen mittels Selektion der $CD34^+$-Zellen zur Minimierung der Anzahl der retransfundierten Lymphozyten wirklich erforderlich ist.

Klinische Daten zur autologen hämatopoetischen Stammzelltransplantation

Allgemein

In der letzten Publikation aus dem Register der EULAR/EBMT aus dem Jahr 2009 sind 900 Patienten ausgewertet worden, davon 345 mit Multipler Sklerose (MS), 175 mit Systemsklerose (SSc), 89 mit RA (rheumatoide Arthritis), 85 mit systemischem Lupus erythematodes (SLE), 65 mit juveniler idiopathischer Arthritis (JIA), 37 mit hämatologischen Immunzytopenien und 104 mit verschiedenen anderen Erkrankungen, u.a. Vaskulitiden. Die transplantationsassoziierte Mortalität an Tag 100 lag bei 2% für die MS, 6% für die SSc, 1% für die RA, 11% für den SLE, 11% für die JIA und 8% für hämatologische Immunzytopenien. Das progressionsfreie 5-Jahres-Überleben lag zwischen 18% (RA) und 52% (JIA) und war signifikant mit der Grunderkrankung assoziiert. Das 5-Jahres-Gesamtüberleben betrug zwischen 76% (SLE und SSc) und 92% (MS). Die Arbeit war v.a. auf mit dem Ergebnis der PBSZT assoziierte prognostische Faktoren fokussiert. Diese waren für die TRM hauptsächlich die Grunderkrankung und die Erfahrung des transplantierenden Zentrums. Den wesentlichsten Einfluss auf das progressionsfreie Überleben hatten das Alter der Patienten (günstig: unter 35 Jahren) sowie eine PBSZT nach dem Jahr 2000 [Farge et al. 2010].

In der vorherigen Publikation aus dem Register aus dem Jahr 2005 waren 473 Patienten ausgewertet worden. Damals lag die TRM noch etwas höher: 5–14% (MS und RA 5%, SLE 14%). Die Ansprechrate (definiert als Verbesserung der für die verschiedenen Erkrankungen üblichen Scores um mindestens 25%) lag bei 81%. Nach 3 Jahren wurde in 49% eine Krankheitsprogression beobachtet. Dies hing wesentlich von der Intensität des Konditionierungsregimes ab (Mild: CYC/ATG; Moderat: BEAM-BCNU, Etoposid, Cytarabin, Melphalan; Hoch: Ganzkörperbestrahlung ± Hochdosischemotherapie). Die transplantationsassoziierte Mortalität war mit den intensiveren Konditionierungen höher, aber das krankheitsfreie Überleben deutlich länger als bei den weniger aggressiven Konditionierungsverfahren [Gratwohl et al. 2005].

Insgesamt zeigt sich somit eine gewisse „Lernkurve", die TRM hat über die Jahre deutlich abgenommen.

Rheumatoide Arthritis und juvenile idiopathische Arthritis

Obwohl zunächst relativ viele Patienten mit RA und JIA transplantiert wurden, wurde diese Therapieoption aus zweierlei Gründen inzwischen für diese Erkrankungen weitestgehend verlassen: Praktisch alle Patienten erlitten nach 6–12 Monaten Rezidive. Außerdem sind seit 1998 mit Einführung der TNF-Antagonisten und später mit weiteren Biologika die therapeutischen Möglichkeiten für die RA und JIA drastisch verbessert worden, sodass sich die Transplantation in den meisten Fällen erübrigt bzw. aufgrund der damit verbundenen Risiken sogar verbietet.

Multiple Sklerose

Hier gibt es bei weitem die meisten Daten. Überwiegend wird BEAM (BCNU, VP-16, Ara-C, Melphalan) oder Busulfan/CYC zur Konditionierung eingesetzt. Bisher wurden fast ausschließlich Patienten transplantiert, die nicht auf die konventionellen Therapien einschließlich Interferon-beta und Galatimeracetat ansprachen. Bei der letzten Analyse der EBMT-Daten 2006 ergaben sich bei 183 Patienten durchschnittliche Ansprechraten von 63% bei einer relativ geringen TRM von 5,3% [Saccardi et al. 2006]. In einem Positionspapier aus dem Jahre 2012 werden bereits über 600 registrierte transplantierte MS-Patienten erwähnt [Saccardi et al. 2012]. Mittlerweile sind auch die Ergebnisse erster prospektiver Studien publiziert, die sehr positive Ergebnisse zeigen. In einer systematischen Metaanalyse publizierter Fallserien und Studien aus dem Jahr 2011 ergab sich ein verbessertes progressionsfreies Überleben von bis zu 3 Jahren für die sekundär progrediente MS. Die TRM lag nur noch bei 2%.

Systemsklerose

Leider sind die therapeutischen Möglichkeiten bei der SSc begrenzt, insbesondere, was Patienten mit rasch progredientem diffusem Hautbefall und Alveolitis/Lungenfibrose betrifft. Insofern bestand hier das dringende Bedürfnis, eine rasch wirksame und effektive Therapie zu etablieren. Deshalb ist die zweitgrößte Gruppe im EULAR/EBMT-Register die der SSc-Patienten. Das am häufigsten eingesetzte Konditionierungsregime ist CYC/ATG. Die TRM war zunächst mit 8,7% relativ hoch, was an einer extremen Negativauswahl der Patienten lag (schlechte Lungenfunktion, pulmonale Hypertonie (PAH, pulmonal-arterielle Hypertonie), kardiale Beteiligung, schlechter Karnofsky-Index vor Transplantation). Die Registerdaten ergaben 2004 bei 57 Patienten ein Ansprechen in 92% der Fälle. In 35% kam es innerhalb von 10 Monaten (2,2–48,7) nach Stammzelltransplantation zu einem Rezidiv. Einzelne Arbeitsgruppen haben größere, monozentrische Fallserien publiziert, die Ansprechraten von mindestens 80% mit signifikanter Verbesserung des modifizierten Rodnan-Skin-Score (MRSS, modified Rodnan skin score) zeigen, die Lungenfunktion blieb stabil, ebenso die Nierenfunktion [Oyama et al. 2007; Henes et al. 2012]. In den USA wurde ein myeloablatives Therapieschema mit zusätzlicher Ganzkörperbestrahlung eingesetzt, was zunächst zu einer massiv erhöhten Mortalität führte, da auf die Abschirmung der Lunge verzichtet worden war [Burt et al. 2004]. Inzwischen wird eine Abschirmung der Lunge (die in Europa Standard ist) durchgeführt, und zurzeit läuft eine randomisierte Studie, die Scleroderma Cyclophosphamide or Transplantation – SCOT-Studie (www.sclerodermatrial.org, NCT00114530).

In Europa findet aktuell die ASTIS-Studie (Autologous Stem cell Transplantation International Scleroderma Trial; www.astistrial.com) statt, die bei früher dcSSc (diffuse cutaneous systemic sclerosis) Standard-Puls-Cyclophosphamid über 12 Monate multizentrisch und offen randomisiert mit der Hochdosis-Cyclophosphamid/ATG-Therapie vergleicht. Auch in dieser Studie werden die Stammzellen CD34+ selektioniert. Im Oktober 2009 hatte die Studie die angestrebte Patientenzahl von 156 rekrutiert, die Ergebnisse wurden in vorläufiger Form erstmals auf dem ACR-Kongress 2012 gezeigt und ergaben bei relativ hoher TRM von 10% ein signifikant besseres Langzeitüberleben in der Transplantationsgruppe [van Laar et al. 2012].

Die erste prospektive randomisierte Studie wurde 2011 publiziert, sie wurde wegen signifikanter Überlegenheit des autoPBSZT-Armes nach 19 Patienten vorzeitig abgebrochen. Hier konnte auch gezeigt werden, dass sich nicht nur die Haut, sondern auch die Lungenfibrose CT-histographisch deutlich verbessert [Burt et al. 2011].

Systemischer Lupus erythematodes

Beim SLE wurden und werden nahezu ausschließlich Patienten transplantiert, die nicht auf die Standardtherapien inklusive CYC und teilweise auch Rituximab angesprochen hatten. Auch hier wird meist Hochdosis-Cyclophosphamid plus ATG zur Konditionierung eingesetzt. Neben den Registerdaten [Jayne et al. 2004] mit 53 Patienten aus 23 Zentren sind auch Daten aus den USA (n = 50) vorhanden [Burt et al. 2006], die eindrucksvoll zeigen, dass gute und stabile Remissionen auch bei dieser sehr negativen Patientenselektion erzielt werden können. In der EULAR/EBMT-Arbeit zeigt sich eine SLEDAI (Systemic Lupus Erythematosus Disease Activity Index)-Remission (< 3) bei 66% der Patienten nach 6 Monaten, nach 3–40 Monaten hatten 32% ein Rezidiv. Die ANA wurden in 80% negativ. Die TRM lag bei 12%. In der neueren amerikanischen Arbeit lag das krankheitsfreie Überleben bei 50%. Die TRM wird mit 2% angegeben. Die Langzeitdaten aus dem europäischen Register von 28 Patienten wurden 2012 publiziert und ergaben ein 5-Jahres-Überleben von 81%, bei einer allerdings sehr hohen Rezidivrate mit 56% und einer nicht durch Rezidive bedingten Mortalität von 15%. Die Rezidivrate war bei Patienten, die ein $CD34^+$-selektioniertes Transplantat erhalten hatten, signifikant geringer als bei Verwendung von nicht ex vivo manipulierten Transplantaten [Alchi et al. 2013].

Vaskulitiden

Die Registerdaten wurden 2007 zusammengefasst [Daikeler et al. 2007]. Es waren zu dem Zeitpunkt 15 Patienten mit verschiedenen, therapierefraktären systemischen Vaskulitiden transplantiert, die Ansprechraten lagen bei 93%, davon 46% komplette und 46% partielle Remissionen. Drei Patienten verstarben: einer an seiner Grunderkrankung, einer an einem Karzinom und einer an einer GVHD nach allogener Transplantation, nachdem zuvor die autologe Transplantation ineffektiv gewesen war.

Andere Autoimmunerkrankungen

Auch zum Morbus Crohn gibt es erste positive Ergebnisse zur autologen und zur allogenen PBSZT, und sowohl offene als auch randomisierte Studien zu beiden Therapieverfahren rekrutieren zurzeit Patienten. Beispielhaft sei hier die ASTIC-Studie genannt (NCT00297193; EBMT), bei der die Konditionierung mit CYC/ATG vorgenommen wird.

Weitere Erkrankungen, bei denen sich das Konzept der autologen PBSZT in therapierefraktären Fällen als wirksam erwies und in offenen Studien derzeit weiter verfolgt wird, sind die demyelinisierenden Polyneuropathien, die Myasthenia gravis, die therapierefraktäre Sarkoidose, das Antiphospholipid-Syndrom, bullöse Hauterkrankungen, autoimmune Retinopathien und hämatologische Autoimmunerkrankungen (autoimmunhämolytische Anämien, Immunthrombopenien), aber auch der Diabetes mellitus Typ 1. Bei Letzteren wird auch ein allogenes Transplantationskonzept in Studien weiter verfolgt.

Allogene Stammzelltransplantation bei Autoimmunerkrankungen

Die Registerdaten zur allogenen PBSZT bei Autoimmunerkrankungen wurden 2009 zusammengefasst [Daikeler et al. 2009]. Insgesamt waren 38 Transplantationen bei 35 Patienten gemeldet, 2 mit M. Crohn, 2 mit M. Behçet, 1 kryoglobulinämische Vaskulitis, 1 Panarteriitis nodosa, 1 M. Wegener, 2 SLE, 1 Dermatomyositis, 3 RA, 2 MS, 3 unklassifizierte Autoimmunerkrankungen und 15 hämatologische Autoimmunerkrankungen (überwiegend autoimmunhämolytische Anämien, ITP und Evans-Syndrome). In 55% wurde ein komplettes Ansprechen der Autoimmunerkrankung erreicht, in 23% zumindest ein partielles Ansprechen. Es traten 3 Rezidive nach im Mittel 12,3 Monaten auf. Die TRM nach 2 Jahren lag bei 22,1%. Das 2-Jahres-Überleben lag bei 70%.

Komplikationen

Allgemein wurde eine verzögerte Immunrekonstitution beobachtet, die eine erhöhte Infektneigung zur Folge hatte [Farge et al. 2005]. Es wurden v.a. Infekte mit Viren der Herpesgruppe gesehen. Noch unklar ist, ob dies an der $CD34^+$-Selektion oder auch an intrinsischen Veränderungen im Immunsystem der Patienten mit Autoimmunerkrankungen liegt. Die Rate an viralen Infektionen und das Ausmaß der Verzögerung der Immunrekonstitution bei Autoimmunerkrankungen liegen nach CD34-Selektion deutlich höher als bei hämatologischen Grunderkrankungen, sodass zusätzlich Veränderungen im Immunsystem der Patienten mit Autoimmunerkrankungen diskutiert werden müssen.

Die hohe TRM bei SSc und SLE ist dadurch bedingt, dass zunächst Patienten mit fortgeschrittenen Organschäden der autologen PBSZT zugeführt wurden. Seit strengere Ausschlusskriterien (DLCO, Diffusing capacity or Transfer factor of the lung for carbon monoxide > 40%, keine pulmonalarterielle Hypertonie > 50 mmHg, Ausschluss manifeste Herzinsuffizienz) angewandt werden, ist die TRM bei der SSc zurückgegangen. Eine Zusammenfassung der Risiken sowie Vorschläge zu Ein- und Ausschlusskriterien für die PBSZT bei Autoimmunerkrankungen findet sich in kürzlich publizierten Empfehlungen der EBMT [Snowden et al. 2012].

Zusammenfassung und Ausblick

Die autologe PBSZT ist eine gute Möglichkeit, Patienten mit therapierefraktären bzw. mit prognostisch ungünstigen Autoimmunerkrankungen ohne zufriedenstellende therapeutische Optionen zu behandeln. Nach Möglichkeit sollten die Patienten in randomisierte Studien – so vorhanden – eingeschlossen werden, damit in möglichst kurzer Zeit relevante Daten im Vergleich zu konventionellen Therapieregimen gewonnen werden.

Bei einer immer noch relativ hohen Rezidivrate werden auch neue Optionen untersucht, z.B., ob bei geeigneten Patienten eine allogene Transplantation mit Konditionierung mit reduzierter Intensität noch bessere und langfristigere Erfolge erbringt oder ob die Gabe mesenchymaler Stromazellen, die immunsuppressive Eigenschaften haben, isoliert oder im Rahmen eines allogenen oder autologen Transplantationskonzepts zusätzliche Effekte erbringt.

Literatur

Alchi B et al., Autologous haematopoietic stem cell transplantation for systemic lupus erythematosus: data from the European Group for Blood and Marrow Transplantation registry. Lupus (2013), 22, 245–253

Brodsky RA et al., Immunoablative high-dose cyclophosphamide without stem-cell rescue for refractory, severe autoimmune disease. Ann Intern Med (1998), 129, 1031–1035

Burt RK et al., The rationale behind autologous autoimmune hematopoietic stem cell transplant conditioning regimens: concerns over the use of total-body irradiation in systemic sclerosis. Bone Marrow Transplant (2004). 34, 745–751

Burt RK et al., Autologous non-myeloablative haematopoietic stem-cell transplantation compared with pulse cyclophosphamide once per month for systemic sclerosis (ASSIST): an open-label, randomised phase 2 trial. Lancet (2011), 378, 498–506

Burt RK et al., Nonmyeloablative hematopoietic stem cell transplantation for systemic lupus erythematosus. JAMA (2006), 295, 527–535

Daikeler T et al., Allogeneic hematopoietic SCT for patients with autoimmune diseases. Bone Marrow Transplant (2009), 44, 27–33

Daikeler T et al., Haematopoietic stem cell transplantation for vasculitis including Behcet's disease and polychondritis: a retrospective analysis of patients recorded in the European Bone Marrow Transplantation and European League Against Rheumatism databases and a review of the literature. Ann Rheum Dis (2007), 66, 202–207

Farge D et al., Analysis of immune reconstitution after autologous bone marrow transplantation in systemic sclerosis. Arthritis Rheum (2005), 52, 1555–1563

Farge D et al., Autologous hematopoietic stem cell transplantation for autoimmune diseases: an observational study on 12 years' experience from the European Group for

Blood and Marrow Transplantation Working Party on Autoimmune Diseases. Haematologica (2010), 95, 284–292

Gratwohl A et al., Autologous hematopoietic stem cell transplantation for autoimmune diseases. Bone Marrow Transplant (2005), 35, 869–879

Henes JC et al., Optimization of Autologous Stem Cell Transplantation for Systemic Sclerosis – A Single-center Longterm Experience in 26 Patients with Severe Organ Manifestations. J Rheumatol (2012), 39, 269–275

Jayne D et al., Autologous stem cell transplantation for systemic lupus erythematosus. Lupus (2004), 13, 168–176

Oyama Y et al., Autologous non-myeloablative hematopoietic stem cell transplantation in patients with systemic sclerosis. Bone Marrow Transplant (2007), 40, 549–555

Saccardi R et al., A prospective, randomized, controlled trial of autologous haematopoietic stem cell transplantation for aggressive multiple sclerosis: a position paper. Mult Scler (2012), 18, 825–834

Saccardi R et al., Autologous stem cell transplantation for progressive multiple sclerosis: update of the European Group for Blood and Marrow Transplantation autoimmune diseases working party database. Mult Scler (2006), 12, 814–823

Snowden JA et al., Haematopoietic SCT in severe autoimmune diseases: updated guidelines of the European Group for Blood and Marrow Transplantation. Bone Marrow Transplant (2012), 47, 770–790

Tyndall A, Gratwohl A, Blood and marrow stem cell transplants in auto-immune disease: a consensus report written on behalf of the European League against Rheumatism (EULAR) and the European Group for Blood and Marrow Transplantation (EBMT). Bone Marrow Transplant (1997), 19, 643–645

Van Laar J et al., High Dose Immunoablation and Autologous Hematopoietic Stem Cell Transplantation Versus Monthly Intravenous Pulse Therapy Cyclophosphamide in Severe Systemic Sclerosis. Arthritis Rheum (2012), 64, 4167

Anhang

Tabellen Kapitel 28 Infektiologie

Tab. A.28.1: Antibakterielle Prophylaxe

Indikation	Erstlinientherapie (optional)	Alternative	Dauer
Bakterielle Prophylaxe von Tag 0 bis Ende der Neutropeniephase	Fluorchinolon (nur oral): z.B. Levofloxacin 500 mg × 1/d Ciprofloxacin 500 mg × 2/d	–	Bis Fieber während der Neutropenie (dann umsetzen) oder bis zum Ende der Neutropenie
Bakterielle Prophylaxe Tag > +100 Nur bei Patienten mit chronischer extensiver GVHD	S. pneumonia-Infektionen-Prophylaxe Ampicillin 500 mg × 2/d oder 1 g × 1/d	Makrolide	Bis nach Absetzen der Immunsuppression

Tab. A.28.2: Empirische Antibiotikatherapie bei Fieber in der Neutropenie

Indikation	Therapie erster Wahl	Alternative	Dauer
Patient in klinisch stabilem Zustand	Piperacillin/Tazobactam 4 g/500 mg i.v. × 3/d	Ceftazidim 2 g i.v. × 3/d	Nicht klar definiert, doch in Abhängigkeit der klinischen Präsentation und Entwicklung, z.B. nach Rekonstitution der Neutrophilen
Patient in klinisch stabilem Zustand + Beta-Laktam-Unverträglichkeit, 3MRGN-Träger	Carbapeneme (z.B. Imipenem 500 mg i.v. × 4/d)		Nicht klar definiert, doch in Abhängigkeit der klinischen Präsentation und Entwicklung
Bei V.a. katheterassoziierte Infektion Bei Nachweis von grampositiven Kokken	Zusätzlich: Vancomycin 1000 mg × 2/d	Zusätzlich: Teicoplanin	Hier käme ein Katheterwechsel (Neuanlage) eher in Betracht.
Patient in klinisch instabilem Zustand (septischer Schock)	Piperacillin/Tazobactam 4 g/500 mg i.v. × 3/d + Gentamicin 5 mg/kg KG i.v. × 1/d + Vancomycin 1000 mg i.v. × 2/d + Antimykotikum		Nicht klar definiert, doch in Abhängigkeit der klinischen Präsentation und Entwicklung

Tab. A.28.3: Katheterinfektionen

Entfernung der Katheter empfohlen	Katheterinfektion Katheterkolonisation durch • S. aureus • C. albicans* • P. aeruginosa
Entfernung der Katheter optional (jedoch bei weiteren positiven Blutkulturen empfohlen)	Katheterkolonisation durch: • Koagulasenegative Staphylokokken • Enterobacteriaceae

* Gemäß Leitlinie der ESCMID (European Society of Clinical Microbiology and Infectious Diseases) ist die Katheterentfernung empfohlen. Falls die Katheterretention klinisch notwendig wäre (z.B. Thrombozytopenie) wird eine Behandlung mit Echinocandine bzw. liposomalem Amphotericin B empfohlen [Ullmann et al. 2012].

Tab. A.28.4: Therapie der *C. difficile*-assoziierten Diarrhö/Kolitis

Indikation	Therapie erster Wahl	Alternative	Dauer
Bei Primärinfektion	Metronidazol 500 mg p.o. × 3/d	Vancomycin 125 mg p.o. × 4/d bis 500 mg p.o. × 4/d	10 Tage
Bei Rezidiv	Vancomycin 125 mg p.o. × 4/d bis 500 mg p.o. × 4/d	Fidaxomicin 200 mg × 2/d für 10 Tage	14 Tage; ausschleichende Dosisreduktion über 4 Wo. möglich

Tab. A.28.5: Klassifizierung multiresistenter grammnegativer Stäbchen auf Basis ihrer phänotypischen Resistenzeigenschaften gemäß RKI-Richtlinie [RKI 2012]

	Enterobakterien		Pseudomonas aeruginosa		Acinetobacter baumannii	
	3MRGN	4MRGN	3MRGN	4MRGN	3MRGN	4MRGN
Piperacillin	R	R	Nur eine der 4 Antibiotikagruppen wirksam (S)	R	R	R
Cefotaxim und/oder Ceftazidim	R	R		R	R	R
Imipenem und/oder Meropenem	S	R		R	S	R
Ciprofloxacin	R	R		R	R	R

Tab. A.28.6: HSV- und VZV-antivirale Prophylaxe

Indikation	Therapie erster Wahl	Alternative	Dauer
Reaktivierungsprophylaxe	Aciclovir 5 mg/kg KG i.v. × 2/d oder 800 mg p.o. × 2/d	Valaciclovir 500 mg p.o. × 2/d Famciclovir 250 mg p.o. × 3/d	Bei VZV-seropositiven Patienten: mindestens 1 Jahr bzw. > 1 Jahr bei cGVHD Bei HSV-seropositiven und VZV-seronegativen Patienten: 3–5 Wo. bzw. länger bei cGVHD Bei seronegativen Empfängern: keine Prophylaxe **Cave:** Patienten mit Hypogammaglobulinämie könnten falsch-negative Ergebnisse haben, z.B. CLL, multiples Myelom! Hier spielt die Anamnese eine wichtige Rolle.
Postexpositionsprophylaxe bei VZV-seronegativen Patienten	Aciclovir 800 mg × 3/d p.o. Valaciclovir 1000 mg p.o. × 3/d Famciclovir 250 mg p.o. × 3/d		Chemoprophylaxe: 3–21 Tage

Tab. A.28.7: CMV

Indikation	Therapie	Dauer
Therapie erster Wahl	Ganciclovir 5 mg/kg KG × 2/d i.v.; danach 6 mg/kg KG/d i.v.	Präemptive Therapie: 14 Tage Induktionstherapie, dann ggf. Erhaltungstherapie bis DNA-Nachweis negativ ausfällt
Alternative Bei Unverträglichkeit oder Therapieversagen (V.a. Ganciclovir-Resistenz)	Foscavir 60 mg/kg KG × 2/d i.v.; danach 90 mg/kg KG/d i.v. Oder: Valganciclovir 900 mg × 2/d p.o.; danach 450 mg × 2/d p.o. Oder: Cidofovir 5 mg/kg KG × 1/Wo. i.v.; dann alle 2 Wo. mit Probenecid (Kreuzresistenz mit Ganciclovir möglich)	Präemptive Therapie: 14 Tage Induktionstherapie, dann ggf. Erhaltungstherapie bis DNA-Nachweis negativ ausfällt

Tab. A.28.8: HSV

Indikation	Therapie erster Wahl	Alternative	Dauer
Mukokutane Manifestation	Aciclovir 5 mg/kg KG i.v. × 3/d	Aciclovir 400 mg p.o. × 4/d Valaciclovir 1 g p.o. × 2/d Famciclovir 250 mg p.o. × 3/d	7–10 Tage
Viszerale Manifestation (z.B. Pneumonie, Enzephalitis, Kolitis etc.)	Aciclovir 10 mg/kg KG i.v. × 3/d	Foscavir 60 mg/kg KG i.v. × 2/d	10–21 Tage
Bei molekularbiologisch bestätigter Resistenz	Foscavir 60 mg/kg KG i.v. × 2/d	Cidofovir 5 mg/kg KG × 1/Wo. während 2 Wo.; dann alle 2 Wo. mit Probenecid; kontraindiziert bei Proteinurie, Fachinformation unbedingt beachten	7–21 Tage

Tab. A.28.9: VZV

Indikation	Therapie erster Wahl	Alternative	Dauer
Varizellen, viszerale Manifestation (z.B. Pneumonie, Enzephalitis, Hepatitis etc.), Zoster ≥ 1 Dermatom	Aciclovir 10 mg/kg KG i.v. × 3/d	Foscavir 60 mg/kg KG i.v. × 2/d	14–21 Tage
Herpes zoster (1 Dermatom ohne Hirnnervenbeteiligung)	Aciclovir 800 mg p.o. × 5/d	Valaciclovir 1 g p.o. × 3/d Famciclovir 500 mg p.o. × 3/d	14–21 Tage
Bei bestätigter Resistenz	Foscavir 60 mg/kg KG i.v. × 2/d	Cidofovir 5 mg/kg KG ×1/W. für 14 Tage, dann alle 2 Wo. mit Probenecid	14–21 Tage

Tab. A.28.10: Adenovirus

Indikation	Therapie	Dauer
Respiratorische Traktinfektionen, hämorrhagische Zystitis, disseminierte Infektion	Cidofovir 5 mg/kg KG i.v. × 1/Wo. oder 1 mg/kg KG i.v. × 3/Wo. für 14 Tage, dann 1 × alle 2 Wo. mit Probenecid	Bis zum Erreichen der Negativität (Kontrolle wöchentlich), sekundäre Prophylaxe möglich

Tab. A.28.11: HHV-6

Indikation	Therapie	Dauer
Enzephalitis	Ganciclovir 5 mg/kg KG × 2/d i.v.	Bis zum Erreichen der Negativität (Kontrolle wöchentlich)
Alternative	Foscavir 60 mg/kg KG × 3/d oder 90 mg/kg KG × 2/d i.v. Cidofovir 5 mg/kg KG i.v. × 1/W. oder 1 mg/kg KG i.v. × 3/Wo. für 14 Tage, dann 1 × alle 2 Wo. mit Probenecid	Idem

Tab. A.28.12: BKV [Cesaro et al. 2009]

Indikation	Therapie	Dauer
Hämorrhagische Zystitis	Cidofovir Low dose, z.B. 1 mg/kg × 1/Wo. i.v.	Abhängig von der präsentierten Klinik
Alternative	Cidofovir Blaseninstillationen	Abhängig von der präsentierten Klinik

Tab. A.28.13: RSV

Indikation	Therapie	Dauer
Infektion der oberen Atemwege, präemptive Therapie zur Verhinderung einer Pneumonie	Ribavirin aerosol 2 g in einer Konzentration von 60 mg/ml, alle 8 h	5–10 Tage, bis zum Erreichen der Negativität
Pneumonie	Idem	Klinikabhängig
Mögliche Option	Palivizumab Intravenöses Immunglobulin (IVIG)	Einmalig

IVIG = intravenous immunoglobulin

Tab. A.28.14: Influenzavirus

Indikation	Therapie	Dauer
Influenza A oder B Prophylaxe bei Epidemie und/oder Exposition	Oseltamivir 75 mg p.o. × 1/d Zanamivir 5 mg Inhalation × 2/d	Risikoperiode
Influenza A oder B Infektion der oberen Atemwege, zur Verhinderung einer Pneumonie Beginn innerhalb der ersten 48 h	Oseltamivir 75 mg p.o. × 2/d Zanamivir 10 mg Inhalation × 2/d	Bis zum Erreichen der Negativität

Tab. A.28.15: Antimykotische Primärprophylaxe

Indikation	Therapie erster Wahl	Alternative	Dauer
Neutropenische Phase nach HSZT	Fluconazol 400 mg p.o. × 1/d In Kombination mit einem Diagnosekonzept, um Schimmelpilzinfektionen frühzeitig nachzuweisen Posaconazol 200 mg p.o. × 3/d (auch s.u.)	Micafungin 50 mg i.v. × 1/d (nur in der frühen Neutropeniephase) Voriconazol 200 mg × 2/d	Bis Tag +100
Bei aGVHD oder cGVHD	Posaconazol 200 mg p.o. × 3/d Ggf. auf 200 mg p.o. × 4/d, wenn die orale Absorption nicht sicher gewährleistet wird. Neue orale und intravenöse Applikationsmöglichkeiten stehen wahrscheinlich ab 2014 zur Verfügung und sollten eher Verwendung finden (z.B. Posaconazol Tbl. 300 mg 1 ×/d).	Wenn orale Applikation unter stationären Bedingungen nicht erfolgen kann, sollte ein Antimykotikum eingesetzt werden mit Aktivität gegen Schimmelpilz.	Bis nach Absetzen der Immunsuppression

Tab. A.28.16: Pneumocystis-Pneumonie-Prophylaxe

Indikation	Therapie erster Wahl	Alternative	Dauer
Pneumocystis-Pneumonie-Prophylaxe	Trimethoprim/Sulfamethoxazol 160/800 mg p.o. 3–6 Tbl. pro Wo.	Pentamidin 300 mg Inhalation alle 4 Wo. Dapsone 50 mg p.o. × 2/d Atovaquone 750 mg p.o. × 2/d	Analog wie bei HIV/AIDS bis CD4-Zellzahl sicher > 200/µl und keine weitere immunsuppressive Therapie

Tab. A.28.17: *Candida* spp. [Ullmann et al. 2012]

Indikation	Therapie erster Wahl	Alternative	Dauer
Candidemia, disseminierte Candidiasis	Caspofungin 70 mg i.v. × 1/d Tag 1, dann 50 mg i.v. × 1/d Micafungin 100 mg i.v. × 1/d Anidulafungin 200 mg i.v. × 1/d Tag 1, dann 100 mg i.v. × 1/d	L-AMB 3–5 mg/kg KG i.v. × 1/d Voriconazol 6 mg/kg KG i.v. × 2/d Tag 1, dann 4 mg/kg KG i.v. × 2/d Fluconazol 12 mg/kg KG i.v. × 1/d Tag 1, dann 6 mg/kg KG i.v. × 1/d	14 Tage nach der ersten negativen Blutkultur (tägliche Kontrolle bis zur Negativität) Fluconazol möglich als Deeskalationsoption nach 10-tägiger Therapie mit Echinocandin

L-AMB = liposomales Amphotericin B

Tab. A.28.18: *Aspergillus* spp. [Herbrecht et al. 2002]

Indikation	Therapie erster Wahl	Alternative	Dauer
	Voriconazol 6 mg/kg KG × 2/d i.v. Tag 1, dann 4 mg/kg KG × 2/d i.v. für mindestens 8 Tage, wenn Patient stabil, wäre eine Umstellung auf eine orale Applikation möglich	L-AMB 3–5 mg/kg KG i.v. × 1/d Caspofungin 70 mg/kg KG i.v. × 1/d Posaconazol 400 mg × 2/d oder 200 mg × 4/d (s. alternative Applikationsformen in Tab. A.28.14)	Nicht klar definiert, doch in Abhängigkeit der klinischen Präsentation und Entwicklung der Infiltrate in der Bildgebung häufig 2–4 Monate

Tab. A.28.19: Mukormykose [Cornely et al. 2013]

Indikation	Therapie erster Wahl	Alternative	Dauer
Sinus-, Lungeninfektionen	Chirurgische Resektion L-AMB i.v. 5 mg/kg KG × 1/d	ABLC 5 mg/kg KG/d i.v. Posaconazol 200 mg × 4/d p.o.	Nicht klar definiert, doch in Abhängigkeit der klinischen Präsentation und Entwicklung der Infiltrate in der Bildgebung häufig 2–6 Monate
ZNS	L-AMB 10 mg/kg KG i.v. × 1/d		Idem
Eisenchelatoren	Nicht empfohlen		

ABLC = Amphotericin B lipid complex

Tab. A.28.20: *Fusarium* spp. [Tortarono et al. 2013]

Indikation	Therapie erster Wahl	Alternative	Dauer
Kutane Läsionen, Sinus-, Lungeninfektionen disseminierte Formen	Chirurgische Resektion Voriconazol 6 mg/kg KG i.v. × 2/d Tag 1, dann 4 mg/kg KG i.v. × 2/d	L-AMB 3–5 mg/kg KG/d i.v. × 1/d ABLC 5 mg/kg KG/d i.v. × 1/d oder Kombinationstherapie: Voriconazole und L-AMB	Nicht definiert, klinik- und bildgebungsabhängig

Tab. A.28.21: Pneumocystis-Pneumonie

Indikation	Therapie erster Wahl	Alternative	Dauer
Pneumocystis-Pneumonie	Trimethoprim/Sulfamethoxazol 5/200 mg/kg KG i.v. oder p.o. × 3–4/d Mit Prednisolon 40 mg p.o. oder i.v. × 2/d 5 Tage, danach 20 mg p.o. oder i.v. × 1/d	Dapsone 50 mg p.o. × 2/d Atovaquone 750 mg p.o. × 2/d Pentamidine 3–4 mg/kg KG i.v. × 1/d Primaquine 15–30 mg/kg KG p.o. × 1/d und Clindamycin 600 mg i.v. oder p.o. × 3/d	21 Tage

Stichwortverzeichnis

Leber-GVHD 220
3-Phasen-Modell 105

A

Adenovirus 169
Alemtuzumab 89, 94f., 116
ALL 129
Allodepletion, selektive 98
AML 129
Anämie
– angeborene/vererbte 292
  – Diamond-Blackfan-Anämie 295
  – Dyskeratosis congenita 294
  – Fanconi-Anämie 293
  – Shwachman-Bodian-Diamond-Syndrom 295
– aplastische 287
Anti-T-Lymphozyten-Globuline 95
Antigene
– leukämieassoziierte 118
– mHAg-assoziierte 118
Antilymphozytenantikörper (ALG/ATG) 88
Apoptose 215
Arzneimittelgesetz (AMG) 25
Aspergillus 170
ATG-Fresenius 88, 95
ATGAM 95
Aufmerksamkeitsstörungen 194
Autoimmunerkrankungen 315
– andere Autoimmunerkrankungen 318
– juvenile idiopathische Arthritis 316
– Multiple Sklerose 316
– rheumatoide Arthritis 316
– systemischer Lupus erythematodes 317
– Systemsklerose 317
– Vaskulitiden 318
Azathioprin 116

B

B-Zell-Non-Hodgkin-Lymphom 271
– aggressive B-NHL 271
– indolente B-NHL (follikuläre Lymphome) 271
– Mantelzelllymphome 272

B-Zellen 154
Basiliximab 89
Bestrahlung, thorakoabdominale 116
Bexxar 84
Bisphosphonat 186
BKV 169
BOOP 113
Boosterimpfung 183
Busulfan, hoch dosiertes 75

C

Calcineurininhibitoren 108
Calcium 186
Campath 94
Candida 169
CAR 142
CD20-Antikörper 84
CD25-Immunotoxin 99
CD3-Antikörper 94
CD3/CD19-Depletion 138
CD3/CD19+-Depletion 92
CD33-Antikörper 83
CD34+-Selektion 94
CD4-Antikörper 94
CD45-Antikörper 83
CD52-Antikörper 94
CD66-Antikörper 84
CD8-Antikörper 94
CD8-Depletion 137
Chimärismus 157
CLL 129
Clofazimin 116
Clostridium difficile 168
CMV 168
CNI 115
Cyclophosphamid 86
Cyclophosphamid, hoch dosiertes 75
Cyclosporin 87, 115
Cytomegalievirus (CMV) 125

D

Daclizumab 89
DAG-KBT 30f.
delayed acute GvHD 107

Deutsches Register für Stammzelltransplantationen 30
Diabetes mellitus 185
Diphtherie 183
Disease Risk Index (DRI) 68
DLI 103
Donor-Lymphozyten-Infusion 128, 137
Dosisreduktion 77
DRST 30
Duktopenie 220

E

EBV 166, 169
Eisenüberladung 187
EORTC QLQ C30-Inventar 195
Epstein-Barr-Virus 125
Erhaltungstherapie 81
Erkrankung, venookklusive 221
Ernährung
 – enterale (EE) 189
 – parenterale (PE) 189
Ernährungstherapie 188
Erreger, multiresistente 167f.
Erythrozytentransfusion 173
Etanercept 89, 116
Everolimus 87, 115
Exploding crypt 215

F

FACIT 195
Familienspender 72
Fatigue 178, 193f.
FLAMSA-RIC-Protokoll 81
Fludarabin 86
FOXP3 146

G

G-CSF (granulocyte-colony stimulating factor) 3
Ganzkörperbestrahlung (TBI) 43, 75
γδ+-T-Zellen 139
Gentherapie 18
 – klinische Anwendung 21
 – Limitationen 22
Gentransfer 19
Genvektoren 19
Gesamtgrad der akuten GVHD 107
Gewebetypisierung 63
graft failure 196
Graft-Manipulation 91
Graft-versus-Host-Erkrankung 79
 – chronische 110

Graft-versus-Infection 124
Graft-versus-Leukemia 118
Granulozytentransfusion 174
GVHD 177, 209
 – des GI-Traktes 217
 – kutane 212
GVL-Effekt 118

H

Haemophilus influenza 183
Hämoglobinurie, paroxysmale nächtliche (PNH) 289
Hämorrhagie 164
Hautbiopsie 212
Hautveränderungen
 – morpheaähnliche 112
 – sclerodermoide 112
HCT-CI 67
Hepatitis A 183
Hepatitis B 183
Herpes-simplex-Virus 125
Herpes-simplex-Virus-Thymidinkinase 143
Herpesviridae 166
Herstellungserlaubnis 25
HHV-6 169
Histokompatibilität 63
HLA-haploidentisch 103
HLA-Haplotypen 65
Hochdosis-Cyclophosphamid 108
Hochdosis-Steroid 116
Hochdosistherapie (HDT) 35, 42
Hodgkin-Lymphom 282
Hormonersatztherapie 192
Hydroxychloroquin 116
Hypergranulose 212
Hyperkeratose 212
Hypogammaglobulinämie 167

I

Imatinib 116
Immundefekte, angeborene 297
 – Chédiak-Higashi syndrome (CHS) 298
 – familiäre Lymphohistiozytose (FHL) 298
 – Griscelli syndrome type 2 298
 – Hyper-IgM-Syndrom 298
 – Leukozytenadhäsionsdefekt Typ 1 (LAD) 298
 – MHC-Klasse-II-Defizienz 298
 – (schwerer) kombinierter Immundefekt (S)CID 298

- schwerer kombinierter Immundefekt (SCID) 297
- septische Granulomatose (CGD) 298f.
- Wiskott-Aldrich-Syndrom (WAS) 298

Immunglobuline 181
Immunsuppression 86
Immuntherapie, adoptive 135
Immunzytopenien, hämatologische 290
Impfungen 182
Infektionen 177
Infektionsprophylaxe 180
Infliximab 89
Influenza 184
Insertionsmutagenese 19, 23
Interface-Dermatitis 212
Inverkehrbringen von HSZ 26

J

JACIE 31
JCV 169
Joint Accreditation Committee-ISCT 31

K

Katheterinfektionen 167
Keimzelltumore 44
Keuchhusten 183
Knochenmarkentnahme 6
Knochennekrosen, avaskuläre 209
Konditionierung
- allogen
- dosisreduzierte Konditionierung 78
- konventionelle Konditionierung 75
- dosisadaptiert 76

Konditionierungsprotokolle 42
Konjugatvakzine 183
Konzentrationsstörungen 194
Krankheitsbewältigung 207
Krankheitsrezidiv 197

L

Lebensqualität 178, 193
Leber-GVHD 219
Leukämie
- akute lymphatische 232
- akute lymphoblastische 248
- akute myeloische 225, 248
- chronische lymphatische 242
- chronische myeloische 237, 248
- EBMT-Risikoscore 238
- Tyrosinkinaseinhibitoren 237
- juvenile myelomonozytäre 248

Leukodystrophie 302
- Adrenoleukodystrophie 302
- metachromatische 303

Leukozyten-Antigene, humane (HLA-Merkmale) 63
Lichen sclerosus 112
Lungeninsuffizienz, transfusionsassoziierte akute 173
Lymphknotenbestrahlung, totale 80
Lymphome 129, 200

M

Major-AB0-Inkompatibilität 174
Malabsorption 188
Malassimilation 188
Mangelernährung 188
Masern 184
MDS 129
Megadosen 103
Megadosis von CD34-positiven Zellen 91
Meningokokken 183
mesenchymal stem cells 148
Methotrexat (MTX) 87, 107
mHAg (minor histocompatibility antigen) 106
Mikroangiopathie 87
- thrombotische 48, 163

Minor-Inkompatibilität 174f.
MMF 115
MRD 160
mTOR-Inhibitoren 108, 115
MTX 115
Mukormykosen 170
Mukositis 162
Mumps 184
Muromonab CD3 (OKT3) 89
Mycophenolat-Mofetil (MMF) 88, 107
Mycophenolsäure (MPA) 88
Myelofibrose, primäre 252
Myelofibrose, primäre
- IPSS (International Prognostic Scoring System) 255
- Lille-Score (Dupriez-Score) 255
- Splenektomie 254

Myelom, multiples (MM) 130, 258

N

Na-Mycophenolat 88
Nachsorgeuntersuchungen 176
Nebennierenrindeninsuffizienz 186
Neoplasien, myeloproliferative 252
NIH-Consensus
- diagnostischer 112

– distinktiver 112
NK-Zellen 120, 134f., 154

O

Obstruktionssyndrom, sinusoidales 221
Osteonekrosen 178
Osteopenie 186
Osteoporose 186, 209

P

PAM-Score 68
Pankreasinsuffizienz 188
Parakeratose 212
Patientenvorbereitung, allogen 73
PD-L1 149
PD-L2 149
Pentostatin 86, 116
Photodepletion 100
Photopherese 115
Physiotherapie 207
Plastizität, epithelialer Chimärismus 15
Plerixafor 4
Pneumocystis jirovecii 126, 166
Pneumocystis-jirovecii-Pneumonie 180
Pneumokokken 183
Pneumonie, idiopathische 164
Poikilodermie 112
Polio 183
Polycythaemia vera 252
Polysaccharidvakzine 183
Post-ETPV-Myelofibrose 252
– IPSS (International Prognostic Scoring System) 255
– Lille-Score (Dupriez-Score) 255
– Splenektomie 254
Pretransplant Assessment of Mortality Score 68
programmed death 1 149
PTLD 200

Q

Qualitätskontrolle 29

R

Radioimmuntherapie 82
– therapeutische Nuklide 83
Real-Time-PCR 158
Reduced intensity conditioning (RIC) 78f.
Regime
– myeloablative 79
– nichtmyeloablative 79
Rehabilitation 207

Remissionskontrolle 176
Resterkrankung, minimale 198
Retinoide 116
Rezeptoren, chimäre 142
Rezidiv 79, 198
Rituximab 116
Röteln 184
RSV 169

S

Säuglingsleukämien 248
Schema nach Lerner 217
Schilddrüsenfunktionsstörungen 185
Schweinegrippe 184
Scores 67
Sekundärmalignome 200
Sexualität 191
short tandem repeat 158
Sicca-Syndrom 112
Sirolimus 87, 115
Sklerose 212
Sorror-Score 67
SOS 162, 221
Speichererkrankungen, lysosomale 301
– Hurler-Syndrom 301
– Mukopolysaccharidosen 302
Spender-Work-up 70
Spenderaufklärung 70
Spenderauswahl 64, 66
Spenderdateien 60
– Deutsche Knochenmarkspenderdatei 60
– Norddeutsches Knochenmark- und Stammzellspender-Register 60
– Stefan-Morsch-Stiftung 60
Spendereignung
– Ausschlusskriterien 10
– Laborparameter 10
Spenderfreigabe 72
Spenderregister, Zentrales Knochenmarkspender-Register (ZKRD) 60
Spenderuntersuchung 71
Spendervorbereitung, allogen 70
Stammzellen
– Anwendung am Menschen 28
– genetische Modifikation 18
– Oberflächenmarker 3
Stammzellmobilisation 4
Stammzellquelle
– Knochenmark 6
– Nabelschnurblut 7
– peripheres Blut 7

Stammzelltransplantation, autologe hämatopoetische
- Ausschlusskriterien 39
- Geschichte und Entwicklung 55
- Infektionen 45
- Komplikationen 45
- Konditionierung 42
- Mukositis 47
- Rationale 35
- Vorbereitung des Patienten 39

Steroide 87, 115
Steroidmyopathie 208
Stoffwechselkrankheiten 301
STR-Polymorphismen 158
Stromazellen, mesenchymale 148
Substanzen
- immunmodulatorische 90
- phototoxische 99

Syndrome, myelodysplastische 265
- CMML (chronische myelomonozytäre Leukämie) 267
- hypomethylierende Substanzen 267
- IPSS 265
- revidierter IPSS (IPSS-R) 267
- sekundäre MDS 267
- WHO-Klassifikation 265
- WPSS 265

T

T-Zell-Chimärismus 160
T-Zell-Depletion 91, 94
T-Zell-Lymphom 275
- großzellig anaplastisches 275
- peripheres 275

T-Zell-Rezeptortransfer 140
T-Zellen 152
- regulatorische 111, 145

Tacrolimus 87, 115
TCRαβ/CD19⁺-Depletion 92
Tetanus 183
TH9402 99
Thalidomid 116
Therapie
- empirische 170
- präemptive 168, 170
- sequentielle 81

Thrombozytämie, essentielle 252
Thrombozytentransfusion 173
Thymoglobulin 88, 95
Toleranz 145
Transplantatabstoßung 79, 102
Transplantation, haploidente 91

Tumore, solide (Erwachsene) 305
- Keimzelltumoren 305
- kolorektales Karzinom 306
- metastasiertes Mammakarzinom 305
- metastasiertes Melanom 306
- metastasiertes Nierenzellkarzinom 306
- Ovarialkarzinom 306
- Pankreaskarzinom 306

Tumore, solide (Kinder) 309
- andere ZNS-Tumoren 310
- Ewing-Sarkome 311
- Hepatoblastome (HB) 312
- Hirntumoren (HIT) 309
- Medulloblastome (MB) 310
- Nephroblastome 312
- Neuroblastome (NB) 309
- Osteosarkome 311
- Rhabdomyosarkome (RMS) 311
- Sarkome 311

TZRαβ-Depletion 138

V

variable number of tandem repeats 158
Varizella-Zoster-Virus 125
Varizellen 184
Verleugnung 210
Vitamin D 186
VNTR-Polymorphismen 158
VOD 162, 221
VZV 166

W

Wilms-Tumor 1 (WT1) 160

Z

Zevalin 84
ZKRD 70
ZNS-Lymphome 279
Zystitis, hämorrhagische (HZ) 48, 163
Zytogenetik 158
Zytokinmodulation 89

Notizen